"十二五"普通高等教育本科国家级规划教材

医院绩效管理

第2版

U0208227

主　编：魏晋才
副主编：陈肖鸣　应争先　应晓华
编　委：（以姓氏笔画为序）

马伟杭　浙江省卫生和计划生育委员会
王志远　南方医科大学珠江医院
孔凡磊　山东大学公共卫生学院
应争先　东阳市人民医院
应晓华　复旦大学公共卫生学院
陈　春　温州医科大学公共卫生与管理学院
陈肖鸣　温州医科大学附属第一医院
金　玲　浙江大学医学院附属第二医院
俞　彤　皖南医学院人文与管理学院
徐继承　徐州医科大学公共卫生学院
鲍　勇　上海交通大学公共卫生学院
魏晋才　温州医科大学医院管理研究所

编写指导委员会
主　任：曹荣桂
委　员：（以姓氏笔画为序）

马伟杭　王良兴　方志耕　石金涛　刘国恩
杨泉森　陈肖鸣　金大鹏　姚　宇　郭　清
董恒进　鲍　勇　瞿　佳　Matthew H Liang

人民卫生出版社

图书在版编目（CIP）数据

医院绩效管理/魏晋才主编. —2版. —北京：人民卫生
出版社，2017

ISBN 978-7-117-24409-1

Ⅰ. ①医… Ⅱ. ①魏… Ⅲ. ①医院 - 人事管理 - 研究
Ⅳ. ①R197.322

中国版本图书馆 CIP 数据核字（2017）第 068357 号

人卫智网	www.ipmph.com	医学教育、学术、考试、健康， 购书智慧智能综合服务平台
人卫官网	www.pmph.com	人卫官方资讯发布平台

医院绩效管理
第 2 版

主　　编：魏晋才
出版发行：人民卫生出版社（中继线 010-59780011）
地　　址：北京市朝阳区潘家园南里 19 号
邮　　编：100021
E - mail：pmph @ pmph.com
购书热线：010-59787592　010-59787584　010-65264830
印　　刷：北京人卫印刷厂
经　　销：新华书店
开　　本：787×1092　1/16　印张：21
字　　数：524 千字
版　　次：1998 年 6 月第 1 版　2017 年 6 月第 2 版
　　　　　2017 年 6 月第 2 版第 1 次印刷（总第 2 次印刷）
标准书号：ISBN 978-7-117-24409-1/R · 24410
定　　价：45.00 元

打击盗版举报电话：010-59787491　E-mail：WQ @ pmph.com
（凡属印装质量问题请与本社市场营销中心联系退换）

前　言

　　"十二五"期间,特别是党的十八大以来,我国医药卫生体制改革的政策不断深化,改革步伐明显加快。十八届三中全会通过的《中共中央关于全面深化改革若干重大问题的决定》在要求取消公立医院药品加成,理顺医药价格,建立科学补偿机制,鼓励社会办医,允许医师多点执业的同时,明确提出"建立科学的医疗绩效评价机制和适应行业特点的人才培养、人事薪酬制度"。由国务院办公厅印发的《全国医疗卫生服务体系规划纲要(2015—2020年)》指出,我国已经建立了由医院、基层医疗卫生机构、专业公共卫生机构等组成的覆盖城乡的医疗卫生服务体系,但是,"医疗卫生资源总量不足、质量不高、结构与布局不合理、服务体系碎片化、部分公立医院单体规模不合理扩张"是当前我国医疗卫生服务体系存在的突出问题。并提出了"构建与国民经济和社会发展水平相适应、与居民健康需求相匹配、体系完整、分工明确、功能互补、密切协作的整合型医疗卫生服务体系"的政策构想。当前,各地正在积极探索和推进围绕分级诊疗、促进家庭责任医生签约、取消药品加成和完善医保支付方式等一系列改革措施,医院经营管理的环境正在发生深刻的变化。

　　在2016年8月召开的全国卫生与健康大会上,习近平总书记提出了"全方位、全周期保障人民健康"的要求,并特别强调,"没有全民健康,就没有全面小康",将人民群众的健康提升到了国家复兴战略的高度。作为维护健康的专业机构,医院聚集了大量医学技术人才,拥有诊断治疗设备,承担着疾病诊断治疗的重要职责;同时,也是医学科学研究任务的主要载体和临床医学人才培养的重要基地,在整个医疗卫生服务体系中,发挥着行业的引领作用,在实现"人人享有基本医疗保障"的医改目标过程中,承担着特殊的使命和责任。

　　医院以控制或治愈疾病为基本职责,健康是医院最重要的产出,尽可能及时地、公平地响应病人的服务需求是医院工作的重要原则;医院服务能力和水平的提高有赖于生物医学技术的研究和开发;而医疗资源的稀缺、医学信息的不对称、信息缺损又严重地影响着医疗服务活动的开展。医疗卫生服务开展需要消耗大量的人力、物力、财力,医疗服务的特殊性又决定了医疗活动不应是一个利益交易过程,医院的运营不同于企业的经营管理,医院不能借鉴企业以追求经济效益为目标的绩效管理理念和做法,但医务人员的劳动价值需要通过物质和经济利益的分配得以体现。现代医院是一个集劳动密集、知识密集、资本密集、技术密集等特征于一体的复杂工作系统,技术、伦理、经济、政治、情感、法律等诸多因素交错影响着医疗服务活动的开展,医院的运营管理往往需要平衡多种因素。上述种种因素和矛盾,不但是医院管理实践的难题,也是国家在制定医疗卫生政策时面临的巨大挑战。

　　外部环境变化和医疗服务的特征,对医院内部运行机制产生着深刻的影响。结合国家深化医药卫生体制改革的政策精神和近年来我国医疗服务体系发生的变化,以改善医疗卫生服务的效率和质量为宗旨,我们在本书2010年版的基础上,进行了较大幅度的修订。新增了医疗服务绩效管理(第二章)、医疗服务质量与安全管理(第四章)、患者服务与医患关系管理(第六章)、公立医院改革与医疗服务绩效(第十章)、医院绩效管理改革策略(第十一章)、医院精细化管理(第十二章)等全新的内容;新增了现代医院及其绩效特征、医院绩效的内涵及适应整合型医疗卫生服务体系建设的医院绩效评价指标框架等内容(第三章第一节);将医院人、才、物等要素资源的管理与医院绩效相关章节分别重新定义为医院人力绩效评价与员工激励(第七章)、医院经济运行评价与成本控制(第八章)、医院物资管理与后勤保障(第九章),并对内容进行了全面的修订;结合医疗信息化技术的发展,全面修订了信息技术与医院绩效(第十三章)部分的内容,使之适应医疗大数据平台建设的要求;此外,对全书的总体架构进行了调整,更新了各章的案例,以使教材内容的展开层次和逻辑更为符合医院管理的实际,更易于读者阅读理解。全书的修订,力图全面系统地阐述医院绩效管理理念、内容、技术和方法,以期为医院经营管理人才的培养提供更为翔实的教学资料,为政府医疗卫生政策的制定、医院经营管理提供更有价值的参考。

全书由魏晋才老师在多年来主持和参与的研究课题、相关课程教学和医院管理培训的基础上,结合在哈佛大学访学期间的大量课程和研讨资料,制定了内容体系和逻辑框架,并重新组织了编委成员编写修订完成。由魏晋才、陈肖鸣、应争先、应晓华、金玲、王志远六位教授审定了编写大纲。魏晋才老师起草和修订了第一、三、五、十四章以及第二章第三节和第七章第三节的内容,负责组稿并完成了全书初稿内容的审阅和统稿任务;其余各章节的完成情况依次是应晓华(第二章),陈春(第四章),孔凡磊(第六章),徐继承(第七章第一、二、四节),金玲(第八章),俞彤(第九章),马伟杭(第十章),王志远(第十一章),应争先(第十二章),陈肖鸣、鲍勇(第十三章)。另外,温州医科大学信息与工程学院的石夫乾教授、浙江省东阳市人民医院的李斐铭主任、第四军医大学附属唐都医院的宇应涛主任对书稿提出诸多宝贵的意见和建议。

本书得以修订出版,承蒙浙江省卫生和计划生育委员会、温州医科大学各位领导的支持和关心,浙江省医院协会、浙江省卫生经济学会、温州市医院协会为本书的编写配合组织了大量调研工作;温州医科大学医院管理研究所的硕士生许方泳、周时更参与了审稿会的组织和会务工作;温州医科大学卫生事业管理专业的楼依玲、黄俊奕、许东晨、张佳欢同学参加了书稿的校对工作。在此,一并表示感谢。

中国医院协会会长曹荣桂先生在百忙之中审阅了本书书稿,并嘱咐在内容和编写体例上要力争创新,紧密结合医改的要求,结合医院管理实践。编写指导委员会的各位成员对本书的内容体系、功能定位、案例引证等方面,提出了很好的建议,给予了很大的帮助。在此,我们对他们表示诚挚的谢意!

最后,要特别感谢哈佛大学公共卫生学院、医学院Matthew H Liang教授为本书的编写提供的诸多理念和思想以及美国最优秀医院和相关健康管理和服务机构的参访机会。

尽管我们尽心竭力地使本书能最大限度地满足读者的需要,但是由于学识水平所限,肯定有诸多不足和偏颇之处,诚请各位同行专家、读者批评指正。

魏晋才

2017年5月　中国·浙江

第一版　序

改革开放以来,我国各公立医院在国家投入不足的情况下,不断探索医院生存与发展的新思路,医院管理的新理念,提高了医疗技术水平,扩大了医院规模,改善了就医环境,改善了服务条件,积累了很多好的经验。但同时也出现了一些问题:因发展思路和导向所造成的重经济效益,轻社会效益问题;重发展速度,轻质量管理问题;因体制和机制原因造成的看病贵和看病难问题。医患矛盾不断加剧,医院成了社会关注的焦点。2009年新的医改方案明确要求:"改革公立医院管理体制、运行机制和监管机制"。强调要推进医院人事制度改革,完善医务人员职称评定制度,实行岗位绩效工资制度。虽然有关公立医院的改革目前仍然是处于试点探索阶段,但对于我国6万多家大大小小的医院所构成的庞大的医疗服务体系来说,如何有效使用医疗卫生资源,提高医疗服务效率,改善医院的服务形象,是一个非常重大的研究课题。

医疗卫生改革的历程和理论探索,尤其是医院管理的实践告诉我们,在医疗卫生改革的进程中,医务人员的工作积极性的调动、医院的运行绩效是进行医疗卫生政策设计时必须要考虑的重要因素。医疗卫生主管机构、医院管理者乃至每一位医务人员都需要深入思考和认真研究医院运行绩效这一重要的课题。尤其是在新的医疗改革背景和当前医疗服务环境条件下,医院更需要认真研究如何在注重社会效益的同时,注重医疗资源的运作效率,充分发挥医疗资源的作用。

近年来,一些医院在医院管理科学化、规范化方面做了很多探索,积累了宝贵经验,如探索不同形式的绩效考核方案,引进ISO质量管理体系等。但传统的观念、传统的管理方法的影响仍根深蒂固,如何科学有效地实施绩效管理,仍然是困扰广大医院管理者的一个难题。

由温州医科大学医院管理研究所组织力量编写的《医院绩效管理》一书,立足于解决医院当前所面临的管理问题,梳理了我国医院的发展历程,分析了改革开放以后我国医院的经营管理环境和内部管理制度的演进,总结我国医院管理的理论、经验和方法,研究了医疗服务的绩效及其影响因素,根据医疗卫生体制改革和医院建设发展的客观需求,建立了从人、财、物、流程等角度系统分析和评价医院绩效的原理、理念和操作方法,是迄今为止国内出版的较为完整的医院绩效管理著作。

当前,公立医院的改革正在逐步深化,而改革和完善医院绩效评价制度是公立医院改革的一个突破口。认真学习和研究绩效管理知识,努力探索切合我国医院工作实际和医院发展规律的绩效理论和方法,总结和交流医院绩效管理实践的经验,是当前乃至今后很长一段时间我国医院管理工作者的一项基本任务。无疑,《医院绩效管理》一书将为广大医院管理工作者提供一个崭新的理念,帮助医院管理工作者认识自身岗位管理工作中存在的问题,分析产生这些问题的原因,从而提出改善的策略和方法。这部书所具有的系统性、创新性和针对性,使其既可作为医院管理领域各个专业管理人员岗位培训、继续教育和医学院校卫生管理专业教学的教材,又可供政府医疗卫生主管机构、广大医院管理人员日常管理工作之参考。希望本书的出版对我国医院管理学科的建设和完善,对我国医院管理理论的繁荣发挥促进作用,为我国医疗卫生事业发展、医院现代化建设和医院管理人才培养做出贡献。

在本书即将付梓之际,让我们对参加本书编写的各位编著者、对长期以来在医院管理实践岗位上积极探索、勇于开拓的医院管理工作者表示感谢,是他们辛勤的耕耘和不懈的努力才使我国医院管理学术园地呈现出百花齐放的繁荣局面。

中国医院协会会长 曹荣桂

2010年3月9日于北京

目 录

第一部分 理 念 篇

第二部分 基 础 篇

第三部分 应 用 篇

第四部分　方　法　篇

第五部分　发　展　篇

第一部分 理 念 篇

第一章

绩效与管理

重视绩效,是管理有效性的关键。绩效是指对外界、社会和服务对象的"贡献"。一个单位,无论是政府部门、工商企业,还是医疗卫生机构,只有重视"贡献",才会凡事想到服务对象、想到顾客、想到病人。其所作所为都考虑是否为服务对象尽了最大的努力。因此,有效的管理者都会重视组织成员的"贡献",并以取得整体的绩效为己任。而任何一个组织的绩效都可以表现为三个方面: 直接成果、价值的实现和未来的人才开发。企业的直接成果是销售额和利润,医院的直接成果是治好了疾病; 价值的实现指的是社会效益,如企业应为社会提供最好的商品和服务,医院提高了病人的健康水平; 未来的人才开发可以保证这些组织后继有人。

【本章学习目标】

1. 掌握绩效的概念;
2. 学习绩效管理的概念;
3. 了解绩效管理与绩效考评之间的关系;
4. 了解绩效管理在现代各级各类组织管理中的重要意义和作用。

第一节 绩 效 概 述

一、绩效的概念

(一)绩效的内涵

绩效管理,是近年来管理学界的一个热门领域,在我国,不论是企业还是政府机构,学校、医院、社会团体,几乎都开始强调所谓绩效,那么,什么是绩效呢?

汉字"绩"的本义是: 把麻纤维劈开接续起来搓成线,如: 绩绪(搓麻线); 绩女(纺织的女郎); 绩火(夜晚纺织时用来照明的灯火); 绩纺(泛指纺纱,绩麻诸事。即纺绩); 后来引申出如:"绩绍(继承业绩)"等意,进一步又引申出"成果、成就、功业(achievement)"的意思,如《尔雅》"绩,功也,又,业也,又,事也,又,成也。字亦作勣。"可见,"绩"在古代就是表示通过一定的活动所获得的结果,即"业绩"的意思。"效",本义:献出、尽力(present、devote to),效力、效劳、效忠(offer one's services),后引申出"功效、效果、结果(effect、result)、效率(efficiency,单位时间完成的工作量)",可以看出,"效",同样也强调结果,但它的含义更为广泛,一方面,它把结果和过程联系起来,强调过去的活动给现在造成的某种影响(效益,效

3

果）；另一方面，注重完成工作的过程，强调"单位时间完成的工作量"（效率），而"绩"则只强调过去活动的结果。

我们再来看看西方如何解释绩效，在当代英语语境中，"绩效"一词是用"performance"来表达的，《牛津现代高级英汉词典》对performance（绩效）的解释是"执行，履行，表现和成绩"。由于界定的不是很清晰，学者们在研究中对其不断地完善，对绩效的理解有两种普遍观点：一种观点认为绩效即结果，其中比较典型的是Bernardin等人（1984）的定义，他们将绩效定义为"在特定时间内，在特定工作职能或活动上生产出的结果记录"。随着社会经济的不断发展，人类生产劳动的形式、过程日益多样和复杂，于是，以结果作为绩效的思想已经不能涵盖更多的生产劳动形式。于是，关于绩效的另一种观点——"绩效是行为"被提出并广为接受。当然，这并不是说绩效的行为定义中不包容结果目标，Murphy（1990）给绩效下的定义是：绩效是与一个人所在的组织目标有关的一组行为。Campbell（1993）指出：绩效可以被视为行为的同义词，它是人们实际采取的行动，并且可以被观察到。Campbell的观点中隐含着一种意思：尽管绩效是行为，但并非所有的行为都是绩效，只有那些有助于组织目标实现的行为才能称为绩效。他认为之所以不单纯以任务完成或目标达成等结果作为绩效，主要原因有二：首先，有些工作结果是由与员工工作无关的因素所带来的；其次过度关注结果将使人忽视重要的过程和人际因素，也会导致短期行为等不利后果。

在管理实践中，绩效往往是难于界定的一个概念，我们主张，绩效应该包括行为和结果两个方面，行为是达到绩效结果的条件之一；行为由从事工作的人表现出来，将工作任务付诸实施；行为不仅仅是达成结果的方式，行为本身也是结果，是为完成工作任务所付出的脑力和体力劳动，并且能与结果分开进行判断。

概括起来，绩效是指有效的活动及其结果。从管理实践的角度出发，把握绩效这一概念，需要注意以下几点：第一，对于任何组织，其管理活动中必须要处理好的最为关键的关系是投入和产出的关系。所谓投入是指各种资源以及活动，对于人力资源的投入来说，显然必须要关注的是"劳动行为"，即人的生产行为；产出，即各种投入的资源及活动的结果。第二，绩效不是结果和行为的简单相加，不同的组织，不同的岗位，其行为的要求和结果的表现形式都是不同的，在具体管理实践中，往往需要我们进一步确认具体某个岗位的绩效应该是什么，一个组织的绩效又包含哪些因素等最为根本的问题。第三，创造绩效的主体是有着丰富思想、充满灵性的人，人是有着不同需要和动机的，尤其是在当代，知识型员工成为生产力要素的主体，与传统产业中的员工相比，知识型员工有很多不同的特质，需要认真研究分析。第四，在管理活动中，影响绩效的因素往往是多方面的，需要我们认真分析研究才能真正使员工创造出高绩效，使组织保持高绩效，这样，才能在激烈的竞争中取得优势地位。

随着经济的全球化和科技的不断发展，在世界范围内，各种组织都面临着越来越变化多端的经营管理环境和越来越激烈的行业竞争。为了提高开展自身业务的能力和组织的发展能力，许多组织都在探索提高生产力和改善组织绩效的有效途径，组织结构调整、裁员、并购与重组等成为当代组织变革的主流趋势。但是，精简一定能带来高效吗？规模大小是否决定组织的绩效？实践证明：尽管上述的组织结构调整措施能够降低运行成本（因此提高生产力），但它们对改善绩效并没有发挥出当初人们所设想的作用，它们只是提供了一个改善绩效的机会，真正能促使组织绩效提高的，是组织成员工作行为的改变，是构建和形成有利于调动员工积极性、鼓励创新、进行团队合作的组织文化和工作气氛。在这一背景下,研究者们拓展了绩效的内涵,并在总结绩效评价不足的基础上,于20世纪70年代后期提出了"绩效管理"的概念。80年代后半期和90年代早期,随着人们对管理理论和实践研究的重视,绩效管理逐渐成为一个被广泛认可的组织管理理念和实践分支(图1-1)。

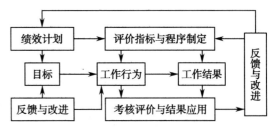

图1-1 绩效管理流程示意图

(二)绩效的外延

"现代管理学之父"彼德·F·德鲁克(Peter F. Drucker)说:"所有的组织都必须思考'绩效'是什么东西?"什么是绩效呢?什么样的活动是有效的?结果到底怎么衡量?有标准吗?过程要不要评价?为什么在评定绩效时总要面对那么多的冲突和矛盾?绩效是指有效的工作活动及其结果。看似非常简单的概念,但是,理论上的概述往往是很容易做到的,而在实际的管理工作中,绩效却往往是各类组织的管理当局最为头痛的问题之一。有人说,对于绩效,考察和评定的角度不一样,其结果也会不一样,它是一个多维建构。有位聪明的人力资源经理概括说,你期望得到什么,什么就是绩效!但是绩效管理是由各级经理人员具体执行的,而管理人员由于其位置、利益的不同,其所追求的结果是不一样的。所以对于绩效,不能指望管理人员自己去定义。具体到每一个行业,每一个企业,每一个职位,它的绩效含义是什么,应当根据具体情况来确定。另一个问题是,组织、团队与个人的绩效含义是否一致?如果一个组织的责权利结构清晰,那么组织的一把手就应当对组织绩效负责,从这个意义上而言,组织绩效与个人绩效是有机联系的。组织绩效建立在个人、团队绩效的基础上,并且是可以重合考量的。

总体而言,绩效指的是组织在运用各种资源,通过各种内部管理活动及各种外部服务活动来实现预期目标的总体状况。因而,绩效首先是与组织的战略目标有着非常紧密关系的概念。所谓战略目标,是组织期望得到的结果。所以,为了实现组织的绩效目标,按照组织结构和组织内部各种构成成分之间的业务关系,组织的绩效目标被层层分解到各个部门、各个岗位,最终分解为各个成员的绩效目标,如此,只要各个成员达到了各自的绩效目标,整个组织的绩效目标也就实现了。

其次,从组织管理的角度讲,绩效还表现为组织在各个层面上的有效的活动。理论上,组织成员必须要对实现组织的战略目标做出承诺,这是成为组织成员的基本前提条件,而这种承诺与组织对其的薪酬待遇承诺是等价交换的,理想的结局是员工履行其工作行为并实现成效,组织支付其所承诺的薪酬待遇。这种承诺及其实现,完整地体现了市场经济运行的游戏规则。

最后,组织以薪酬支付来满足和保证员工的需求,员工以绩效贡献来满足和保证组织目标的实现,看上去很完美了。但是,由于社会分工的存在,组织的每个成员都按照社会分工扮演某个确定的角色,承担该角色的工作职责,如此,他的绩效和薪酬往往还需要组织中其他所有成员,尤其是与其所扮演角色业务关系紧密的成员和直接上级的支持来保证,反过来,他的绩效表现又保障着其他成员的绩效和薪酬。组织成员之间,上下级之间是一种绩效伙伴的关系,从这个角度说,个人绩效,是对组织其他成员的一种义务,是员工之间的协同合作的结果。

二、绩效的历史沿革

自从有了组织,就有了管理活动,漫长的人类社会发展进程中,大量的管理实践活动让人们积累了很多管理经验,粗略地看,管理发展到现在成为一门科学,它的历史发展大致可以概括为经验管理时代、科学管理时代和文化管理时代。关于绩效的概念,也正是在这样的历史发展中不断补充完善起来的。

经验管理时代,是各种管理思想的萌芽阶段,由于社会经济的发展和科学技术等各方面的原因,人们对于绩效的认识是很单纯朴素的,受各方面因素的制约,绩效一般是根据统治者和管理者的主观好恶评定的,没有什么科学的评价体系。但是,很多思想其实在这一阶段就萌芽了,比如"论功行赏""赏罚分明"等。

工业革命以后,生产工具发生了革命性的变化,大规模生产逐步代替传统手工作业的生产方式,管理者们开始思考如何更好地提高产出,降低成本。19世纪末20世纪初,科学管理的思想开始创造出更高的产能,改进生产绩效的活动从最基本的劳动动作到组织内部的职能划分逐步推行。这一时代的绩效管理高度强调量化,员工动作标准化,强调根据产出额定员工的薪酬,但是缺乏人性化。

20世纪30年代,霍桑实验表明了人际关系在提高劳动生产率中的重要影响,在此前后众多的管理研究者们所创立的各种理论揭示了对人性的尊重、对人的需要的满足、人与人之间的相互作用以及归属意识等对工作绩效的影响,开创了绩效新的外延领域,人性化管理成为许多组织在管理中所追求的目标。

从第二次世界大战以后一直到20世纪70年代,霍桑实验的结论一直受到很多批评,如:科学严密性不够;过于强调同事关系与非正式组织;忽视物质报酬对员工的重要性;难以为组织的管理方针和战略提供有效的建议等。针对上述缺陷,行为科学开始受到重视。行为科学主张运用科学事实来研究人的行为、社会现象及心理现象等,内容包括:环境因素对人的行为的影响;组织行为的特征;个体行为与群体行为的差异;薪资制度的合理化;工会地位的强调;员工参与;劳资关系的和谐等。可以看出,到了行为科学时代,对于绩效的管理从监督制裁到人性激发,从消极惩罚到积极激励,从专制领导到民主领导,从唯我独尊到意见沟通,从权力控制到感情投资,以及努力寻求人与工作的配合等,各种管理实践问题被严肃地提出来,绩效管理进入了一个非常重要的发展时期。

20世纪70、80年代,人们发现,组织运作的效率和效果不仅受人性因素的影响,还受到整体系统因素的影响。"绩效=员工+组织结构+环境+任务",因此,组织的运作,必须以权变理论为依据,在不同情景下,采取不同做法,以适应不同情况,否则,组织的绩效目标就难以实现,这些因素包括:组织与环境的关系;组织的分化与整合程度;不同环境下组织的结构形态;高层领导的经营理念和哲学;业务与工作任务的性质;员工的需求与个人特点等。这一时期,已经开始从整个组织经营管理的角度来看待人力绩效的问题了。

1990年以后,由于环境的变化和全球范围内的竞争不断加剧,加上信息技术革命和知识经济体的崛起,从战略的角度思考人力资源问题,把对于人力绩效的管理看成是组织形成和保持竞争优势的关键要素,已经成为各种组织主要的竞争手段之一。而今,由于信息技术的推广和普及以及国际化进程的加快,在全球范围内组织生产和经营已经成为现实,组织家们普遍地认识到,形成独特的组织文化,在员工心目中牢固树立绩效文化意识,让追求高绩效成为员工的本能,才能真正使组织立于不败之地。

三、绩效与生产实践

(一)绩效与工作任务

完成任务是绩效的主要内容,对于从事体力劳动和一线的生产工人来说,他们的绩效就是完成所分配的生产任务,即使他们所生产的产品没有被顾客所接纳;但是现代越来越多的管理者发现,对于进行研发的工作人员来说,工作任务是什么往往是非常模糊的,研发人员成天在实验室里或者电脑旁边,有时甚至什么事情都没在做,大部分时间处于沉思状态,如果用完成任务对他们的工作进行评价,则有些无从下手,很难界定他们究竟有没有完成任务。可以看出,由于岗位的性质不同,对绩效进行界定的背景就不一样,所以,某种类型的岗位绩效的界定并不能适用于其他岗位绩效的界定,如果对于绩效的界定本身发生了错误,在错误的绩效概念的基础上建立起所谓绩效考评与管理体系,那将不会对组织目标的实现产生任何有利的作用。

由于岗位千差万别,数目繁多,做到一人一个考评体系是不可能的,只能将岗位分出几个类别,对每个类别归纳出共同的几种指标,形成某类考评指标体系。因此,要提高工作绩效考评的客观性、准确性和科学性,对各人的岗位工作任务尽可能地细致地量化,是重要的前提。

岗位工作任务从内容和性质上归于不同的类别,从发生的概率和频率看,岗位工作任务分为可见性工作任务和突发性工作任务,可见性工作任务是指能够事先预见并安排的工作任务,突发性工作任务是指不能事先预见的随机发生的工作任务。可见性工作任务包括现行的工作任务和潜在的工作任务,现行的工作任务是指目前条件下根据岗位需要进行的必须的工作任务,潜在的工作任务是指将来需要进行的或拓展的工作任务。现行的工作任务又分为经常性工作任务和偶发性工作任务。经常性工作任务反映了岗位工作的基本特征,是工作绩效的主要组成部分,潜在性工作任务可纳入工作目标绩效;而突发性工作任务则属于工作特别绩效。在评价岗位工作任务之前,需要对每个岗位的工作任务有个基本的定性的认识,明确该岗位的工作任务整体上属于什么类别,这些工作任务有哪些是经常性的,有哪些是偶发性的,有哪些是潜在的。

(二)绩效与工作行为

根据任务的完成情况、工作目标是否实现、结果或产出等评定员工绩效的做法,受到了很多心理学文献的质疑,因为部分产出或结果有时是个体所无法控制的因素决定的,而行为尽管也受到外界因素的影响,但是相比较而言,它更是在个体直接控制之下的;加上过分强调结果和产出势必导致短期效益,导致忽视重要的程序环节和人际关系因素,使得管理者无法及时获得个体活动的信息,最终酿成了很大的错误。而且,在现实的管理实践中,没有任何组织完全以"产出"或"结果"作为衡量绩效的唯一尺度。正是因为如此,所以,将"行为"纳入绩效的观点逐渐为人们所接受,有人说,绩效就是行为的同义词,它是人们实际上在做的并且可以被奉行的事情。所以,绩效就是与组织目标相关的可以按照个体的能力进行衡量的行动或者行为。Campell(1993)说:"绩效不是行动的后果和结果,它本身就是行动,绩效包括在个体控制之下的,与目标相关的动作,无论这些动作是认知的、驱动的、精神运动的,还是人际间的。"

根据上述分析,行为是工作结果产生的原因之一,即使根据结果对绩效进行评估,依然离不开对员工实际工作行为表现的考察,即根据员工所取得的成果来判定他们行为的有效性。但是,往往不是所有的行为都是绩效,只有与结果或产出相关的行为才是绩效,那么如何来界定这些行为呢? 不与产出和结果相关的行为又是什么呢? 鲍曼(Borman)和莫托维德罗(Motowidlo)将绩效分为任务绩效(task performance)和周边绩效(contextual performance)两部分。其中任务绩效和工作产出、目标、结果有关,给组织带来最直接的益处,是工作的正式组成部分。周边绩效的含义包括: 自愿进行不是工作组成部分的任务活动;在必要的时候能够坚持表现出额外的积极性或做出额外的努力来成功地完成自己的任务;帮助同事,并与他人合作;即使在个人感到不便时也遵循组织的规章和程序;同意支持并维护组织的目标,积极开发自我等。周边绩效的提出,既尊重了现实的情况,同时与组织变革中倡导的团队协作、顾客导向等相适应,充分考虑到了知识工作者的工作性质和特征,有着非常重要的意义。

(三)绩效与工作结果

管理实践中最为常见的解释是将绩效作为"产出、结果"为导向的定义,因为它更加实用,相对于考核内容中的业绩、能力、态度等指标,强调"结果"自然是非常实用具有很强的操作性。所以,管理实践中所强调的一些概念,如责任、指标、目标、关键业绩指标(KPI)、关键成果领域等都是和工作"结果、产出"有关的,岗位责任描述的是这个岗位上的人所扮演的角色对组织有什么样的贡献或产出;指标强调的重点与焦点是"结果、产出"而不是投入或努力的程度;目标直接反映了工作的先后顺序,是对一定时间范围内所要达到的结果的描述;关键业绩指标是衡量组织战略实施效果的关键指标;关键成果领域是活动的重要业务范围,活动在这一业务范围的成就标志或表明活动的成功。关键成果领域对于活动的结果或成就有着非常重要的意义。

(四)绩效是工作结果与工作行为的统一

从工作结果和工作行为两个方面定义绩效是很有意义的。根据前面的论述,工作结果让我们看到员工做了什么,工作行为让我们看到他是怎么做的,优秀的绩效不仅表现为好的结果,还取决于做出这样的结果所拥有的行为或素质等,所以,我们讲,绩效是有效的行为及其结果,不仅很好地解释了管理实践中的实际情况,而且还使绩效更能为大家所接受,有利于进行绩效考评和管理。

如果单纯地将绩效定义为结果或者行为,都是不全面的,同时注重结果和行为,不但能够鼓励大家重视产出,营造业绩导向的组织氛围和组织文化,增强员工的成就感;还能让管理者随时获得个人活动的信息,及时指导和帮助员工改进绩效。当然,究竟侧重于结果还是侧重于行为过程,行业和组织特征不同,侧重点不同,环境比较稳定的行业和组织,强调流程、规范,注重稳健的绩效文化,一般更加重视行为过程;竞争比较激烈,发展迅速的行业和组织,强调对市场变化做出迅速的反应,应塑造创新、灵活的组织文化,强调结果导向;对于不同层级的管理者而言,层级越高,应越以结果为导向,层级越低,应越以行为过程为导向,所以说,高层要做正确的事,中层要把事情做正确,基层则要正确地做事。

第二节　绩效管理与绩效考评

一、绩效管理的概念

绩效管理是指为了达到组织的目标,通过持续开放的沟通过程,形成组织所期望的利益和产出,并推动团队和个人做出有利于目标达成的行为,即通过持续的沟通和规范化的管理不断提高员工和组织绩效,并提高员工能力和素质的过程。可以看出绩效管理是一个过程,持续开放的沟通在其中扮演着重要角色,通过强化有利于组织目标达成的行为,来达成组织所期望的利益和产出(结果)。

绩效管理最早是从员工的绩效考评中发展起来的,因而绩效管理一直被认为是人力资源管理的一项职能,这也说明了员工绩效考评对于绩效管理的重要意义。科学管理之父泰勒《科学管理》一书的主要内容是围绕员工绩效展开的。泰勒认为当时工人提高劳动生产率的潜力是巨大的。围绕这一核心,为了发掘工人的这种潜力,他提出了工作定额、能力与工作相适应、标准化、计件工资制等重要的管理原则,所有这些都是围绕如何提高员工和组织绩效进行的探讨。如果培训是告诉员工该做什么,那么绩效是检查员工做的怎么样,只有通过绩效考评,才能知道员工的工作绩效和工作态度,可以说,没有对绩效的考评就不存在管理。

不同的组织有不同的管理目标。公益组织的管理目标强调社会效益,企业组织强调经济效益,在绩效考核实际实施和操作过程中,不同性质的组织、处于不同发展阶段的组织,具体的管理目标是大相径庭的,这就决定了推进和实施绩效考核的切入点和侧重点也不相同。如果仅仅根据绩效考核理论生搬硬套,多数情况会像一盘好看却不好吃的菜,让人大倒胃口,有时还会造成不同程度的负面影响。

绩效管理指标是组织文化理念在管理中的集中体现,在经济全球化的步伐越来越快,市场竞争日趋激烈的环境中,一个组织要想取得竞争优势,必须不断提高其整体效能和绩效。从管理的发展历史来看,绩效管理也一直是管理工作的核心环节。同时,组织大量管理实践也证明了,实现组织目标的有效途径是以绩效管理为驱动力,提高组织员工的绩效和开发团队、个体的潜能,使组织不断获得成功的管理思想和具有战略意义的、整合的管理方法。通过绩效管理,可以帮助组织实现其绩效的持续发展,促进形成绩效导向的组织文化,激励员工,使他们的工作更加投入,促使员工开发自身的潜能,提高他们的工作满意度,增强团队凝聚力,改善团队绩效;通过不断的工作沟通和交流,发展员工与管理者之间的建设性的、开放的关系;给员工提供表达自己的工作愿望和期望的机会。

二、绩效管理的要求

绩效管理是一个完整的管理过程,包括绩效计划制订、绩效实施与辅导、绩效评价和绩效反馈。

绩效管理,必须以组织战略为导向,与战略紧密相连,为战略实现服务,为使绩效管理发挥应有作用,在绩效管理过程中需注意以下问题:

（一）绩效管理必须以组织战略目标为导向

组织、部门及岗位的关键业绩指标应是从组织的战略目标出发制定的,层层分解落实,以保证人人有目标。全体员工的日常工作和行为都是在为战略目标的实现而努力。在有的组织中,员工每日忙忙碌碌,非常辛苦,但却不知组织的目标是什么,致使工作行为与组织目标严重脱节;有的组织在实施绩效管理的过程中,指标制定照搬其他同类组织的指标,脱离自身的实际状况,导致目标根本达不到,从而失去了目标实现对员工的激励作用和目标本身的导向作用。

（二）绩效管理过程必须坚持持续的双向沟通

成功的绩效管理在很大程度上取决于员工的参与程度。例如在绩效计划制定阶段,指标的确定、评价标准及主要困难的解决措施等没有与员工进行充分的沟通,达成共识,而是将目标强加给员工,便无法得到员工对组织目标的理解和承诺,因此为保证绩效管理的效果,双向沟通应贯穿于从绩效计划地制定到绩效考核的实施、考核结果的公布及应用等绩效管理的全过程。

（三）绩效管理的目的——不断提高员工和组织绩效

绩效管理的根本是提升员工能力。不能以考评代管理,也不能只重考评,忽视发展。如前所述绩效管理是一个完整的管理过程,包括绩效计划制订、绩效实施与辅导、绩效评价和绩效反馈,考评只是其中一个环节。绩效管理不仅仅是对员工的工作绩效分出高低,更是要通过持续开放的双向沟通不断地对员工绩效进行辅导,及时解决工作中出现的问题,进而提高员工绩效和工作能力。

（四）绩效管理不仅仅是人力资源部的事,应明确各级管理者在其中担任的角色和应承担的责任

绩效管理其实是在管理者和员工之间就目标制定和如何实现目标而达成共识的过程,以及促使员工成功地实现目标的管理方法,其实施的真正主角只能是管理者和被管理者。人力资源部作为服务性的职能部门,在绩效管理中只能起到组织、支持、服务和指导的作用,而不是绩效管理的主体。

（五）重视绩效管理与人力、财力、物力等资源和组织管理流程、业务流程的有效链接

建立在目标管理和工作分析基础上的绩效管理若不能与人力、财力、物力等资源和组织管理流程、业务流程有效链接,没有考虑到组织的内部、外部环境的话,是难以发挥促进组织战略目标实现的作用的。绩效考核结果只有充分运用到员工奖惩、晋升、培训,应用到财务成本利润的核算和业务流程、管理流程的改进等方面,才能真正发挥出强大的作用。

三、绩效管理与绩效考评的区别和联系

当前,绩效管理对于众多的管理者而言已经不是一个陌生的概念了,从以年终分配为目的的绩效考核到以全面提升组织管理水平为目的的绩效管理,这是一个逐步演进的过程。相比较而言,传统的人事考核相对于基于现代绩效管理理念的绩效考评,还是有很大的区别的。如表1-1所示。

任何管理活动所追求的效果都是"有效性"。所以,任何组织的管理者都希望通过一系列管理制度、方法、技术等,形成高绩效的机制和流程,提高组织的整体水平,实现组织的战

表1-1 传统人事考核和现代绩效管理比较

比较内容	传统人事考核	现代考核评估
目的	1. 总结过去经验教训,不重视未来的改进 2. 考核是为了对上级有所交代,注重形式 3. 完成人事工作	1. 总结过去经验教训,重点在于提出未来的改进思路和方法 2. 评估是为了完善组织的人力资源管理,注重内容 3. 形成员工对组织的归属感,提高员工满意度
方法	1. 主观描述 2. 单向评定 3. 独立的考核	1. 制定绩效标准,记录绩效,评估绩效 2. 双向沟通 3. 作为人力资源管理系统中的连续性的考核
员工的权利	1. 员工不能了解考核结果 2. 员工不能提出要求 3. 员工没有提出问题,解释问题的机会	1. 员工有权了解考核结果 2. 要求员工提出建议,充分了解员工的要求 3. 让员工提出问题,并允许充分解释
上级主管的地位	1. 居高临下,一言堂 2. 主管掌握整个考核过程	1. 平等沟通,互相交流 2. 员工参与整个评估活动
结果	1. 不了解员工的想法和要求 2. 没有获得建议 3. 下达未来的工作任务 4. 员工无所收获。组织无实质性改进	1. 了解员工的想法和要求 2. 获得员工对组织发展的意见、建议和创新观念 3. 共同制定未来的工作目标 4. 员工增强自信心和满意感,获得发展的机会 5. 组织增强了凝聚力,提高了效率

略目标。这是包括绩效考评在内的绩效管理系统所应该追求的唯一目标。而如何真正将绩效管理运用到管理实践中,使绩效管理真正起到战略牵引的作用,是让很多管理者头痛的问题。我国各类组织在绩效管理的实施中,最常见的问题就是流于形式,实际工作没有深入下去,执行不到位,造成推行绩效考核的管理成本大于绩效水平提高的效果;或者绩效考核实施目标不明确,指标制定缺乏科学性,员工参与度低,单纯为了分配奖金而考核,导致绩效管理不但使领导倍感头痛,而且让员工也非常反感。这里就涉及绩效考核的战略导向、实施目标和切入点等一系列需要前期明确和处理的问题。

绩效管理以组织战略为导向,是一个完整的管理过程,包括绩效计划制定,绩效的辅导与实施,绩效评价和绩效反馈;绩效考评只是其中一个环节,重在判断和评估。绩效考评是做好绩效管理的必要条件,没有绩效考评是做不好绩效管理的;绩效考评是绩效管理的初级阶段,侧重于考,与标准相对照。只有比较,没有强调改进,不重于组织绩效持续改进的考评是不能持久地促进组织战略目标的实现的。而绩效管理则要求是以战略为导向,重于组织绩效的持续改进和员工能力的提升。归根结底,考评不是为考评而考评,它必须与绩效管理的其他环节相联系,以战略为导向,促进组织战略目标的实现(表1-2)。

由于影响因素众多,绩效管理体系在任何组织中都不可能一步到位,短时间内就建立得非常完善。期望一夜之间靠某种绩效管理方法就可以解决问题的想法是很幼稚的。绩效管理需要从实际出发,从梳理流程、规范管理入手开始绩效管理的第一步,等到运行时机成熟、数据积累充分之后,再全面推进。实施过程中要做好目标的科学分解,做到每个阶段都有明确具体的目标,每个阶段的实施都能对绩效水平的提高产生较大作用。

表1-2 绩效管理与绩效考评的关系

绩效管理	绩效考评
与组织战略相关联	处于战术层面为实现战略提供依据
一个完整的管理过程	绩效管理过程中的一个节点
注重绩效的持续改进和员工能力的不断提升	侧重于员工过去绩效的判断和评估
贯穿日常管理全过程	只出现在特定时期

第三节 绩效管理的地位与作用

一、绩效是实现组织战略目标的重要环节

经济发展环境的不断变化,决定了组织生存发展环境时刻处于动态的变化之中。自从第二次世界大战之后,在20世纪50年代,最为紧缺的社会资源是资本,对组织的利润贡献最大的是资本,所以,资本是战略的关键,管理围绕资本展开;到了60、70年代,生产环节是组织利润生成的关键环节,生产效率是管理的重心;进入80年代到90年代初,市场成为企业的战略重心,营销部门的绩效成为企业的生命线;90年代到现在,社会经济的发展进入了知识经济时代,组织利润生成的关键部门是研发部门,人才成为组织最为重要的竞争力,组织间的竞争主要是人才的竞争,尤其是核心人才的竞争,人力资源已成为组织最重要的资源。随着人力资源重要性的突显,管理者越来越多地将人力资源放在战略的高度来思考,通过人力资源开发和管理为组织赢得竞争优势。

作为组织战略组成部分的人力资源战略是对组织现存和发展过程中出现的人力资源问题的战略安排,是人力资源开发与管理工作的行动纲领。人力资源战略的主要内容包括组织建设、绩效管理和能力开发。可见绩效管理在人力资源战略中的重要地位。组织中的各种职能之所以能存在,其必要性在于能为组织产生增值作用。人力资源工作可简单地概括为选用育留,能为组织直接创造价值的环节体现在对人力资源的合理使用,使其为组织做出贡献,而科学的绩效管理系统就是在其整个管理过程中实现着持续促进员工和组织绩效的提升和员工能力的开发,它是组织不断地创造价值的驱动器。

二、绩效管理的意义

管理实践已经证明了绩效管理有如下重要意义:

(一)绩效管理促进质量提高

组织绩效可以表现为数量和质量两个方面。近年来,质量已经成为组织绩效的一个重要方面,质量管理已经成为人们关注的热点。Kathleen Guin(1992)指出,"实际上,绩效管理过程可以加强全面质量管理(TQM)。因为,绩效管理可以给管理者提供'管理'TQM的技能和工具,使管理者能够将TQM看作组织文化的一个重要组成部分"。可以说,一个设计科学

的绩效管理过程本身就是一个追求"质量"的过程——达到或超过内部、外部客户的期望、使员工将精力放在质量目标上等。

（二）绩效管理提高员工工作动机水平

绩效管理可从几个方面提高员工的动机水平：一是通过绩效工资。按照期望理论的观点，工资与绩效相联系，能激活员工的工作动机。但管理实践中，绩效工资不一定能带来好的效果。这取决于绩效工资的制度及贯彻情况。如绩效评估能否反映员工的实际工作情况，让员工感到公平；绩效工资的差距是否合理，对员工是否有吸引力等。二是通过提高员工对组织的承诺、满意感等激活员工的工作动机。对员工的工作进行指导，帮助他们排除工作中的障碍，对他们进行培训等这些更趋于人性化的管理方式能提高员工对组织的承诺和对组织的满意感，从而激活员工的工作动机。三是通过目标设定来激励员工。目标本身就具有激励作用，目标能把人的需要转变为动机，使人们的行为朝着一定的方向努力，并将自己的行为结果与既定的目标相对照，及时进行调整和修正，从而能实现目标。

（三）绩效管理促进组织内部信息流通和组织文化建设

绩效管理非常重视员工的"参与"。从绩效目标的制定、绩效计划的形成、实行计划中的信息反馈和指导到绩效评估、对评估结果的运用以及提出新的绩效目标等都需要员工的参与，需要管理者与员工的双方的相互沟通。这种"参与式"管理方式体现了对员工的尊重，不仅满足员工的物质需要，同时满足了员工的尊重需要和自我实现的需要，为组织创造一种良好的氛围。

（四）绩效管理促使组织的人力、物力、财力资源管理成为一个完整的体系

绩效管理在组织的人力资源管理系统中处于核心的位置。它把人力资源的各项功能整合为一个内在联系的整体。并通过为员工设定个人目标从而与组织的整体目标和战略相联系。同时绩效管理为员工的薪酬制定、培训、晋升、工作安排、为来年的目标设定提供依据；为人员招聘和选拔提供参考。根据绩效评估的结果进行提升和工作调换的用人制度比传统的用人制度更加合理和科学，对中国传统的"任人唯亲"的做法是一个挑战和冲击。

同时，绩效管理以人力系统的评价为基础，必然涉及财务成本的衡量、利润的增长等财务指标，还涉及组织所拥有的物料设备的耗费与维护保全，涉及组织业务流程的优化和管理系统的合理化、科学化，因而，绩效管理成为众多国际著名企业的战略工具。

本章小结：

绩效管理是现代人力资源管理的核心，是实现组织战略的有力手段，也是促进人力资源能力开发的重要手段。绩效既包括工作结果，也包括工作行为，是员工在一定时间内以某种方式实现某种结果的过程。绩效管理是指为了达到组织的目标，通过持续开放的沟通过程，形成组织所期望的利益和产出，并推动团队和个人做出有利于目标达成的行为，即通过持续的沟通和规范化的管理不断提高员工和组织绩效，提高员工能力和素质的过程。可以看出绩效管理是一个过程，持续开放的沟通在其中扮演着重要角色，通过强化有利于组织目标达成的行为，来达成组织所期望的利益和产出（结果）。绩效管理的相关理论涉及目标管理、工作分析、公平理论和期望理论。明确组织的一切人力资源活动都必须以战略为导向，以促进战略的实现为使命。为使人力资源为组织的发展赢得持久的竞争优势，组织的人力资源必须具有价值性、独特性、难模仿性和组织化的能力，倡导绩效管理也朝此方向努力。

✔ **思考题:**

1. 什么是绩效? 什么是绩效管理?
2. 为什么必须重视绩效管理?
3. 论述绩效与工作行为的关系。

【案例分析与讨论】

制度的力量

这是历史上一个制度建设的著名例证。

18世纪末期,英国政府决定把犯了罪的英国人统统发配到澳洲去。一些私人船主承包从英国往澳洲大规模地运送犯人的工作。英国政府实行的办法是以上船的犯人数支付船主费用。当时那些运送犯人的船只大多是一些很破旧的货船改装的,船上设备简陋,没有什么医疗药品,更没有医生,船主为了牟取暴利,尽可能地多装人,使船上条件十分恶劣。一旦船只离开了岸,船主按人数拿到了政府的钱,对于这些人能否远涉重洋活着到达澳洲就不管不问了。有些船主为了降低费用,甚至故意断水断食。3年以后,英国政府发现:运往澳洲的犯人在船上的死亡率达12%,其中最严重的一艘船上424个犯人死了158个,死亡率高达37%。英国政府费了大笔资金,却没能达到大批移民的目的。

英国政府想了很多办法。每一艘船上都派一名政府官员监督,再派一名医生负责犯人和医疗卫生,同时对犯人在船上的生活标准做了硬性的规定。但是,死亡率不仅没有降下来,有的船上的监督官员和医生竟然也不明不白地死了。原来一些船主为了贪图暴利,贿赂官员,如果官员不同流合污就被扔到大海里喂鱼了。政府支出了监督费用,却照常死人。

政府又采取新办法,把船主都召集起来进行教育培训,教育他们要珍惜生命,要理解去澳洲去开发是为了英国的长远大计,不要把金钱看得比生命还重要。但是情况依然没有好转,死亡率一直居高不下。

一位英国议员认为是那些私人船主钻了制度的空子。而制度的缺陷在于政府给予船主报酬是以上船人数来计算的。他提出从改变制度开始:政府以到澳洲上岸的人数为准计算报酬,不论你在英国上船装多少人,到了澳洲上岸的时候再清点人数支付报酬。

于是,问题迎刃而解。船主主动请医生跟船,在船上准备药品,改善生活,尽可能地让每一个上船的人都健康地到达澳洲。一个人就意味着一份收入。

自从实行上岸计数的办法以后,船上的死亡率降到了1%以下。有些运载几百人的船只经过几个月的航行竟然没有一个人死亡。

> **点评:** 这个故事告诉我们,任何组织、任何有组织的活动,必须清晰认识并准确定义绩效,并在此基础上,建立以绩效为目标导向的相关制度。组织对绩效的定义和相关制度的绩效导向决定了工作系统的努力方向,决定了员工的行为方式,如果组织认为绩效考核是惩罚员工的工具,那么,管理执行层和员工的行为就是避免犯错,而忽视创造性;忽视创造性,就不能给组织带来战略性增长,那么,组织的目标就无法达成;如果组织的绩效导向是组织目标的达成,那么员工的行为就趋于与组织目标保持一致,分解组织目

标,理解上级意图,并制订切实可行的计划,成为上级的达成组织目标的绩效合作伙伴,并不断改善,最终支持组织目标的达成。

彼得圣吉在《第五项修炼》里提到,问题的解决方案既有"根本解",也有"症状解","症状解"能迅速消除问题的症状,但只有暂时的作用,而且往往有加深问题的副作用,使问题更难得到根本解决。"根本解"是根本的解决方式,只有通过系统思考,看到问题的整体,才能发现"根本解"。我们处理绩效问题,若能透过重重迷雾,系统思考,追本溯源,找到能够总揽整体的环节,往往能够使问题轻而易举地解决。

讨论:

1. 请结合您的工作和学习实际,分析你或你的组织在实现目标的过程中可能存在的绩效导向问题。

2. 从本案例你能够结合理论来阐述绩效理念、制度与组织目标实现之间的关系吗?

（魏晋才）

第二章

医疗服务绩效管理

医疗服务的绩效,通俗地讲,就是医疗服务的"贡献",就是病人的收益,或者可以说是医疗服务的"使用价值"。直接表现为病人病痛的缓解,疾病的痊愈,健康水平的改善等。在实践中,因受到医疗资源的稀缺性及其配置和利用、医学科学技术本身的局限性、医疗服务提供的方式以及病人就医、从医的理念和行为等因素的影响,准确衡量和评价医疗服务的绩效往往是很困难的。从管理的角度说,医疗服务绩效涉及医疗资源的有效配置和利用,诊断治疗方案是否完全符合病人疾病治疗和健康维护的需要,医疗服务提供的方式是否经济有效等。显然,医疗服务绩效是政府医疗卫生政策、医疗服务机构的管理制度措施、医护人员的临床服务活动以及病人及其家属的配合等共同作用的结果。本章主要介绍医疗服务绩效的基本概念、范畴及其管理理念。

【本章学习目标】

1. 掌握医疗服务绩效概念,内涵;
2. 学习什么是医疗服务绩效指标;
3. 从医疗服务市场特征角度,了解医疗服务绩效的影响因素;
4. 掌握医疗服务绩效管理的基本理念和方法。

第一节 医疗服务及其绩效概述

一、疾病、医疗与健康

疾病,是在一定病因作用下自身调节紊乱而引发的异常生命活动过程,常常伴随或诱发机体器官在代谢、功能、结构、空间、大小等方面的变化,表现为症状、体征和行为的异常。根据病因来源,疾病可分为传染性疾病和非传染性疾病。疾病可通过药物或手术来减轻症状或消除病因,普通疾病一般比较常见,其诊断治疗也相对容易;而复杂疾病往往不多见,且病因不明,诊断治疗的难度往往比较大。

自古以来,疾病一直是人类生命和健康的重大威胁,毫不夸张地说,人类的历史,就是与疾病进行斗争的历史。正是在与疾病的漫长斗争过程中,世界各国人民都积累了丰富的经验和知识,在此基础上,形成了人类医学知识体系和医疗服务系统。狭义的医疗服务主要是指通过对疾病的诊断和治疗,以达到减缓症状,驱除病痛,改善人群健康水平的个体和组织的活动;而广义的医疗服务,还包括了疾病的预防和人群的保健。需要说明的是,至今,人类对疾病的认识还非常粗浅,大多数疾病的病因还未彻底揭开,因此,在多数情况下,医疗服务的作用表现为阻止疾病的继续发展,阻止并发症的发生,提高病人的生活质量;而对于癌症、艾滋病等,当代医学技术仍然无法完全治愈,医疗服务的目的往往只是尽可能延长病人的寿命,但成本高昂,而病人的生存质量也必然不会太高。

正如前文所说,医疗服务的目的是维护人群的健康,健康是人的基本权利,是人生的第一财富。随着人类科学技术水平的发展和社会的进步,对健康及其影响因素的认识越来越深入,对健康的定义也由生理层面扩展到心理层面,由个体层面扩展到群体和社会层面,由对疾病的关注逐步延伸到与疾病相关的各种自然和社会因素。在当代,世界各国政府都试图努力地提高国民的健康水平,健康已成为各国社会福利的重要内容。而由于健康需求本身巨大的经济发展刺激作用和健康保障水平对推动社会和经济发展的人力资源及其再生产和维护功能,近年来,健康投资也成为各国资本投资的热点领域。

二、医疗服务绩效的内涵

对于不同类型的工作任务,绩效的表现形式是不同的。医疗服务是一种直接作用于人体的生命健康干预活动,活动结果不是某种有形的产品,也不表现为一定数量的经济收益,而是病人健康状况的改变;医疗服务的活动过程则往往是高度专业化的,如病理分析、药理作用等,常人一般无法理解和判断其正确与否;加之医学科学技术发展、疾病诊断和治疗的经验以及病人体质状况及疾病严重程度等多种因素的影响,医疗服务绩效往往难以客观准确评价。然而,正如彼得·德鲁克所言,任何组织都必须思考何为绩效。本教材第一章将绩效概括为"有效的工作行为及其结果",基于这一概括,结合已有研究文献,我们将医疗服务绩效定义为"应用医学知识和经验,诊断和治疗疾病,维护病人健康的过程和结果的有效性"。

Murphy(1990)曾强调,绩效是与组织目标有关的行为。这意味着:①绩效是针对具体组织而言的,就医疗服务绩效而言,有医护人员个人业务工作层面的绩效,有医院业务科室的绩效,有医院整体组织层面的绩效,也有某一区域、国家乃至整个人类社会医疗服务系统的绩效。②在管理实践中,绩效往往与特定组织的既定工作目标相关联。就此而言,不论是医护人员个人的临床服务,还是医务科室以及医院的管理行为,乃至区域医疗资源的配置和国家有关医疗服务工作的政策设计,都要服从和服务于医疗服务的目标,即维护病人健康的有效性。③绩效的衡量,与组织目标的实现相关,即目标实现的程度。因此,只有那些有助于组织目标实现的行为才能称之为绩效,与目标无关的行为,甚至是有碍于组织目标实现的行为,都不能称之为绩效。在医疗服务绩效的管理实践中,需要明确与医疗服务目标相关的技术服务活动和管理工作的关键行为指标,建立不同层面的绩效评价指标。④绩效,简单地说,就是效益和效率。所谓效益,是工作的效果和利益;所谓效率,是单位时间内完成的工作量。在管理实践中,一般都采用投入产出分析来衡量效益和效率;医疗服务的绩效,需要建立不同层面的要素投入和健康及相关产出分析指标,包括医疗设备、资本、人力、时间等要素的投入和有效服务数量、治愈病人的健康寿命、服务质量与安全指标的提高、患者满意度水平、资源利用率的提高及成本的节约、医学人才的培养等产出之间的关系。

三、医疗服务的特征及其对绩效的影响

医疗服务不同于普通的商业服务。1972年诺贝尔经济学奖得主,美国经济学家肯尼斯·约瑟夫·阿罗(Kenneth J. Arrow)认为,医疗服务有三个主要特征:不确定性、信息问题及外部性。结合医疗服务的供给与需求,在上述三个特征的基础上,研究者们进一步陆续指出了当代医疗服务市场的如下特点:即需求的不确定性与不可存储、第三方支付与价格激励扭曲(逆价选择)、需方垄断(医疗保险垄断)、信息不对称、非营利性机构的存在、非充分竞争、基于公平与需要的服务、政府补助与公共提供等。事实上,医疗服务市场最大的特殊性在于:医疗服务市场是诸多市场失灵的集合,所以,为纠正某一市场失灵的干预政策,很可能会加剧其他的失灵,客观上影响了政府干预的效果。

下面主要从不确定性、信息、垄断性、产品外部性方面分别讨论医疗服务的特征及其对服务绩效的影响。

(一)医疗服务的必然与或然及其对医疗服务绩效的影响

疾病是几乎每个人一生中都会出现的情况,向病人提供力所能及的医疗照顾和生活帮助,是人类自古以来的本能,因此,医疗服务的需求和提供是人类社会必然的现象。同时,虽然随着医学科学技术的发展,人类对自身健康和疾病的认知越来越深入,但是,截至目前,几乎所有疾病的患病率、发病率以及治疗效果都无法准确预知,都是随机事件,医疗服务需要和治疗措施的效果都处于某种或然状态。

1. 医疗服务的必然性、引致需求及不确定性 所谓"人有旦夕祸福",对于人类而言,疾病的发生不可预知,医疗服务需求的产生是随机的,当疾病来临时,绝大多数病人不能自己确定病症,更不能自主采取有效的治疗措施。当感觉到自己的健康状态不佳,生活受到影响时,为恢复正常的健康状态,客观上,人们都需要医学专业技术人员的支持,不论是古代人求助于巫医神汉,还是现代人求助于医学专业技术人员,这是必然的。也就是说,病人并不能确定自己得了什么疾病以及需要什么样的治疗措施,而是需要医学专业技术人员根据症状确定。因此,在某种意义上,医疗服务需求是一种"间接需求",被称为"引致需求"(derived demand)。

作为一种"引致需求",医疗服务需求与对其他商品需求的根本差异在于:一般情况下,医疗服务给病人带来的效用是不能预先确定的,病人在接受治疗以后,是否能去除病症,健康状况是否能得到改善,需要采取治疗措施后才能知道。虽然现代医学科学技术的发展使得人们可以通过检查检验,明确病症的所在,甚至直观地看到病灶,对很多疾病的病理特征认识也更为精确。但是,由于病人个体体质状况的差异,针对临床服务中的任何病例,服务的提供者都无法确保其治疗手段的效用,只能根据现有的病例治疗数据给出一个大概的比例,如某种治疗方案"根据以往的治疗情况,20%的病人会痊愈,50%的病人会好转,25%的病人效果不明显,5%的病人病情恶化"。但提供者并不能事先确定病人是否能好转,或者能痊愈;而病人也不可能选择。提供者也可能有另一套治愈率达到25%的,但恶化率也更高的治疗方案供病人选择,但并不能保证一定能在治愈之列。在这种情况下,如果采取医疗措施之后,病人的健康并未得到改善,甚至还恶化了,医疗服务的目的就没有达到,进而可能引起病人的不满。

另外,除了使用药品,现代医学的诊断治疗技术往往伴随着对病人躯体、器官一定程度

的损伤,如介入检查,脏器切除等。按照诊断治疗的规范,虽然这些诊断治疗方案往往是迫不得已,甚至是必需的,但其风险也更高,而且医疗费用也比较昂贵。因此,在治疗的效果并不明显,治疗的目的没有达到的情况下,病人及其家属的不满就更为激烈。然而,医患双方往往能够(或者毋宁说是必须)在这种对治疗效果不能确定的状态中达成一个不完整的"契约",即医疗服务的提供者不保证所提供的服务一定能够满足病人的健康需要,病人也不能确定得到服务以后健康是否能恢复。在这样的情况下,"契约"双方的权利与义务就不可能完全明晰,但病人注定要承担可能发生的不能治愈、甚至治疗失败的风险,承受治疗措施可能带来的各种结果。因此,就医患双方而言,医疗服务"契约"是一种权利和义务不对称的契约,医疗服务交易过程中的权利和控制权实际上都向服务的提供方倾斜,这种不完整"契约"条件下对未来的某种"不确定"产品的交易机制,导致了所谓的"引致需求",是医患矛盾的根源,也是医疗服务行业的根本特征。

由于医疗服务的使用,也可能会直接影响到个人的健康存量,可能对生活带来极大的风险,影响到个人及家庭的收入,甚至导致病人死亡;而如果不使用医疗服务,这种风险的程度也许更高。从这个层面讲,医疗服务是个人或家庭生活中的必需品,其价格弹性很小,无论医疗服务的价格、质量如何调整,病人对医疗服务的总需求并不会有太大改变,这种特征会明显削弱需方选择对供方行为的影响,而且,由于病人医学知识的缺乏和对更好的治疗措施的期望心理,导致医疗服务中的"逆价选择"现象,使得医疗服务提供方之间的竞争并不像其他商业服务行业的竞争,能够带来价格的降低和产品质量的提高,在很多情况下,医疗服务提供方之间的竞争带来的是医疗技术装备的配置及服务项目的开展,并由此导致医疗总费用的增加。也就是说,市场机制不可能消除医疗服务产品的不确定性,但往往导致医疗总费用的上涨。

2. 医疗服务质量及结果的不确定性　医疗服务的不确定性,主要表现为其质量和结果的不确定。医疗服务的内容和形式主要由提供者根据相关诊断依据、病人个体信息来选择确定。病人个体存在很大差异,表现为病人体质或对身体创伤的应激反应差异、对特定诊断治疗方式的敏感性、依从性等的不同。这些个体因素有很强的不确定性,它们都可能会直接影响到诊断的准确性与治疗效果,病人的个体差异是导致医疗服务质量及结果不确定性的客观因素。

医疗服务质量的不确定性,一方面是指治疗以后病人是否出现健康改善,健康改善的程度差异,是否出现了副作用等往往不能预先确定,即医疗服务的临床有效性与安全性不确定;另一方面,由于医学科学技术本身的缺陷、医生对医疗技术的掌握程度及病人病历和健康影响因素等信息的不完整,即使针对同样的疾病,诊疗治疗的过程往往也会存在差异。这种不确定性直接影响到医生的临床决策行为。有学者将医疗服务质量的不确定性按照原因分为以下几种:①病情差异导致的结果差异及不确定;②既定条件下,尤其是相同病种病人治疗后的结果不确定性;③病人偏好差异影响医生临床决策所导致的服务差异和结果差异。

3. 医疗服务不确定性对医疗服务绩效的影响　医疗服务质量、医疗服务过程的不确定性,客观上增加了医疗服务绩效衡量的难度。表现为:①医疗结果的不确定性,决定了无法单纯通过简单的效果衡量、判断医疗服务的质量,及诊断质量方案的合理性。实践中,经常遇到治疗后无效,甚至病情加重的情况,有些可能是正常现象,有些可能与医疗服务不当有关。医疗服务结果,即病人的健康收益,是衡量医疗服务绩效的核心内容,医疗服务结果的不确定性,是准确衡量医疗服务绩效最大的障碍。②医疗服务质量的不确定性,决定了特定病例的诊治模式几乎没有规律可循,针对个体病例,往往需要个性化的治疗方案,因此,无法用统一的诊断与治疗规范作为衡量所有医疗服务的标杆。这种情况的存在使医疗服务过程绩效的评价很难找到客观的评价规范。③医疗服务的效用是病人健康的改善,也包括病人的就医体验,而病人的个体差异与不确定性会影响到就医体验,进而影响到医疗服务的效用。

（二）信息不对称问题及其对医疗服务绩效的影响

医疗服务信息不对称具体可分为信息不对称和信息缺损两种情况。

1. 医疗服务信息不对称　信息不对称是指交易双方所拥有的信息不对等,提供者或消费者拥有更多的特定信息。而根据不对称信息模型,拥有更多信息的交易者可以利用这些信息在交易过程中获益。虽然医疗服务引入了第三方付费,但在病人与医疗服务提供者之间,提供者与支付方之间,信息不对称的情况依然存在,主要表现为:

（1）病人与医疗服务提供者之间的信息不对称。包括两种类型:其一是指病人得病后,不知道自己所患的疾病信息,不知道如何诊断,更无从知晓治疗信息;与此同时,医生掌握一定的医学知识,拥有诊断、治疗的医学技术及病人疾病的相关信息,因此,医患之间存在信息不对称。这种信息不对称也是医疗服务过程中最主要的信息不对称。医疗服务的过程,实质上是病人委托掌握一定信息的医生帮其选择医疗服务产品与数量的过程,在供方需求激励机制存在的情况下,容易导致诱导需求。其二是指病人拥有一定程度的个体的健康信息,包括生活偏好、过往病史、对特定环境因素的过敏等影响健康的因素,但医生并不能在短时间内完全掌握此类信息,导致在临床治疗方案的决策中可能忽略了关键的疾病信息。通过构建和共享完整的居民健康信息系统,以便于医生能够根据更为全面的病人健康信息制订临床治疗方案,将有利于这种信息不对称问题的解决。

（2）医疗服务提供者与医保付费机构之间的信息不对称:医疗服务提供者与医保支付方之间存在的信息不对称,主要表现为医保付费方对于医疗服务过程信息的掌握方面。作为医疗费用的支付方,对于病人应该获取何种服务,医生提供的服务是否恰当缺乏判断的能力,使医保在查询、质疑、明确医生行为是否合理时处于不利地位。医生、医院客观上有机会通过提供额外服务使病人获得额外福利,或者通过构建并利用虚伪账单从医保支付中获得额外的补偿。这种信息不对称可能会加剧诱导需求的程度,进而降低医疗资源的利用效率,影响医疗服务的绩效。

（3）病人与医疗保险机构之间的信息不对称:医保机构往往并不了解投保人的健康信息,故投保者可能根据自身已经存在的健康风险,选择对自己有利的医保产品。这种信息不对称增加了医保机构的财务风险,但对医疗服务提供者的影响相对较小。

2. 服务信息不对称对医疗服务绩效的影响　如前文所述,"委托代理"与"诱导需求"的行业特征可能会降低医疗服务的绩效。作为病人"委托"的医疗服务代理人,医生为病人选择诊治方案、提供咨询服务,同时,医生又是服务的提供者,如果存在基于不同治疗方案的激励机制,如不同的治疗方案对于医生来说意味着自己的个人收益(包括经济收入、业务知识收益和技术地位提高等)的不同,医生有动力也有机会利用自己所掌握的信息牟利,通过提供更多、更优质、更高价的医疗服务,可能提高了医疗服务的质量,但也增加了医疗费用的支出,进而影响到医疗服务绩效。医患之间信息不对称问题,一直是学术界努力探索的一个领域。

与此同时,医生与医疗保险之间的信息不对称,使医生临床治疗行为难以监控和评估,可能进一步助长"诱导需求"的现象,增加服务的成本,降低医保资金使用效率。医疗保险支付,降低了病人的自付额度,也可能扭曲对病人的价格激励,客观上导致需方的"逆价选择"行为,形成需方"道德损害":倾向于消费更多、更好、更昂贵的医疗服务,进而影响到供方竞争与医保资金使用效率;而在医保支付的条件下,病人可能减少维持健康的其他投入,进而降低了医疗服务的有效性,造成医保资金的浪费。

3. 医疗服务信息缺损 一般情况下,医疗服务的提供方和需求方都有可能存在信息缺损的情况。

由于医学科学技术发展水平的局限,人类对于自身疾病和健康的认知至今仍然非常有限,还有大量有关人体疾病的未解之谜有待于科学家研究发现,这种情况的存在是医疗服务提供方信息缺损的关键。此外,医疗服务提供方信息缺损还表现在,医生作为服务提供者,往往并不能掌握所有的医疗诊断与治疗知识,同时,医生也不可能掌握病人所有的健康相关信息。

病人信息缺损,主要是指由于医学知识的缺乏,病人及其家属在选择医院和医生时,并不知道应该选择哪家医院就诊,也不知道应该选择什么样的诊断治疗技术,咨询和求助于什么医生。这种信息缺损会导致病人及其家属就医选择的盲目性和所谓"病急乱投医"的现象。

4. 信息缺损对医疗服务绩效的影响 供方信息缺损,导致医生不能尽快明确诊断疾病,或者不能选择最适合病人的治疗方案,直接影响到诊断的准确性和治疗效果,还可能导致服务成本增加,服务绩效水平降低。

需方信息缺损导致盲目的就医行为,可能延误疾病治疗的时机,还给一些庸医、非法行医者带来"商业"机会,使就医选择不能发挥出促进医院、医生规范医疗行为、提高服务质量的作用,影响到医疗服务整体的绩效水平。

信息缺损是医疗服务行业的性质决定的,这种现象不可能在短期内得到根本的改变,只要存在医疗服务活动,这种情况就必然存在。信息缺损也不能简单地归因于医疗服务提供方或者病人,是医疗卫生政策制定者和医疗服务管理必须深入研究和思考的问题。在当代医学科学技术条件下,信息不对称和信息缺损问题的解决,需要建立相应的法律制度体系,出台严谨科学的医疗服务规范,明确医患双方的权利和义务,明确医疗服务的程序,以最大可能地消除信息不对称和信息缺损可能给病人、医生、医院带来的伤害,提高医疗服务的绩效。

(三)垄断性与非价格竞争及其对医疗服务绩效的影响

1. 垄断性 医疗服务行业的垄断,会降低医疗服务的效率,影响医疗服务绩效。当代医疗服务行业是一个进入门槛很高,技术性强,同时存在投资风险、医疗风险、道德风险和法律风险的专业技术行业。医疗服务市场本身是一个具有高度专业技术垄断特征的市场。一方面,医疗技术本身难于学习和掌握,需要多年的专业学习和临床治疗经验,现代医疗服务更需要很多高精尖的设备。这些情况的存在,决定了医学科学知识和临床医疗技术不可能普及,一般只能被一部分人掌握和使用。另一方面,医疗服务的垄断性,还源于医疗服务的差异性。虽然针对同样的疾病,会有规范的临床治疗路径,但是,由于每位病人具体的体质差异和健康状况的不同,治疗方案需要进行相应的检查检验后方可实施,针对不同病人的临床医疗服务措施不可能复制。这种情况的存在,赋予医院与医生一定的市场垄断地位,具体表现为地域垄断、技术垄断等。

地域垄断主要是指在医疗服务实践中,某一特定区域的病人往往相对集中在区域内某一家或者几家医院就医,这主要与病人和医生出行距离有关,同时,地域垄断其实与政策监管关系紧密。我国的区域卫生规划,一方面明确了特定区域所需配置的医疗资源、医院和医生;另一方面,为提高资源利用效率,也约束了在同一区域配置过多的医院和医生,从而客观上形成了该地区特定医院的垄断力量。在现实中,尤其在很多县市,综合性中心医院数目有限,而这些医院往往具有很强的地区垄断性。

技术垄断是由医疗服务的专业化程度决定的。区域卫生规划和技术、设备准入规制(如大型医用设备配置许可),客观上造成在某个地区有能力提供特定技术服务的医院极少,甚至只有一家。这就形成了很强的市场影响力和垄断力。此外,当医院形成了特定专科的学科优势,拥有了好的社会口碑时,就会基于此类技术或服务形成品牌垄断。

医疗服务行业的垄断特征,一方面,是由医疗服务技术的客观特征决定的;另一方面,也是由于医疗资源的稀缺性决定的。医疗服务的垄断性给医疗服务绩效管理带来了很大的挑战。

2. 非价格竞争　一般市场竞争包括价格竞争和非价格竞争。医疗服务市场中,存在大量的非营利性医院,以及医疗保险的第三方支付,形成了多元化的医疗(医院)补偿机制,这种补偿机制削弱了病人获得医疗服务时的价格激励,更重要的是为医院提供了很强的非价格竞争激励。

医疗服务费用通常由个人、政府、医保基金支付,而非单纯的病人支付。当前,随着我国医保覆盖率的提高,医保支付占医院收入的比例越来越高,而且多采用按项目付费形式,医疗服务价格由政府制定,而医院的补偿主要基于医疗服务提供的收入,所以,对于公立医院而言,服务数量的提高意味着医院收益的增加,减少服务量,意味着医院收益的减少,在缺乏成本控制激励的经营环境下,医院没有减少不必要的检查诊断环节等行为的动力。

3. 垄断性与非价格竞争对医疗服务绩效的影响　垄断引起寻租,增加社会成本,降低服务绩效。医院的垄断性,使其对区域医疗服务市场有较强的影响力。而垄断的存在,也使得医疗部门员工存在索取租金的可能。在医疗服务提供中,这种租金的最主要表现形式是非正式服务使用者费用。非正式服务费用通常由病人支付。在我国医疗管理实践中,非正式服务费用最主要的表现形式是手术红包。手术红包是病人对于手术服务价值的意愿支付远高于当前价格的表现,也是医院品牌、学科品牌、个人品牌的综合价值体现。比红包更糟糕的可能是医生通过收取非正式服务费用,打破资源配置常规,满足特定病人在优先治疗、服务等候方面等的额外需求。此外,为获取挂号而支付的额外费用,也是垄断导致的典型寻租表现。国外一项基于增加居民负担为依据的腐败行为研究结果表明,医院垄断权力的滥用在所有部门中排名第一。可见,医疗服务的垄断客观上增加了医疗服务的社会成本,降低了医疗服务绩效。

非价格竞争引起医院规模的盲目扩张和高新技术滥用,影响医疗服务绩效。医院,尤其是公立医院之间主要进行产品质量为主的非价格竞争。这种竞争集中表现为医院在经营管理中主要通过增加床位、购置最新设备、提供特需服务、增加基础设施建设、改善医疗服务环境(如病房空间等)等措施实现医院规模和经济效益的增长。这种竞争模式主要是为了争取更多的病人和更好的声誉,但客观上刺激了医疗服务成本的增加,造成生产能力过剩、高新技术滥用、费用高涨和区域医疗资源配置的失衡,最终导致区域医疗服务系统的总体绩效水平的下降。

(四)医疗服务绩效的外部性

1. 医疗服务绩效的外部性　外部性又称为溢出效应、外部影响、外部效应或外部经济，指一个人或一群人的行动和决策使另一个人或一群人受损或受益的情况。经济外部性是经济主体的经济活动对他人和社会造成的非市场化的影响。具有外部性特征的产品、服务生产组织和个人所从事的生产和服务活动，其成本与后果不完全由该行为人承担，而应该由相关受益人共同承担，如国防和公共安全。因此，需要政府对此类产品的生产和消费进行干预，这也是政府采用公共支出的方式开展公共服务项目与基础设施建设的主要原因之一。医疗服务虽然不具备传统的公共产品属性(非排他性和非竞争性)，但医院一方面承担着公共健康安全责任，通过提供医疗技术服务促进社会人力资源总体质量的提高，因而也表现出明显的外部性特征。同时，生命与健康是人的基本权利，医疗服务的外部性表现为其对于居民健康权利的保障，所以，医院应该是公共基础设施的必要组成部分，正因为如此，政府才为医院提供了一系列优惠政策，包括财政补贴(基础建设、人员、专项、学科建设投入等)、税收减免等。

2. 医疗服务绩效的外部性特征对医疗服务管理体制机制的影响　正是由于医疗服务绩效的外部性特征，为有效防止市场失灵，很多国家通过由政府财政投资开办医院。在我国，绝大多数医院是政府举办的公立医院，医生多为事业编制，享有事业单位福利；公立医院可获得财政补贴、免税等优惠。同时，国家采取价格管制、市场准入等各种措施对公立医院进行监管，以保证服务的可及性。由于价格未必能反映价值和实际劳动付出，加剧了公立医院进行非价格竞争的趋势，导致医疗服务费用与成本上升，效率降低。另外，由于员工关系、薪酬分配、选人用人制度等运行机制的影响，公立医疗机构普遍存在人员效率低下，激励不足，成本浪费严重，员工积极性不高，工作懒散等现象，这些现象的存在，直接影响到医院和区域医疗服务系统的绩效，成为近年来各国公立医院改革的重要原因。

综上所述，医疗服务的特征，直接或间接地影响着医疗服务的绩效，也决定了医疗服务绩效的特征。在医疗卫生政策设计和管理实践中，必须充分认识到医疗服务的投入产出特征，深入科学地分析影响国家、区域医疗服务体系和服务机构绩效的因素，从总体上把握国家、区域医疗服务需求、供给的结构特征，进一步结合现有医疗卫生政策制度的缺陷，制定和实施行之有效的体制、机制改革措施，以提高医疗服务系统的绩效水平。

第二节　医疗服务系统绩效

早在2000年，作为协调和指导世界各国卫生系统工作的国际组织，世界卫生组织(World Health Organization, WHO)就将卫生系统定义为"以改善健康为主要目的的任何个人、团体、组织及活动"。这个定义明确了卫生系统不仅包括服务提供者，而且包括各种组织(政府机构、非政府机构等)与个体基于改善健康为目的的所有活动。到2007年，WHO将卫生系统功能界定为6个核心模块：领导和治理(leadership & governance)、筹资(financing)、人力资源(health workforce)、基本药物(access to essential medicines)、信息系统(health information systems)、服务提供(service delivery)。世界银行(World Bank, WB)则认为卫生系统是各组成部分在实现卫生系统目标之间形成的一系列相互作用及关系，包括卫生筹资(financing)、支付制度(payment)、组织管理(organization)、政府管制(regulation)、行为(behavior)。在很多研究中,狭义的卫生系统就是医疗服务系统。

当前,世界各国都建立了适合本国政治和社会经济生态的卫生系统。卫生系统是致力于消除疾病、提高人群健康水平的组织,卫生系统的建设及其工作活动成为各国政府施政纲要的重要内容。

在《2000年世界卫生报告》中,WHO明确指出,任何国家的卫生系统都有一致的特定目标: 改善与维护人群健康(简称健康, health)、对人群非卫生技术服务需求的反应性(简称 "反应性", responsiveness),以及改善卫生筹资的公正性(简称 "筹资的公正性", fairness of financial fontribution,FFC)。卫生系统的绩效目标,由健康的水平与分布(健康公平)、反应性的水平和分布,以及筹资公正性组成(图2-1)。与此同时,服务提供、筹资、资源筹集和公共管理(stewardship)则是实现这些目标的关键行动。在2000年以后,不同国际组织、研究者也提出多个卫生系统绩效框架,这些框架均采用2000年WHO提出的健康、反应性与筹资公平作为卫生系统的主要目标。

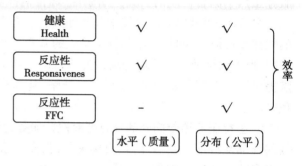

图2-1　WHO提出的卫生系统绩效目标(2000)

医疗服务一直是卫生系统工作的核心内容,WTO有关卫生系统的绩效指标,就是医疗服务系统的目标。基于已有研究文献,医疗服务的绩效,需要从WHO有关卫生系统绩效的定义出发,围绕其对人群健康的贡献(结果),结合服务过程的资源消耗、成本与效率等因素进行解析和界定。

一、健康相关指标

根据WHO的定义,健康是指躯体、心理(精神)和社会适应等方面的良好状态。健康不仅是躯体各系统的生理功能良好、体型正常、身体活动能力和劳动能力正常;而且表现为对疾病有较强的抵抗能力,能够适应一定程度范围内环境的变化,应对各种生理刺激和致病因素。传统的健康观是没有疾病,而现代的健康观还包括了心理健康、社会适应性和良好的道德,被称为"整体健康"。整体健康观的内容包括: 躯体健康、心理健康、心灵健康、社会健康、智力健康、道德健康、环境健康等。整体健康观着眼于影响人类健康的各种因素,建立了更为全面系统的健康维护和病理分析的理念,成为推进世界各国卫生系统改革和医疗服务观念转变的重要理论依据。

一般而言,对人群健康状况的衡量主要基于寿命的测算以及与死亡相关的一系列指标,如期望寿命(尤其是0岁组期望寿命)、5岁以下儿童死亡率、婴幼儿死亡率、孕产妇死亡率等。此外,各年龄组死亡率、疾病死亡率则是测算不同年龄组、不同疾病引起的健康损失的重要指标。随着人口老龄化进程的加快和疾病谱的变化,慢性非传染性疾病逐渐成为威胁人类健康的主要疾病,其治疗费用占医疗总费用的比例逐年增加。然而,慢病对病人寿命的影响并不明显,导致期望寿命指标并不能科学地反映人群的健康状况,事实上,有的慢病病人长期卧床,基本的身体活动能力都不具备。有鉴于此,学术界提出了一些综合考虑寿命与健康的指标,如质量调整生命年(quality-adjusted life year, QALY)、伤残调整期望寿命(disability-adjusted life expectancy, DALE）等，使对于健康的认识和评价更为科学。

医疗服务绩效的最终目标就是改善和维护人群的健康。一定区域范围内人群的寿命是该区域范围内人群健康的关键指标，尤其是由于疾病所导致的死亡率，与该区域医疗服务系统的能力和水平紧密相关。因此，医疗服务系统绩效的衡量，首先需要结合其服务覆盖范围内的人均期望寿命，特别是接受其服务的病人的相关生命和健康指标进行深入的分析和评价，以客观科学地反映区域医疗服务系统的健康"产出"，一方面，通过其对区域居民人均期望寿命、质量调整生命年、伤残调整期望寿命年等指标的贡献反映；另一方面，通过对特定人群及相关病种病人的死亡率、伤残率等指标反映。其次，特定区域医疗服务系统绩效的衡量，不仅要考虑到人均期望寿命等健康指标，还必须考察这些健康指标在不同区域，不同收入，不同年龄等人群之间的分布状况，即所谓健康权利的公平。不同人群之间健康指标的差异，一般情况下与医疗资源在不同人群之间的配置以及医疗服务对不同人群医疗服务需求的响应能力相关。因此，需要建立相应的过程和结果指标，以客观地反映医疗资源在不同人群之间配置的公平性和医疗服务系统对于不同人群服务需求的响应能力。

医疗服务一般是由不同层级的医疗服务机构（综合医院、专科医院、社区卫生服务机构、诊所等）提供，特定区域内各医疗服务机构的绩效及其相互之间的竞争合作关系是区域医疗服务系统绩效的关键。在管理实践中，各医疗机构临床诊断治疗的相关指标，如医疗服务质量与安全、疾病诊断符合率、院内感染发生率、患者病死率、抢救成功率、门诊患者两周再患病率、手术患者预后存活周期及生存质量，医疗机构之间的转诊率等，都直接影响到区域医疗服务系统的整体绩效。

二、反应性相关指标

WHO所提出的卫生系统的反应性（responsiveness）指标，用以描述对人们除改善身体健康之外的普遍合理期望的满足程度。疾病的诊断治疗、健康的维护是一个复杂的过程，技术服务是医疗服务的核心，除此之外，医护人员对救治时机的把握、对病人各项权益的尊重、对病人合理诉求的响应和满足，医疗服务机构的服务环境、服务流程等，直接影响到救治的效果，也关系到病人的就医体验，诸如此类的非医疗技术服务的内容和因素，就是所谓反应性。可见，反应性是医疗服务绩效的重要构成。

医疗服务是一种关乎病人健康乃至生命安全的社会公共服务，病人及其家属往往处于悲伤、担忧的心理状态，这种心理外化为对医疗服务机构和医护人员急切的求助行为，期望能够得到及时、准确、有效的治疗；同时，期望能及时地了解病情，了解治疗的方案，期望在诊治过程中得到更多的同情、理解、尊重和安全承诺。然而，由于医疗资源的稀缺性、医学科学技术的局限性以及疾病的复杂性和病人需求的多样性，任何国家的医疗服务系统都只能根据其能力尽可能满足病人的诉求，即满足病人"普遍合理的期望"。具体表现在在查体、问诊、借助仪器设备进行检查，尤其是通过一些可能对病人带来痛苦的方法进行疾病的诊断治疗的时候，要非常注重以下"非技术服务"方面：

1. **患者选择权**　病人选择医疗服务机构和人员的权力；
2. **服务品质**　服务获取的便捷、快速以及服务的安全保障；
3. **尊重**　服务过程中对待病人及其家属的礼节和态度；
4. **患者知情权与自主权**　主动告知病人或其家属有关疾病和诊断治疗的方案及其治疗

效果,预后可能的生命状态等,帮助病人或其有效的权力代理人选择决定治疗方案等;

5. 信息保密与社会活动 病人的健康状况往往涉及其个人或家庭的隐私,因此,医疗服务及相应的信息属于需要保密的范畴;此外,在患病期间,病人渴望得到家属、亲朋好友、同事以及相关的社会组织(如病友会,慈善组织)的关心和支持,这些社会关系因素往往是关系到病人身心健康和治疗依从性的重要社会支持网络,也是处理好医患关系的重要媒介。医疗服务过程中重视患者隐私和合理利用患者社会支持网络的作用,是提高"反应性"绩效指标的重要内容。

反应性指标的提出,旨在促进"以患者为中心"的健康维护服务体系的建立,以普遍合理的利益主体原则和社会行为准则要求来定义疾病治疗和健康维护过程中医疗服务的行为规范,提高病人对医疗服务提供者的感知质量。反应性强调医疗服务的整体响应能力,不仅包括医疗服务过程中相关的服务内容指标,还包括医疗资源配置的状况,医疗机构服务单元的布局,医疗机构的设施、环境以及管理制度等,这些非医疗技术服务的因素,是有效提高患者满意度水平、满足患者基本权利期望的重要因素。

除此以外,根据《2000年世界卫生报告》,反应性指标的评价分为服务系统的反应水平和反应水平的分布两个层面:反应水平主要考察服务系统对于病人上述期望的响应能力和程度,即所谓反应量;反应水平的分布则关注对于不同特征人群的反应性是否一致,即反应性的公平性。与医疗服务绩效相关的反应性指标具体内容见表2-1。

表2-1 与医疗服务绩效相关的反应性指标测量内容

领域	测量内容
对病人的尊重	
尊严	在医院受到尊敬;接受检查时医务人员也注重保护其隐私
自主权	病人及家属可参与治疗方案的选择与决定;治疗或检查前需病人同意
保密性	医护人员对病人个人信息保密
交流	医护人员能仔细聆听病人及家属讲述;病人及家属能听懂医护人员对问题的解释;病人有时间提问
以病人为中心	
及时关注	地理可及。家到医院距离不远,所需时间适宜(步行到医院在15分钟以内);急诊能得到快速服务;预约和咨询等待时间短
	迅速进行检查
基础设施	候诊室有足够空间、座位,空气新鲜;候诊环境与设施干净(如厕所清洁):提供健康、可口的食品
选择权	病人可自由选择医疗机构和卫生人员
社会支持网络	医院允许亲友探视;亲友可带食品和其他礼物前往医院:一定条件下,住院病人可参加社会活动

来源: 作者根据《2000年世界卫生报告》内容改编

三、筹资公平性相关指标

筹资公平性(fairness of health financing, FHC)是指按照需要(或者需求)分配卫生人力资源、物力资源。而卫生服务资源的分布和公平性会直接影响卫生服务利用的公平性,最终影响到健康公平。FHC实质是基于卫生筹资贡献率（health financing contribution，HFC）的分布状况而建立的：HFC在人群中分布的离散程度越高，FHC的值就越大，公平性越差。而HFC则是一定时期内卫生支出与可支配收入的比值。但这种方法，引起了很大的争议，争议的焦点在于，HFC本身是一个比值，无法代表真正的卫生支出。而且，对于贫困居民而言，客观上存在因贫困造成的卫生支出较低，这事实上影响了筹资公平，但对于HFC而言，却因为其收入较低，导致FHC的值与较高收入组差异不大。因此，近年来越来越倾向于用灾难性支出家庭（catastrophic expenditure household）比例来替代筹资公平性，用以说明卫生系统对于就医财务风险的保护程度。灾难性支出家庭，主要是靠家庭医疗支出占家庭非生存性可支配收入的比例来确定：一般情况下，如果这个比值越大，意味着医疗支出对于家庭生活的影响越大。如果这个比值大于30%，意味着医疗支出严重影响了家庭的正常生活。这类家庭在社会中的比例越高，社会医疗服务体系的筹资公平性就越差。

理论上，医疗服务绩效与灾难性支出家庭之间并没有直接关系。但由于医疗服务能直接影响到医疗费用，进而影响家庭自付的医疗负担，故医疗服务能间接影响疾病风险保护水平，如医疗服务费用的快速上涨将使更多的家庭暴露在疾病所带来的经济风险之中。当然，疾病的经济风险受医疗保障覆盖率、医疗保障福利包（benefit package of health insurance）、医疗服务价格、医疗服务类型和数量等因素的综合影响。在医疗服务过程中，服务类型与服务数量直接影响到疾病风险保护的公平性，主要表现为服务提供者在诊治特定病人时对于诊断治疗技术的选择和服务数量的提供上，正是在这个意义上，医疗服务的绩效与筹资的公平性相关联。另外，因人而异的医疗服务行为也直接影响到服务提供的成本和效率。

四、医疗服务的成本和效率

医疗服务提供的成本和效率，可以从两个层面来衡量：医疗服务系统的成本和效率，医疗服务机构的成本和效率。医疗服务系统的成本与效率，主要与整个医疗服务提供的组织构架、服务的筹资、服务的支付等有关；而医疗服务机构的成本和效率，则与医院内部的经营、管理和激励等息息相关。

1. **医疗服务系统的成本与效率** 医疗服务系统成本与效率的衡量，需要考虑以下三个方面的因素：①资源如何筹集，及其筹资水平。包括医疗资源的筹集是来自于政府预算、医疗保险（risk pooling），还是个人自付。不同的筹资模式，可能会影响到后续的资源使用效率，进而影响到系统绩效。②医疗服务的购买方式。应该采取何种支付方式，是预付制还是后付制？应该采取何种购买方式，是按服务项目购买还是按病种购买，或者其他购买形式？在购买中的价格如何调整，是由病人自己购买还是通过第三方购买等。③医疗服务的内容及服务的形式。如对于不同形式（如门诊、住院、家庭病床等）和内容（如健康咨询、健康体检、康复训练等）的医疗服务的支付方式和支付比例。这是与医疗服务提供关系最为紧密的内容，对于医疗服务的成本与效率有非常大的影响。

从医疗服务绩效管理的角度出发，需要从以下三个方面考虑医疗服务的内容及服务的形式：①应该重点提供什么样的服务？是专科医疗服务，还是通科医疗服务？是针对慢性病为主的医疗服务，还是针对急性病为主的服务等？②谁来提供？由三级医院提供，还是由基层医疗机构，或者个人诊所来提供？服务以公立医院为主还是私立医疗机构为主？两者之间的关系如何界定？③是否需要建立层次分明的不同水平医疗机构,并通过强制性的转诊制度以形成有序的就医秩序?

在医疗服务体系建设过程中,如何建立公立医院与私立医院共存,形成政府与民间资本互补的医疗服务供给体系,即所谓多元化的办医格局,是当前政府关注的重点。理论上,组织的行为主要取决于组织的目标,而非其产权的性质。所以,国际上更多采用非营利性医院与营利性医院的分类管理模式。研究表明,当存在信息不对称时,因为不对营利进行分配,所以,非营利组织减少了对服务提供者利用信息不对称进行牟利的行为的激励;而营利性组织则很可能利用信息优势获取利润。因此,非营利性医院比营利性医院更有效率。

2. **医疗服务机构的成本和效率** 医疗服务机构的成本和效率,主要受医疗设备采购和医疗技术的采用、药品及耗材使用,医护人员的激励成本以及管理成本等因素的影响。医疗服务机构的成本,是国家医疗卫生总费用的重要组成部分;而医疗机构的效率,则表现为单位成本的产出率。因此,效率的改善,意味着成本的节约,意味着单位成本获得更多的健康产出。因此,医疗机构的成本与效率分析,是衡量医疗机构服务绩效的核心指标。医疗机构的效率分析,需要从技术效率与配置效率两个角度考虑: 技术效率追求一定的投入(组合)条件下的最大产出;配置效率则寻求通过调整投入组合以提高产出。虽然两者的着眼点不同,但最终的目标都是提高产出水平。在医疗机构服务绩效管理过程中,需要通过技术效率和配置效率的分析,以更为全面地反映医疗机构的总体绩效水平。

第三节　医疗服务绩效管理体系

人类的所有生产经营活动围绕价值创造展开,单就产品生产的物理过程来看,从研发设计,到生产产品,似乎是比较单纯的过程。然而,产品和服务的价值必须通过满足目标人群的需求才能最终实现,因此,所有产品和服务的生产和提供,都是围绕需求展开的。而人类需求的发生,则不是一个单纯的物理过程(如发动机对能源的需求),通常带有明显的社会文化特征,因而往往也是一种社会过程。人类需求行为的复杂性决定了生产经营管理活动的复杂性。

一、医疗服务绩效管理体系

绩效管理体系是以实现组织的目标为驱动力,以关键绩效指标和工作目标设定为载体,通过制度的制定和实施以实现对整个工作系统的各个组成和环节的工作绩效的客观衡量、及时监督、有效指导、科学奖惩,从而调动各工作单元的积极性,发挥成员单位和各工作岗位的优势以提高整个工作系统的绩效,实现组织的整体目标的管理体系。绩效管理体系是通过制度、机制、流程和技术的有机整合,实现对价值及其创造过程中各种资源的获取、利用,最终转化为成果的管理系统。在企业管理实践中,人们开发和总结出了很多绩效管理的模式,如常用的MBO(management by objects,目标管理)、KPI(key performance indicator,关键绩效指标)、360度评价法等。为了克服单纯追求财务指标的局限性给企业带来的经营管理困境,美国学者Robert S. Kaplan和David P. Norton于20世纪90年代提出了平衡记分卡（balanced score card，简称BSC）业绩考评方法，一度成为众多企业实现绩效目标的战略工具。

绩效管理体系是以组织目标为导向，以健全的组织结构为基础，以清晰的责任分工为特征，以严谨科学的业务流程为路径的执行系统。绩效管理的过程是执行既定制度的过程，从某种角度说，绩效管理体系就是一个规章制度体系，是制度在管理，而不是人在管理。绩效管理专注于按照既定的绩效指标收集、处理和监控绩效数据，通过一系列综合平衡的测量指标来帮助组织实现既定目标和经营计划，为组织制定和调整战略目标提供依据。因此，绩效管理是增强组织的决策能力，提高组织决策水平的重要工具。同时，绩效管理是一个围绕工作系统目标的确立和实现，最终达成共识的过程，也是促进成功地达到目标的管理方法，高效的绩效管理体系是组织实现运营目标的重要的工具。

医疗服务体系是一个具有多层次、多类别、多功能的供应网络，包括数量庞大的初级卫生保健机构、不同层级和功能的医院。医疗服务的绩效表现为服务系统工作结果和服务行为的有效性，其价值最终表现为一定区域范围内居民患病后诊断治疗服务的过程和结果。基于这一理念，医疗服务体系的设计、改革和管理都应当特别注重初级保健、次级保健以及大型医院之间的业务分工和跨机构服务提供的连贯性。当前，世界各国的医疗服务体系都存在着技术效率和资源利用效率低下、配置效率问题突出（资源通常不合理地向城市、治疗型服务以及医院服务流动）、公平性和可及性差等严重缺陷。而各国医疗卫生改革就是试图通过政策制度的优化，克服系统性的缺陷，以达到提高绩效的目的。

二、医疗服务绩效管理体系的构建

根据上述分析，构建以绩效为核心的医疗服务管理模式对于有效利用医疗资源，提高居民的健康水平，减轻医疗费用负担，推动医药卫生体制改革，促进医疗卫生事业发展都有着非常重要的意义。世界各国的医疗服务管理模式各不相同，其服务绩效也有很大差异。结合各主要国家医疗服务提供体系及其工作绩效和绩效管理的相关理论文献，医疗服务绩效管理体系可以概括为健康愿景和医疗服务系统价值目标体系，医疗服务责任与业务分工、服务流程管理，医疗服务绩效监控与分析，医疗服务绩效反馈与改进等四个层面。

（一）健康愿景和医疗服务系统价值目标体系

随着医学模式的发展和人们对医疗服务价值认识的进一步深入，在经历了"以疾病为中心""以医疗为中心""以患者为中心"的医疗服务模式之后，"以人为本"的医疗服务理念正在成为当代医疗服务的核心价值观，具体而言，生命是人最基本的权利，健康是生命质量的根本，尊重生命是对人最基本权利的认可，医疗服务通过改善和维护健康，根本上是在维护人最基本的生命权利，医疗服务的价值决定了其使命的神圣。

"以人为本"的医疗服务核心价值观包含了以下几个层面的意思：首先，病人是"人"，不论其职位的高低，职业的"贵贱"，他（她）必须得到人们对其生命的尊重，当其生命遭遇危险，健康状况变坏时，他（她）有权得到医务人员的救助。生命的权利和医学的价值决定了"以人为本"的医疗服务价值取向，并统一于不断提高的生命生存质量。其次，"以人为本"是相对于"以神为中心""以疾病为中心""以医疗为中心""以患者为中心"的医疗服务理念而言的，上述理念的局限性在于，巫医时代"以神为中心"的"医疗服务"理念认为疾病是"妖孽"附身，是当时人们认知条件下的产物，无疑是荒唐的；"以疾病为中心""以治疗为中心"的理念忽略了健康教育、健康促进、疾病预防和保健等环节对生命健康的重要维护功能,可能导致医疗服务成本的急剧上升和患者人群生命质量的下降;"以病人为中心"的医疗服务理念,可能导致病人及其家属不合理诉求的增加,给医务人员带来额外的工作负荷,造成医疗资源的浪费;同时,由于病人医学知识的缺乏,"以病人为中心"的理念,也不利于病人临床治疗依从行为的形成。第三,"以人为本"的医疗服务理念,强调医疗服务的物理过程的同时,更为强调医疗服务的"人文"与"社会"过程,即所谓"人性化"。医疗服务的管理,应该努力促使医疗服务的过程成为一个"人性化"的过程,即病人首先是一个人,如同生活中的家人、朋友、同事一样,而不仅仅是工作任务"对象"或"目标"。与其说"人性化"服务是附加在医疗技术服务(即物理过程)上的"额外"服务,不如说它是医疗技术服务得以有效实施的基础。第四,"以人为本"的医疗服务理念是医患良性互动的基石,是医疗服务绩效文化的核心,更有利于促进医疗服务的公平性和可及性。

(二)医疗服务责任与业务分工、服务流程管理体系

医疗服务绩效管理体系围绕临床医疗技术服务展开,需要通过建立一系列的医疗服务制度,促进形成有利于医疗资源公平、合理利用的运行机制,制订服务所涉及的各种事务处理的流程,并注重新的管理技术和管理方法的应用。在构建医疗服务责任体系,进行业务分工和服务流程设计时,必须深入思考医疗服务过程中服务提供方的价值创造和服务需求方价值收益特征,努力构建实现供需双方价值平衡的医疗服务绩效管理体系。为此,需要慎重考虑以下几个方面的因素:

1. **医疗服务绩效管理是基于现有医学技术可能性的管理活动**　笼统地讲,人类所有的生产和服务活动都必须以某种形式的物理过程为核心。如果某种产品或服务生产提供的物理过程在技术上不可能,则这种产品或服务就不可能被生产出来。比如飞机,如果在技术上不可能或某种原材料找不到,飞机的生产就不可能实现,人类就不可能享受到飞行的便利;或则,生产飞机在技术上是可能的,原材料也有,但在制度安排上出了问题,使飞机生产所需要的某种资源或技术被某个个人或组织独占,并且他们拒绝提供资源或技术,或者坐地起价,使这种技术的使用非常昂贵,这样,飞机的生产就不可能实现,或者只能为少数有钱人提供服务。显然,我们无法生产和提供技术上不可能实现的产品或服务,但是当技术上是可能的时候,制度将最终决定是否提供某种产品或服务。可见,制度的安排必须以产品或服务生产提供的物理过程为依据,检验制度好坏的标准就是看它是否能满足产品或服务生产提供的物理过程要求。从这个角度来说,绩效管理,首先是一种基于产品或服务生产提供的物理过程的管理活动,医疗服务绩效的管理亦是如此:人类还没有掌握治愈所有疾病的医学技术,不可能满足人们长命百岁的生命愿望;医疗服务绩效管理,必须基于现有医学科学技术疾病治疗和健康维护实现可能性的活动。

2. **医疗服务绩效管理是基于复杂工程学过程的价值创造管理活动**　生产和服务的价值创造过程首先是一个物理过程。从供给的角度看,价值是基于生产和服务系统布局的专业化工程作业、工艺及任务结构设计的一种创造。绩效管理活动必须遵循相应的物理工程学过程的运行方式。医疗服务价值创造的过程是一个复杂的工程学过程,牵涉到场地选择和服务系统的布局,医疗设备、技术和人才、药品和耗材等医学资源的获取、布局、配置等众多因素,其核心过程包括各种疾病的问诊、查体、检查、检验、病理分析、治疗方案、药理分析和药品使用、手术方案设计和实施、预后状态判断和康复等一系列专业性非常强的临床服务活动。正因为如此,医疗服务工程学过程需要通过科学严谨的系统工程学论证,严格的临床技术准入标准和医学人才的选拔、培养和训练,反复的临床路径可靠性分析,持续的药品使用安全观察等环节以保证其产出的有效性和过程的质量与安全。从这个意义上说,医疗服务绩效管理,必须建立在分工明细、衔接紧密、责任明确的准入制度、作业规范以及责任契约系统基础之上。

3. 医疗服务绩效管理是基于患者感知的价值收益管理活动 从需求的角度看,价值是满足目标客户所需要的产品或服务的一系列业务活动及其所带来的收益结构。在价值创造的物理过程中,价值就是产品或服务的使用价值,如衣服可以保暖,粮食用来充饥,房子遮风避雨,汽车方便出行。这些产品和服务的价值都具有物理概念上的数量特征,如衣服多少件,粮食多少千克,房子几间,汽车几辆等。通常情况下,人们总会非常关注产品或服务的物理属性,并以此建立自己的价值收益评价标准。医疗服务也是如此,医疗服务的物理价值表现为病人健康的改善程度,如器官功能的恢复,运动能力的提高等。研究表明,病人往往非常关注诊断治疗的时间,问诊的详细程度,查看病人病情的次数等,并以此评价医生的服务质量。可见,虽然医疗服务是一个基于医学技术的物理过程,但其产出往往表现为患者需求的满足程度,即所谓患者感知的价值收益。医疗服务绩效管理,必须树立以患者为中心的服务系统设计和管理理念。

4. 医疗服务绩效管理是基于社会价值收益的管理活动 很多情况下,人们把价值理解为纯物质属性是错误的,对价值理解的这种偏差往往会造成管理活动中导向性的错误。对于医疗服务绩效管理来说,必须正确理解医疗服务的价值,尤其是其社会价值。

首先,医疗服务直接影响和作用于人的生命和健康,从物理属性上讲,人类的生命和健康是生物性的存在,然而,人不仅是能够直立行走、创造工具的动物,"人的本质不是单个人所固有的抽象物,在其现实性上,它是一切社会关系的总和"(《马克思恩格斯选集》第2版第1卷第60页)。正是由于人的社会属性的存在,使人类生命的意义大大超出了其生物性的生存价值。从这个意义上讲,生物性的生命存在只是人们心理和精神生活的道具,也就是说,疾病治疗和健康维护的目标是改善健康,延长病人的生命,然而其根本价值在于满足病人及其社会关系网络的心理和精神需求。从这个角度讲,医疗服务的绩效根本上表现为一种非物质形式的心理和精神价值收益,当生物性的生命存在已经不能满足这种价值收益的时候,医疗服务的绩效将大打折扣。

其次,医疗服务具有公共产品属性,尤其是基本医疗服务,被广泛地定义为社会公共产品,作为社会公共产品,其价值的实现过程中需要体现出所谓公平性,即符合绝大多数社会成员的利益。从这个角度讲,医疗服务的绩效表现为一种社会成员共享资源和平等获取服务机会的价值收益,需要通过服务系统在不同社会成员群体间的公平合理布局来实现。

最后,当代世界各国的医疗服务系统,已经远远不只是病人和医务人员之间围绕疾病治疗所形成的二元体系,而是由包括政府、医疗服务机构、医保机构、医生、病人等直接利益相关者和医疗设备企业、医药产品制造商和供应商、医院后勤服务公司等间接的利益相关者构成的多元化体系。医院,尤其是公立医院,往往是政府重要的政治资产,政府的医疗卫生政策制度设计是各国政府兑现保障公民健康权益的重要执政内容;医疗机构的组织管理模式、医保支付、医生执业制度和执医收益、病人的诉求、药品及设备制造企业的利益追求等因素,都直接影响着医疗服务绩效的实现。

综上所述,医疗服务几乎是人类可以想象到的所有利益的交汇点:物质、社会、政治、情感等。此外,它还在不同层次的社会和政治组织中发挥很多作用:如在国际政策和基金、以及社会救助等环节和领域所扮演的角色,如作为思想意识(如生命观、疾病观)以及社会成员身份的构建(如出生证明、死亡证明)的媒介等。在法律上,医疗服务影响到病人的私生活,如在咨询医生的同时,他们的隐私可能完全暴露给医生;在家族中,为亲戚购买药物则传达了对家族成员的爱和关怀;在宗教中,药物也许被视为诸神赐给境况不佳的族群的礼物,等。可见,医疗服务绩效的管理,需要以对人性、对国家医疗政策、对社会的充分理解为基础,正确地评价医疗服务的价值及其来源,建立基于社会价值收益的医疗服务绩效管理思想,引导医疗服务机构创造出更为符合社会需求的丰富的真实价值。

(三)医疗服务绩效监控与分析体系

医疗服务系统是卫生系统的核心构成,医疗服务的目标,必须服从和服务于卫生系统的目标,医疗服务的绩效是卫生系统绩效在医疗服务过程中的具体化;医疗服务系统绩效的投入与产出关系分析,要与整个卫生系统工作目标的实现相衔接。需要注意的是,受各种因素的影响,在很多情况下,特定区域或国家医疗服务系统的绩效,不能由该区域或国家范围内所有医疗服务机构绩效的简单加总而得到,单个医院运行效率的提高,并不意味着其所在区域医疗服务系统整体绩效水平的提高。医疗服务绩效管理,需要建立构成区域系统的各个层面整体的投入产出分析逻辑,以有利于区域医疗资源配置效率的提高。医疗服务系统的首要目标是病人健康,同时,从系统层面而言,更为强调对患者需求及时和公平的响应,在此前提下,通过成本和收益分析,追求医疗资源的有效利用。因此,医疗服务系统、医疗机构的经营管理目标不应该是经济收益最大化,而是健康产出的最大化,或者说,医疗服务绩效管理的目标是在服从健康、反应性以及公平性原则的前提下,实现整个服务系统成本的最小化。医疗服务绩效管理是一种基于系统整体成本收益分析的管理活动。

医疗服务绩效管理,需要建立在绩效信息的收集和分析基础上。国际上一些学者认为,特定范围内或者特定机构的医疗服务绩效,可以通过技术效率、配置效率、质量和公平性等四个方面进行分析。

1. **技术效率** 技术效率反映医疗资源的有效利用情况。可通过一个反映单位医疗资源投入所获得产出的指标列表来测量。如对于医院住院病房,平均住院日和床位使用率是有用且常用的测量技术效率的指标;对于特定区域的医疗服务系统,区域内居民人均门诊医疗费用,区域内某一病种患者人群的发病率、治愈率、治疗成本以及治疗过程中对各种医疗资源的消耗水平等指标就是反映区域医疗服务系统的技术效率指标。在生产领域,没有任何浪费的生产过程被认为在技术上是有效的;如果在不增加投入资源的情况下,仅重组区域医疗系统现有投入要素就能得到更多的产出,则该医疗系统的运行是缺乏效率的。或者对于相同的产出,如果仍然能够削减投入成本,该医疗系统也是缺乏效率的。

2. **配置效率** 配置效率强调服务提供过程中各种医疗资源的投入组合和产出指标组合的关系。如区域内初级卫生保健机构、不同等级医疗机构之间的医生资源、床位资源、医生的工资收入等的比例与区域内居民的健康指标、疾病治疗状况、慢性病发病率、病种治疗费用等指标的关系。基层医疗机构医疗资源的利用和医护人员的工作负荷以及医疗机构之间的协作机制也是反映配置效率的重要指标,从这个角度说,个人支付、医保支付及其他支付的政策设计对于双向转诊,基本医疗服务的利用的激励,是提高医疗资源配置效率的重要手段。

3. **服务质量** 服务质量是评价医疗服务系统绩效必不可少的重要方面。医疗服务质量的评价主要通过健康产出指标衡量,如根据疾病严重程度调整的负面医疗结果的比率(如患者死亡率),出院两周再次急诊入院的比率,二次手术率,以及术后感染、院内感染等医源性疾病发生的概率等指标。质量的评价也需要通过对医疗服务系统内医疗服务人员的资质,所采取医疗措施的规范化比率,医疗设备、医疗用品和药品的管理和使用情况等方面的指标来反映。

4. 服务的公平性 医疗服务的公平性反映区域内不同的病人人群(如经济条件,居住条件,不同年龄、不同民族等)获取医疗服务机会以及医疗服务质量的均等性。可以从测算区域内不同病人人群的构成来分析,如分析区域内不同收入人群医疗资源使用的情况差异,地理障碍对于就医的影响,区域内因病致贫的病人家庭的比重或数量,贫困病人的医疗满意度水平,区域内医疗利贫医疗政策的制定和执行状况,区域内不同经济收入人群医疗服务费用的负担情况,不同居民预约等待的时间、地理障碍等因素。

(四)医疗服务绩效反馈与改进系统

1. 医疗服务绩效反馈 绩效反馈是指通过某种形式的沟通,就服务绩效有关问题所开展的交流、指导过程。医疗服务绩效反馈是各级政府卫生和相关主管部门、医疗机构以及居民了解医疗服务相关信息,找出影响和制约医疗服务工作有效开展的潜在障碍及问题,共同商讨解决问题的必要程序,也是统一行业目标,有效推进医疗服务战略措施的关键举措。绩效反馈的目的是为了"发现问题,解决问题",其主要目的在于绩效认可和绩效改进。绩效反馈与改进是实施绩效管理十分重要的理念和策略,需要贯穿于整个管理过程中。

如前所述,信息不对称是导致医疗服务诸多问题的重要原因,而理论上,解决信息不对称的最好方式,就是通过各种形式和渠道的沟通,以减少由于信息不对称和信息缺损所造成的医疗服务提供和需求的价值失衡。因此,医疗服务绩效反馈是非常重要的管理环节,也是促进医疗服务绩效改进的重要方法。就医疗服务系统绩效的管理而言,绩效反馈往往是一种正式的沟通方式,是上级政府主管部门对下级政府主管部门,或者政府主管部门对医疗服务机构的反馈,主要有以下几种形式:

(1)信息公示:信息公示就是向全社会公布特定区域医疗服务系统、医疗服务机构的相关绩效信息,信息公示的目的是为了促进绩效改善,也为患者就医选择提供参考。一般而言,社会信息公示的内容可考虑:医疗服务的质量安全(如平均住院日、院内感染率、死亡率等)、医疗服务效率(提供服务的时间与资源利用情况)、满意度(患者就医体验)、医疗费用(均次医疗成本、医疗成本结构、医疗费用构成)、工作负荷(门诊、住院患者数量、执业医师与患者数量比)等。需要注意的是,具体指标应该基于统一的数据采集和分析方法,并经过相关机构的认可和审定。

(2)行业内信息公示:行业内信息公示就是通过文件、信函、网络、行业会议等形式,在行业内部通报相关区域或医疗服务机构的医疗服务绩效信息,以达到促进绩效改进的目的。这种形式的绩效信息反馈,在我国更为多见。一方面,这种方式能相对降低相关区域或医疗机构的压力;另一方面,也能够避免因为信息公开可能带来的社会公众舆论危机。一般而言,行业内公示的信息在内容上应该比社会公示信息更为专业,更贴近医疗服务的实际过程,对于信息不完整状态下的医疗服务活动,也许是更为妥当的一种绩效反馈形式。

(3)绩效反馈的注意事项:绩效反馈往往是一种双向沟通的过程。既有上级对下级的反馈,也有下级对上级的反馈。在绩效反馈的过程中,需要注意以下问题:首先,在实际工作中,下级单位经常通过书面材料的形式,定期反馈医疗服务工作的进展情况、存在的不足,所需的支持、计划的变更,及反映发现的问题等。主要有周报、月报、季报、年报等形式。由于需要大量的文字工作,因此要注意简化书面报告的文字,只保留必要的报告内容,避免繁琐;使用简单明了的记事方式或结构化的表格形式。否则报告可能会变成一堆废纸,无人理睬,导致结果流于形式、浪费资源,还会因为占用太多时间让人感到厌烦。其次,定期组织的会议是面对面讨论和解决问题的重要手段,这对于及早发现问题、找到和推行解决问题的方法是非常有效的,使各有关方面可以进行比较深入的工作分析和方案探讨,可以讨论不宜公开的信息和观点;也有利于建立相关部门和服务机构之间的融洽关系。但应注意明确会谈的目的和重点,努力将重点放在具体的工作任务和标准上;鼓励基层政府机构和具体的医疗服务机构多摆问题,以坦诚的态度和方式进行沟通和交流。通过会议的方式,也可以向各服务机构及时地传递医疗服务战略或具有政策导向的信息,但要注重会议的效率和效果,避免形式主义;注意会议的频率,避免召开不必要的会议;合理控制会议的时间,营造良好的沟通氛围,避免演变成相互指责;另外,要做好会议记录和会后的总结。此外,还可以采用走动式管理、开放办公、非正式会议等形式,进行绩效的反馈和沟通。如服务机构走访和拜访,政府主管部门的开放办公日等。这些非正式反馈沟通的形式多样、灵活,不需要刻意准备;沟通及时,问题发生后,马上就可以进行简短的交谈,从而使问题很快得到解决;也更能够促进各服务机构之间的协作。

2. 医疗服务绩效改进

(1)绩效改进的步骤:随着绩效管理理论的发展和实践,绩效管理体系日趋完善,人们对绩效管理的各个环节的理解也越来越深刻,在管理实践中,对绩效改进也越来越重视。所谓绩效改进就是指确认绩效的不足和差距,查明产生的原因,制定并实施有针对性的改进计划和策略,不断提高绩效水平的过程。绩效改进过程主要有绩效诊断与分析,选择和实施绩效改进方案,选择合适的绩效改进方法,制订绩效改进计划,绩效改进结果的评估五步,如图2-2所示。

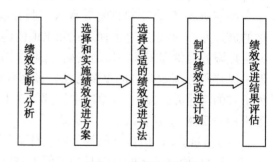

图2-2 绩效改进步骤

(2)绩效改进方案的制订:医疗服务系统绩效改进方案的制订,需要把握如下原则:

①科学分析,全方位多角度审查影响医疗服务绩效各个方面的因素。

②从医疗服务机构、医护人员、病人愿意改进的环节着手,制定和推动服务绩效的改进措施,以有利于激发服务机构、服务人员和病人的改进行为。

③从容易出成效的方面开始改进。立竿见影的经验总使人较有成就感,也有助于再继续其他方面的改进。

④评估和分析绩效改进方案所消耗的时间、精力和各种医疗资源状况,选择具有效率和成本优势,具备可行性特征的改进方案。

首先,绩效诊断与分析要根据医疗服务提供过程和产出的特征,结合实际服务的水平等,进行全方位、多角度的分析和评估,在实际的医疗服务体系绩效诊断和分析过程中,要结合区域医疗卫生服务各个方面的因素进行综合的评判和分析。其次,绩效改进方案的选择和实施,需要遵循及时、彻底、客观的原则,不能生硬地照搬,也不能随意的出台改进方案,在采取行动之前,需要进行充分的协商和沟通。医疗服务绩效的改进,往往是服务能力和服务态度的改进。应该注意的是,在医疗服务绩效改进的过程中,医务工作者的技术水平、服务态度、工作动机、职业价值观、以及其工作环境、职业压力和职业生活质量等因素,是最终影响医疗服务绩效的因素,在医改政策的制定和实施过程中,能够充分考虑这些因素的绩效改进方案往往会取得显著的效果。第三,在对绩效问题进行了诊断和分析,大致确定了绩效改进的方向和重点后,就需要选择一个具体的改进方法。在企业管理实践中,人们研究总结出来一些非常有效的绩效改进工作方法,比较著名的包括波多里奇的卓越绩效标准、6σ(也称六西格玛、6-Sigma)管理、ISO管理体系、"标杆超越"(benchmarking)法等。而在医疗服务领域,JCI(Joint Commission International)认证是国际范围内认同度和影响力比较大的一套医疗服务机构评价与管理方案。

JCI是美国医疗卫生机构认证联合委员会(Joint Commission on Accreditation of Healthcare Organizations,简称JCAHO)对美国以外的医疗机构进行认证的国际机构,也是WHO认可的权威评审机构。JCI认证是一个严谨的体系,JCI标准的理念是最大限度地实现可达到的标准,以病人为中心,建立相应的政策、制度和流程以鼓励持续不断的质量改进并符合当地的文化。JCI标准涵盖319个标准,每个标准之下又包含几个衡量要素,共有1219小项,主要针对医疗、护理过程中最重要的环节,例如病人获得医疗护理服务的途径和连续性、病人健康状况的评估、医院感染的控制与预防、病人及其家属的权利以及健康教育等。同时JCI标准也重视公共设施及安全管理、员工资格与培训、质量改进、医院领导层的协调合作以及信息管理等。其目的是为国际社会提供标准化的、客观的评价医疗机构的流程。这一项目的目标是鼓励医疗机构应用国际认证的标准、国际患者安全目标和各种可衡量指标等来展现其不断的、可持续发展的改进。

(3)绩效改进计划及其实施效果评价:在明确了绩效差距,选择了改进方案后,就可以确定出一个相应的绩效改进计划。一套完善的绩效改进计划,应该是实事求是的,符合实际工作需要的计划;应该是有明确的时间要求的计划;应该需要获得相关部门和服务机构认同的计划;要有明确的绩效改进目标和相应的资源支持和政策制度保障。

任何管理措施只有在建立了实施效果反馈和改进系统后,才能形成一个闭合的系统,才能使整个系统运行得到的结果可靠性增强,并且不断得到改进。对于绩效改进方案实施的结果进行评价,就是这样一个环节。这个环节主要从四个维度来评价绩效的改进效果:①反应。医疗服务系统各级政府主管部门和相关部门、各级各类服务机构及其各类成员(管理者、医护人员等)对医疗服务绩效改进活动的响应,改进活动对他们工作的影响等,病人、药品供应商等方面的反应情况。②学习或能力。在实施之后,相关管理部门的管理工作者、医务人员了解或掌握了哪些在改进之前不会的知识或技能?③转变。改进活动对医疗服务提供的方式是否产生了所希望的影响?医疗服务中是否开始运用新的技能、工具、程序等。④结果。改进活动对医疗服务绩效差距的影响程度,病人的收益、医疗服务的效率、成本等指标是不是有所改进。

可以看出,绩效改进是绩效管理系统能否有效运行的关键环节,通过绩效改进,可以将分散的、孤立的环节,如:绩效目标的制定、绩效结果的评估、差距分析、原因分析、培训、激励等加以整合,在各影响因素的动态联系中把握影响个人或组织绩效的因素或结构,从而制定全面、有效的改进策略,科学化的加以地实施,以实现组织绩效迅速提高、医疗服务核心能力提升的目标。

本章小结：

医疗服务绩效管理是一种持续改进管理活动。医疗服务绩效本身也是一个复合概念，包含了医疗服务的效果、效率、效能、经济性、技术水平、服务质量等概念所指向的各种具体指标。医疗服务绩效管理，就是对居民疾病诊断治疗和健康维护过程各种要素资源使用效率的管理，是以患者为中心，以健康、反应性和公平服务为目标，合理利用各种医疗资源，提高医疗服务质量的系统化管理过程。在管理实践中，医疗服务绩效体现在医疗服务的每一个层面和环节，是一个复杂的系统工程，需要综合考虑医学科学技术发展、患者就医理念、医生执业模式、医疗服务机构管理和运营模式、医保支付模式以及国家医疗卫生资源的配置和投入补偿机制等多种因素。医疗服务绩效管理，就是通过制定和实施各类医疗服务制度，减少影响和制约医疗服务目标实现的各种障碍，逐步形成充分有效利用医疗资源的机制，使整个医疗服务系统走上持续改进并统一于不断提高的生命生存质量的过程。

【案例分析与讨论】

医疗服务的绩效分析与改进

设在美国华盛顿大学的健康指标和评估研究所（Institute for Health Metrics and Evaluation）基于循证医学的分析逻辑，应用大数据的分析方法，将造成死亡的病因分为行为、代谢、环境三个大的类别，并结合具体致死的疾病种类，为我们提供了非常重要的医疗服务体系政策依据。死亡，是生命的终结，也是医疗服务的终点，是判断和分析医疗服务体系绩效和人口健康状况的重要数据。死亡年龄、死因等的分析，是评价医疗服务绩效的重要指标。表2-2是根据该机构公布的数据制作的2015年造成我国人口死亡的前16种疾病类型及其所导致的死亡人数占总死亡人数的百分比。

表2-2　2015年造成中国人口死亡的主要疾病类型

排序	疾病类型	占总死亡人数百分比	排序	疾病类型	占总死亡人数百分比
1	脑血管疾病	20.10%	9	高血压心脏病	2.66%
2	局部缺血性心脏病	15.50%	10	下呼吸道感染	2.18%
3	慢性阻塞性肺病	9.67%	11	食管癌	2.14%
4	气管、支气管和肺癌	6.15%	12	结肠直肠癌	1.84%
5	肝癌	4.20%	13	慢性肾病	1.71%
6	胃癌	3.55%	14	糖尿病	1.50%
7	道路交通事故	3.29%	15	自我伤害	1.44%
8	阿尔茨海默症和其他痴呆症	2.96%	16	跌落摔伤	1.19%

讨论：

请根据表中我国人口致死因素的分析，思考我国医疗服务系统所面临的问题，并进一步分析如何改进医疗服务的绩效。

（应晓华）

第二部分　基　础　篇

第三章

医院绩效及其管理系统

现代管理学之父彼得·德鲁克（Peter F. Drucker, 1909-2005）说："所有的组织都必须思考什么是绩效"，"管理者的工作，就是有效性"。绩效是所有管理工作的目标，离开绩效的管理是毫无意义的。尽管近年来各国医疗卫生政策的设计和改革都非常关注和重视初级卫生保健的网底作用，但在绝大多数国家，医院仍然是关键医疗服务提供最重要的机构，包括为人们提供基本的和高端的医疗保健服务。那么，医院的绩效是什么？医院绩效和某一特定区域乃至整个国家的医疗卫生系统整体绩效是什么关系？医院在医疗卫生系统中发挥什么作用？医院绩效受哪些因素的影响？本章将试图回答上述问题。

【本章学习目标】

1. 掌握医院绩效的概念，理解医院绩效和医疗卫生系统绩效的关系。
2. 了解医院管理环境的变化对医院绩效的影响。
3. 掌握医院绩效管理系统的架构。
4. 掌握医院改革和完善绩效管理的流程。

第一节　医院绩效概述

一、现代医院概述

（一）现代医院的起源

19世纪开始，科学化的方法才开始主导医学领域，开启现代医学的序幕。在此之前的医学，往往是混杂在不同的宗教信仰、民俗文化、生活经验等之中的未经科学验证的病痛处理方法，并不属于真正的科学范畴。1889年，美国约翰霍普金斯大学（Johns Hopkins University）医学院（1883年建立）新设了约翰·霍普金斯医院，开始采用严格的入学标准，设置全面的强调科学方法的医学课程，并确立了医学院下设附属医院、将临床教学与实验室研究相结合的医学教育和医院发展模式。强调医学教育需要以坚实的科学作为基础，使医学服务逐步演变成为分科精细且定义清晰的科学门类。随后，在美国医师协会（American Medical Association; AMA, 1847年成立）、美国医学教育与医院委员会（Council on Medical Education and Hospitals, 1905年组建）及美国外科医师学会（American College of Surgeons, 1913年成立）等医学组织的推动下，从医学院、医院的建设标准与评估开始，逐步开启了医学教育和医疗服务的标准化时代。

第二次世界大战之后，医院的功能进一步扩张，除了成为研究与实验室的延伸之外，医院也是新的医学科学发现进入临床实践的第一站。新的治疗措施、技术与设备开始在医院推广，医院逐步成为高新技术密集的机构。医院在整个社会经济体系中所扮演的角色也开始转变：从隔离与保护贫困民众的庇护场所，逐渐转变为医师开展疾病治疗的专业机构；从社会福利机构，转变为医学科学研究、医疗人才培养和医学临床服务机构；从慈善组织，转变为企业组织；从通过游说赞助、帮助贫穷人口的志愿者，转变为专注于疾病诊疗与患者照顾的职业化群体。

（二）现代医院的特征

1. 现代医院是体现国家责任，实现政府医疗保障政策目的的重要场所 早期的医疗服务活动所涉及的主体只有病人与医师，非常单纯。而由于医疗科技的突飞猛进，医疗费用持续高涨以及社会的进步，健康被视为民众的基本权益，医疗成为政府、社会和家庭的共同责任，政府、保险机构等介入医疗服务领域，使医院成为体现国家责任，实现政府医疗保障政策目的的重要场所。

2. 现代医院是医疗服务行业的经济、技术与人才中心 现代医院，尤其是大型综合医院，往往是一个集医疗服务、医学科学研究和卫生技术人才培养于一体的极为复杂的工作系统，不但是提供各种病症的患者治疗与照顾服务的场所，也是各类医疗专业技术人员培训基地，同时更是实施各种医学研究项目与临床测试的科学实验机构。从二十世纪开始，医院已经发展成为医疗卫生服务行业的经济与技术中心。在整个医疗卫生服务体系乃至整个社会健康安全体系中，都扮演着非常重要的角色。

3. 现代医院是劳动密集、知识密集、资本密集、技术密集的组织 就医院本身的运作而言，现代医院已经演变成为一个功能极为复杂的社会机构，医院的日常运作能否顺利，不但需要高度专业医疗人员的团队合作，也需要一定数量的专业管理人员的行政后勤支持，例如清洁人员、物料供应人员、医院管理人员等。医院的工作不但呈现专业多样化的特性，而且必须通过不同专业类比的有效配合，才能使整个医院的运作有条不紊，富有效率，为病人提供安全、有效的高质量医疗服务。同时，现代医院也是资本高度密集组织，必须投入巨资购买精密的疾病检查诊断仪器设备，例如超音波仪器、全身计算机断层扫描仪、核磁共振造影器、血液和组织分析仪、无尘消毒室等，当然还有许多层出不穷的新的治疗技术和设备，这些仪器设备往往都需要额外聘用或者专门培训专业的技术人员来操作。所以，现代医院不但是劳动力密集、知识密集的组织，也是资本密集，专业技术密集的组织，从管理经济学的角度来看，这样的组织的管理运营是非常艰难的。

4. 现代医院是政治、经济、科学技术、教育、情感等多种因素的交汇点 医院的服务对象是人，涵盖了人的生、老、病、死整个生命循环过程，几乎每家医院每天都上演着不同家庭悲、欢、离、合的故事。综上所述，可以毫不夸张地说，现代医院是国家政治、经济、科学技术、教育、情感等多种因素的交汇点。多种因素的介入使现代医院的经营管理必须综合考虑各个方面的诉求。

当前，几乎全世界所有的国家都面临着人口老龄化、医疗费用高涨、医疗资源有限以及疾病谱变化、致病因素增加的困境。尽管以健康促进和预防为主的初级卫生保健已经得到了足够的关注和重视，但在多数国家，医院仍然是提供医疗服务的主体，尤其是对于危重病病人。不管是在发达国家还是发展中国家，医院都是国家卫生系统费用支出最主要的对象。因此，如何改善医院运行的效率，提高医疗服务的公平性、可及性以及质量和安全，成为政府、医保机构、医院管理层、研究机构以及病人共同关注的目标。如何利用有限的医疗资源条件提供最佳的医疗服务,是现代医院绩效管理的核心目标。

二、医院绩效的内涵

(一)医院绩效与医疗卫生系统绩效的关系

在第二章中,我们学习了世界卫生组织(WHO)对医疗卫生系统绩效的主张,WHO有关卫生系统绩效的内容,虽然没有直接论及医院绩效,但是,因为医院是当今世界任何一个国家和地区医疗卫生系统的重要构成,所以,WHO有关健康、反应性、公平性是定义医院绩效的核心依据,其涵盖的思想是进行医院绩效评价最主要的宗旨。

首先,病人健康的改善和维护,是医院的根本职能。WHO有关改善健康水平的一系列评价指标,如平均期望寿命、健康寿命年、婴儿死亡率、孕产妇死亡率等,不仅是特定区域内医疗卫生系统的绩效,也反映了该区域内医院救治疾病、维护健康的技术水平和效率;患病率、发病率、预后生存质量、病死率等健康综合测量指标往往与特定区域内医疗资源的配置和利用、医院诊断治疗的技术水平、医务人员的临床决策行为等密切相关。医院通过组织医护人员、利用现有医疗技术,检查诊断病人的病症,判断疾病及其严重程度,选择、制订并实施治疗方案,在这一系列过程中,检查诊断的准确性、治疗方案选择是否恰当、方案的实施是否安全、预后的生存周期及生存质量等,是医院绩效的核心内涵。

其次,WHO所提出的反应性的卫生系统绩效理念,是定义医院绩效的重要依据。反应性可以理解为医院应对疾病及病人的一种综合能力:一方面表现为医院对于区域内发生的疾病和威胁居民健康因素的一种响应能力;另一方面表现为医院在疾病治疗过程中除了提供及时有效的医学技术处理以外与病人的互动,满足病人的其他合理期望的能力和水平。对于医院而言,反应性分为对人的尊重以及病人导向两个方面。前者较为主观,后者相对客观。对人的尊重包括尊严、自主权、保密性以及交流等要素;病人导向则主要包括对患者诉求的及时关注、服务流程、服务设施的人性化、病人社会支持网络(病人家属、朋友等)的选择和利用等。反应性是对患者期望的满足,但强调期望的普遍性和合理性。病人及其家属的期望并不一定表现为对医院和医护人员的直接诉求,但往往能被病人及其家属感受或观察到,病人合理的期望被满足的程度,成为影响病人满意度水平以及医患关系的重要因素,也因此成为医院绩效的重要内容。

最后,医疗服务的公平性,最终表现在医院临床服务的各个环节。公平性是WTO评价各国卫生系统绩效的核心理念之一。医院作为医疗卫生系统的最关键的环节之一,尤其是使用公共筹资(如政府财政投入、政府医保基金)的医院,医院资金的主要来源、医疗收入的比例及使用情况,医院所支配大量的医疗物资、设备、人力等资源,用在哪里,用给谁,就涉及公平性。医院的经营管理行为、医务人员的临床检查检验及治疗方案都会影响到公共资源和公共筹集资金使用的公平性。医院医疗服务中对医疗资源的使用和消耗情况在不同人群中的分布,在很大程度上决定了不同人群的健康权益状况。

(二)医院绩效的内涵

结合上述对于医院绩效和医疗卫生系统绩效关系的分析,对于医院绩效的定义,需要把握以下几点:

1. 医院是医生、护士、各种医疗设备、药品、医疗场所等共同构成的组织,医院的绩效不但反映在医院医疗服务活动的成果(改善病人的健康水平)上,也反映在医疗活动本身的过程中(如服务诉求的响应速度),还反映在医院实现改善病人健康水平预期目标的能力和水平以及在服务过程中对于上述所有医疗资源的消耗水平上。改善病人的健康状况是医院存在的价值和使命,为此所组织开展的所有医疗服务活动的成果和效率,都属于医院绩效评价的范畴。因此,医院绩效是一个复合概念,包含了医院医疗服务的效果、效率、效能、经济性、技术水平、服务质量等概念所指向的各种基本指标。

2. 在医院绩效所包涵的各指标中,效果相对而言最为重要,直接表现为医院改善病人的健康水平、生命的质量等。同时,医疗服务的产出具有明显的外部性特征,即健康给家庭、社会所带来的劳动力人口及其家庭经济责任的承担和社会经济贡献。也正是在这个意义上,医疗服务具有非常突出的公益性特征,医院也被赋予了社会公益职能,所以公益性成为医院绩效中重要的内容。

3. 作为当代社会中重要的组织,医院乃至整个医疗卫生系统的运行本身需要大量的资金、设备、人员、场地等投入,因此,不管是公立医院还是私立医院,营利性医院还是非营利性医院,都存在医院运营的经济性评价问题,即投入和产出分析。在市场经济条件下,医院运行中的诸多投入都需要通过市场购置,医院管理运营的方式,决定了医院对医院出资人资产的使用效率,决定了对出资人固定投入、医保资金、病人自付费用以及社会公益捐助资金的消耗,也决定了医院的经营剩余状况。因此,医院绩效的评价,既不能离开治疗结果而单纯地讲经济效果,也不能离开经济的合理性而单纯地讲治疗效果。医院成本消耗情况,是医院绩效的重要内容。

4. 医院绩效是一个区域、一个国家、乃至整个人类社会医疗卫生系统绩效的重要构成。医院的使命是去除病人的病痛,改善病人的健康水平。健康和疾病是生命从孕育到最终死亡的整个过程中的两种基本状态,生命遗传因素、自然环境因素、经济状况、食品和营养状况、生活方式、人际交往等,都会影响到生命的健康状态,成为致病因素。在整个维护和改善人群健康的过程中,医院的主要价值和贡献在于通过缓解和去除病痛,改善病人的健康水平。因为所有的致病因素最终都会导致某种疾病,给病人造成某种程度的健康损害。所以,医院成为整个健康维护系统中至关重要的环节。但是,受制于医学技术的发展和利用水平,医院并不能保证所有的病人都能够得到有效的救治,不能避免所有的死亡,这是医院绩效评价过程中需要考虑到的重要方面。

综上所述,医院绩效是指医院组织和合理利用各类医疗卫生资源治疗疾病、改善和维护病人健康水平的过程及其结果。反映为对病人疾病诊断的准确性,治疗的及时性、有效性、安全性,同时反映在诊断治疗过程中医疗资源消耗的水平和病人生理和心理的满足程度。

三、医院绩效评价

绩效评价是对一个组织、部门或者个人一定时期内的工作业绩和工作行为进行系统性认定的管理行为,是至关重要的管理活动,某种程度上说,没有绩效评价,就没有管理。当代医院是一个非常复杂的工作系统,生产组织过程的复杂性、生产要素构成的技术性、产出的社会性、人性化要求等,决定了医院绩效评价的复杂性。管理实践中,医院绩效评价是采用统一的标准来衡量医院管理和服务实践的医院监管活动,医院绩效评价的科学性和有效性在于能否全面合理地反映医院医疗服务的过程和产出,公正公平地将医院对人群健康的贡献及服务的效率凸显出来。

基于投入产出分析理论,结合医院工作系统的绩效特征,当前,对于医院绩效的评价标准,一般情况下围绕技术效率、配置效率、质量和公平性四个维度建立。如表3-1所示。

表3-1　基于投入产出和医院工作特征的医院绩效评价指标框架

医院服务生产过程各阶段	医院绩效评价指标维度			
	技术效率	配置效率	质量	公平性
投入	资金投入 物资投入 人员投入	资金投入组合 物资投入组合 人员投入组合	人员资质 设备状态 物资状态	价格与服务 人均政府支出 时间与服务 保险覆盖
过程	产能利用率 劳动生产率	资源配给机制	临床路径 病人病历 药品管理	就医次数 服务利用率 病人自付费用
产出和结果	单位成本 财务收益	费用 激励效果	健康产出 病人满意度	居民未满足需求、健康产出分析、财务负担分析

提高医院整体运行效率、资源配置效率、服务质量和公平性是医院管理的核心任务,也是医院出资人、政府卫生主管部门监管医院的重要指标。对于医院技术效率,主要通过反映医院医疗服务每单位投入所获得的产出变化,分析衡量医院的运行成本和效率;而配置效率,主要反映医院及医院各服务单元之间的投入产出变化;技术效率是以给定的投入组合获得最大的产出,而配置效率则是以"正确"的投入组合生产"正确"的产出组合。医院服务质量的评价是很复杂的,有大量的文献探讨如何评估医疗服务质量,一般涉及服务的全过程,包括安全、健康产出(如感染率、治愈率、存活率、一定时间内的复发率、再住院率等)、患者满意度等。当前,各国都非常重视医院服务对贫困人群服务可及性的影响,即所谓公平性,公平性主要反映在不同组别病人(如不同收入、农民和城市居民)的比重或数量的变化,服务质量指标、资源使用指标在不同组别病人之间的分布,不同组别病人医疗服务满意度的变化等方面。

另外,医院绩效应将尊重和以病人为中心理念贯穿医疗服务评价的各个环节,并将其作为评估服务质量的重要尺度。医院绩效是政府、医院管理当局、病人、保险机构等都极为关注的,为适应医院运营管理环境的变化,现代医院一般都建立了医院内部的绩效考核体系,通常采用关键业绩指标法,设计了包括医德医风、服务质量、医疗技术、床位占用率、人均住院天数、患者医药费用控制、成本控制和经济效益等在内的内部评价考核体系,以促进医院整体运行效率的提高。

四、影响医院绩效的因素

医院出现效率低下、患者不满、资源浪费、人才流失等问题往往是由医院内部的绩效管理系统缺陷引发的,而医院内部的绩效管理系统缺陷,在很多情况下是由于医院外部政策环境造成的,如果医院的政策环境导致医院缺乏采取改变内部运行机制的动力,结果就会造成医院绩效损失。

（一）影响医院绩效的外部因素

1. 国家的医疗卫生政策体系 国家医疗卫生政策方针，医疗保障经费的投入方向和投入机制，医疗服务价格的形成机制、医院的设置及资源配置标准，医疗行为的监管体系、医生职业的管理体系、报酬体系，病人的权益以及医疗设备、医疗技术的准入、药品生产和流通的监管等方面的法律制度，直接或间接地影响着医院的运行绩效。政府通过有关医院的社会功能的定位、管理体制、运行机制等方面政策的制定和实施，对医院绩效产生深刻的、长久的牵引作用。

政策导向是医院经营理念和经营方向的风向标。改革开放前，我国公立医院运营经费主要通过财政直接拨款和第三方付费筹集，医院拥有完成其社会公益目标的经济基础，这一阶段公立医院的行为目标与政府的社会政策目标基本是一致的。改革开放以后，随着国家对公立医院下放经营自主权及部分剩余索取权，公立医院的经济性目标逐渐显化。在商业化、市场化大潮中，公立医院实际行为目标和社会功能发生分离，相当多的医院虽然名义上是公立医院，非营利性的社会事业组织，享受政府补贴和免税政策，同时，其经营管理行为却已经基本上完全被经济利益所驱使。公立医院实际行为目标与政府社会政策目标的不一致，主要是由于医疗卫生政策环境所导致的。政府有关医院的社会功能的定位、运行机制和体制等方面的政策设计和实施，对医院的绩效理念产生深刻的、长久的牵引作用。

2. 区域内医疗机构的竞争合作关系 区域内医疗服务机构的布局、各医疗机构之间的分工协作状况、医院运行要素资源（药品、器械、耗材、医疗技术人力资源、居民健康信息资源等）的供给及共享机制、医疗服务的支付机制、病人的健康素养及就医理念等，决定了医疗机构之间的竞争合作关系，进一步构成了医院外部的激励环境，直接影响到医院、各科室的管理行为以及医护人员的临床诊疗行为。

区域医疗服务体系的状态是医院绩效目标得以实现的土壤，尤其是医疗机构之间的竞争合作关系以及市场激励因素，直接影响到医院、各科室以及医护人员的绩效行为。医疗机构之间的竞争不同于商业机构之间的竞争，医疗机构之间的竞争一般不会表现为服务价格的竞争，往往围绕着医疗技术和设备、医疗服务项目的开展和优质医生资源的争夺展开；而医疗机构之间的合作，尤其是医疗技术和设备的共享，医生之间临床治疗经验的交流，病人病历信息资源的互通等，对于提高医疗资源的利用率，提高临床诊断治疗的质量和水平具有非常重要的意义。因此，医院绩效水平的提高，不仅需要建立有效的医院内部激励机制，更需要建立鼓励医疗机构之间进行有益的竞争和技术协作的外部激励机制。

3. 医疗资源的调控和医疗行为的监管 由于医疗资源的稀缺性和医疗技术的特殊性（如药品的毒副作用等），必须通过建立有效的资源调配机制以提高医疗服务的可及性，对临床医疗行为也必须通过实施严谨的技术准入和诊断治疗规范，确保医疗服务的安全性和质量，控制医疗服务成本的增长。医疗资源配置的状况和医疗服务技术准入和临床规范的实施，直接影响到医院的运行成本、质量和病人的安全，医疗资源的调控和医疗行为的监管因素对医院绩效水平的提高发挥着巨大的推动作用。

（二）影响医院绩效的内部因素

在医院外部的政策和市场环境条件下形成的医院内部的管理体制和运行机制，是影响医院绩效水平的直接因素。主要概括为以下几个方面：

1. 医院经营管理的目标 目标导向就是预期和寻求达成的结果对当前行为产生的引导

和指向作用。目标导向作用赖以发挥的前提是目标的科学性和可行性。医院经营管理目标必须与医疗卫生系统的目标相一致,此外,制定医院的经营管理目标需要考虑到目标对医院各工作单元的引导和指向作用、实现目标的期限以及目标的分解和落实。

医院的经营管理目标是客观因素和主观因素共同作用的结果。影响目标确立的客观因素包括前期运行的状态;可能争取到的人力、物力、财力及权威方面的支持;实施目标过程中的环境变化因素、技术因素、自然因素等。而主观因素主要有目标制定者的政策素养、价值观念和医疗卫生管理知识和业务水平;对客观因素的研判是否正确;目标体系对于医院各类员工个人期望的满足等。医院经营管理的目标对医院各部门、各类员工的工作行为有着强烈的导向作用,医院经营管理目标是否与医疗卫生系统的目标相一致,决定了医院在整个区域医疗卫生系统中发挥建设性的还是破坏性的作用;医院经营管理目标的清晰程度,直接影响医院的绩效水平,社会效益和经济效益是制定医院经营管理目标时必须要平衡的两个具有挑战性的指标维度。

2. 医院内部激励机制 建立科学的工作报酬机制和有效的激励机制,是改善和提高医院绩效水平最重要的措施。对于医院的高层管理者,其所拥有的最重要的资源就是权力,权力资源既是保证管理者实现自主经营的必要条件,也是对管理者的一种激励。医院内部的激励机制直接影响到部门的管理行为、医护人员的日常工作行为,是调动医务人员工作积极性和创造性,发掘医务人员的工作潜力的重要手段。通过各种手段(薪酬福利、晋升提拔、工作民主、学习培训等)的激励,能够使员工产生内在的工作动力,主动加强自我行为的管理,有利于医院绩效水平的提高。医院员工的主体是知识型员工,知识型员工往往尊重科学,蔑视权威,有独立的批判意识和强烈的自身价值实现预期,充分研究和分析医务人员的工作特征和激励需求,建立适应医院医疗服务工作特征的医院内部分配体系和员工激励机制,将对医院绩效发挥很大的推动作用。

3. 工作行为规范和约束措施 由于医疗卫生服务是一种专业性很强的技术服务,普通的病人及其家属的医学知识水平决定了他们对于诊断治疗措施的理解和认知非常有限,尤其是在治疗措施的效果不明显的情况下,信息不对称的状况非常容易导致医患之间的矛盾和纠纷;另外,在第三方付费、医药厂商的利益渗透、以及由于政府投入不足所造成的医院内部不合理的分配机制等因素的影响下,诱导需求、重复检查、大处方等过度医疗行为极易发生。上述行为不但直接造成了医疗资源的浪费,增加了病人的就医成本,还会直接影响到医院的社会声誉,降低医院的绩效水平。管理实践证明,医生道德败坏往往会对医院产生严重的负面影响,但试图通过医生自我道德观念约束显然不会有什么明显的效果。必须建立严格的工作行为规范,制定严谨的医疗行为约束措施和严厉的惩处制度,才能够起到有效的制约作用。

激励和约束是一对既对立又统一的有机体:激励意味着给予管理对象物质和精神上的满足,以鼓励其与医院绩效目标相一致的工作行为;而约束则是运用法律、经济、医院内部的管理制度等手段,引导医务人员将个人欲望的追求与医疗服务绩效目标结合起来,形成医务人员的声誉机制,有效防范职业道德风险。一般来讲,激励过度必然引发约束不足,而约束过度则容易导致激励不足,二者呈此消彼长的势态;同时,激励离不开约束,没有约束的激励就好像没有监督的权力,必然引发对个人利益的追求而损害医院的社会效益;而约束也离不开激励,离开了激励的约束就会缺乏动力,其直接结果就是效率的丧失。

4. 工作沟通和业务培训 广泛有效的沟通和业务技能的培训是提高管理效率,提高执行力,提升员工工作绩效的重要措施。医院工作沟通的有效性,是改善医院医疗服务质量和提升服务效率、完成相关任务目标的前提和基础。保持医院所有工作单元之间、所有员工之间工作沟通渠道的畅通,是提高员工工作满意度水平的重要方式。以医院经营管理目标为导向的职业价值观培训、组织纪律培训、岗位技能培训等,是灌输医院经营管理理念,加强医院员工工作行为管理,有效落实医院各部门、各服务单元责任目标的基础工程,是牢固树立以人为本的执医理念,扎实推进员工工作行为规范,提升医务人员业务技能的关键;有针对性的业务培训,为医务人员提供了一个不断学习提高,实现职业发展的平台,为提高员工的满意度,进而改善患者满意度,持续改进医院的绩效水平打下了良好的基础。

第二节 医院绩效管理系统

随着改革开放的不断深入,国外先进的管理模式和管理经验不断地被引入到国内各行业。近年来,在国外普遍使用的绩效管理系统被逐步引入医院管理领域,且越来越受到重视。建立起一套完善的医院绩效管理系统,对于提高医院员工的积极性、主动性和创造性,提高医院的核心竞争力具有至关重要的作用。

从本章第一节内容我们知道,医院绩效涵盖了医院方方面面的工作,受内外部各种因素的影响,在医院管理实践中,逐步构建和完善综合各种因素的清晰的医院绩效及其管理系统,是全面实施医院绩效管理的关键。医院绩效及其管理系统的构成包括以下几个方面(图3-1):

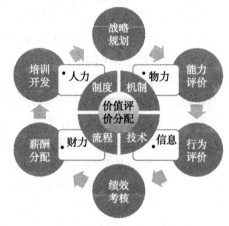

医院绩效管理是一个完整的系统,在这个系统中,院长、各职能科室(包括行政、后勤)、业务科室和一线的医护人员全部都是医院绩效的主体。通过沟通和培训的方式,对医院的战略、各部门的职责和任务、管理的方式和手段以及每位员工的绩效目标进行清晰的界定,并进一步通过实施过程中的持续不

图3-1 绩效管理系统构成图

断的沟通,逐步清除影响医院绩效的不利因素,最终实现医院的远景规划和战略目标。概括起来,医院绩效及其管理系统由一个核心、四个支柱、四大机制、六个具体的环节构成。以下分别表述。

一、一个核心——价值评价和价值分配

价值评价和价值分配是绩效管理系统的核心,即绩效评价和薪酬支付。价值评价是强化管理的有力杠杆,是价值分配的基础,价值评价是对组织所有工作部门、岗位、人员以及所有工作活动及其业务流程的价值分析和评定。

关于价值创造、价值的评价和分配,自古以来就是经营管理中最为基础的环节。从重农学派开始,经济学就试图探讨到底是什么创造了价值。古典学派把价值创造归结为"土地是价值之母,劳动是价值之父"。而后的价值"三要素论"认为资本、土地、劳动共同创造了价值。

李嘉图又将其统一为一个标准(即劳动时间)。其后,萨伊又增加了"企业家"这个因素。

在医疗服务工作活动中,虽然大家在同一所医院,甚至在相同岗位上工作,但由于每个人自身所具备的价值创造要素(如知识、经验、技能,体力甚至他所能带来的资本和其他资源)不同,医院员工参与价值创造的主观努力程度不同,其所付出的劳动及其结果为社会所承认的程度就会有区别,他们在健康的产出和医院绩效目标实现的过程中的作用与地位自然也应该是有所区别的。

伴随着信息化迅速发展,特别是随着"知识经济"时代的来临,知识正日益成为价值创造活动中的关键。传统的生产要素——土地(即自然资源)、劳动和资本,虽然依然存在,但在参与价值创造的活动中已处于第二位。正如彼德·F·德鲁克所指出,"假如有知识,就能够容易地得到传统的生产要素"。在这样的时代剧变面前,如果仍然延用传统工业社会的旧理论与概念,仅仅以土地、资本和劳动作为丈量价值创造的尺度,必然会混乱人们的思想,误导人们的行为。

显然,医院的核心员工是医务人员,属于知识型员工。对于医院员工的工作价值进行科学评价,我们不仅需要了解是谁参与了价值创造活动,更需要知道他们如何创造了价值,创造了多少。一句话,我们必须建立起对医院员工工作劳动的科学评价体系。如果不建立价值评价的客观根据,依然采用平均主义或者权力分配,必然造成收入、分配的"灰色化",形成不利于医院发展的医院官本位文化,不利于把员工的精力"牵引"到为实现医院的绩效而努力的方向上来。另外,医院产出的外部性,即改善病人的健康,使得对医院的价值评价,尤其是医生工作的价值评价几乎成为人力资源管理实践中最艰难的课题。如果医务人员自身工作的价值不能得到客观的评价并给予相应的价值索取权的话,必然会引发他们的不满,最终导致医院低效率运行,造成人才流失。在改革开放初期,我国公立医院曾经发生过人才大量外流的情况,即证明了这一点。可见,医生工作的价值评价是与医院的经营管理结合最密切的管理要素和管理工具。

在科学评价工作价值的前提下,做好价值分配工作是非常重要的,价值分配的根本原则是创造的价值的数量。在此基础上,价值分配要兼顾三个公平,即外部公平、内部公平、自我公平。外部公平是指员工所获得的报酬与其他同类医院完成类似工作的员工的报酬相差不大。内部公平是指在医院内部依照员工所从事工作的相对价值来支付报酬,这就要对员工所做的工作进行评价。自我公平是指与员工自己与过去相比应该保持分配制度的合理性。在兼顾三个公平原则的同时,薪酬的支付、福利的安排要充分发挥激励、保障、导向和增值功能。

二、四个支柱——制度、机制、流程、技术

(一)制度

制度是加强对医院的科学管理,建立正常工作秩序,改善服务态度,提高医疗护理质量,防止医疗差错事故,处理医院日常事务,保证医院工作顺利开展,实现医院既定绩效目标的前提。医院工作内容庞杂,工作性质特殊,尤其是直接对象为病人的大量医务工作,更是要精益求精,一丝不苟。所以,建立医院的制度体系也是一项庞杂而繁复的系统工程,需要有丰富的医院管理实践,进行大量的内部调研和协调。从病历的记录到病案的管理;从日常的查房到院领导的巡视;从病人家属的探视到病人的住院、出院;从医疗器械的清洁保养、医

务人员的洗手到各种药物的摆放、保存,各种手术的组织安排等,都必须建立严谨科学的管理制度。否则,医院的绩效管理就是一句空话。

制度的内容应包括适用范畴、负责机构、职责划分、考核标准、奖惩措施等。制度的文字要简洁、规范、统一,同一事物宜用同一名称,宜用全称而不宜自行编写简称。各部门制定的制度中如有交叉,其规定内容不能互相违背,应由牵头部门对内容进行审核。例如:医疗废物的处理,就包括医疗废物的收集、储存、运输、处置等环节,涉及医院感染管理办公室、行政管理处以及护理部等几个部门。各部门间应分工明确,各司其职,密切配合,共同达到《医疗机构医疗废物管理办法》中的要求。

医院的制度化管理的关键在于使制度具有权威性、有效性和科学性。制度的权威性依靠制度严格执行。但只有有执行力的制度才能对医院的业务起到促进作用,制度仅停留在纸面上是远远不够的。医院高层领导的率先垂范和身体力行,是维护制度权威性的最佳措施,而有效的监督执行机制也是保证制度出台后不单纯停留在纸面上的重要手段,所以,制度应详尽地规定如何检查、如何考评、如何落实,并指定专门的机构对制度的落实情况进行督查。

(二)机制

所谓机制,简单地说,就是事物运行的原理。事物内部各组成部分具有较强联系性且相互制约、相互促进,机制是确保该事物顺利运行的一个有机系统。管理机制一般是指系统内各子系统、各要素之间相互作用、相互联系、相互制约的形式及其运行原则和内在的、本质的工作方式。

人们经常会把管理机制与管理体制、管理模式相互混淆。"体制"是指政府权力机关、企事业单位在机构设置、隶属关系和管理权限划分等方面的体系、制度、方法、形式等;而"机制"原指机器的构造和运作原理,借指事物的内在工作方式,包括有关组成部分的相互关系以及各种变化的相互联系。"机制"和"体制"的区别:"机制"指的是有机体的构造、功能和相互关系,泛指一个工作系统的组织或部分之间相互作用的过程和方式,如:市场机制、竞争机制、用人机制等。"体制"指的是国家机关、企业、事业单位等的组织制度,如:学校体制、领导体制、政治体制等。"机制"重在事物内部各部分的机制即相互关系,"体制"则是上下之间有层级和隶属关系。模式是从结构上讲,是管理方法框架性的概括,往往抽象为几个字,从管理模式上无法看出管理者的具体管理方法、思想。比如,A管理模式、双重管理模式、网络管理模式,仅从字面上看不出到底是什么内容。而管理机制侧重于管理对象间的内在牵制和约束,通过这种机制可以使管理制度、方法、方案等得到很好的执行,有的人将管理机制称为管理系统的运行机制。

机制是在事物的性质及其相互作用的规律和管理制度、管理措施等共同作用下形成的。良好的机制是建立在对事物之间关系透彻分析和精确把握的基础上的。任何缺乏对实践工作的调研,主观臆断地制定的管理制度和措施是不会有好的实施效果的。比如,医院的环境卫生总是被破坏,如果由办公室负责这件事,因为办公室人员大部分时间在室内工作,完成室外的任务有时间上的制约,所以,环境卫生问题总是得不到很好的解决。这就是管理机制的欠缺。如果让保卫人员负责卫生的督察,情况也许就完全不一样了。保卫人员的工作场所大多在室外,而且是24小时都有值班,让他们监督卫生保持状况,当然会有良好效果。所以,机制大多是在管理实践中逐步形成的,而不是管理当局制定的,当然,制度对机制产生很大的影响。机制是绩效管理的重要构成,在医院绩效目标的实现过程中发挥着重要的作用。

如奖惩机制、竞争淘汰机制,约束机制等,只有形成了这些机制,医院的各种资源才会处于被激活的状态。

(三)流程

流程是一个技术术语,它的准确的定义是:有组织的活动,相互联系,为客户创造价值。业务流程是为达到特定的价值目标而由不同的人分别共同完成的一系列活动。活动之间不仅有严格的先后顺序,而且活动的内容、方式、责任等也都必须有明确的安排和界定,以使不同活动在不同岗位角色之间进行转手交接成为可能。活动与活动之间在时间和空间上的转移可以有较大的跨度。

1990年,美国麻省理工学院的迈克尔·哈默教授(Michael Hammer)和CSC管理顾问公司董事长钱皮(James Champy)提出了流程重组、流程再造(business process reengineering,BPR)的概念。20世纪90年代BPR实践在美国、欧洲及亚太国家等轰轰烈烈地开展,到20世纪90年代末,BPR实践暂时陷入了低谷。进入21世纪后,流程再造浪潮再度席卷全球,被誉为企业管理的"圣经"。BPR的基本思想就是彻底改变传统的工作方式,也就是彻底改变传统的自工业革命以来按照分工原则把一项完整的工作分成不同部分,由各自相对独立的部门依次进行工作的工作方式。

流程是有层次性的,这种层次体现在由上至下、由整体到部分、由宏观到微观、由抽象到具体的逻辑关系。这样一个层次关系符合人们的思维习惯,有利于医疗服务模型的建立。一般来说,我们可以先建立主要业务流程的总体运行过程(其中包括了整个医院大的服务架构),然后对其中的每项活动进行细化,落实到各个部门的业务过程,建立相对独立的子业务流程以及为其服务的辅助业务流程。业务流程之间的层次关系一定程度上也反映了医院部门之间的层次关系。不同层级的部门有着对业务流程不同的分级管理权限。决策层、管理者可以清晰的查看到下属和下属部门的业务流程。

医院内部的业务是非常复杂的,业务之间关联程度又非常高,所以,医院内部的流程复杂。随着医学科技技术的发展,现代医院功能科室数量增多,几乎各种技术都在扩张。同时,医院内各个功能科室之间联系频繁。它们之间根据其相互关切程度以及交通运输联系频率、搬运体积与重量所表达的数值,加上交通运输行程构成了医院中的物流。医院内的科室部门之间,各种人群的交流与联络,则形成了医院中的不同人流。还有各种各样不同层级的信息流。物流、人流、信息流都需要有规范科学且高效的流程。所以,现代医院流程再造是医院管理的一个崭新课题,它是在汲取医院优秀管理成果的基础上,将医院服务工作标准化、科学化、规范化和流程化。适应医学模式的变化,适应病人需求的变化,适应医疗市场的变化,这是每个医院领导和员工都必须面对的现实。

流程对于医院绩效的意义不仅仅在于对医护服务业务的提供进行了详尽细致的安排;更在于对医疗业务运营有着指导意义,这种意义体现在对医疗资源的配置和优化上,对医院组织机构、科室布局、病人就医程序的优化以及对医院管理制度的执行和改进上。这种优化实际也是医院绩效管理所追求的目标:降低医院的运营成本,提高对患者需求的响应速度,争取医院绩效目标的实现。2009年的医改方案,将公立医院的改革作为主要的内容之一,将掀起医院业务流程再造的高潮。

(四)技术

现代医学观念的转变,人口增长与变化,人口结构老龄化,疾病谱改变,生活质量与健康观念的进步以及科学技术,包括医学技术、医疗装备还有建筑技术与装备本身的开拓发展等,都在影响并推动现代医疗卫生事业不断成长与进步。医院作为医疗卫生服务的主要机构,其绩效状况与其所具备的技术条件关系非常紧密。而这些技术几乎渗透在医院的各个工作环节。医院建筑布局要注重防控院内交叉感染的要求;疾病确切诊断依赖于医学诊断技术设备的更新;疾病的有效控制要求有很好疗效的药品,医院的高效运行又得益于越来越完善的医院信息系统(HIS)。可以毫不夸张地说,技术在医院绩效管理中发挥着无可替代的作用。

事实上,由于科学技术的发展与进步,现代医院在设计理念上已经开始适应这些技术发展的需求。即使是医院内的人流与物流,也已经与过去传统意义上的理念有很大的不同,在质和量方面有许多进展与变化。这也就是由于技术的改进所带来的医院内部经营环境的变化。

当然,这里的技术还包括研究、引进、创新医院的管理技术,运用现代管理科学的最新成果,提高医院的运行效率,改善医院的效益。

三、四大机制

在上述四个支柱的作用下,配合战略规划、能力评价等六个环节,直接目的在于形成实现医院绩效目标的四种力量: 拉力、推力、压力和控制力,也即所谓四大机制。

(一)牵引机制

即拉力,是指通过明确医院对职工的期望和要求,使职工能够正确地选择自身的行为,最终将员工的努力和贡献纳入到帮助医院完成其任务目标,提升医院的核心能力的轨道中来。牵引机制的关键在于向员工清晰的表达医院和社会对员工的行为和绩效期望。因此,这种拉力主要依靠医院的文化与价值观体系、医院各个岗位的职位说明书与任职资格标准、绩效考核的KPI指标体系、培训开发体系等的形成。

(二)激励机制

即推动力。根据现代组织行为学理论,激励的本质是员工去做某件事的意愿,这种意愿是以满足员工的个人需要为条件。因此激励的核心在于对员工内在需求的把握与满足。而需求意味着使特定的结构具有吸引力的一种生理或者心理上的缺乏。在医院管理实践中,这种推动力主要依靠薪酬支付体系设计、员工在医院的职业发展通道与升迁异动制度、医院各层级之间的分权与授权状况等促成。

(三)约束机制

即控制力。约束机制的本质在于对员工的行为进行限定,使其符合医院的发展要求。约束是对员工的行为控制,它使得员工的行为始终在预定的轨道上运行。约束机制的核心是医院以岗位关键绩效指标为核心的绩效考核体系和以胜任特征为核心的职业化行为评价体系。对医院员工的控制,要通过员工基本行为规范与员工守则实现。

(四)竞争与淘汰机制

即压力。医院发展不仅要有正向的拉力和推动力,不断推动员工提升自己的能力和业绩,而且还必须有反向的竞争淘汰机制,将不适合医院成长和发展需要的员工释放出去,将职场的压力传递到医院内部,从而激活医院的人力资源,防止人力资本的沉淀或者缩水。医院的竞争与淘汰机制主要通过竞聘上岗制度、末位淘汰制度、人才退出制度(轮岗制度、内部创业制度、待岗制度、人员分流制度)等促成。

四、六个环节

上述功能目标的实现,依赖于医院管理实践中长期的、大量的管理活动和管理措施,在此,概括为六个环节。

1. 基于病人健康的医院绩效目标计划;
2. 基于服务技能的医院员工胜任力评价;
3. 基于任职资格的医护职业行为管理;
4. 基于KPI指标体系的医疗服务过程和结果评估;
5. 基于服务结果与服务能力的激励;
6. 基于员工职业发展的医护技能培训与开发。

可以看出,完善的医院管理系统是一个颇为复杂的管理体系。在这个系统中,医院领导和员工必须全体参与。医院领导、科室主任和员工通过沟通的方式,将管理的基本内容,如医院的战略、领导的职责、管理的方式和手段,以及员工的绩效目标等确定下来。在持续不断沟通的前提下,主要由科主任帮助员工清除工作过程中的各种障碍,提供必要的支持、指导和帮助,与员工一起共同完成绩效目标,从而实现医院的远景规划和战略目标。

第三节 医院绩效管理的实施过程

绩效是指工作行为以及结果,医院绩效管理的每一个环节、每一项措施应该与医院的战略目标相一致。战略目标的追求是一个过程,从目标的设定到层层落实,分解任务,最终实现目标。所以,在战略目标的实施过程中,应该强调过程的合理性,否则就可能误导各科室和员工"不择手段"地追求结果。从这个角度讲,绩效管理是对员工、团队或部门的行为及结果进行规划、评估及改进的管理过程。绩效管理实施过程的合理性,直接影响绩效管理的实施效果。事实上,绩效管理对实现医院战略目标的作用和功能,绝大部分是在实施过程中发挥的。传统的绩效评估只是绩效管理的一个重要部分,绩效评价与绩效目标的设定、绩效辅导、绩效反馈和应用一起构成医院绩效管理的全过程,共同构成了促进医疗卫生服务持续改善的合力。

一、医院绩效管理实施的原则

从第二节绩效管理系统的构成我们可以总结出绩效管理系统的主要特征:系统性、目标性、强调沟通,重视过程。

(一)系统性原则

所谓系统,是由相互依赖的、存在着有机的联系的若干部分组成的一个综合整体,并通过各个部分之间的有机联系,以实现一定的功能。系统不是各部分的简单组合,而必须通过各组成部分或各层次的协调和连接,以提高系统的有序性和整体的运行效果。因此,系统具有整体性、有序性、相关性、动态性及环境适应性等五大特征。

在医院绩效管理中,运用系统思想,要求我们把医院绩效管理作为一个系统性的过程,放在医院内部经营管理系统、医院人力资源管理系统、医院设备和物资管理系统以及医院的信息管理系统里去具体筹措安排实施。另一方面,医院内部经营管理系统必须与医院外部环境发生联系。因此,整个医院又是大的外部环境系统的一个子系统。这样层层联系,为实现医院的战略及目标服务。因此,从战略的高度把握绩效管理,是绩效管理的基石和出发点。

人力资源管理是医院绩效管理系统中最为关键的环节。必须明确,医院绩效管理是通过关心绩效的持续改善,为确保医院的绩效与医院的战略及目标相一致服务;同时,也为医院的人力资源管理(如考核、人员选拔、升降、奖惩、培训等)及员工的职业生涯开发服务,这也是绩效管理的战略目的、管理目的和开发目的所在。

(二)目标性原则

医院绩效管理的核心是围绕医院战略目标所构建的目标体系。通过富有动态性、前瞻性、逻辑性的目标体系,将人员、战略、运营流程和谐地统筹起来,使员工工作行为与医院的宗旨、使命、文化等相一致,将每个细节动作执行到位,同时要使各个动作有机联系起来,形成协同效应。所以,医院绩效管理系统,首先必须要让每一个员工都有明确的目标,明确的角色定位,明确各自所承担的责任。"三个和尚没水吃",其根本原因是群体承担责任,而成员总是认为别人不会尽全力,自己也就不会去努力,惰化效应导致医院的整体效率低下,工作难以推进。除了员工必要的角色定位,确保事事有人做,人人有事做以外,还必须提出衡量个人努力程度的指标,这样才能使员工的努力更科学地量化出来,配合以物质和精神激励,使有益于医院绩效的行为得以强化和推广。

实践证明,目标深度分解将结果管理转化为过程管理,不但有利于让每个员工都清楚自己的职责和任务,消除员工的盲目性,而且有利于提取关键业务,便于管理者实施有效的监督与控制,保证执行效果。

(三)沟通与参与原则

沟通在绩效管理中起着决定性的作用。制定绩效指标要沟通,帮助员工实现目标要沟通,年终评估要沟通,分析原因寻求进步要沟通,总之,绩效管理的过程就是管理者和员工持续不断沟通的过程。离开了沟通,医院的绩效管理将流于形式。

许多管理活动失败的原因都是因为沟通出现了问题,绩效管理就是致力于管理沟通的改善,全面提高管理者的沟通意识,提高管理的沟通技巧,进而改善医院的管理水平,提高管理者的管理素质,最终为形成合力奠定扎实的基础。

绩效管理不仅强调工作结果,而且重视达成目标的过程。绩效管理是一个循环过程,这个过程中不仅关注结果,更强调目标、辅导、评价和反馈。

二、绩效管理的实施过程

(一)组织的发展阶段与绩效管理的实施手段

任何一个组织,都有相对清晰的发展路径,在某个时刻,它都处于某个发展阶段。一般情况下,组织在不同发展阶段的动力来源是不一样的,有不同的管理方式与模式。粗略地概括一下,我们把组织不同阶段的发展动力来源总结如图3-2所示。将组织的规模作为纵坐标,发展过程作为横坐标,研究组织在不同的发展阶段的动力来源,我们可以看出,随着组织发展阶段的变化,组织的发展的动力来源是不同的。

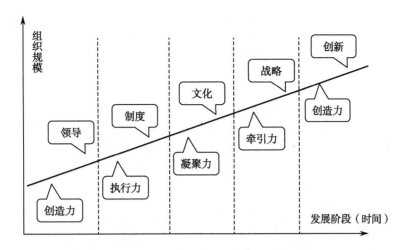

图3-2　组织发展阶段(时间)与绩效动力来源

在组织的初创时期,组织的领导人是非常关键的组织发展因素,在某种程度上,初创期的领导将为组织发展奠定基本的价值观念和文化氛围。这一阶段,组织绩效的动力主要来源于领导,是一种开拓创造的能力。当组织发展到一定的阶段与规模,靠领导已经很难支撑组织的发展以及规模化,管理层次增加,人员和客户增多,业务量增加,这时候就需要建立和严格执行科学的制度、流程,组织发展的主要动力来源于执行力。而任何制度都是有局限性的,环境在不断变化,制度滞后性有时甚至成为组织发展的障碍。加上制度管理的成本比较高,员工多元化使得制度面临各种各样的挑战,需要大量的沟通。复杂的制度体系和繁冗的议事流程束缚了组织快速响应的能力,成为组织发展的瓶颈。制度主要是一种约束力,员工的绩效创造更加需要推进力和牵引力。当前,我国大部分的组织还处在这样的一个阶段。

经历过制度为主的阶段后,良性发展的组织就发展成为以文化为核心的管理模式,文化管理是以独特的组织文化形成凝聚力,产生强大的组织发展动力。文化是长期积淀下来的,并为全体员工所接受,成了无形而有效的工作理念与行为规范。文化具有极强的约束力,其制约作用通过员工自觉实现,不需要任何直接的管理成本。很少有组织能发展到这个阶段,大多数组织在制度阶段后期,由于制度不科学或者执行有问题,而使组织形成了"不良"的组织文化,如官本位、腐败、裙带关系等。

近年来,医院文化、医院战略、医院管理创新、医院六西格玛等成了比较流行的行业术语,但是,基本上都停留在论文和文件里,真正能够以文化凝聚精神、以战略牵引员工的医院几乎没有。很多医院绩效管理系统都实施不下去,主要原因是我们很多国内医院目前的管理基础非常薄弱,制度、流程都没有规范,绩效指标体系大家都不能接受,何谈文化、何谈战略、更何谈创新。好在很多医院已经认识到这个问题,目前也纷纷的开始健全管理制度,实施绩效考核,然而,在绩效管理的实施上,许多医院的准备工作是不充分的、不明确的,甚至更有些漫无目的。在这些医院中,绩效管理可以说仅仅是面子工程、印象工程或者结果工程,忽视绩效管理实施的根本目的,在做绩效管理的时候没有认真地进行整体绩效过程管理规划。

(二)医院绩效管理系统的实施过程

绩效管理通常由绩效计划制订、沟通协调、信息的收集、绩效评估、结果应用等五个环节组成。如图3-3所示。

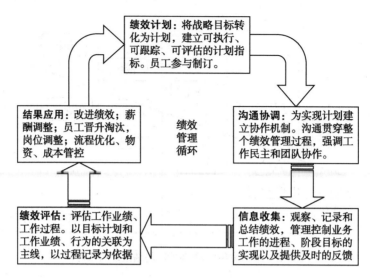

图3-3　绩效管理流程

1. **绩效计划的制订**　绩效计划是绩效管理的开始,它锁定绩效管理目标。绩效目标必须服务于医院制订的战略规划和远景目标,具有一定的挑战性和激励作用。医院绩效管理与企业绩效管理有着一定的区别,尤其在计划阶段,医院的关键绩效指标不能笼统地以业务量来衡量,而必须同时兼顾到经济效益与社会效益两个方面,必须考虑到医院的可持续发展问题。

2. **沟通协调**　沟通是最重要的管理手段,它贯穿于医院绩效管理的全过程。沟通的目的是建立协作机制,尤其是在部门之间、同事之间建立紧密的协作关系。从整个医院来说,主要是在医务部门、财务部门、物资部门、人力资源、病人群体、行政文档、业务流程管理环节建立流畅的协作机制。如在制订医院的绩效计划时,医院应当首先和各科室主任进行沟通,取得包括职能管理与业务科室等各个部门的理解和支持,在此基础上与科主任签订年度目标责任书;科主任在制订本科室年度发展计划时,也要取得本科室成员的理解与支持,否则再好的绩效计划也无法得以落实。在绩效计划的实施过程中,应当保持动态持续的沟通,对绩效计划进展情况进行全程追踪并及时排除障碍,必要时修订计划,这是绩效管理的灵魂与核心。在绩效评估阶段,需要通过沟通对被评估者平时的绩效情况进行回顾和总结,并通过沟通使考评者和被考评者对绩效评估的结果取得一致的看法。在绩效反馈阶段,通过沟通与辅导,提高员工的知识与技能,促进员工的成功与进步。在医院绩效管理中,科主任与员工的沟通显得更为重要。科主任应当成为员工的绩效合作伙伴、辅导员、记录员、公证员。同时,沟通应该真诚、及时,具有针对性和建设性。

3. **信息的收集**　绩效目标是否实现,最终需要通过绩效评估来衡量,因此有关员工绩效信息资料的收集就显得特别重要。在这一环节中,科主任要注意观察员工的行为表现,并做好记录,同时要注意保留与员工沟通的结果记录,必要的时候,请员工签字认可,避免在终期考评时出现意见分歧。做记录文档的一个最大好处就是使绩效评估时不出现意外,使评估的结果有据可查,更加公平、公正。在这个环节,院领导、科主任要尽可能多地使用病人问卷调查表,并设法保证病人填写的问卷调查表真实可信。

4. **绩效评估**　是通过系统的方法、原理来评定和测量员工在职务上的工作行为和工作成果。是对个人、组织、系统或项目在履行其职能、实现目标和任务方面的综合表现进行科学系统的评定。绩效评估是管理者与员工之间的一项管理沟通活动。对常规工作的绩效评估一般是根据工作的性质定期进行的,有的工作一月一评,有的一季一评,而有的则一年一评,有的工作可能需要更长的周期,评估周期是根据工作任务的周期性特征安排的。一般开展年度绩效评估的最多。员工和部门的绩效目标完成得怎么样,绩效管理的效果如何,需要通过绩效评估的手段来实现。绩效评估也是一个总结提高的过程。通过绩效评估,可以总结过去的结果,分析问题的原因,制定相应的对策,便于医院绩效管理的提高和发展。同时,绩效评估的结果也是职工薪酬支付、福利分配、职务晋升、培训发展等管理活动的重要依据。

5. 结果应用 绩效管理周期循环的最后一个环节就是评估结果的应用。这是绩效管理的一个关键环节,如果评估结果只是停留在文件里,那么绩效管理很有可能就会流于形式。绩效评估结果的应用范围很广,通过绩效评估,我们不但可以知道目标实现的情况,进一步分析还将得出影响绩效的具体因素,针对这些因素,需要采取有效措施进行提高和改进;一般来说,绩效评估结果是实施员工培训、薪酬调整、员工晋升淘汰或岗位调整,业务流程优化和医院物资管理、成本控制的重要依据。同时,任何的绩效管理系统都需要不断改善和提高,没有完美的绩效管理体系,绩效评估就无从谈起。因此,在绩效评估结束后,要全面审视医院绩效管理的目标、方法、手段及其他细节,对其进行确切诊断,以不断改进和提高医院的绩效管理水平。

值得指出的是,医院绩效管理的目的不是为了批评与处罚,而是通过平时投入大量的时间防患于未然,更及时、更有效地解决平时工作中所存在的问题,从而帮助职工个人、科室乃至整个医院提高绩效。

三、绩效管理实施过程中需要注意的几点

绩效管理系统的有效实施,需要医院具备良好的管理基础。没有良好的管理基础,再完美的绩效管理系统也不会取得什么管理效果。

(一)组织结构设计科学,岗位职责定位准确

组织结构和岗位设定是医院各项管理工作的基础,科学的组织结构和明确的岗位职责是绩效管理系统实施的前提条件。各部门和每个岗位都是有其自身业务特点和业务范围的,医院在进行组织结构的设计和岗位设定时,必须根据业务工作的属性和特征,根据各项工作任务的业务范围和关联属性,确定部门的职能分工和隶属关系以及岗位的职责权限,按照事理的内部逻辑关联设计组织结构和岗位,结合医院的规模和发展定位,在充分论证、规划的基础上,对部门职能和岗位职责进行合理、有效、可行的描述,也就是通常我们所说的部门职能和岗位说明书。职位描述说明越具体,就越能发挥这个职位的效用。在设定部门和岗位时,一定要结合管理的有效性的要求,避免因人设职、因人设岗,以更好发挥组织结构和岗位的实际意义,否则会给医院实施绩效管理带来管理盲点。

(二)绩效指标要有针对性,考评要全面

考评指标要针对岗位的职能而设计,具有明确的针对性,不能图省事一张考核表大小通吃,所有岗位千篇一律,那样,考评基本上就背离了实际工作,背离了岗位责任和绩效目标。同时,绩效考评不是单一层面工作的开展,而是医院管理系统工程的一个环节,不能独立存在,必须结合考虑医院所设定部门和岗位的目的、方向等因素,设计绩效考评的相关考评指标,指标要力求全面,避免盲区、盲点、漏洞,以保证绩效考评工作的顺利执行。

(三)目标的可达性和考评的全员参与

考评目标的设定,应该结合医院、部门、岗位的实际情况以及相关工作环境、工作联系等因素,目标设定一定要从实际出发,避免好高骛远。同时,目标也必须是经过一定的努力才能够实现的,非常容易实现的目标不会对工作起到促进作用,是没有任何管理意义的。绩效考评是医院管理的一个重要环节,绩效考评所面对的主体是人,包括医院的所有员工。绩效考评不单是领导考评员工,员工也要考评领导,只有充分地调动全院职工的积极参与,实施全员考评,才能帮助大家树立全员优患意识,共同关注医院的发展,这样才能真正用好绩效管理这个管理杠杆。

> **本章小结:**
>
> 政策导向、竞争激励、监管调控措施是影响医院绩效的外部因素。而目标导向、激励机制、约束措施、沟通培训是医院内部影响医院绩效水平的主要因素。另外,医学知识储备、医疗设备状况也是医院绩效水平持续改进的必备条件。医院绩效管理是一个完整的系统,概括起来,绩效管理系统由一个核心——价值评价和价值分配,四个支柱——制度、机制、流程、技术,四大机制——牵引、激励、约束、竞争与淘汰,六个环节——医院发展规划、能力评价、行为评价、绩效考核、薪酬支付、培训开发等构成。医院绩效管理涉及医院的人、财、物、信息以及服务流程,是一个颇为复杂的管理体系。这一管理体系的主要特征有系统性、目标性、强调沟通、重视过程。绩效管理系统的有效实施,需要医院具备良好的管理基础;组织结构设计科学,岗位职责定位准确;绩效指标有针对性,考评要全面;目标的可达性和考评的全员参与等。

✔ 思考题:

1. 试论述医院绩效的内涵。
2. 论述影响医院绩效系统的因素。
3. 论述医院经营管理的目标与医院绩效之间的关系。
4. 论述医院绩效管理系统的构成。
5. 论述医院绩效管理的实施过程。

【案例分析与讨论】

这家"劫富济贫"的印度医院赢得了全球尊重
——印度医疗集团Narayana Health经营分析

从整体来说,印度是一个医疗保障水平比较低的国家,人均年医疗支出不足五十美元。全印度约有七十多万医生,一百多万护士。每千人口专业医护人员数不到中国的一半,约为美国的四分之一。婴儿死亡率(infant mortality rate, IMR)是中国的三倍,美国的七倍。印度的医疗保险也很落后,仅仅覆盖了不到20%的医疗支出。别说大病看不起,即使只是相对比较严重的疾病,很多印度人也无力负担治疗费用。但就在这样严峻的大环境下,以心脏外科为特色的综合性连锁医疗集团Narayana Health却创造了许多奇迹。

首先，Narayana Health很好地协调了公益与逐利这一常常被视为不可调和的矛盾。Narayana Health的病人中近三分之一要么是干脆获得全免费的治疗，要么是获得减免，只需支付部分治疗费用。尽管公益性治疗的比例这么高，Narayana Health仍然实现了9%的净利润率，是美国顶级医疗机构克利夫兰诊所（Cleveland Clinic）的三倍。Narayana Health的盈利能力也获得了国际知名私募股权投资机构的认可。2008年AIG和JP Morgan以八千九百万美元购得Narayana Health 25%的股份。

其次，Narayana Health在医疗服务的价格、质量和供应量这三个难以平衡的要素上取得了令人惊讶的成绩。以心脏开胸手术（open-heart surgery）为例，Narayana Health定价仅为3160美元，而美国这类手术的定价为75 000~350 000美元（德克萨斯州2010年统计数据）。同样的手术，心脏和心血管外科专业连续20年位列全美第一的克利夫兰诊所死亡率约为1.20%，Narayana Health的死亡率约为1.27%，相差无几。在保证质量和价格的基础上，Narayana Health还做到了大量的供应。Narayana Health每年能够完成11 400台手术，而克利夫兰诊所年手术量仅为1577台。

Narayana Health始于一家约有225张床位的心脏专科医院，于2000年开始运营。经过十几年的发展，Narayana Health已经成为拥有31家连锁医院和手术中心的多专科医疗集团，覆盖19座城市（印度本土及开曼群岛），总床位数超过6600张，服务来自世界多个国家的病人。

（一）独特的人才管理机制

和我国许多大型医院一样，Narayana Health也是集医疗、培训、科研、教学于一体。Narayana Health尤其重视自己的基层人才培养能力。Narayana Health针对许多专业性工作进行了创造性的细致分工，设置了不同等级的辅助医疗岗位，一方面通过细致分工有效降低了某些任务的人力成本，另一方面又给员工提供了更丰富的职业发展机会。举例来说，Narayana Health设立了专门的助理护士培训项目（nursing-assistant training program），旨在将高中辍学学生培训为助理护士（assist nurse）；助理护士积累一定经验后，可通过进一步的培训成为重症护士（nurse intensivist）。

Narayana Health的外科医生大部分是在美国或英国学习和工作过的。医生的薪酬是固定制，与手术量无关。按绝对值比较，Narayana Health的外科医生收入约为全美外科医生平均收入的一半。2012年Narayana Health的外科医生平均年薪约17万美元，而美国顶级医疗机构梅奥诊所（Mayo Clinic）的外科医生平均年薪约40万美元。考虑到美国和印度货币购买力的差异，其实Narayana Health的外科医生和梅奥诊所的外科医生收入相差不太大。Narayana Health将收入的三分之一用于支付员工薪酬，医生和其他工作人员各占一半。值得一提的是，其他工作人员，平均薪水约为美国对应工作人员的5%。这背后的主要支撑是Narayana Health自己的低成本基层人才培养能力。

（二）将工业化细致分工引入手术管理

Narayana Health将工业化细致分工引入了手术管理，从而大大提升了医生的手术效率。Narayana Health的心脏外科医生一年内平均可完成400~600例手术，而美国的心脏外科医生一年内通常只能完成100~200例。心脏超声波检查（echocardiogram）和许多在其他医院通常需要由医生来操作的检查，在Narayana Health都是由重症护士来操作的。外科医生通常配有一组分工细致的助理。开始手术前，助理们会负责打开胸腔，将仪器设备等全部布置到位，使得医生能够专注于最高难度、最有价值的那部分工作。此外，医生往往也高度专门化，即长期专注于某几种特定类型手术,以提高熟练度和效率。

(三)严控成本

Narayana Health集团下属医疗机构所用药品、设备及耗材均主要通过中央采购中心购买,以充分发挥大体量的优势,通过大规模订单来尽可能压低采购价。此外,Narayana Health非常重视设备的维护,通过与优质的维护商合作,有些昂贵设备的可用寿命在Narayana Health这儿能延长一倍以上。

在Narayana Health,非重症监护的术后护理都是由病人的家人提供。通过与美国斯坦福大学的合作,Narayana Health设计了一套4小时的音频与视频教学课程来培训病人家属。这样做有两大优点:一是能够以较低的成本提供更个性化、更细致的术后护理;更重要的是,病人家属掌握了一定的护理知识和技术,保证病人回到家中后能持续得到较为专业的护理,有效降低了术后并发症和再次入院的风险。

(四)多样化的盈利点: 非医疗类增值服务和国际病人

Narayana Health通过向富裕病人提供非医疗类增值服务来增加利润。单人间、空调和电视等都可以通过额外付费来获得。看起来Narayana Health是在"劫富济贫",即在富裕病人身上多赚钱来补贴经济上有困难的病人,但事实并非如此。多数印度私立医院,走的是高端路线,只接待有支付能力的病人。同样的治疗,Narayana Health医院的收费水平比印度其他私立医院要低20%~40%。Narayana Health为所有病人提供同样的医疗服务,但是为经济能力不同的病人提供不同的非医疗类增值服务。

Narayana Health在获得印度本国的NABH认证之外还积极获取国际认证,比如美国的JCI认证。在获得了印度本国民众的高度认可的基础上,Narayana Health还赢得了全球范围内的声誉。不仅被华尔街日报、金融时报、福布斯等国际主流媒体广泛报道,还入选了哈佛商学院、达特茅斯商学院等知名商学院的案例库。良好的国际声誉也有助于提高Narayana Health的盈利能力。Narayana Health的病人中有15%~20%是国际病人,来自非洲和中东地区的病人尤其多,而国际病人通常全额支付诊疗费用。

2014年,Narayana Health与美国最大的非盈利性医疗系统Ascension合作,在开曼群岛设立了一家分院Health City Cayman Islands。从美国迈阿密到这里就医,只需一小时左右飞行时间。Health City Cayman Islands标志着Narayana Health直接进入国际市场。

(五)创新型小微医疗保险产品

Narayana Health为低收入人群设计了创新型小微医疗保险产品Yeshaswini,年保费低至4美元,于2003年在印度Kanataka州的政府支持下正式推向市场。许多从来没有过医疗保险的印度民众都成为了Yeshaswini的忠实参保人。截至2015年,Yeshaswini已经发展为全世界参保人数最多的小微医疗险,覆盖超过3000万人,保费年收入上亿美元。另一方面,Yeshaswini的参保人需在指定的医院就诊,这为Narayana Health带来了许多有一定支付能力的病人。

这些奇迹的背后是创始人Dr. Devi Shetty。他本人也是一位心脏外科医生。Dr.Shetty出生于印度的卡纳塔邦(Karnataka, India),是家里的第八个孩子。在印度完成医学教育后,Dr.Shetty赴英国接受心脏外科的系统培训并留在英国工作了数年。1989年,Dr. Shetty回到印度并成为了全印度最好的心脏外科医生之一,曾担任特蕾莎修女(Mother Teresa)的私人外科医生。Dr.Shetty的桌上一直放着特蕾莎修女的语录: *hands that serve are holier than lips that pray*。

(来源: 奇点网, http: //www.geekheal.com,原文标题: 让克利夫兰刮目相看,这家"劫富济贫"的印度医院赢得了全球尊重,作者: 罗敏月)

Narayana Health简介:

谢蒂医生出生在印度的一个小村庄,之后在邦加罗尔读书,后来又到英国接受心脏手术培训。1989年他回到了印度,并成为一名优秀的心脏外科医生。一次偶然的机会为特蕾莎修女做了心脏手术,之后谢蒂开始担任特蕾莎修女的私人医生。

受特蕾莎修女启发,2000年谢蒂医生在印度邦加罗尔创办了Narayana Health(http://www.narayanahealth.org/),为印度贫困人群提供平价心脏手术服务。当时Narayana Health只有40名医生,而现在Narayana Health在印度20个地区建立了32家医院,有1850名医生。印度有12%的心脏手术是Narayana Health完成的,手术量居全印度之首,成功率也高达98%。Narayana Health被称为"沃尔玛"和"特蕾莎"的结合。

今年60岁的谢蒂医生称自己是个极度乐观的人,不相信世界上有什么做不到的事,只要尽力。他的目标是让地球上所有人都能够得到优质的医疗服务,并希望在自己有生之年完成这一使命。

随着Narayana Health平价医疗模式在印度的成功,谢蒂医生计划将其推广到非洲、亚洲和拉丁美洲。Narayana Health在海外的第一家医院坐落于拉丁美洲的开曼群岛。

讨论:

结合我国医院管理的实践,讨论分析Narayana Health医疗集团成功的原因。

(魏晋才)

第四章
医疗服务质量与安全管理

在医院管理中,让管理者最为困惑的问题是医院设备和技术都不差,却缺一支专业管理队伍。假如我们把专家、干部,送到国外去,送到国际上最好的医院去培训,不仅花费高,效果也不尽理想。不过,JCI认证帮管理者们解决了这一难题。让我们变"走出去"为"请进来",将国内一些专家定期请到医院,一个季度一个季度进行培训。让100多位干部,包括一些骨干力量在家门口就能掌握到国际上最专业的管理方法,并能及时应用到医院管理中,让他们在实践中得到检验与提升。

事实上,无论是舶来品JCI,还是我们本土的医院等级评审,都是医院管理的工具,用来帮助医院清扫管理盲区。例如,以前医院的病房没有呼叫铃,现在都有了,病人在马桶上有什么问题会马上按呼叫铃,护士会尽快跑来。呼叫铃的安装位置设置也并不随意,综合考虑到病人坐在马桶上,如果头晕需要按到呼叫铃,如果摔倒在地上,手也要方便按到呼叫铃。再如,刚开始查有害物质时,我们没有概念,甲醛、甲醇等各个科室平常都会用,而且有时候领的特别多,随便乱放,经过培训后才认识到这些物质是有害的,需要加强管理。

通过培训,医院全体相关人员不仅对有害物质包括什么有了比较清醒的认识,而且在管理上也更科学,学会了从错误中学习,用数据说话。比如跌倒,到底什么时间跌倒,医院每个科室都要进行统计。比如错误,如果一个人犯,是个人问题,如果很多人犯,那就是系统问题了,要从系统上改进。通过医院评审和JCI认证,医院各级人员加深了医疗服务质量与医疗安全管理意识,认识到要切实提高医疗服务和医院管理水平,需抓好每一个细节,跟每一个细微的疏漏较劲。

(资料来源:丁香园-从细节做好医疗质量管理。http://www.dxy.cn/bbs/topic/25678053?onlyHost=1)

【本章学习目标】

1. 掌握医疗服务质量与医疗安全的概念;
2. 掌握医疗服务质量管理与医疗安全管理的概念;
3. 熟悉医疗服务质量与安全管理的常用方法;
4. 熟悉主流医院评价体系中的医疗服务质量与医疗安全评价的相关内容;
5. 了解医疗服务质量与安全管理今后主要的发展趋势。

第一节　医疗服务质量与安全概述

医疗服务质量与广大群众的身心健康与生命安全息息相关,而医疗安全管理是保障医院正常运行与可持续化发展的核心管理内容,两者皆为医院管理极其重要的组成部分。良好的医疗服务质量与安全管理,既能全面体现医务人员医德和医术,又可客观展现医院的管理成效。尤其在我国社会经济长足发展,群众医疗卫生需求不断提升,医疗卫生事业不断壮大,及卫生改革不断深入发展的当下,加强医疗服务质量与安全管理势在必行。

一、医疗服务质量

(一)医疗服务质量内涵及特点

质量(quality)体现为本质的意思,是某种产品或某项服务工作完成优劣程度的体现,即产品或服务对顾客固有特性的满足程度。

关于医疗服务质量(quality of medical service)不同时期、不同机构的质量管理专家对其有不同的认识。美国学者Donabedian认为,医疗服务质量是,各项医疗服务利用合理的方法,实现病人期望目标(恢复病人身心健康,并在服务过程中令病人身心满意)的能力。美国医学研究所认为:医疗服务质量是在已有的和最新的医学技术与相关知识背景下,为居民尽可能好地提供医疗服务,并达成理想医疗结果的可能性程度。WHO对医疗服务质量的概念是:医疗服务质量是医疗服务机构利用既定的卫生资源向居民提供医疗服务,以满足居民明确或隐含的医疗服务需要的能力总和。

综上可见,医疗服务质量应是个相对概念,且其质量内涵呈现多元性的特点,其质量标准应呈现动态性变化。

首先,医疗服务质量应是个相对概念,它反映的是供方服务与需方要求的符合程度,即医院及其医疗服务人员所提供的服务在恢复病人身心健康和令病人满意等方面与病人需要和需求的符合程度。符合程度越高,质量越好,反之则越差。

其次,医疗服务质量内涵呈现多元性的特点,至少应包括技术与人性化两方面内容。技术质量关注于诊断的正确性,要求依据最佳证据提出适宜的干预及治疗措施,对健康结果的改善程度。过去很长一段时间,技术质量一直被认为是医疗服务质量的唯一内涵。"诊断是否及时正确,治疗是否彻底有效,疗程的时间长短,有无医疗缺陷而给病人增加不必要的痛苦和负担"被认为是评价医疗服务质量的具体指标。然而,当前人们对于医疗服务质量内涵的认识发生了显著的变化,除考虑医疗技术能力要素之外还应考虑人性化等其他服务要素。人性化质量要求医疗服务过程中体现对病人非医学结果要求的满足:如鼓励病人选择自己喜欢的医生,保证医疗服务的连续性,提供有效、良好的医患沟通,为病人着想、尊重病人隐私等。

再次,医疗服务质量标准应呈现动态性变化,即标准应伴随社会发展、随时间而变。医学知识与医学技术的不断进步必然会刺激与更新大众对医疗服务质量的期望值,因此需要我们适时地对质量标准进行回顾与更新,以保证患者每次都能在正确的时间、正确的地点获得正确的医疗服务。

(二)医疗服务质量的结构

医疗服务质量的形成过程有迹可循,可分为三级结构,即结构质量、环节质量和终末质量,它们彼此相互联系、相互制约、相互影响。其中,结构质量是三级质量结构的基础,它贯穿于医疗服务质量管理的始末;终末质量是结构与环节质量的综合作用结果,并且终末质量的最终结果还能对结构与环节质量产生反馈作用。

1. 医疗服务结构质量　是指与医疗服务提供相关的基本硬件质量(包括人员、技术、物资、信息、规章制度和时间等要素),又称为医疗服务基础质量,是保证医疗服务正常运行的物质基础与必备条件。巧妇难为无米之炊,脱离开扎实的结构质量建设,则无从谈及优质医疗服务质量。21世纪以来,我国医院的医疗服务结构质量建设力度较大,越来越多的医疗机构均配置了良好的诊断、治疗设施与设备,但合格的卫生人力资源短缺(尤其在农村地区的基层医疗机构)问题仍较为突出。

2. 医疗服务环节质量　是指对医疗服务提供过程(包括诊断检测以及治疗等方面)的具体步骤与环节的质量把控,又称为医疗服务过程质量。医疗服务环节质量与特定病人所接受的医疗卫生服务密不可分,该质量可直观反映在业务活动和管理活动等各个方面,因此环节相当复杂。国内外研究已经证实医疗服务环节质量和临床结果之间有高度的相关性。因此,在一定条件下,环节质量是决定医疗服务质量的主要因素。长期以来,国内外医院均重视三级查房、会诊、急危重症病人抢救、医疗病案、新技术应用等环节质量管理。新医改以来,在国家政策的带动下,社会各界更进一步加强了对医疗服务环节质量规范化管理的重视水平,各机构逐步推行临床路径和单病种等质量管理。但至今我国各级医院的平均医疗服务环节质量水平仍有待提高。其中,基层医疗机构的环节质量水平最为堪忧,有文献显示一些基层医疗机构存在常见慢性病的疾病知识欠缺及常规诊疗环节不规范的问题。

3. 医疗服务终末质量　是对医疗服务最终产出或效果的综合评价,又称之为结果质量。它一般以数据为基础,是衡量医疗服务质量最为重要的指标,体现了医疗服务质量管理的最终结果。虽有证据表明,医疗卫生技术项目本身可能并不是导致医疗结果的直接因素,但由于医疗服务终末质量本身具有反馈作用,可有效提升医院的整体服务质量,实现医疗服务质量的循环上升,因此长期以来它仍是三级质量结构中较受关注的部分。值得注意的是,当前我国不同层级医院及相同层级的不同医疗服务机构间的医疗服务终末质量结果仍存在较大的差异,亟待改善。

二、医疗安全

医疗安全与医疗安全风险管理是人类社会经济进步的必然产物。目前医疗安全问题已引起世界各国的广泛关注。在我国,21世纪以来,因医疗安全因素导致病人不良后果的报道时常可见。在病人受到安全威胁的同时,医护人员因医源性或非医源性安全因素导致的危害人身安全性的事件也层出不穷。医疗安全已成为我国今后一长段时间内医院管理的焦点内容。

(一)医疗安全内涵及与医疗服务质量的关系

医疗安全(medical safety)是指医疗服务机构在向病人提供医疗服务的过程中,确保病人得到正确、合理的医疗服务,尽量避免病人受到与医疗服务相关的生命财产伤害。病人在医疗服务机构接受诊疗服务的过程中,由于医疗系统的低能状态或管理过失等原因,而使其受到法律和法规允许范围以外的心理、机体结构损害,或产生组织器官功能障碍、缺陷,乃至死亡的不良结果,均属于医疗不安全。

医疗安全和医疗不安全是一组相对概念,它们在不同的时期,不同的主客观条件下有着不同的评价标准。因此,在评价医疗安全与否时,必须综合考虑医院环境的主客观限制条件,以当时的医疗技术水平和客观条件所允许的范围及限度为依据。例如一位病人,受限于当时的医疗技术水平和客观条件,发生了难以预测的医疗意外或难以避免的后遗症、并发症,则不能据此判定其损害由医疗不安全因素造成。

医疗服务质量是指医院及其医疗服务人员所提供的服务在恢复病人身心健康和令病人满意等方面与病人需要和需求的符合程度。病人的需求是多方面的,包括高质量的医学技术、先进的医疗设备、优质全面的护理,温馨的医疗服务环境等,而保障上述需求实现的根本是医疗安全,不安全的医疗行为会导致病人病程延长、治疗方法复杂化和病人健康受损等后果,不仅增加病人的医疗成本和经济负担,还可能导致医疗事故引发纠纷,影响医院的社会信誉和形象。可见,如若医疗安全不能保证,其他医疗服务质量需求均无从谈起,即医疗安全是医疗服务质量管理的重要组成部分,是保证病人得到优质医疗服务的先决条件;医疗安全还是评价医院医疗服务质量优劣的重要指标,是持续医疗服务质量改进的关键环节;同时医疗安全还是医院经济与社会效益的有效保障。

（二）医疗安全的影响因素

按影响因素的性质,可将医疗安全的影响因素分为医源性因素和非医源性因素两大类。

1. 医源性因素　是指医疗服务主体（即医务人员）在提供医疗服务时,采取了不适当的诊断、治疗措施,不良的语言或不当的行为给病人造成不利影响或损害。就医疗质量而言,医源性不安全因素是临床上造成病人医疗不安全的最为常见和最为主要的影响因素,同时其引起的医疗不安全后果也较为严重,也是医患纠纷发生的最主要原因。实践中,医源性因素常直接导致医疗缺陷,包括诊断、治疗、护理、感染及服务缺陷等。根据医疗缺陷对病人造成损害的严重程度还可分为医疗事故、医疗差错与医疗感染。

2. 非医源性因素　主要指医院环境不安全因素。非医源性因素对病人安全造成的影响包括机械性损伤（跌倒与撞伤）、温度性损伤（烫伤与冻伤）、压力性损伤（压疮与气压伤）等。

第二节　医疗服务质量与安全管理

一、医疗服务质量与安全管理概述

（一）医疗服务质量管理

质量管理,是为了保证和不断提高工作质量,而对所有可能影响质量的因素实施计划、组织、领导、控制的系统管理过程。通常质量管理由最高管理者进行至上而下地推动,且要求全体组织成员参与其中并承担一定的义务。一般而言,质量管理包括制定质量方针、质量目标,并进行质量策划、质量控制、质量保证与质量改进等过程。

医疗服务质量管理（management of medical service）是运用现代科学管理方法,坚持贯彻质量教育,按照医疗服务质量形成的既定规律,对所有可能影响质量的因素（包括人力、设备、技术、信息、规章制度、时间等）和工作环节实施管理,以达到预定医疗服务质量目标的活动过程。医疗服务质量管理既是医院管理的中心环节，又是医院的核心工作内容。

医疗服务质量管理的主要任务有：①制定医疗质量方针和目标，明确医院整体医疗服务质量管理的宗旨和方向；②进行医疗质量提升活动策划，明确如何进行医疗质量控制、医疗质量保证和质量改进；③实施医疗质量控制，即通过医疗基础质量控制、医疗过程质量控制、医疗终末质量控制和跟踪医疗质量控制方法，确保医疗服务人员的质量偏差保持在允许的范围内；④建立医疗质量保证体系；⑤做好医疗服务质量持续改进。

（二）医疗安全管理

医疗安全管理（management of medical safety）是指医务人员在实施诊疗行为的过程中，将服务对病人生命、财产、环境可能造成的任何损害后果控制在最低限度，或至少使损害保持在可允许的范围内所进行的全部管理活动。

医疗安全管理是医疗服务质量管理的重要组成部分，面对客观存在的医疗风险，为将医疗不安全行为的发生概率降至最低限度，应将医疗安全管理贯穿于医疗服务质量管理的全过程；需要调动所有医院员工，面对可能发生的不安全因素进行积极识别，发现整个医疗过程中的漏洞和缺陷；关注高风险环节，加强重点部门管理，力求通过早发现、及时处理控制医疗不安全因素。

医疗安全管理的主要任务包括：①在不可避免的风险面前，保障医院及成员的生存与发展，避免使其承受灾难性损失；②保证医院的医疗服务活动正常运行，避免因医疗安全风险事件造成组织瘫痪；③发生风险事件后，尽最大努力保障医院经营的稳定性，促使其恢复正常经济效益；④通过医疗安全管理，在发生医疗安全事件后最大程度的消减员工因此造成的心理负担，减少忧虑、增进安全感；⑤同时，通过医疗安全管理控制医院的风险成本，通过确保风险成本最小化，保障医院价值实现的最大化。

（三）医疗服务质量与安全管理的主要原则

如前文所述，医疗安全是医疗服务质量管理的重要组成部分，还是评价医院医疗服务质量优劣的重要指标，两者相互联系密不可分，因此实践中常将医疗服务质量与医疗安全统一进行管理，称之为医疗服务质量与安全管理。依据ISO 9000标准，医疗服务质量与安全管理的主要原则可归结如下：

1. **以病人为关注焦点** 作为特殊的服务行业，医院的生存发展依存于病人。因此，医院应当理解病人当前和未来的需要，并通过最佳路径、最快速度、最优服务来满足病人要求并争取超越病人期望，从而为医院生存发展提供动力。

2. **领导作用** 医院管理者，尤其是医院一把手，应是医院质量与安全管理的第一责任人，他们应充分整合医院资源，积极发挥领导作用，确保医院发展目标与运营方向的一致性，创造并保持良好的内部环境，使医院内部的所有员工能充分参与到实现医院医疗服务质量与安全稳步提升目标的活动中。

3. **全员参与** 全员参与是医院医疗服务质量与安全管理的核心内容。包括医务专业技术人员、卫生管理人员、技能工勤人员与其他卫生工作者在内的医院全体员工都是医院发展之本，唯有运用好激励手段，鼓励各层次、各类型员工参与其中，才能使他们为医院的利益充分发挥其聪明才干，最大限度的提高医疗服务质量与医疗安全。

4. **全过程管理** 任何医疗服务活动都是通过"过程"实现的，全过程管理将医疗服务涉及的相关过程进行划分，通过过程的细化分析确定质量管理的环节要素，再通过对环节要素的有机管理达成保证医疗服务质量与医疗安全的目的。全过程管理体现了预防为主的管理思想,通过逐一环节的严格质量把控,将可能影响质量与安全的因素进行最大限度的控制,以保障高效、高质量的、高安全性的医疗服务提供。

5. **管理的系统方法**　将相互关联的过程作为体系来进行管理,有助于医院提高实现目标的有效性和效率。从质量职能角度看,质量职能分散在全医院的各个有关部门中,为了从组织上、制度上保证医院长期稳定地提供符合规定要求、满足病人期望的产品,必须将分散在医院各部门的质量与安全管理职能整合起来形成体系,这就需要系统的思考,运用管理的系统方法。

6. **持续改进**　持续改进强调以系统观视角,进行持续全程化的医疗服务质量与安全管理,通过持续改进提高总体绩效应当是医院的永恒目标。国内外相关实践证明,医疗服务质量与安全的持续改进对减少并发症、伤口感染,减少病人不合理用药,降低病人死亡率等方面均有显著的效果。尤其在医疗管理方及患方要求不断提高的当下,医院必须要持续改进医疗服务质量与医疗安全才能持续获得医院管理部门、医疗保险机构及病人等利益相关方的长期合作与支持。

7. **基于事实的决策方法**　用数据说话既是统计方法的基本要求,也是医疗服务质量与安全管理的基本工作。有效决策需要以事实为基础,在广泛收集相关卫生信息的基础上,用科学的方法处理与分析信息,据此判断医疗服务质量与医疗安全的优劣程度。"凭经验,靠运气"与"情况不明决心大,心中无数点子多"的做法均不可取。

8. **与相关利益方建立互利关系**　医院与病人、政府及医疗保险机构等相关利益方共同终极目标为促进全社会的健康水平,因此它们相互依赖、资源互补。合作是获得优质服务的重要前提,多方互利关系可增强相关利益方共同创造价值的能力。只有紧密配合,互惠互利,才能建立多方共同发展的长期合作关系,共同促进人群的健康发展。

上述八项原则之间存在着一定的内在逻辑关系。要实现全面优质的医疗服务质量与安全管理,首先要解决立场问题,即以病人为关注焦点(原则1)。明确立场后医院管理者要确立组织使命、愿景与核心价值观(原则2),并带领全体医院员工(原则3)去实现这种转变。共同努力地实现过程要通过建立和实施质量体系实现,建立并维持运转正常的体系需要正确的方法论指导(原则4与原则5)。社会经济的迅猛发展与医疗服务机构间的激烈竞争,必然导致病人需要和期望的改变,因此需要体系的持续改进(原则6)以满足病人变化的需要和期望。基于事实的决策方法(原则7)是持续改进的有力的武器。最后,改进如仅局限于医院内部,则取得的成果必将是有限的,因此必须与病人、政府及医疗保险机构等相关利益方进行紧密合作才有可能在医疗服务质量与安全管理方面取得更大的成功(原则8)。

二、医疗服务质量与安全管理的常用方法与工具

科学的管理方法能有效地提高医疗服务工作的效率与质量,选择适当的管理方法对加强医疗服务质量与安全管理非常重要。下面介绍几种常用的质量及安全因素分析法与管理工具。

(一)质量及安全因素分析法

在医疗服务质量与安全管理中,常用的质量及安全因素分析方法有质量程序控制图、排列图和因果分析图。

1. **质量程序控制图**　质量程序控制图由美国学者沃尔特·休哈特(W.A. Shewhart)在

1924年首创,又叫管理图,它将数理统计学原理用于生产过程,对生产过程的关键质量特性值进行测定、记录、评估并监测过程是否处于控制状态的一种图形方法。该方法可以对产品质量状况进行实时控制,在质量控制中应用最广、效果显著,人们常称"质量管理始于管理图,亦终于管理图"。

质量程序控制图最大的特点是引入了时间序列,将相关的医疗服务质量特性数据按照时间顺序或采样号制成坐标。通过质量程序控制的分析可以反映医疗服务质量的核心作用与相关变量的变化,通过观察样本点排列是否随机可及时判断医疗卫生工作过程中有无异常情况。简而言之,它的工作原理是区分影响质量的偶然与系统因素(将两类质量因素的波动范围设为控制限),然后聚焦系统因素进行综合质量管理,最终达成只有偶发因素影响质量的稳定状态,从而大大提升医疗服务质量与安全管理中的质量预防和过程控制能力。

质量程序控制图通常分为两大类,即计量指标控制图与计数指标控制图,前者一般适用于服从正态分布的计量资料,后者适用于服从泊松或二项分布的计数资料。不管属于何种类型,控制图均为坐标图,纵坐标标明质量特性值,横坐标是时间顺序或采样号,坐标中的3条横线是控制界限。如为计量指标控制图,中线(central limit, CL)一般用实线表示样本数据的平均值(x);控制上限(upper control limit, UCL)一般用虚线表示平均值加上2或3个样本数据的标准差(x+2s或3s);控制下限(lower control limit, LCL)同样用虚线表示平均值减去2或3个样本数据的标准差(x−2s或3s)(图4-1)。

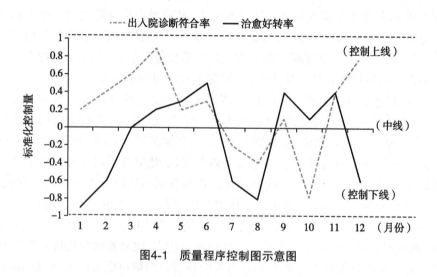

图4-1 质量程序控制图示意图

质量程序控制图按以下步骤进行绘制:定时抽取样本,把测得的数据点一一描在控制图中;如数据点全部落在两条控制界限之间,且排列整齐无缺陷,则表明生产过程正常,生产过程处于良好控制状态,反之则表明生产过程发生异常,需要采取措施,加强管理,使其恢复正常。

2. 排列图 排列图是由意大利统计学家帕累托首创,故又叫帕累托图,该方法强调"关键的少数和次要的多数"的思想,即认为80%的问题由20%的原因引起。影响医疗服务质量与医疗安全的众多因素中,必然存在尽管数量少但影响较大的关键因素,也存在虽数量多却影响较小的次要因素。排列图能按重要顺序显示出每个质量改进项目对整体质量的促进作用,据此,从日常影响医疗服务质量与医疗安全的众多因素中,寻找关键影响因素的一种有效方法。

排列图按以下步骤进行绘制:

首先,收集一定时期的医疗服务质量与医疗安全数据;接着,把收集的数据按原因分层,计算出不同原因发生医疗差错的频率及累计频率;继而,绘制排列图;最后,寻找少数关键因素,采取措施。

排列图用双直角坐标系表示,左边纵坐标表示频数(如医疗服务量、医疗服务费用、医疗服务时间),右边纵坐标表示医疗差错发生频率。分析线表示累积频率,横坐标表示影响医疗服务质量与医疗安全的各项因素,按影响程度的大小(即出现频数多少)从左到右排列,帕累托线是在各因素的直方形上方的累加百分率打点的连线。

通常在累计百分比为80%和90%处画两条横线,把图分为A、B、C3个区域。累计百分比在80%以内(位于A区域内)是关键因素,80%~90%是次要因素(位于B区域内),90%以上(位于C区域内)是一般因素。实践运用中,关键因素最多不超过3个,否则就失去了找关键影响因素的意义,要考虑重新进行因素的分类分析(图4-2)。

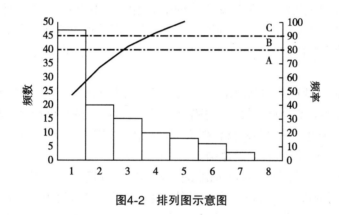

图4-2 排列图示意图

3. 因果分析图 因果分析图又称鱼刺图或数枝图,是日本东京大学教授石川磬提出的一种由结果找原因的简单方法,是帮助全面系统了解问题、细化问题的利器。运用到医疗服务质量与医疗安全管理实践中,该方法可以深入直观地从结果(医疗服务质量与医疗安全问题)中寻找原因,说明各原因之间的相互影响,并针对性地提出预防与解决方法。

如"结果"为医疗服务质量不高,其影响原因众多,运用因果分析图可将所有可能的影响原因由粗到细逐级分类,并对应地以大、中、小原因标示出来,绘成一张鱼骨状的图:问题或缺陷(即医疗服务质量不高)标在"鱼头"外。在鱼骨上长出鱼刺,上面按出现机会多寡列出产生医疗服务质量不高问题的所有可能原因,以便明确主要问题及各问题之间的关系。

因果分析图作图分两个步骤:分析问题、绘制因果分析图。

(1)分析问题:首先,针对医疗服务质量与医疗安全问题点,选择原因划分层次(如人、财、物、信息、技术等);其次,运用头脑风暴方法,召集关键知情人共同讨论问题出现的可能原因(因素),寻找原因过程中需要细化到具体措施;接着,将找出的各种原因进行归类、整理,依次用大小箭头标出,明确其从属关系;最后,分析何为重要因素。重要因素的判定过程可采用排列图法、投票表决法确定。

(2)因果分析图绘制:首先,填写鱼头即医疗服务质量与医疗安全问题点(按为什么不好的方式描述),画出主骨;其次,画出大骨,填写大要因;然后,依次画出中骨、小骨,填写中小要因;最后,用特殊符号(如方框)标识重要因素。

以上三种医疗服务质量及安全因素分析方法,在实践运用中通过质量程序控制判明医疗服务提供过程中是否存在服务质量及医疗安全的异常情况;发现异常后,可进一步结合排列图以明确主要和次要原因;再用因果分析图详细列出原因之间的关系,并设定具体方法解决,以便改进医疗服务质量与医疗安全管理工作。

(二)管理工具

1. 品管圈活动 品管圈(quality control circle, QCC)是一种自下而上的管理方法,是指为提高工作效率、解决具体问题,由相同、相近或互补的工作场所的人们自动自发组成一个5~12人左右的小团体(团队成员应涵盖领导、技术人员、其他员工三方),通过全员参与的方式,按照一定的活动程序集思广益,来共同解决工作现场、管理、文化等方面所发生的问题,持续不断地改善管理。品管圈活动始于20世纪50年代戴明与朱兰教授的质量管理课程。

品管圈活动在医疗服务质量与安全管理中应用的主要情境为:当大家不知道在某一环节影响医疗服务质量与安全真正的问题有哪些,甚至不知道主要的问题在哪里的时候。因此,品管圈活动的主要目的在于找出影响医疗服务质量与安全的主要问题,并探究问题的主要解决方法。

品管圈活动的主要内容包括:组圈(主要依据工作性质相关原则组成品管圈),选定活动主题并制定活动计划,活动目标设定(明确目标、量化目标并进行可行性分析),现状调查、数据收集,数据收集整理,数据结果分析、探究问题原因(选用质量及安全因素分析法),制定问题对策,实施对策并检验效果,活动总结。

2. 标杆管理 标杆管理(benchmarking)又称基准管理,源于20世纪70年代的美国,其本质是不断在同行业的一流公司中寻找最佳实践,并以该实践案例为基准不断地与本企业进行比较分析,通过测量分析,查找差距和不足,提出改进计划,以逐渐赶超一流公司的管理实践过程。该管理方法的核心是向业内、业外最优秀的企业学习,通过学习模仿创造模板,帮助企业发现问题,明确解决问题的有效途径,并在此基础上创造自身的管理模式或工作模板,最终促使自己组织达成最优实践。

标杆管理是面向实践的管理方法,具有较强的时效性与适用性,是当前实现管理创新并获得竞争优势的最佳工具,在医院管理、教学管理、人力资源管理等各大领域均得到广泛的应用。在医院医疗服务质量与安全管理过程中,也经常借鉴标杆管理方法分析某医院、某科室,乃至某个人在医疗服务质量与安全管理实践中与标杆医院、科室、个人管理的差距,并据此深入分析,探讨提升医疗服务质量与安全管理的具体措施与方法。

3. PDCA循环 PDCA循环又称戴明环,由连续相关联、紧密衔接的4个环节组成,其中:P即计划plan,是制订计划的阶段;D即实施do,是贯彻计划阶段;C即检查check,是检查计划执行情况的阶段;A即处理action,是总结处理阶段,并为下一阶段制订计划提供资料和依据。上述四个环节大环套小环,小环促大环,互相促进,呈现出不停顿、周而复始螺旋式上升的循环状态,每循环一圈便促进管理上一个新台阶。PDCA可作为促进任何一项活动有效进行的工作程序。

医疗服务质量与安全管理实际上是一个不断的确立标准、贯彻实施、衡量成效、纠正偏差的动态循环过程,因此PDCA循环在医疗服务质量与安全管理中得到广泛运用,它反映了在医疗服务全面质量管理中的一般规律,是反馈原理在质量管理中的具体应用。

三、医疗服务质量与安全管理体系

医疗服务质量与安全管理体系是以保障医院服务质量和防范医疗安全风险为主要目的,将与之相关的卫生资源与管理等要素综合在一起,构成具有共同目标且互相促进、协同运转的有机体系。医疗服务质量与安全管理体系的基本要素包括组织机构、管理职能、资源配置和过程管理四部分内容。

（一）组织机构

医疗服务质量与安全管理体系的机构设定参照医院机构设置设定,即分为院级管理、科级管理与个体管理。

院级管理组织主要包括医院质量及安全管理委员会、医院质量及安全管理办公室。前者,医院质量及安全管理委员会主要由正院长与分管医疗副院长担任管理委员会主任与副主任,并聘请经验丰富的医学专家与相关科室负责人担任委员。在医院质量及安全管理委员会的带领下定期对医院的医疗服务与医疗安全质量进行调查、分析与决策。后者,医院质量及安全管理办公室作为产物机构,主要负责医疗服务质量与安全的日常管理工作,一般由医务部与护理部相关人员组成。

科室管理组织一般由临床科室主任负责组建。其主要任务是负责组织科室各级成员落实各项质量与安全管理规章制度;收集本科室质量与安全管理的相关材料;发现本科室医疗服务质量与医疗安全问题,及时纠正;定期向院级质量及安全管理组织汇报本科室管理工作情况。

个体管理是在全员教育的基础上,由各级医务人员参与的医疗服务质量与安全自我管理组织。其主要任务是提升自身职业素养;熟悉医疗服务质量与安全管理相关的制度、标准,并严格对照执行;切实做到自我检查、自主管理。

院级管理组织作为医院医疗服务质量与安全管理体系的最高层,负责制定医院整体质量与安全的大目标;科室管理组织作为中间层,负责针对院级目标进行细化梳理,形成针对某一科室的中目标;个体管理作为基础层,需进一步细化院级与科级目标,形成针对某人或某项工作的具体小质量目标。

（二）管理职责

相应的院级、科级、个人在医疗服务质量与安全管理体系内具有一定的管理职责。

院级组织内,院长主要负责医院医疗服务质量与安全管理的总方针与总目标的制定与发布实施;负责通过各种途径,促进全院职工参与到医疗服务质量持续改进工作中;为医院医疗服务质量与安全管理体系的建立及正常运行提供必要的资源支持。而副院长主要职责是协助院长进行医院医疗服务质量与安全管理体系的建立与实施。

科级组织内,各临床科室负责人主要负责本部门医疗服务质量与安全管理体系的实施与保持;及时发现本科室内部在体系运行中出现的相关问题,并与相关科室及管理部门沟通情况;参加医院医疗服务质量与安全检查及测评,并依据检查及测评结果制定本部门的整改及预防措施。而医院质量管理科或相关职能管理部门需负责医院的质量管理策划、协调、监督考核等具体工作;负责医院医疗服务质量与安全管理规章、制度、文件的撰写工作;参加医院与医疗服务质量与安全管理相关的活动;负责医疗服务质量与安全管理体系运行过程中的各项资料的收集与管理工作。

个人应熟知自己工作过程中涉及的医疗服务质量与安全管理要点,对每一位病人、每一项操作、每一台手术负责。

(三)资源配置

人、财、物、信息、技术资源是医疗服务质量与安全管理体系的物资基础。为顺利推行医疗服务质量与安全管理,医院必须依据自身特点明确系统运转所需资源,并依据组织内外部环境变化情况,及时动态地对资源配置情况进行调整。

医疗服务质量与安全管理中人力资源的提供与管理需:明确医院各个岗位的人员资格要求,明确医院人力资源配备情况;推行包括专业技能、质量与安全意识、法律规章制度等在内的专业人才岗位教育、培训与考核。

医疗服务质量与安全管理中财力资源的提供与管理需识别、测定和分析医院医疗服务质量与安全管理体系运行过程中可能发生的财务风险,并采取适宜的方法进行防范与控制,将其经济利益损失的可能性降至最低水平。

医疗服务质量与安全管理中物力资源的提供与管理需:依据各临床与业务科室的部门运行与医疗服务和安全需要,配置必要的药品、设施、设备;创造良好的医院工作环境,并制定相应的环境管理制度。

医疗服务质量与安全管理中信息资源的提供与管理需:确保医院信息的物理安全、网络安全、内容安全及信息系统安全;为维持医院正常医疗秩序、保证医疗数据与财务管理数据安全提供信息保障。

医疗服务质量与安全管理中技术资源的提供与管理需针对不同类别的医疗新技术进行准入管理,包括组织相关科室开展新技术、新疗法、新项目的申报并组织相关专家进行申报评估。

(四)过程管理

医疗服务质量与安全管理体系需要进行持续的监测与改进。按照医疗服务工作分工,医疗服务质量与安全管理工作应主要包括临床医疗管理、护理管理、医院感染控制管理、药品管理、医技管理、仪器设备管理、后勤管理内容。

1. **临床医疗管理** 指医院的临床科室,为保障病人在接受医疗技术服务的过程中,不受到任何意外伤害所进行的全部管理活动。要做好临床医疗安全管理工作,不仅需要抓好医务人员的专业训练、提高其医疗技术水平,还需要加强医患沟通,强化医德医风建设。临床医疗过程管理的要点包括:①诊断质量,掌握好内科诊断的原则与方法,做好新接诊病人与疑难病例的诊断工作;②治疗质量,坚持合理用药原则,掌握内科治疗原则与方法,组织好危重病人的抢救;③手术质量,做好术前管理(包括病人病情解释、术前检查、术前讨论、手术安排等)、术中管理(明确手术分工、密切注意手术流程及相关需要)、术后管理(术后一定时间内严密观察病情并进行相关术后处置与术后教育)、落实效度隔离制度与进行无菌技术管理;④医患沟通,建立医患沟通机制、创造医患沟通条件、对病人本人或监护人行使知情同意权,履行对患方的告知义务;⑤医疗缺陷与风险管理,严格医疗缺陷与医疗安全隐患报告制度,制定隐患处理措施,做好医疗投诉的处理、分析与反馈工作。

2. **护理管理** 是为保障病人在医院接受护理服务工作中不受到任何意外伤害所进行的活动。其主要管理内容包括:建立护理安全管理组织,明确护理人员的安全职责,构建有效监管措施。要求对所有护理服务工作环节进行管理,建立安全、有效、经济的护理服务流程。护理管理依据各科室护理工作不同有所偏重,其中共性的过程管理要点包括:①核对病人,严格执行交接班、核对制度及分级护理制度,建立病人交接单,进行病人交接时做好逐项核查(尤其针对新入院、手术、急危重症、年老体弱、婴幼儿及应用新技术或新疗法的病人);②用药安全,履行用药安全告知义务,严格执行"三查七对",严格执行用药操作规程,定时巡视病房观察并记录病人用药反应等。

3. 医院感染控制管理 指各级卫生行政部门、医院及医务人员针对诊疗活动中存在的医院感染危险因素进行的预防、诊断和控制的全部管理活动。医院感染控制管理的最终目的是预防和控制医院感染发生率,保证医疗质量,保障病人和医务人员安全。医院感染控制管理涉及医院管理的多个环节,包括医疗活动组织、护理工作模式、药师管理以及临床检验、手术室、消毒供应、设备管理、后勤部门等。

4. 药品管理 指为保证药品安全有效,从药品采购、储存到使用的全过程中实施的全部监督管理活动。其主要管理内容包括:建立完善医院药事管理组织,建立相关药事管理机构及配备符合国家相关法律、法规及制度要求的药事人员;合理遴选外购药品,药品调剂、制剂配置及静脉用药调配符合相关规定。按照《抗菌药物临床应用指导原则》等要求,合理使用药品,并设立有效的监督机制。按照《国家基本药物临床应用指南》和《国家基本药物处方集》优先合理使用基本药物。按照《处方管理办法》及《医院处方点评质量管理规范》等管理办法加强处方质量管理。

5. 医技管理 指为保障病人接受安全的医技服务所进行的全部管理活动。医技安全管理的主要管理内容包括:进行符合《医疗技术临床应用管理办法》规定的医疗技术管理,提供与医院的功能和任务相适应,符合法律、法规、部门规章和行业规范要求的医疗技术服务,且服务内容应符合医院诊疗科目范围,符合医学伦理原则,提供的医疗技术应用应保障其安全、有效、经济。还需要建立健全医技科室质量管理组织结构,落实各项规章制度,优化各项工作流程。

6. 仪器设备管理 是为保障病人使用安全有效的医疗仪器设备所进行的全部管理活动。仪器设备安全管理的具体内容包括:设立医疗设备管理部门,完善设备论证、采购、使用、保养、维修、更新及资产处置的相关制度与措施。建立医疗器械使用安全事件监测与报告制度,设有保障医疗器械设备完好状态的制度与规范。

7. 后勤管理 是保障后勤服务工作安全提供的全部管理活动。其工作内容主要包括医院物资供应(水、电、气、医疗物资等保障)、生活服务、后勤设备、环境与卫生以及行政安全等。后勤安全是医院运行与发展过程中不可缺少的支持保障系统,直接关系到医疗安全与否。

第三节 医疗服务质量与安全评价

医疗服务质量与安全评价指对医疗服务质量与医疗安全进行定性或定量的评定,其评价目的在于不断促进医疗质量与医疗安全的持续改进和医院绩效的持续提高。本节将在详细医疗服务质量与安全评价内容、原则与方法的基础上,简要介绍主流医院评价体系(ISO 9000族质量标准、JCI医院评审标准及以DRGs为基础的医院绩效评价体系)中与医疗服务质量与安全评价相关的内容。

一、医疗服务质量与安全评价概述

（一）评价维度及指标

医疗服务质量与安全评价,是医院绩效评价的核心内容。当前对医疗服务质量与安全评价维度及指标的划分意见并不一致,但较为常见的划分方法有两种:一是按照卫生服务系统的基本框架即结构、过程、及结果进行划分;二是按照医疗服务质量与医疗安全管理的具体内容与管理层次进行划分。

1. 基于结构、过程、结果的评价维度及指标 主要评价医疗服务质量与安全的三个维度,即反映提供医疗服务规模与潜在能力的结构评价;反映提供医疗服务内容的过程评价;反映医疗服务结果(如健康状况的改变)的结果评价。

（1）结构评价:结构评价与提供医疗服务的人员、技术、物资、时间以及这些因素的组织形式相关联,因此结构评价是对医疗服务基础、规模、潜在能力等对医疗服务潜在质量与安全影响的静态评价。评价内容包括:医疗组织机构设置是否合理、固定资产配置情况、药品及医疗物资供应情况、信息技术支撑情况、医疗服务流程、组织形式及其特征等内容对医疗服务质量及医疗安全的影响。

一般而言,结构评价的相关信息可以从现有文件、统计报表及简单调查中直接获得,评价方法较为简便,且消耗费用不高。但结构评价一般基于结构最佳势必产生最适宜过程,最适宜过程进一步产生最佳结果的假设。然而,该假设在长期医疗实践中尚未被证实。如一家各方面硬件条件配置俱佳的大型医院,并不一定能相应地产生良好的医疗结果,即所谓的"高投入、低产出医院"。因此,由于评价效度较低,结构评价虽是医疗服务质量与安全评价的基本组成部分,但并非医疗服务质量与安全评价最有效的评价维度。

（2）过程评价:过程评价是紧密结合医疗服务工作实践,针对服务过程各环节实施步骤与经过的评价。按照医疗服务流程,门诊过程服务评价主要围绕挂号、候诊、就医、检查、取药或治疗5步骤展开;住院过程服务评价主要围绕就诊、入院、诊断、治疗、诊断评价及出院6个步骤展开。过程评价的相关信息一般借助于现场抽样调查或定期检查方式进行。过程评价主要按照全质量管理与质量持续改进的观点,评价服务内容与专业标准是否符合。

实践中,过程评价检查的内容主要为医疗服务档案。不可否认我国医疗服务管理实践中医疗档案管理仍存在一些不足,如存在档案无法共享,不连续、不完整等现象。但尽管如此,通过医疗档案仍能一定程度上体现出医院的医疗过程信息。因过程评价相关信息较之结果评价容易获得,评价时间较为自由、评价费用亦较为节省(不需要进行费用昂贵的病人随访研究),因此近年来越来越受到重视。但过程评价的局限性在于,它与健康结果的敏感性较差,尚未有研究证明医疗过程与医疗结果间存在强相关联系。医疗服务中存在着大量"相同医疗服务过程、不同健康结果"和"不同医疗服务过程、相同健康结果"的情况。

（3）结果评价:结果评价直观体现病人因接受医疗服务而发生的健康变化,是对医疗服务产出效果的直接评价。较之结构评价与过程评价,结果评价的评价效度最高、敏感性最强,但评价方法较复杂,需要的评价费用亦最高。结果评价又分为偏重临床结果的中间结果评价和注重生命质量的最终结果评价两大类。两者各有侧重,相辅相成,互为补充。

1）中间结果评价:是指某一医疗服务过程阶段性结束后(如病人出院、转科等)所进行的评价。中间结果评价指标大多为来自出院病史记录的疾病专一性指标。包括:某疾病归因死亡率、某病症状的出现及消失、特定疾病的致残率、某手术的术后感染率、手术死亡率、治愈率等。国家原卫生部《综合医院分级管理标准》中提出6维度23项指标进行中间结果质量评价，包括：评价诊断质量的指标：入院诊断与出院诊断符合率、手术前后诊断符合率、临床病理诊断符合率、二级转诊病人重点专科确诊率；评价治疗质量的指标：单病种治愈好转率、危重病人抢救成功率、病房抢救成功率、无菌手术切口甲级愈合率、单病种病死率、住院产妇死亡率、活产新生儿死亡率、单病种术后十日内死亡率、麻醉死亡率；评价工作效率的指标：病床使用率、病床周转次数、出院病人平均住院日；评价医院感染的指标：院内感染率、无菌手术切口感染率；评价病人医疗费用负担的指标：平均每门诊人次医药费用、单病种平均每住院人次医药费用；及医疗事故发生率、尸检率等其他维度评价指标。中间结果评价的特点是简单易行、评价指标容易获得、测量范围较小、对医疗因素敏感。但中间结果评价也存在一定的局限性，如忽视了病人的生命质量，不能体现整体医疗服务过程质量。同时中间结果评价干扰因素众多，难以全面反映实际医疗服务与医疗安全状况。例如，基层医院或较小规模医院，因收治的病人疾病较轻，表现为疾病治愈率高且患者死亡率较低；反之，级别较高或规模较大医院，因收治的病人疾病较重，表现为疾病治愈率低且患者死亡率较高。

2）最终结果评价：着眼于病人接受某医疗服务过程后的生命质量，通常采用涵盖生理、心理、社会维度的一般健康状况指标。健康测量可采取患者自评，也可不依赖病人自我感受进行独立性评估。一般健康状况指标的优点是可全维度地反映健康变化，而这些变化是通过特定的技术性测量（如血压水平变化）所无法检测的；其缺点是测量指标较难以直接获得，且对非医疗性因素太过敏感。最后结果评价适应于"大卫生观"原则指导下的医疗服务质量与医疗安全管理，可为医学技术进步与医疗质量管理发展提供相关依据。

2. 医疗服务质量管理内容评价维度及指标　如前所述，医疗服务质量至少包括技术与人性化两方面内容，而为达成高质量的技术与人性化的医疗服务还需要必要的环境与管理质量进行支撑。据此，医疗服务质量可以通过技术、人际、环境、管理四个质量维度进行评价。

（1）技术质量：技术质量评价是当前国内外医疗服务质量评价关注的主要维度，它主要反映医疗服务提供者的技术能力，及其技术能力下对病人健康结果的改善程度。技术质量又可细分为专业技术性和健康成果两个评价子维度。专业技术性在结构质量方面关注于医疗服务提供者的数量、能力、知识、资格或技术及床位、医疗设施设备配置；在环节质量方面反映了服务提供者遵从高标准技术规范要求，提供适宜医疗服务的能力。健康成果聚焦医疗服务的终末质量，体现病人与医疗服务机构合作的过程中接受了什么样的服务及治疗服务的最终成果。

该维度评价以定量评价为主，主要指标包括：

1）专业技术性评价医疗服务提供者的技术能力，包括医院资源配置与遵从高标准环节质量要求能力。

医院资源配置主要从实际开放床位、重症医学科实际开放床位、急诊留观实际开放床位；全院员工总数、卫生技术人员数（其中：医师数、护理人员数、医技人数、年龄、学历、职称）、医院设施、设备、药品配置等方面进行评价。

遵从高标准环节质量主要从医疗质量管理制度、操作规范、诊疗指南的建立与执行与临床路径单病种质量监测指标两方面进行评价。如急性心肌梗死（ICD-10　I21.0~I21.3，I21.9）的单病种监测指标包括：到达医院后使用阿司匹林（有禁忌者应给予氯吡格雷）的时间；到达医院后首次心功能评价的时间与结果；实施再灌注治疗（仅适用于STEMI）：到院后实施溶栓治疗的时间；到院后实施PCI治疗的时间；需要急诊PCI的病人，但本院无条件实施时，转院的时间；到达医院后使用首剂β-受体阻滞剂（有适应证，无禁忌证者）的时间；住院期间使用阿司匹林、β-受体阻滞剂、ACEI/ARB、他汀类药物（有适应证，无禁忌证者）；住院期间血脂评价；出院时继续使用阿司匹林、β-受体阻滞剂、ACEI/ARB、他汀类药物有明示（有适应证，无禁忌证者）；住院期间为病人提供急性心肌梗死的健康教育的内容与时机等内容。

2）健康成果评价医疗服务的终末质量：健康成果评价主要围绕上文提及的治愈率、好转率、死亡率、门诊患者复诊率、出院患者再入院率、术后感染率、疼痛程度及身体功能恢复水平与时间等终末质量评价指标展开。

（2）人际质量：人际质量反映了医患关系及其互动程度。医疗过程是医护人员、病人及其家属共同承担医疗风险与疾病作斗争的过程。在这一过程中医患双方是具有共同目标、互相配合的对等关系。在医患关系不断紧张的当下，人际质量日益受到重视。人际质量强调医疗服务提供方真诚地关心病人，了解病人的需求以提供个性化服务，使整个服务过程富有"人情味"，在互惠、共赢的基础上，医患间建立以信任为基础的人际合作行为，该维度可进一步细分为：举止、沟通和关系三个子维度。举止是指在医疗机构中医护人员作为服务提供者与病人进行互动的具体态度和行为方式；沟通是指医疗服务提供者与病人间的信息传递方式与沟通的水平等；关系是指医疗服务提供者与病人间建立的关系程度。

不同于技术质量评价，由于人际质量难以量化，该维度以定性评价为主，主要指标包括三部分。

举止部分评价指标有：医护人员服务态度好、言语举止得当；医护人员了解、关心并尊重病人的需求；医生在进行用药和检查诊断时能够考虑到病人的病情需要、经济条件和付费方式；在病人就诊时，努力为病人提供各种便民服务和措施；在病人遇到问题时予以及时的帮助，重视病人提出意见或投诉，能给予快速的回应与解决等。

沟通部分评价指标有：医护人员尊重关爱病人；医务人员乐意倾听病人的倾诉，关心病人的医疗及其他问题，能耐心倾听病人陈述、主动介绍所用药品和诊疗行为（检查、治疗、手术等）的风险情况等。

关系部分主要评价医患关系的亲密度与深度。

（3）环境质量：环境质量是指病人对于医院就医环境特点的感知情况，包括有形性环境与无形性气氛的感知集合。其中，有形性环境是指病人能感观意识到的"实体性"物理服务环境，包括医疗环境的设计、功能或者陈列以及标识等。无形性气氛指存在于顾客的意识之外，但能显著影响环境感观的无形特征。

环境质量评价以定量定性综合评价为主，主要指标包括两部分。

有形性环境评价指标有：医院空间及布局合理；急诊与门诊候诊区、医技部门、住院病区等均有明显、易懂的标识；医疗基础设施使用便捷；医务人员仪表得体、整洁，言语、举止得当；就诊、住院服务环境的安全、安静、舒适、温馨、整洁；医院各科室和服务窗口布局合理程度及方便病人就医；医院为病人提供的餐饮质量好（包括膳食种类、味道、营养等）；院内购买辅助生活用品方便等。

无形性气氛评价指标有：医疗服务流程合理；医护人员能提供及时的服务，排队等候时间较短（挂号、就诊等）；病人接受医疗服务时能受到医护人员足够的尊重；医护人员努力保护病人的隐私；医护人员执行诊疗行为（检查、治疗、手术等）前会征求病人的同意等。

（4）管理质量：管理质量体现医院管理层依托制度与文化建设进行医疗服务质量管理的能力。医院的各项规章制度，不仅反映医院工作的客观规律还是医院实践活动的经验总结。医院管理者如何协调多部门工作，建立满足技术性、连续性、协调性、规范性要求的，能保障医院全体员工的各项工作有章可循、有法可依的规章制度是巨大的挑战，是保障医院有效运行的基本条件，也是其管理质量水平的切实体现。此外，通过精神文化导向作用构建正向促进医疗服务质量的医院文化，也是管理质量的重要体现。

管理质量评价以定性评价为主，主要指标包括：建立与执行医疗质量管理制度、操作规范、诊疗指南；建立以病人需求为导向的、根植于本院理念并不断物化的特色价值趋向、行为标准等。

3. 医疗安全评价维度及指标 对医院而言，医疗安全涉及医疗、护理、药械、教学、科研、行政后勤等管理的方方面面。而从医疗安全管理层次看可分为三级结构，即院级决策层、科级管理层、个体执行层医疗安全评价。据此，医疗安全可分别从上述三个层级展开评价。

（1）院级决策层：该维度主要评价医院管理者，评价指标包括：医院层面成立医疗安全评价领导小组或相关机构及工作职责明确情况；制定具体的医疗安全制度标准；制定医疗安全评价计划、指标体系、评价方法的情况；定期依据医疗安全评价指标组织院内培训的情况；及医院落实医疗安全评价情况等。

其中具体医疗安全制度标准包括：科学的医疗安全和风险管理标准操作规范（构建风险识别、风险评估、风险控制、风险监控体系）、重点科室医疗安全与风险管理标准操作流程；医疗纠纷/医疗差错防范与处理措施、医疗不良事件与医疗安全隐患主动报告制度；医疗不良事件与医疗安全隐患预防处置措施；处理突发事件的应急预案；临床"危急值"报告制度；特殊情况下医务人员间有效沟通的程序、患者身份查对制度、病房管理制度、手术安全核查制度、药品管理规程、压疮风险评估与报告制度等。

（2）科级管理层：该维度主要评价各临床及职能科室负责人，评价指标包括：科室层面组织全员进行医疗安全学习情况；依据医院医疗安全评价要求落实责任、进行科室自查自纠情况；依据医院医疗安全评价结果进行整改提高，保证医疗安全的情况等。

以医院感染管理科为例，管理层的医疗安全评价主要从制度制定与落实、目标检测、监督工作、汇总上报、防止与处理感染暴发、专业人员培训、全院知识培训等方面展开。其中，明确制度制定与落实情况主要评价该科室拟定全院医院感染控制工作计划情况，并对计划完成情况进行核查，明确计划实施过程中遇到的主要阻碍性因素；督查工作主要评价每季度对医院清洁、消毒、隔离、无菌操作、医疗废物管理、职业卫生安全防护等相关工作的督查情况，及对检查结果整理、分析、评价、梳理改进措施的情况。

（3）个体执行层：该维度主要评价全院职工在医院管理者及科室负责人的带领下，依据评价细则、整改计划落实医疗安全持续改进的情况。而执行层的医疗安全落实情况可分别从医疗安全、护理安全、医院感染安全、药械安全、生物安全、辐射安全、信息安全、财务安全、后勤保障安全等维度分别依据医疗安全管理的具体要求展开评价。

（二）评价原则

针对上述评价内容，医疗服务质量与安全评价的原则主要包括：

1. 科学性 要确保制定的评价标准是科学的，保证每个评价指标的设定均建立在充分论证的基础上，要运用有效的技术手段进行数据收集，要确保评价数据经过科学的统计学方法处理；

2. **先进性** 应吸收国内外医疗服务质量及医疗安全评价的最新成果,保证评价标准、评价方法及整个评价体系的先进性;

3. **导向性** 评价体系的设立要力争能促进医院的规范化管理,从而对医院的具体行为产生导向作用;

4. **可行性** 所采用的评价体系应符合中国国情,现实可操作:包括评估数据是否能有效收集,评估过程在实际工作中是否可行;

5. **公正性** 评价过程要求严格按设计的标准进行,公平客观;

6. **可比性** 评价标准制定过程要充分考虑医院的类型、级别、地区、专业等差异,评价指标要采用相对值,评价标准要具有可比性。便于同一时期,不同机构间的横向比较,及同一机构不同时期的纵向比较;

7. **时间性** 需营造制度化评价环境,医疗服务质量与医疗安全评价应常规化按月、按季度进行,并逐步过渡到医疗服务质量与医疗安全的实时动态监控。

(三)评价方法

当前国内外医疗服务质量与安全评价的主要方法有传统与现代方法之分。其中传统医疗指标评价方法主要包括病例评价法与统计指标评价法;现代评价方法主要有病例组合评价、满意度评价及卫生经济学评价。

1. **病例评价法** 病例评价是一种传统有效的医疗服务质量与医疗安全的评价方法。该方法以病历和病人的其他医疗记录作为评价资料,将每个病例的诊疗经过与结果转变为计量数据,并据此进行统计分析。病例评价法主要比较实际中病例的转归结果与预期的合理化治疗结果之间的差异,从而判定医疗服务质量与医疗安全管理的优劣。

病例评价法以病例为质量单元,因此强调病历必须完整规范,评价内容主要由医疗结果与医疗安全两部分组成。

医疗结果主要评价:医学诊断是否正确,包括临床诊断与病理诊断是否一致、对于诊断主管医师与上级医师的意见是否一致;诊疗过程中是否对病人的病情进行必要的讨论和会诊;治疗结果是否与预期一致。

医疗安全主要评价:是否存在医疗缺陷(包括医疗差错、医疗纠纷及医院感染)等,是否针对影响医疗安全的相关因素采取过预防性措施。

病例评价法多运用于医疗服务质量与医疗安全的事后监管。该方法简单易行,但评价内容庞杂、重点不突出,评价工作量较大,评价准确度不稳定。

2. **统计指标评价法** 是当前运用最为广泛的医疗服务质量与医疗安全评价方法,对我国长期医疗的医疗服务质量与医疗安全管理起到决定性的作用。但目前国内尚未形成科学、统一、公认的医疗服务质量与医疗安全统计指标体系和标准。

目前国内常见的医疗服务质量与医疗安全统计指标有:

(1)工作效率指标:病床使用率、平均住院日、病床周转率、医师日均门急诊人次、医师人均每日担负住院床日、医师人均手术人数等;

(2)诊断质量指标:手术前后诊断符合率、入院和出院诊断符合率、临床与病理诊断符合率、住院病人三日确诊率等;

(3)治疗质量指标:治愈率、好转率、死亡率、治愈者平均住院日、无菌手术甲级愈合率、住院抢救成功率、门诊抢救成功率、危重病人抢救成功率、门诊患者两周内因同一疾病复诊率、出院患者90天内再入院率、手术患者的术后生存周期及生存状态等;

（4）管理质量指标：院内感染率、手术并发症发生率、无菌切口感染率、无菌手术化脓率、三级事故发生率、差错发生率、处方合格率、甲级病案率、病种费用、人均费用等。

运用统计指标评价法时要注意选择指标的代表性、真实性和准确性，只有选择好指标，才能针对性的对医疗服务质量与医疗安全进行有效分析。

3. 病例组合评价　由于医疗服务自身具有的专业性、多样性、高风险性特点，造成医疗服务难以直观比较。如何处理病人诊断分类、病情严重度、社会学特征等因素是医疗服务质量与医疗安全评价中的混杂影响，是全世界关注的技术性难题。

病例组合作为一种直观、有效的医疗产出测量单位，它产生于20世纪80年代初期，是将第一诊断相同的病例依据临床特征、医疗资源消耗以及相关其他指标划分为不同的病种组合分型，组与组之间还制定了不同的"权重"反映各组的特性的一种评价方法。国际疾病分类ICD 9为选择病种提供依据。分组后，便可对各病种病例分型组合分别进行评价，以衡量医疗服务质量与医疗安全产出。其中，同组之间的病例可直接比较，而不同组间病例也可在相应权重调整下进行相互比较。评价内容主要包括：诊断是否正确、全面；治疗是否及时、有效；疗程长短（住院天数）是否合理；诊疗过程是否安全；诊疗费用是否合理等。

病种组合评价大致经历了单病种质量管理、疾病诊断相关组两阶段，它们均能有效地解决床位数、住院人次数和床位使用率等传统评价指标评价缺乏可比性的缺点，可较准确地反映医院医疗服务质量与医疗安全管理的实际状况。目前国际上运用最为广泛的病例组合分型工具是疾病诊断相关分组（详细内容参见"以疾病诊断相关分组（DRGs）为基础的医院质量评价体系"）。

4. 满意度评价　顾客满意度评价是目前国内外运用最为广泛的质量评价方法之一。顾客满意最早由卡多佐（Cardozo，1965）将其引入营销学的研究领域，而Jr，W.J在1978年首次阐释了医疗服务满意度的内涵，即包括病人在内的医疗服务相关主体对医疗服务的期望与其实际感受之间差距的主观评价，两者差距越小则满意度越高，反之亦然。

满意度=实际感受值/期望值。

医疗服务满意度调查涵盖医院员工满意度、患者满意度和社会满意度调查三部分内容。由于医院的主要服务对象是病人，因此病人是医疗服务满意度调查中最为重要的鉴定者与评价者。满意度调查主采取问卷调查，通过问卷收集各利益团体对医疗服务的满意程度，分析存在的问题，找出影响满意度的主要主客观原因，如人员、设备、环境、管理等，并据此采取积极的改进措施。

5. 卫生经济学评价　在医疗服务质量及医疗安全评价中，卫生经济评价方法有利于帮助管理者在有限的卫生资源条件下，以最为经济有效的方式促进医疗服务质量的提高与医疗安全的改善。

卫生经济评价主要包括成本确定分析（cost-identification analysis，CIA）、成本-效果分析（cost-effectiveness analysis，CEA）、成本-效益分析（cost-benefit analysis，CBA）、成本-效用分析（cost-utility analysis，CUA）。

成本确定分析，主要测定医院在提供医疗服务过程中，为取得相应的医疗效果所消耗的物化劳动与人力劳动的货币表现。假定多个医疗服务的效果基本相同，为寻求最为经济的方法，则选用成本最小的医疗服务措施。相对而言，成本确定分析最为简单，也较为实用。但应用范围较为局限，仅能用于同一疾病、效果相同的医疗措施成本比较。

成本-效果分析基于帮助有限的卫生资源达成经济与社会效益统一的经济思想，因此不仅研究医疗服务措施的经济成本,同时分析该措施的应用效果,是目前医疗服务质量与医疗安全经济学评价中最为常用的一种评价方法。常用于支撑两种或两种以上医疗措施间的比较与决策。但成本效果分析仅能进行同质单位医疗措施的比较,对异质单位措施的比较则无能为力。此外,单纯的成本效果分析仅注重医疗服务效果的数量比较,而忽视医疗服务带来的生命质量改善。

成本-效益分析是分析医院在提供某项医疗服务措施中消耗的人财物等全部资源的成本价值和由此产生的健康结果改变的效益比较。该方法解决了成本效果分析无法进行异质单位措施比较的难题。但运用该方法,需将不同医疗措施的所有成本和效果均换算为通用货币量,但现实中如此换算较难实现(如难以进行患者生命的货币价值衡量),故相对实际应用较少。

成本-效用分析是成本效果分析的进一步深化,解决了单纯的成本效果分析仅注重医疗服务效果的数量比较,而忽视生命质量改善的问题。分析过程中加入了价值判断分析,兼顾生存质量分析,从社会的角度来评价医疗效果,关注于治疗措施有无后遗症、治疗后病人的生活工作恢复情况。实践中,常用质量调整寿命年(QALY)及伤残调整生命年(DALY)等评价指标进行成本效用分析。

以上5种医疗服务质量与安全评价方法各有侧重,并在实践中得到广泛运用。目前国内外医疗服务质量与安全评价领域在综合运用上述方法的同时,还形成了一系列成熟的评价体系,其中较为常见的包括ISO 9000族质量标准、JCI医院评审标准及以DRGs为基础的医院绩效评价体系。

二、主流医院评价体系中与医疗服务质量与安全评价相关内容

目前主流医院评价体系有ISO 9000族质量标准、JCI医院评审标准及以DRGs为基础的医院绩效评价体系,这些评价体系涵盖了医院评价的多方面内容,本部分将简略介绍其中与医疗服务质量和安全评价相关的内容。

(一)ISO 9000族质量标准

1. ISO 9000族质量标准概述 ISO是International Organization for Standardization(国际标准化组织)的简称,是世界上最大的国际标准化组织。ISO 9000族标准是一组关于质量管理的国际标准,是一套标准化管理的方法体系,广泛应用于世界各国的医疗服务质量与医疗安全管理工作中。

制定ISO 9000族标准的最初目的是为帮助各种类型和规模的组织实施、运行有效的质量管理,自1987年问世以来,ISO 9000族标准相继被世界各国接受和采用,并通过该标准的宣传实施及认证活动,在全世界范围内建立起关于质量和质量管理体系的共识,在消除贸易壁垒,提高产品质量与顾客满意度等方面均产生积极的影响。

我国是较早采用和贯彻ISO 9000标准的国家之一。早在1988年、1992年我国就发布了等效采用ISO 9000系列标准的GB/T 10300与GB/T 19000系列标准。在1994年ISO 9000族标准第一次修订,接着在2000年、2008年、2015年分别进行了第二、三、四次修订换版后,我国均发布了等同采用的GB/T 19000族标准。

ISO 9000族标准的四项质量管理体系核心标准分别为:ISO 9000《质量管理体系基础和术语》,表述质量管理体系的基础知识与相关术语;ISO 9001《质量管理体系要求》,为增进顾

客满意,本部分内容规定了质量管理体系要求,可用于证实组织具有提供满足顾客及法规要求的产品的能力,并有能力促进质量的持续改进; ISO 9004《质量管理体系业绩改进指南》,从有效性及效率两方面,为质量管理体系的建立与运行提供指南,该标准的目的不仅限于达到顾客满意,还在于广泛地改进组织业绩,让除顾客以外的其他利益团体均满意; ISO 19011《质量和(或)环境管理体系审核指南》,为质量管理体系和环境管理体系的内外部审核提供指南。上述四项核心标准中, ISO 9001是医疗服务质量与医疗安全管理的重点参照内容。

2. ISO 9001质量管理体系相关评价指标 ISO 9001不仅涵盖了各类组织质量管理体系建设的基本要求,也介绍了质量管理体系评价的基本准则。医院质量管理体系认证申请也是选用这一标准,它提出了对医院服务质量管理与医疗安全管理体系的具体要求。

其评价目标是从病人的利益出发,保证服务质量,增强病人满意,可见, ISO 9001标准所描述的质量管理体系过程始于病人要求,终于病人满意。

ISO 9001标准由四部分组成:

(1)管理职责:包括规定院长等最高管理者的职责、确定医疗服务质量方针、进行医疗服务质量策划、制定质量目标、建立质量管理组织机构、明确所有部门(包括临床部门及行政后勤部门)和医院全体员工的职责和权限、编写质量手册及其他质量管理文件,其中质量手册中,规定了医院的质量方针、质量目标是全院的质量管理的宗旨,是院长及全体员工必须贯彻执行的规范化文件。

(2)资源管理:包括识别、配备、评价、优化诸如人、财、物、信息、技术、组织管理等实施和实现质量管理体系的战略和目标所需要的资源。其中尤其强调对人力资源的管理,包括采取措施促进全体医院员工参与医疗服务质量与医疗安全管理,并相应地对全体医院员工进行相关知识培训等。

(3)产品/服务实现:为严格的医疗服务质量与医疗安全控制,对医疗服务提供过程进行策划,将门诊及住院流程分别分解为一组有序的服务过程和子过程,通过子过程分流程设计与服务监测,确保服务提供实现过程与组织质量管理体系的其他要求相一致,确保医疗质量与安全管理目标的实现。

(4)测量、分析与改进:经由上述三个步骤医疗服务已规范化提供给病人,接着就需要对其进行测量、分析与改进。测量、分析与改进的对象不仅仅是医疗服务本身,还包括服务提供过程、医疗服务体系,及病人与其他利益相关方对其服务的满意程度。该部分分析结果还要进入下一个PDCA循环,重新纳入"管理职责"中的管理评价中,对质量管理体系本身进一步改进。

3. 评价意义 有利于加强医院内部服务质量与安全管理。建立良好的医院管理制度的前提是要有一套标准化的管理原则。ISO 9000族质量标准有利于帮助医院员工明确自身业务标准规范、操作规程,实现同质化服务提供,有助于管理者理顺医院整体服务流程,构建并形成上下级紧密配合的管理规范。

有利于持续提高医院全体员工的素质。ISO 9000要求对全体医院员工进行培训,要求其熟悉、理解所在部门的职能,明确本人的质量管理职责和权力。据此,可帮助所有员工掌握本人的工作规范文件,熟练掌握技能,详细做好质量管理记录,在促进医院的管理水平持续改进的同时也有利于不断提高医院全体员工的素质。

促进医院社会效益、经济效益的双提升。依据ISO 9000族质量标准"始于患者要求,终于患者满意"的质量管理原则,可帮助医院全体员工树立"以患者为中心"的管理理念。通过发现问题、持续改进的管理过程,让每一位病人从踏进医院的大门到走出医院期间的每一诊疗过程都按既定的准则要求完成。把病人对医院的显性及隐性要求,转化为医院员工的显化目标去完成,从而有利于取得病人和社会的信任。

（二）JCI医院评审标准

1. JCI概述　医疗机构联合评审委员会（Joint Commission Accreditation of Healthcare Organization, JCAHO）是历史悠久的医疗机构评审专业组织,其下属有一个部门叫做国际联合委员会（Joint Commission International）,简称JCI。该部门制定并完善的医院评审标准称之为JCI《医院评审标准》,是全世界公认的医疗服务评审标准,用于对美国及领土以外的医疗机构进行认证。

JCI医院评审的主要理念是"以病人为中心",要求医院建立能持续监测病人安全的质量管理系统,致力于零风险就医环境的构建。据此,标准针对医疗机构制定了包括质量改进、医疗安全、医院感染控制、设施与部门管理、信息管理、员工教育等方面的严格规定。

JCI较之ISO 9000族标准更为专业,是专门针对医疗机构制定的评审标准。因更为充分地考虑到医疗服务与诊疗对象的特殊性,有专家认为,JCI标准比ISO 9000族标准更适用于医院医疗服务质量与医疗安全管理。

2. JCI相关评价指标　最新的JCI《医院评审标准》于2014年颁布（2014年4月1日起生效）,涵盖"以病人为中心的职能""机构职能"及"学术型医疗中心医院标准"三部分内容。

（1）"以病人为中心的职能标准"包括国际患者安全目标（IPSG）、医疗途径和医疗服务连续性（ACC）、病人和家属的权利（PFR）、病人评估（AOP）、病人治疗（COP）、麻醉和外科护理（ASC）、药物管理和使用（MMU）、病人与家属的教育（PFR）8个章节。

以"国际病人安全目标"为例,本部分强调了与病人安全相关的医疗问题需要系统的解决方案,着力于实现病人安全的特定改进措施建立。其具体目标包括:医院应制订并实施相应的程序,以提高患者识别的准确性;以改善看护人员之间的沟通效率;以报告诊断检查的关键结果;以促进医务人员的交接沟通;以改善高警讯药物的安全性;以管理高浓度电解质的安全使用;以确保手术部位、流程和病人的正确无误;以降低医疗感染风险及病人以外受伤（因跌倒受伤）的风险。

（2）"机构职能"包括质量改进与病人安全（QPS）、感染预防及控制（PCI）、治理、领导和管理（GLD）、设施管理与安全（FMS）、员工资质与教育（SQE）与信息管理（MOI）6个章节。

以"质量改进与病人安全"目标为例,本部分标准可指导医院、科室及服务部门层面医疗服务质量与医疗安全管理相关警讯事件、不良事件和近似失误事件的资料收集、分析和改进;也可协助全院层面所有质量改进和病人安全举措的相互协调,为员工医疗服务质量与医疗安全培训及相关信息的沟通提供指引。其具体目标包括:医院应选择具有资质的个人负责指导医院质量改进和病人安全计划的实施;医院应建立内部监督程序来收集与分析医疗服务质量与医疗安全的相关数据;医院应采用既定程序来确认和管理警讯事件;当数据表现出不理想的趋势与变化时,应立即进行原因分析;建立风险管理持续改进机制,用于确定和主动减少不良事件的发生,以减少病人、医务人员面临的其他安全风险。

（3）"学术型医疗中心医院标准"仅适用于学术型医疗中心医院评审。包括医学职业教育（MPE）、人体受试者研究项目（HRP）两章节内容。其中,前者用于指导如何将医学生和受训医师融入医疗程序和其他医院日常运作管理;后者用于评价医院管理者、医务人员和研究方在施行符合道德和法律规范的、以病人为中心的人体受试者研究项目中的作用。

此外,新版JCI医院评审标准首次要求医院对于投入在质量方面的成本和所取得的收益进行卫生经济学评价,以验证医院是否真正以患者安全为目标进行了改进并取得成效。

3. **评价意义**　JCI认证是一个流程改造、系统提升的过程。在JCI的标准及评估衡量要素中绝大部分标准针对的是医疗、护理过程中医疗服务质量与医疗安全管理的关键环节,体现的是国际公认要求。此外,JCI评审标准在设计时还充分考虑到各国法律、宗教和文化等国情。因此通过JCI认证,代表该医院已达到世界公认的医院管理水平,参照JCI医院评审标准可指导创建既与国际接轨又符合我国国情的医疗服务质量与医疗安全管理体系。

其次,JCI标准强调"以病人为中心",通过参与JCI医院评审有利于促进医院构建医疗质量与患者安全持续改进的氛围。JCI评审强调全员参与医疗质量与安全管理,对医院管理者、医生、医技和护理人员均提出了具体的管理标准,要求全体员工各尽其职、紧密合作,无缝对接,确保有"对"的人在"对"的时间为病人提供"优质安全"的医疗服务。

此外,JCI评审标准对医院的信息系统建设也提出了更高的要求,要求有效的识别并保护病人身份及病人诊疗等重要医疗信息。因此,JCI认证还有利于推进医院信息化系统建设,方便医护人员共享和使用相关医疗数据,促进工作效率与工作方式与国际接轨。

(三)以DRGs为基础的医院质量评价体系

1. **DRGs概述**　2016年10月国家卫生和计划生育委员会颁发的《医疗质量管理办法》中建议全国各医院采用DRGs作为医疗质量管理的常用管理工具。DRGs(diagnosis related groups, DRGs)译作"疾病诊断相关组",是一种综合考虑医疗资源消耗和疾病临床规律的病例组合分析系统。

众所周知,医疗服务具有较高的技术壁垒,未接受过严格医学训练的人员,难以直观评判医疗服务产出的优劣;即便是接受过专业训练的专科医生,也难以胜任对所有临床专科的医疗服务产出进行质量判别的任务。为解决该难题,自20世纪70年代起,在世界范围内兴起了通过引入病例组合工具,进行病例之间的风险调整,保障医疗服务质量与安全评价结果可比性的研究风潮。

伴随着病例组合的深入研究,1976年耶鲁大学Dob Fetterh与John Thompson教授设计完成了DRGs分类法。DRGs依照年龄、性别等病人信息,病人在院期间接受的治疗措施,及治疗结束后的合并症、并发症、及转归等因素,将病人分入若干诊断组;再依照分组情况运用相关管理与评价工具进行医疗服务质量与医疗安全分析评价的管理工具。

自研发以来,DRGs已逐渐成为国际上最具代表性的、应用最为广泛的病例组合分类工具,并在超过40个国家内推广应用,取得了显著效果。我国学者自20世纪80年代末期开始DGRs相关研究的探索,虽然中间有所波折,但2008年底,我国(北京市)已完成了DRGs本土化的蜕变,成功开发中国版DRGs分组器(命名BJ-DRGs),并向全国培训推广。

DRGs的基本分组思路是:把病例按照"临床过程相似、资源消耗相近"的原则进行分类组合。不同组别间按照治疗难度和治疗成本的高低赋予不同的权重。同属于一个组的不同病例,虽然疾病诊断、治疗方式、病人信息不尽相同,但可直接进行治疗结果比较;如果病例在不同的组别,则可按各组权重进行调整后再相互比较治疗结果。该分组思路充分考虑到病例临床过程的差异及治疗过程中资源消耗的差异,既保证评价对象之间的可比性,又保障了医疗服务质量与安全评价结果可信。

需要注意的是,任何病例组合分析工具都有一定的适用范围,DRGs也不例外。基于DRGs分组思路不难看出,诊断和治疗方式对DRGs分组影响较大。因此,只有诊断和治疗方式对资源消耗影响显著的病例,才适合选用DRGs分析工具。实践中,只有急性住院病例符合上述要求,而门诊病例、康复病例、长期住院病例并不适用,因此DRGs广泛应用于急性住院病例(住院时间小于60天)的医疗质量评价分析。

2. 以DRGs为基础的医院质量评价的常用指标　以DRGs为基础的医院质量评价主要从医疗服务能力、医疗服务效率和医疗安全3个维度展开分析。

(1)医疗服务能力指标:医疗服务能力指标又分别从病例类型、服务产出与技术难度三个子维度展开分析。选用DRGs组数评价医院收治病例的类型覆盖范围、总权重数评价经风险调整后医院的住院医疗服务总产出、病例组合指标(case mix index, CMI值)反映医院收治病例的平均技术难度。

DGRs组数:反映医院所有病例经DRGs分组器运算后分入的疾病组数。如前所述,每个DRGs分组代表一类临床过程相似、资源消耗相近的疾病。不难理解,如某家医院的出院病历覆盖的DRGs组范围越广,说明该医院能够提供的诊疗服务覆盖范围越宽。

总权重数:风险调整需区分各组病例的资源消耗权重,即不同类型疾病间治疗成本上的差异;如要科学比较各家医院的住院医疗服务总产出,必须进行风险调整。因此,分析医院住院服务产出计算总权重数前需要计算各DRGs组的权重。计算公式为:

$$某DRGs的权重=\frac{该DRGs病例的平均费用或成本}{全样本所有病例的平均费用或成本}$$。医院的总权重数等于医院收治的各

DRGs疾病组的权重与其病例数乘积的总和。

CMI值:是评估医疗服务提供单元(地区、医院、科室、医师组等)提供的服务技术难度程度的常用指标。某DRGs的权重反映的是单个DRGs组的特征,而CMI反映的是某一服务单元收治病例提供服务的总体技术难度特征,是该服务单元的例均权重。如某服务单元偏向于收治权重较高的病例,则其相应的CMI值较高。因此,高CMI值通常被认为是服务单元收治病例难度较大的表现。其计算公式如下:

$$病例组合指数(CMI)=\frac{\sum_{i=1}^{k}(DRG_i的权重 \times 该服务提供单元DRG_i的病例数)}{\sum_{i=1}^{k}该服务提供单元DRG_i的病例数}$$

(2)医疗服务效率指标:基于DRGs工具进行医疗服务效率分析常用指标包含费用消耗指数与时间消耗指数,分别表示同类疾病治疗费用的高低和住院时间的长短。如需比较不同组别疾病的治疗费用与住院时间长短,则需进一步分析这两项指标的平均水平。

因此,计算分四步进行:首先,全样本计算各个DRG组的例均费用($\overline{C_i}$)与平均住院日($\overline{D_i}$);然后,计算样本机构各个DRG的例均费用($\overline{c_i}$)与平均住院日($\overline{d_i}$);继而,计算样本机构与全样本的比值k:费用比$k^c=\frac{c_i}{C_i}$,平均住院日比$k^d=\frac{d_i}{D_i}$;最后,结合病例数量计算效率指数E,即以病例数为权重计算"费用比"与"平均住院日比"的加权平均数,费用效率指数

$E_c=\frac{\sum_j k_j^c n_j}{\sum_j n_j}$,时间效率指数$E_d=\frac{\sum_j k_j^d n_j}{\sum_j n_j}$。

比较效率指标与CMI值后不难发现,两者最大的区别在于:效率指数与病例类型无关,却与选用的治疗模式息息相关;而CMI却与病例类型更为相关。如某家医院不管其主要收治的

疾病类型如何,只要其病人的医疗费用和住院时间与全样本的平均水平相当,则费用消耗指数与时间消耗指数接近于1;如高于全样本的平均水平,则指数值大于1;反之则小于1。

（3）医疗安全指标:医疗安全指标一般选用"低风险组死亡率"。临床上导致病人死亡的原因不外乎疾病自身原因与疾病外部原因两种,前者如晚期恶性肿瘤等严重疾病自身难以救治,后者则表现为疾病本身并不严重,但临床过程中发生了失误和偏差导致病人死亡。低风险组死亡率这一指标,关注于后者,即统计疾病本身导致死亡的可能性极低的病例类型（如年轻病人的单纯性阑尾炎）中发生死亡的概率。该指标值较高,则反映出机构医疗服务过程中存在明显差错的可能性很大。

死亡率计算公式非常简单:$死亡率=\dfrac{年内死亡人数}{年平均人口数}$,因此计算"低风险组死亡率"的难点在于"低风险组"病例的区分。实践中,具体操作方法为:首先,选用DRGs分组器,将全样本病例分入若干个DRGs疾病组,并分别计算各DRG组病例的住院死亡率(M_i);接着,为便于分析,将对M_i取对数,以便使其服从正态分布,分别计算$\ln(M_i)$的均值$\overline{\ln(M_i)}$和标准差(S_i);最后据此计算死亡风险评分。具体评分思路是:如得分为"0"表示归属于这些DRGs组的病例均为出现死亡病例,得分"1"表示DRGs组住院病例死亡率小于负1倍标准差,得分"2"表示住院死亡率在平均水平与负1倍标准差之间,得分"3"表示住院死亡率在平均水平与正1倍标准差之间,而"4"分表示住院死亡率高于正1倍标准差。得分为"1"组即所谓的"低风险组"。因此,安全指标"低风险组死亡率"计算公式为:$低风险组死亡率=\dfrac{低风险组（死亡风险评分为1组）死亡总人数}{低风险组总病例数}$。

3. 评价数据准备　以DRGs为基础的医院质量评价体系,在进行医疗服务质量与安全评价前需要进行数据采集、数据处理与DRGs分组三步准备工作。

数据采集:借助HIS系统摘录以往病案首页信息,包括患者基本信息（性别、年龄、婚姻）、主要诊断、次要诊断、入院情况、出院情况、是否手术、手术操作编码、费用类别、抢救有无、护理有无、住院天数、住院费用等信息,整理数据、剔除极端值（滤过小于P1或大于P99的病例）为病例分组及诊疗规范研究做准备。

数据处理:辨析样本数据是否服从正态分布,如不服从,对样本进行对数转化等整理,以满足决策树分类要求。

DRGs分组的基本原则可分为疾病不同;同类疾病,但治疗方式不同;同类疾病,治疗方式相同,但个体差异显著三个层次。各家机构积年累月的病例数量庞大,因此实践中参照该原则进行DRGs分组需要借助计算机进行。科学分组是保证病案数据高质量和标准化的基础,分组操作具体流程如下:

（1）基本的分组逻辑和过程:与国际其他版本类似,BJ-DRGs采取3步分类策略（图4-3）,即:先将病例按主要诊断进行分类（疾病类型采用ICD-10编码区分）,形成以解剖和生理为主要分类特征的疾病大类（major diagnostic category, MDC）;然后,综合考虑主要诊断和主要操作（操作分类采用ICD-9编码区分）,将病例细分为基干DRGs（adjacent diagnosis related groups, ADRGs）;最后,综合考虑病例的个体特征、合并症和并发症,将ADRGs细分为DRGs。从基础病例到划入ADRGs组,从分类过程上看只利用参考了主要诊断和操作等分类信息,而未考虑病例个体特征与疾病特征信息。可见,分组第三步骤,即从ADRGs到具体DRGs组的分组节点判断是分组策略的难点。

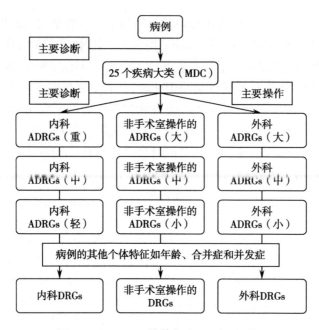

图4-3 BJ-DRGs的基本分组逻辑及过程

（2）分组节点判断：分组的第三步即从ADRGs到DRGs中，主要运用统计学中的变异系数CV进行判断，主要计算各类DRGs中住院医疗费用和住院时间的CV。计算公式是：

$$医疗费用/住院时间的CV = \frac{医疗费用/住院时间的标准差}{医疗费用/住院时间的均数}。$$

国际上将CV小于1作为DRGs分组组内一致性合理的标志，而我国的DRGs分组由于之前步骤中已进行数据处理（去除变异数据），因此将CV小于0.8作为组内一致性合理的标志。例如ADRGs判定结果显示CV小于0.8，则可直接将ADRGs转变为DRGs；反之则需要进一步利用年龄、合并症及并发症等相关信息进行DRGs的分组判定，直至DRGs评定结果显示CV小于0.8。特殊情况下，如出现加入所有的分类变量信息后，DRGs判定结果仍显示CV大于0.8的情况，则需要请临床专科医生提供专业指导，以帮助进行进一步的细分分组判定。

4. 评价意义 DRGs便于管理者在有限的管理资源调度下，能较为全面、准确地把握不同医疗服务单元所提供的医疗质量的关键特征，从而便于进行不同医疗服务提供者的服务绩效或不同区域医疗资源消耗的分布的比较研究。正因为如此，DRGs既可在微观的单元服务绩效评价中应用，也可在宏观的资源分配和区域绩效管理政策中使用。

（1）对于卫生管理部门而言，DRGs是经济、科学的评价管理工具：DRGs有别于传统的医疗服务质量及医疗安全评价管理办法，能有效区分不同疾病的病例类别之间资源消耗的差异程度。以常规病例基础数据为基础的DRGs评价，便于常规监测，有利于卫生管理部门建立一套理论科学、技术先进、实践可操作的质量评价模式。通过该模式可实时、直观、客观的掌握各级各类医院医疗服务能力、服务效率、医疗安全维度的服务质量，极大地节省了医院评价的人力、物力及财力消耗。DRGs工具还有利于协助卫生管理部门从"办医院"到"管医院"的职能转变，通过科学的病种分类方法，制定科学合理的质量评价标准，不仅能有效的规范和约束机构的医疗行为，还可为卫生管理部门资源调控提供客观数据支撑。

（2）对于医院而言，DRGs是提升医院管理的有效手段：DRGs分析工具综合考虑了临床过程与资源消耗,符合现代医疗管理的基本理念。DRGs的应用一方面强调应加强病人诊疗过程的规范化管理(安全和质量双规范),另一方面强调需保证医疗卫生资源利用的有效性(能力与效率双促进),两方面共同促进了医院医疗服务质量与医疗安全管理的提升。DRGs的应用将迫使医院为获得利润主动降低成本,缩短住院天数,减少诱导性医疗费用支付,帮助医院降低经营成本,提高经济效益。因此,DRGs可作为医院医疗服务绩效的持续性改进的必要工具。

可见DRGs是目前国内外医疗服务质量与安全管理最为有效的评价工具,但实践中要充分发挥其积极作用,除了需组织专门技术力量对DRGs系统实施持续改进外,还需要注意在以下几方面做出努力:一,保证病案数据的质量和标准化;二,准确把握DRGs的适用范围;三,对于门诊、康复、长期住院病例等不适用DRGs的病例类型,需积极开发其对应的病例组合(如急性生理与慢性健康评价指标等)。

第四节 医疗服务质量与安全管理发展趋势

在卫生改革不断深入发展的当下及将来很长的一段时间内,社会、经济、医疗体系的不断发展给医疗服务提出了新的要求,不仅要求为全体公民提供更好的医疗服务,而且要求从经济、社会效益角度提高服务的价值。其医疗服务的价值可概括为:提高人民健康水平、提高卫生系统反应性为个人和家庭提供更优良的服务体验、降低医疗经济风险,三大目标的实现。为保障上述目标的实现,必然对医疗服务质量与安全管理提出更高的要求,从而推动与促进了以下医疗服务质量与安全管理发展趋势的出现:

一、研究模式从传统发展至现代化管理

长期以来传统医疗服务质量与医疗安全管理模式对促进医院服务质量起到了积极的推动作用。但传统医疗服务质量与医疗安全管理采取生物医学模式,具有浓重的技术质量色彩,强调"以医疗为中心",主要围绕着"疾病"的诊治经过与诊疗效果进行管理,多关注于医疗服务诊断的正确性、迅速性、全面性;治疗的及时性、有效性、彻底性;除此之外,减少院内感染数量与降低医疗失误等给病人造成的痛苦与损害也是它们关注的主要内容。管理过程中以传统的中间结果评价指标为主要评价标准。考核形式多通过建立工作效率、诊断质量、治疗质量、管理质量等指标评价体系,由医院质量管理部门对医院、科室及个人在某时段内的医疗服务质量及医疗安全进行定期考评。并且,传统模式在注重医疗技术效果的同时,却忽视了医疗成本消耗与效益,忽视了医疗费用使用是否合理,以及社会对医院整体医疗服务功能满意度评价等内容。

因此,亟需发展现代化医疗服务质量与医疗安全管理模式,其中"现代化"主要体现在管理观点及管理手段两方面。

现代管理观点方面:首先,强调"以人为本""以病人为中心""以病人满意为目的"的服务宗旨,质量与安全管理的重心不局限于病人的生理健康,还应注重医疗行为对病人心理与社会健康的影响。其次,强调建立医疗-预防-保健-康复一体化的服务质量体系。医疗服务质量与医疗安全评价指标应涵盖结构质量、过程质量和结果质量全维度,由单纯的诊疗质

量向疗效、安全、服务、时间、费用等方面的综合质量管理转变,实行全方位质量管理;再次,强调全员参与、全部门管理,调动医院全体员工进行全过程的医疗服务质量与医疗安全管理;最后,在提供优质、高效的医疗服务的同时,还应强调质量提高与成本控制的有效统一,转变过去只强调治好病,不讲成本效益的观念;改变医师只管看病,不关心成本消耗,不关心病人费用负担的片面做法。

管理手段方面:科学进步,技术创新,既是医疗质量与医疗安全的前提与保证,也是医疗服务质量与医疗安全持续改进的驱动力。随着信息网络、人工智能等技术的发展,传统化管理必将被数字化医疗服务质量与医疗安全管理所取代,将以信息技术为支撑,在医院的信息网络和通讯线路基础上,将现行的HIS系统、WEB系统以及PACS系统等数字化管理系统渗透到医院管理与微观服务的方方面面,从流程简化、数据整合、规范和自动化管理等途径入手,打破传统流程,创新工作模式,为现代化医疗服务质量与医疗安全目标的实现提供强有力的技术支持与保障。

二、研究方式从回顾性统计到实时监控

传统医疗服务质量与医疗安全管理,主要沿用阶段性指标测评的方法,如每月、每季、每半年或一年评价相关医疗服务单元的医疗服务质量与医疗安全的各有关指标完成情况。通过数据汇总、回顾性统计分析后,找出需要解决的主要医疗服务质量与医疗安全问题,为医院管理决策作参考。上述做法,虽确能对医疗质量与医疗管理发挥积极促进作用,但易于出现评价周期长,管理工作滞后于实际工作的问题。

21世纪以来,来自于病人、社会公众、国家政府、医疗保险部门和医院自身的高质量医疗服务需求,亟需医院进行持续性医疗质量改进和质量管理创新。进行持续质量改进,亟需建立一个良好的测量系统,该系统要求能实时不间断地搜集信息、动态观察,运用水平对比、质量及安全因素分析法、PDCA循环法、DRGs绩效评价等方法对服务过程质量和结果质量进行实时测量、检测与评估,及时掌握医疗质量与医疗安全问题的发展趋势,并采取积极的预防措施,确保医院能持续提供高质量、高效率、高安全的医疗服务。

三、研究单元从科室转向病种病例

医疗服务结果除受到医务人员医疗服务技术及医院医疗服务质量的影响外,还涵盖了众多病人的自身混杂影响因素。传统医疗服务质量与医疗安全评价主要以科室为单元进行,这种评价方法由于评价指标比较笼统,弹性较大,尤其是评价难以避免受到病人不可控因素的影响,不能保证同一科室在不同时期评价中或不同科室在同时期评价中技术难度与医疗风险高低的统计口径前后一致。如不考虑病人差异,直接比较不同时刻、不同评价单元的某项质量指标,以说明医疗服务质量与医疗安全的相对优劣,显然存在偏倚。如此评价结果的全面性、可比性与可信度必将受到质疑。为解决该问题,现代化医疗服务质量与医疗安全管理中逐渐将研究单元从科室转变为病种病例,即将以DRGs为代表的病例分型管理工具引入医疗服务质量与医疗安全管理中。

病例分型管理工具通过风险调整方案来平衡病人的混杂影响,建立一个相对平等的比较基准。基于风险调整的理念,以病例分型为主要方法的医疗质量与医疗安全管理方法,可

广泛适用于过程与结果质量评价中,显著增强了评价的透明性、可比性、可行性和可控性,对推进和完善医疗质量管理的内容与监控方法均具有现实指导意义。

本章小结:

　　医疗服务质量与医疗安全管理是保障医院正常运行与可持续化发展的核心管理内容。医疗服务质量反映的是医院及其医疗服务人员所提供的医疗服务与医疗服务利用者的需要和需求的符合程度,包括结构质量、环节质量和终末质量三级结构。医疗安全是指医院在向病人提供医疗服务的过程中,确保病人得到正确、合理的医疗服务,尽量避免病人受到与医疗服务相关的生命财产伤害。医疗安全的影响因素可分为医源性因素和非医源性因素两大类。医疗服务质量与安全管理中主要的因素分析方法有质量程序控制图、排列图、因果分析图,管理工具有品管圈、标杆管理与PDCA循环。当前主要按照医疗服务系统的基本框架(结构、过程、结果)、医疗服务质量管理内容(技术、人际、环境、管理)与医疗安全管理层次(院级决策层、科级管理层、个体执行层)进行医疗服务质量与安全评价维度划分。并且,主流医院评价体系如ISO 9000族质量标准、JCI医院评审标准及以DRGs为基础的医院绩效评价体系中均涉及医疗服务质量与医疗安全评价的相关指标及内容。未来医疗服务质量与安全管理的发展趋势是:研究模式从传统发展至现代化管理,研究方式从回顾性统计到实时监控,研究单元从科室转向病种病例。

✔ 思考题:

1. 什么是医疗服务质量? 其结构与评价维度及测量指标分别是什么?
2. 什么是医疗安全? 影响医疗安全的主要因素有哪些?
3. 什么是医疗服务质量管理? 其主要管理原则是什么?
4. 什么是全面质量管理?
5. 简要阐述以DRGs为基础的医院质量评价体系的评价流程。

【案例分析与讨论】

从美剧《周一清晨》看医疗服务质量与安全管理

《周一清晨》原名为《切尔西综合医院》,是一部根据神经外科医生、CNN首席医学记者桑贾伊·古普塔的小说改编的美剧。

在这家汇聚众多顶级外科医生的医院中,每个周一清晨,医院的医务部主任胡顿会召集所有医生参加"M&M例会"(发病率、治愈率、死亡率与错误率研讨会)。会议主题是: 对过去一周发生的所有意外死亡病例做一个总结回顾与分析,旨在分析医生手术过程中的错误,避免更多同行犯错,同时也能让更多病人获救。

有某医生因为偷懒方便,没为病人做全套的检查,只是看病人之前的简历,便简单判断病人的病情,几个月后病人再度回来,才检查发现是骨癌晚期。经会议讨论他被开除了行医执照。

还有位外科医生诊治一位7岁的男孩,发现男孩病情危急随时可能死亡,医生决定立即为孩子做手术,但手术过程中出现大出血无法止住,致男孩死亡。事后院方调查,得知男孩的父亲有先天性的败血症,而医生当时急于做手术,却没能详细调查病人家庭病史,对此医生内疚不已。

剧中"M&M例会"是医务人员发现、解剖、解决行医过程中的各种医疗服务质量与安全问题的有效途径。胡顿主任尖锐的质询简直犹如手术刀一般把肇事医生的脑袋(错误)给一一撬开。

近年来,我国医院中也悄然出现了类似的会议。会议内容包括:主管医师汇报该科典型案例的基本病史情况及就诊经过;其后,由主诊医师、科主任就病人的诊断、治疗、用药、抢救等方面发表自己的见解;委员会成员围绕案例中医方在诊疗过程中有无过错、错在何处、技术层面、违反了哪一条医疗核心制度等问题进行了激烈的互动讨论。会议主旨为:针对案例深入分析,找出影响医疗质量与医疗安全的关键影响因素,从中汲取经验教训,并落实传达会议精神,提高医务人员责任心和医疗技术水平,保障医疗安全。

讨论:

1. 从本案例你能够结合理论来阐述医疗服务质量管理的主要内容与原则吗?

2. 从本案例你能够结合理论来阐述医疗服安全管理的目标、主要任务与内容吗?

3. 假设您是某医院的院长,您觉得可以在医院哪些科室、哪些管理领域、以何种形式推广"医疗服务质量与安全管理例会"呢?

(陈　春)

第五章

医院服务流程管理及优化

任何组织所有的业务都是通过流程来实现的,因此,任何组织的绩效都必须通过流程的优化来驱动。就像人体的血脉把营养输送到身体的各个部位,流程把医院运行的相关信息数据根据一定的条件从一个部门、一个医生、一个护士等输送到其他部门、其他医生、其他护士,得到相应的结果后,再返回到相关的部门或人员。医院的不同职能部门、业务部门,不同的医务人员、行政后勤人员,不同的病人,不同的供应商等,都是靠流程来协同运作的,流程在流转过程可能会带着相应的数据:疾病信息文档、病人、药品、财务数据、项目、任务、人员、客户等,流程管理就是保证流转的通畅,提高流转的精度和效率,如果流转不畅,一定会导致医院运作不畅。所以,完全可以说:流程决定绩效。虽然管理层可以通过行政动员,发起运动式的服务主题活动达到一时的效果,但是,如果不改变传统流程及其背后的规则,这种效果注定是暂时的。本章主要介绍医院医疗服务的流程。

【本章学习目标】

1. 掌握医院流程与医院绩效的关系;
2. 掌握医院门诊流程的基本环节和优化要点;
3. 掌握医院急诊对医院发展的重要作用;
4. 掌握医院住院部管理流程中的主要环节。

第一节　医院流程管理概述

业务流程是组织为实现其业务目标所采取的协调控制业务活动,按照一定的步骤有序开展的作业规范和作业方法。一般来说,业务流程具有循环性、确定性、专业性的特征。一个具有良好绩效能力的业务流程则具备充分性、协调性、有效性和适宜性的特点。所谓充分性,是指各环节的业务工作负荷饱满,人力和设备使用满负荷运转;所谓协调性,是指各业务环节环环相扣,紧密协作;所谓有效性,是指流程的所有步骤和动作没有多余,没有浪费;所谓适宜性,则是流程中业务工作负荷是适度的,不会造成资源的长期超负荷运行。业务流程各环节工作量的充分性、行为的协调性、结果的有效性和内部控制的适宜性决定了一个流程的绩效水平。

一、医院流程及其管理要点

（一）流程管理

流程管理（process management，PM），是一种以规范化端到端的业务流程构造为中心，以组织业务绩效的持续提高为目的的系统化方法。也被称为业务流程管理（business process management，BPM）。流程管理一般是一个操作性的定位描述，包括流程分析、流程定义与重新定义、资源分配、时间安排、流程质量与效率测评、流程优化等。因为流程管理是为了客户需求而设计的，因而这种流程会随着内外环境的变化而需要被优化。

进入20世纪以来，在机械化大生产和企业规模持续扩大的背景下，按照分工理论建立的企业内部管理运营活动的垂直管理架构曾经极大地推动了生产效率的提高，这种管理模式不断发展完善，并于20世纪70年代末80年代初被推崇到了极致。然而，进入20世纪80年代以后，信息技术革命、发达的交通运输手段极大地提高了市场有效供给的水平，经济全球一体化的进程加快，围绕市场的竞争日益激烈，并日趋升级扩展为全球范围的竞争。同时，顾客需求日益多样化，期望值日益提高。在这种情况下，企业内部细密的组织分工和垂直管理架构反而成为快速回应市场需求的绊脚石。于是，围绕企业内部管理运营的流程管理研究和实践，迎来了一个全新的发展时代。

任何组织所有的业务都是通过流程来实现的，因此，任何组织的绩效都必须通过流程的优化来驱动。流程管理涉及面广，管理任务复杂而精细，具有战略性、系统性、专业性、工具性（信息化）、层次性、关联性（相互嵌套）等特征。流程体系的运行必须建立在以客户价值增值为中心的流程制度建设与执行的基础上。流程管理和改进的关键是确定目标和战略，流程书面化、制度化，在此基础上，开发一系列的指标，确定责任人并定期分析评估流程运行状态，在严密监督下实施流程改造，确保流程按既定方式运作。进一步将效率指标、质量指标、效益指标等与流程挂钩。这样，就实现了从流程到绩效，再由绩效反馈到流程的封闭的流程管理循环。流程改进不大可能推倒重来，更多的是渐进式的改进，通过对现行流程的不断微调来优化。

（二）医院流程

医院流程就是以规范化的医疗服务流程为中心，以不断提高医院绩效为目的的医院管理和服务业务的运行步骤和运行过程，是医院管理体系中的一种系统化的管理运作方式。医院流程是医院实现医院基本功能的细节过程，包括为人群提供医疗、预防和康复服务；为医学科学进步进行医学科学研究；为培训医学生、进修生而进行医学教育等。而在具体医疗情境中，则主要体现为医务人员如何为病人提供门诊或住院治疗手续、给予何种治疗、何种护理、由谁去做以及什么时候做等细节问题。

美国医院管理学院院士克里斯托弗·纽曼介绍说，医院流程设计和运作造成的失误，使美国每年有大约11万病人死亡。管理大师哈默（Michael Hammer）的调研发现：流程中不增值活动的时间之和，通常要占全流程时间的80%以上。资源的有限性和生命救助的迫切性，更要求医院建立更加经济有效的医疗服务流程。

提高工作流程的效率首先应当明确一个典型病人的就诊过程（当然，该过程中的各个环节会因病人病情的不同而异）。例如，一个骨科住院病人要经过4至5个环节：登记、术前护理、手术、康复。每个细节，管理人员必须分析服务的需求量和医院系统的服务能力，以及与两者相关的一些变化。并建立单位时间内服务能力与服务需求量之间的分析评估模型。通常，需求与能力是一些大型参数的函数，如数量、类型、到达率和床位数、护士数以及医生数、设备与物资供应等。按照这个模型，可以预测单位时间内的病人流量达到某一水平的时候，医院服务系统各个环节的适应要求，确定各种设想条件下的医院服务流程中可能出现的瓶颈。一般当需求量大于容量时，瓶颈将会出现，流程管理的任务在于如何预测和控制该类事件的发生。

医院的各项服务的流程循环往复，在一段时间内重复的使用某一流程，就会积累从流程的起点到流程的终点各个环节以及系统总体运行特征的一些基础数据，即某个环节的服务容量利用率与等待时间呈指数关系。当服务容量被占满时，很小的变异可以引起整个流程的大波动。事实上，其中的主要原因在于那些不考虑其上游和下游，只顾优化自身服务的半自动化病区。在很多情况下，牺牲局部速度来换取整个系统协调运行的效果会比较显著。

图5-1是对某医院门诊挂号数据的统计，可以看出医院门诊需求在一天之内呈现出的峰谷变化。此数据所呈现出的特征是我们安排门诊服务工作的基础，也是我们协调安排医院的其他业务，错开门诊高峰，充分利用资源，提高医院绩效水平的重要信息。

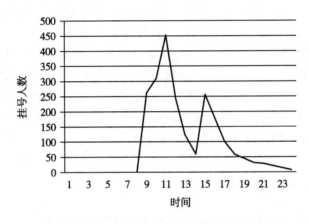

图5-1　门诊收费挂号分时业务量示意图

医院的流程应该非常注重各环节和步骤的细节，多数情况下，我们能够针对细节找出最有可能造成瓶颈的根源。比如对于服务的需求，最重要的是找出特定时间病人达到数量的差异。医院可以通过诸如改变手术日程表等方法来控制这种差异。再比如，在服务提供方面，人员与资源的不合理配置（如医生巡视病人时间上的不协调或是对工作人员整理病房的时间估计失误），往往是造成瓶颈问题的根源。通过细节的分析，我们清楚了问题所在，才有可能通过流程的改造和优化逐个解决，即便是细微的改进也会有很大的效果。从这个角度来看，减少系统运行中各个环节业务工作中存在的细微瑕疵和不合理因素，通过改变这些瑕疵和不合理，可以削减许多闲置的容量，使得医院业务流程更加充分和有效。对于医疗卫生服务，高绩效的服务流程，往往能成为一个医院的关键成功要素。

二、医院流程的分类

医院是一个十分庞杂的系统，有数目众多的临床科室和辅助科室，还有职能科室、后勤科室等，同时也是一个大的流程集，病人从入院到出院、药材从购置到使用、管理措施从制定到实施,医疗服务从实施到监控,每一项工作循环一次就是一个流程。如此众多的流程如何分类? 根据医院流程的核心内容,医院的各类流程可以分为以下三类:

一是业务流程,主要指临床科室、辅助科室自身业务需要产生的各类流程,比如手术流程、护理流程、交接班流程等。

二是服务流程,包括所有接触病人产生的各类流程,比如门诊流程、住院流程、投诉流程、回访流程等。

第三是管理流程,主要是指医院内部各种管理制度产生和监控的流程,比如绩效考评流程、物资采购流程、签字报销流程、价格制定流程、奖金分配流程等。

上述三类医院流程,有主有次,其中医疗服务流程是核心,业务流程是基础,管理流程是保障。各部门业务流程和管理流程都是围绕服务流程,以服务流程为主线展开的。当然,进行服务流程总体设计时,要考虑各部门业务流程的特征,否则就会造成服务流程运行不畅。管理流程是服务流程和业务流程协调运作的行政监控和评价过程,是业务流程和服务流程正常运行的保障。受计划经济时代医院运行的影响,我国部分医院的整体运作围绕管理流程展开,这是本末倒置,严重违背了医院的职能和使命。

现代医院的运行管理,应该建立面向流程的管理,真正实现医院的经营活动以患者为中心,以服务为导向,及时响应外部的有效资讯,最终实现彻底而良性的变化。这需要通过管理流程,采取有效的管理方法和激励措施,通过技术改造,提高各业务流程的运行效率,最终激发出医院服务流程的最大绩效。以流程管理为核心,确立流程管理作为医疗服务绩效关键驱动力的地位,并发展出完整的动态平衡的指标体系,通过对指标的追踪实现对流程的管理控制。由此看来,医院绩效与医疗服务流程的管理密不可分,医院绩效水平,在很大程度上决定于医疗服务流程的有效性、充分性以及协调性。

三、医院流程的影响因素

随着医疗竞争的日趋激烈,医院在寻求不断提升服务质量和客户满意度的方法,在此过程中,越来越显示出服务流程的制约作用,尤其是公立医院更加突出。例如,门诊各类辅助检查较分散,导致病人检查要四处奔波;医务人员、医院管理人员服务态度差,推脱责任等问题在很多医院都或多或少存在,尽管很多医院管理者都意识到了这个问题,但要解决却困难重重。原因在于,服务流程的影响因素是多方面的。

医院流程的影响因素,概括地说,主要有两个方面,其一是显性影响因素,其二是隐性影响因素。所谓显性影响因素,是指和医院流程直接相关的各类因素,主要有医院的组织结构和部门职能划分,医院的建筑设计和服务系统的布局,医院各服务环节的技术装备和人员的技术水平等三个方面;而隐性影响因素是指和医院流程间接相关的各类因素,主要包括医院的服务理念和医院文化,人员(包括医务人员、医院管理人员、病人及其陪护人员)的道德和心理因素,医院的管理激励措施,医院组织的性质(公立医院与民营医院,其实是一种政治因素)等方面。这些因素相互影响、相互作用,进而形成了医院流程的关系模型。以下结合当前我国公立医院的特征,分析医院流程的主要影响因素。

(一)建筑和布局

医院建筑和布局对医院流程的影响是根本的、致命的。首先来看医院的建筑,医院建筑的地理位置、占地面积、建筑面积、地形地势、交通状况、卫生条件、环境状况、城市规划等是医院流程设计的基础,因为这些因素在一定程度上决定了病人的人数、病人到达医院的时间分布和频率以及病人可能在医院逗留时间的长短。

医疗活动是集脑力劳动和体力劳动为一体的复杂劳动。医院建筑要根据医疗活动的规律进行设计和布局,达到节约劳动时间,缩短劳动半径,提高工作效率、医疗质量和利于医疗管理的目的。综合医院的工作量大,内容繁杂,各部门、各科室既有自己的独立性,又有密切的联系,医院建筑不仅要适应其各自的特点,又必须使其有机地联系起来,构成一个整体。医院是一个易于造成交叉感染的场所。因此,对建筑和设施的卫生要求特别高。在布局上要严格将生活区和医疗区分开,清洁区与污染区分开,病房与门诊相对隔离。重点部门的建筑要有利于空气消毒与墙壁和设施的清洗,污物污水的处理还应符合有关法律、法规的要求。手术室、抢救室等应作为专门区域设计,配以专门供电、供水系统,并考虑在发生灾情时不致造成输氧、输液中断。病人多行走不便,而抢救病人需要快速敏捷,不同来源的病人所需要的抢救设备和工具也有所不同,因而医院建筑中的交通设计应宽敞。医院基地的选择是医院建筑管理的重要环节。选择的基本原则应满足方便病人就诊、卫生、安静和交通方便等方面的要求,选址时首先应根据医院性质来考虑,同时必须符合医疗卫生网的规划布局。医院建筑应有醒目的标志,如昼夜可见的医院标志,美观大方的建筑形象,彩色的导线路标,从而提高医院的知名度,并使病人易于识别和就诊。

医院的功能布局是医院建筑设计的关键,也是更为直接地影响医院流程的因素。合理划分医院的功能区是保证医院建筑总体布局成功的关键,也是决定医院流程的最根本因素。综合医院的区域划分至少包含医疗区、行政后勤管理区、教学科研区和生活区。医疗区是医院的主要功能区,分为门诊、住院、医技三大部门;行政后勤管理区分为行政管理和后勤总务两大部分;教学科研区根据医院教学科研任务由教学和科研两部分组成。职工生活用房在一般医院中常作为一个附属部分进行规划。

医院建筑功能关系复杂,卫生要求高,与一般公共建筑相比有共性,也有特殊性,其建筑组合形式并无固定模式。目前常见医院建筑按空间组合的集中程度一般分为分散式医院建筑组合、集中式医院建筑组合和综合式医院建筑组合三种不同的组合形式。分散式建筑组合是以多个建筑物分别执行医院某一特定功能。对于规模较大的医院来说,分散式组合已不能很好地符合现代化要求,仅适用于传染病院、结核病院和精神病院。集中式组合是以一个主体建筑物来囊括医院绝大部分工作部门的组合形式,即除了必须与医院适当分隔的职工宿舍外,其他各部门用房全部集中在一幢建筑物内。新建筑材料的出现,建筑施工技术的提高以及中央空调设备、电子技术、自动化输送在医院中的应用,是集中式高层现代化医院的建造背景。集中式组合为医院节约大量占地面积,争取到更多的室外活动和绿化用地。从流程上来看,同时可使医院各部分间距离缩短,联系方便,便于管理,节省建设投资与使用维持费。但由于高度集中,其卫生防护要求也就特别高。综合式医院建筑组合基本上保留了分散式的优点,特别是利于隔离;但也吸收了集中式组合的节约用地,节约投资,各部门联系便捷,便于医护工作等优点。上述三种组合各有利弊,一般认为,不影响医院使用功能和经济效果的建筑组合,即是合理的组合形式。

医院的建筑和功能布局,主要通过医院内部交通影响到医院的流程。医院各部分之间的交通联系密切,交通流线复杂,一般包括四类人员和物资的交通。第一类为病人、病人家属、探视者、来访人员;第二类为医务人员,医师、护士、职工和培训人员;第三类为食物、药品、器械及燃料;第四类为垃圾、污物、污水及尸体。这四类人和物的顺畅流动,是医院正常运行的表现,对医院内部动态环境有重大影响,从流程管理的角度来看,应主要注意的问题首先是防止混乱,使医院内形成有秩序的动态环境,组合好医院建筑空间,使各部门之间无障碍交通,采用信息诱导图标,有效引导医院内部的人流和物流。其次是要防止交叉,减少和杜绝院内感染。一般病人和传染病人,成人和儿童病人,住院和门诊病人,食品和药品供应路线均应分设,尸体路线要隐蔽,各活动路线不应交叉。以免对病人产生不良精神和心理影响。

(二)服务理念

长期计划经济时代中形成的医疗服务模式都是以医护人员为中心,但随着医疗保险改革以及医疗服务市场的竞争越来越激烈,大多数医院已经转向以患者为中心的服务理念,在转变的过程中,还是有很多医疗服务流程留有很强烈的旧观念的痕迹,亟待变革,如排队叫号的问题、病房安排问题等就是明显的示例。理念的变革到流程的改变是有一个过程的,需要通过培训进行理念的灌输,更需要营造把理念转化为行为的工作氛围。如相当一部分医院员工的部门意识很强,不是自己科室或者自己的病人,一般情况下不愿意提供任何帮助,甚至哪怕只是指引一下道路,这些细节方面的因素取决于医院的服务理念,往往对医院的流程产生深刻的影响。

(三)技术应用

早在20世纪90年代,流程再造理论提出的一个重要因素就是计算机信息技术进步带来的巨大变革,新的技术在提升服务能力的同时,不可避免地冲击了传统的工作流程。传统的变革往往只是简单地通过技术改造来替代既往的诸如人力成本等的资源,而不涉及基本的工作流的改变,但是随着信息技术的迅速发展,必须打破原有的工作流程才可能更合理地发挥信息技术上的优势,例如信息共享就可以使各检查科室减少了重复输入病人信息的环节,而诸如此类的对系统所进行的集成和改造,必然会涉及工作流程的改变,因此从某种意义上来说,信息技术带来的流程改造更像是一场革命。另外,新的医疗技术设备的采用也对医疗服务流程产生巨大的影响。

(四)流程设计

我国当前医院流程设计存在的主要问题:一是整体系统性不够强。医院流程管理更关注就医环节,如排队等待现象严重、顾客满意度测评较低以及服务质量不高等,多停留于对某个局部流程或某一业务流程的分析诊断优化上,缺乏对医院总体流程进行系统思考、分类、再设计,缺乏在此基础上最终形成优化和重组策略并进行实证检验。其次,流程设计的方法不到位。多数医院在设计医院的流程时完全根据经验,或参照其他医院的做法,即使是根据自身所在城市和区域的人口、病人人数等进行设计,在方法运用上也十分单一,主要运用问卷调查和统计分析法为主,很少数运用成本效益分析和排队模拟等,缺乏多种方法的综合运用,不利于针对不同流程灵活地选择相应的管理学方法进行医院流程的分析和设计,最终降低了医院流程的总体绩效。

四、医院流程的优化

简单地说,组织对绩效的追求,就是用最小的代价做出较大的成效。绩效在时间的层面上表现为速度,在空间的层面上表现为资源的利用,流程则是从时间和空间两个方面同时着手,追求更高的绩效水平。

在传统以职能为中心的医院管理模式下,流程隐蔽在臃肿的组织结构背后,流程运作复杂、效率低下、病人抱怨等问题层出不穷,整个组织形成了"圆桶效应"。面对新的环境、新挑战,为了解决医院在传统以职能为中心的管理模式下产生的问题,必须对业务流程进行优化,从本质上反思业务流程,彻底重新设计业务流程,以便在医院绩效的关键指标(如质量、成本、速度、服务)上取得明显的改变。

在"以患者为中心"的医疗服务体系建设过程中,众多管理者费尽心机,却达不到期望的效果,良好的理念停留在口头上、脑海里,却落实不到行动中。流程管理的实践更多的是对一个又一个具体问题的克服,最后达成医院的总目标。只有流程本身能够保证行为与目的统一,制止各种偏离目标的行为发生。所以,只有流程管理才能保证目标的实现。从这个角度来说,流程管理是把战略设想转化为行动的唯一途径,表现为组织的行动能力。对核心管理流程的再造、固化、优化这一过程,最为理想的结果是使组织达到"无为而治"的境界。

基于以上对流程的深刻理解,确保"以患者为中心"服务模式的建立,需要将口号化为切实的行动和真实的效果。为此,必须进行医院流程的优化。

医院流程优化是在医疗卫生体制改革的大背景下,基于当前人民群众日益增长的医疗服务需求和医疗机构日益激烈的医疗市场竞争,聚焦医院流程不合理导致的组织运行不畅、质量效益不高、成本支出过大、患者满意度低等现实问题,依据业务流程再造、服务流程设计、管理流程简化和组织变革等理论,综合运用问卷调查、专家咨询、数学分析、成本效益分析、排队论、系统动力学模型、实证检验等方法,在对医院流程进行系统分类的基础上,筛选核心流程,诊断流程中存在的机构职能、资源配置、管理制度和标准化建设的缺陷,找出干预的关键点,确立优化和重组策略方案,并进行实证检验,为医院的组织管理、流程设计、资源配置、标准化制度建设提供理论和方法学依据,为医院管理者提供决策参考,为构建医院核心竞争力、提升医院品牌提供有力支撑的一项大型系统工程。

医院流程优化需要通过以下步骤实施:

第一步,系统思考医院流程的分类,明确界定优化对象和范围。

第二步,设计调查表,对员工和病人进行问卷调查,统计分析调查结果并排序,根据排序确定需要改进的薄弱环节,分析薄弱环节所处的流程,按照业务交叉、绩效低下、病人关注等方面的因素进行筛选,结合医院整体战略目标和绩效改进预期,确定核心流程。

第三步,对核心流程进行现状调研,绘制核心流程的流程图,运用定量的方法,对流程进行分析,找到每个环节以及环节衔接之间存在的主要问题,并将这些问题归结到机构职能、资源配置、管理制度和标准化建设四个方面的缺陷,最后确定管理层实施干预的关键点。

第四步,从医院工作目标(不是部门利益)出发,重新界定流程中所涉及部门的职责和相互关系,即转变机构职能;重新整合流程中的人、财、物、时间、信息等要素资源,即优化资源配置;进一步改进管理制度中存在的缺陷,即完善管理制度;进一步细化重点工作标准,即加强标准化建设。重新绘制新的流程图,并形成医院流程优化与再造实施方案。

第五步,在医院组织实施流程优化与再造方案,并进行观察、问卷调查,统计流程改进效果,分析流程优化给医院绩效带来的变化,提出进一步完善和改进的方案。

医院流程优化的关键在于部门职能、资源配置、管理制度和标准化建设四个方面。首先是部门职能,要从根据组织结构设定流程的管理模式变为根据流程设计组织结构的模式,彻底打破专业分工思想,充分发挥员工在整个业务流程中的作用,达到业务流程的整体最优。其次是资源配置,要从根据历史数据分析优化整合模式转变为根据即时数据进行改进的持续优化模式。从方便病人出发,从提高医疗质量出发,从节约成本提高效益出发,持续优化整合各类资源。第三是管理制度,为适应流程优化后的组织分工,形成职责明确的流程管理,使每个环节都有效实现"无缝链接",就需要不断完善各项管理制度。最后是标准化建设,要逐步使相同疾病的病人在医院都能得到同质化服务和同质化疗效,切实将人为因素造成病人预后的差别降到最低。

流程优化是一项非常艰难的管理改革,企业实施流程优化和再造的例子很多,但最终获得巨大成功的例子并不多,而失败的例子却比比皆是。总结企业流程优化的经验,医院在实施医疗服务流程优化的过程中,必须注意以下方面:首先,管理层要高度统一、鼎力支持。实施流程优化的过程是一个打破内部的既得利益小团体,重新划分机构职能的过程,必然牵涉到方方面面的利益,没有管理层的坚强决心就很难实现。其次是要克服急于求成的心理。流程优化是一项系统工程,需要精心准备,不断改进,是一个持续优化、循环向上的过程。短期内不可能奏效。第三,对流程优化的预期不能过高。流程优化是内部变革,它对外部(潜在的医疗服务需求)的影响不是直接的,它也不可能左右到国家的宏观政策,所以应该提出一个合理的、现实的、可达到的流程优化目标。第四,给予充分的资源保证。流程优化方案的设计和实施都需要相应的人力、物力和财力,还需要进行严格的培训和教育,否则固有的观念和习惯很难得到转变。最后,信息技术的采用一定要从医院的管理实际出发。信息技术是辅助和加速医院流程优化的重要手段,但它只是流程优化的一个部分,相对而言,组织结构、部门职能、岗位职责、人员激励、医院文化等方面的变革更为重要。

第二节 医院门诊流程及其优化

随着经济状况的改善和人民群众生活水平的提高,尤其是20世纪初以来科技的进步和发展,改变了人类的生活习惯和行为模式,人类健康和疾病随之发生了重大的变迁。在低成本预防保健、医疗技术、检查诊断治疗设备大幅度改进和医疗服务的可及性、便捷性大大提升的条件下,在加速人类疾病变迁的速度的同时,也使得过去许多需要住院治疗的疾病,现在几乎都可以在门诊医疗中获得有效的治疗和控制。

一、门诊医疗的意义与重要性

(一)门诊医疗的变迁

最早的门诊医疗方式,大部分是医生接受病人的邀请到病人家里看诊、用药,甚至治疗,即所谓出诊。一只药箱就是医生的基本装备,或者步行,或者借助自行车等交通工具,装备虽然简陋,但是医患之间的关系往往非常温馨,也非常容易建立深厚的情谊。在我国广大农村,这种医疗服务模式至今仍然非常普遍。实际上,能够请医生到家里提供医疗服务的家庭,其经济状况通常会比较好,而早期的门诊医疗服务,设备简陋,往往兼备了收容的功能,主要是提供给穷苦人家或者社会较低阶层者的。

欧美发达国家的医院,是以住院治疗为主的,门诊往往不被重视。从医疗服务的收入来看,大约30至45次门诊医疗服务的收入,才相当于一次住院医疗服务的收入,不过,住院医疗服务的成本相对也比较高。根据2015年的卫生统计年鉴,在我国,综合医院的门诊收入大约占医院医疗总收入的30%以上,而住院收入大约占60%以上。门诊病人人均医疗费用233.9元,而住院病人人均医疗费用达到5463.8元。在我国,医疗保险报销制度是影响病人住院选择的重要因素。

一个毋庸置疑的发展动向是,由于医学科技的快速发展,医疗服务的形式早已开始朝着门诊医疗方向发展。而且,随着人们健康观念的变化,体检等服务成为医院的日常服务,门诊医疗服务的收入逐步成为医院收入的主要来源。门诊服务对医院整体运营的重要性逐渐增加,因此,对医院来说,在竞争越来越激烈的医疗环境中,医院的管理运营需要有创新的理念,创新的思维方式,需要从医疗服务的环境特征出发,准确定位医疗活动的优先顺序,深入思索能够兼备医疗服务效率与医疗成本效率的服务方式,为病人提供更为便捷、安全和经济的医疗服务。

门诊医疗服务,原本就是医疗服务的基础,其低廉的医疗成本和我国国情是非常适应的,但是,由于公费医疗、医疗保险报销制度等的影响,我国大多数医院往往更重视住院治疗。在竞争的医疗环境中,很多医院也开始了门诊服务的扩张,如特需门诊、专家门诊、VIP门诊等,还有一些医院设置了独立的联合诊所,门诊手术中心,都是为了给病人提供更为方便、优质的门诊服务,追求门诊医疗服务的利益,满足特定病人的需求。

(二)医院门诊服务

门诊服务,按其服务内容,可以分为综合门诊和专科门诊。一般而言,基层医疗机构(乡镇卫生院、社区医疗)所提供的医疗服务基本上可以归为综合门诊服务,这里我们主要分析医院门诊服务,即专科门诊。

医院所开设的门诊医疗服务,是我们最为熟悉的就医渠道。医院门诊服务的开设,一般是在人口密集,交通方便的区域,医院门诊服务在我国当前的医疗服务体系中,是非常重要的环节。从医疗技术的发展和社会的潮流来看,医院必须扩充其门诊医疗服务的内容,使门诊服务的范畴更为广泛,更为多样化,也更符合病人的实际需要。由于医疗保险支付制度严重扭曲了医疗资源分配的合理性,门诊病人更是医院住院病人的最重要的来源。

一般来说,医院所提供的门诊医疗服务是高度专科化的,其门诊病人的疾病往往比社区卫生服务机构的病人要严重得多。病人之所以选择医院的门诊,是因为医院具有较为完备的检查与检验仪器和设备,可以提供较为完整的医疗服务。

随着医学知识、技术、科技与设备的不断改善与进步,医院的门诊服务也在不断地扩大与深化,门诊服务的扩大深化,使得医疗资源得以更为有效的利用,对于病人而言也更为便利。流行感冒、轻微疾病、产前检查、预防保健、小儿体检、慢性病门诊等,都是最为常见的门诊医疗服务项目。除此之外,门诊手术、放射诊断与造影、临床病理检查、各医疗专科检查等,在医院的门诊服务项目中也是非常普遍的。

除了上述较为常见且比较重要的门诊服务项目之外,门诊服务的内涵也呈现出多样化的趋势。临床专科医疗在高度细分的基础上,又呈现出整合的趋势,各医院也都在竭尽所能地发展新的医疗领域与项目,门诊医疗服务的流程也随之发生变化,以疾病为中心整合医疗服务已成为一种趋势,如病种专家门诊的开发,糖尿病、消化系统疾病、疼痛门诊、过敏疾病、关节炎、职业病、运动医学、行为医学、妇女医学、睡眠医学等,种类繁多,数不胜数。不难看出,近年来医院门诊服务的发展动向,是整合性的联合门诊,单一专科不能满足一些特殊疾病病人的需求了,因此,为保证病人良好的医疗生命质量,需要集合不同的医疗专科医师和人员形成医疗团队,共同会诊,才能满足疾病治疗的需要。如糖尿病的联合门诊就需要新陈代谢、肾脏专科与骨科,甚至眼科的医师也应该共同参与,以便病人能够获得正确的治疗方案。

(三)门诊医疗在整个医疗服务体系中的重要性

从宏观的角度来看,门诊医疗服务在整个医疗服务体系中占着非常重要的地位。世界卫生组织认为,以门诊为基础来提供个人紧急伤病的治疗与预防,是决定发展中国家医疗保健体系绩效的重要因素。门诊化的个人医疗服务,可以使整个社会人群的健康状态得到最大面积的提升,这一点也符合医疗卫生服务的公平性和均等化的要求。

从医疗市场的角度看,虽然门诊医疗服务无法形成完全竞争市场,但相对而言,门诊医疗服务的竞争性显然要强得多。从服务的供给来说,门诊服务市场的进入壁垒小,政府管制少而且资本投入通常也不大;从服务的需求来说,病人的风险也小,只要觉得这里的门诊不方便,就可以寻求其他的医疗提供者,门诊医疗服务的信息相对而言也更充分,更容易获得。根据上述情况,门诊医疗服务可以更好地发挥市场竞争的机制,通过竞争机制,一方面丰富医疗服务的种类,另一方面,也可以优胜劣汰,提高医疗服务的质量。

毋庸置疑,门诊医疗是整个医疗服务体系中最多样化的部门,也是适合引入市场机制,以较低社会成本获得较大社会效益的医疗服务形式。所以,在医改的大背景下,门诊医疗服务应该是公立医院改革最有潜力的一个环节,因为它是提高整个医疗服务体系绩效的最重要的部门。在医疗资源相对短缺、政府投入不足的情况下,维持门诊医疗服务部门组织与运作的高效率,也是有效解决"看病难、看病贵"问题的关键。

二、医院门诊服务的特征

门诊是医院面向社会的窗口,是医院接触病人时间最早、病人集中且流量最大的部门。充分认识和深入分析医院门诊服务的特征,是做好医院门诊工作的基础。

(一)病人服务量大

我国绝大部分医院每日门诊服务量都是非常大的,尤其是中心城市的大型医院,每日的门诊量往往是好几千人甚至上万人,而且,每位病人往往会有陪同就诊的家属或亲友,有的陪同人员有好几位,也就是说,每日至少有门诊就诊病人近2倍的人员进出医院门诊。每位看诊医生的每日看诊人数少则数十人,多则可达百人。因此,从管理的角度,医院的门诊中心如何安排大量病人就诊就是一个非常重要的问题,处理好这一问题,对保持就诊秩序,提高医院的服务效率和服务质量,形成良好的医院声誉有着重要的作用。从病人的愿望看,需要在较短的时间内,尤其是在就医拥挤的高峰期,及时得到医院所提供的医疗救护,这对于医院管理人员来说,也是一项严峻的挑战。

(二)医疗服务的多元化

随着医学科学技术的进步,医疗专科高度细分化。我国当代的医学教育,主要是临床医学教育,注重对临床医学生专科化甚至是次专科化的住院医师训练。因此,医院多提供的门诊医疗服务,大多是由各专科医生所提供的专科化的医疗服务。由于人们一般认为专科医生在其专科医疗领域的专门知识,要比一般科室的医生掌握得更多,并且拥有很多的病患经验,所以,病人一般都会选择接受专科医生的医疗服务。在这种环境下,医院所提供的门诊医疗服务,自然是以多元化的专科医疗门诊为主了。在各大医院的门诊中心,心内科、脑外科、神经外科、骨外科、胸外科等这些诊室的名称,也真实地反映了医院门诊医疗专科的高度细分化特征。正因为如此,病人在前往医院门诊看诊时,往往需要事先自行诊断或者咨询,在此基础上选择挂号看诊的科别。

(三)功能多元化

门诊诊断治疗的服务功能不仅仅局限于医疗,事实上,在现在的医疗环境中,以主治医师为主导的门诊的功能是非常强大的。医师对病人如何接受医治,应该去哪里医治都具有相当大的决定权力。因此,门诊系统的医生,除了以自身的医学知识与技术为病人提供医疗服务之外,对其他医疗资源也拥有相当大的使用和控制权,所以,门诊除了提供医疗服务,还具有医疗资源的分配与控制功能。

(四)以患者为中心

在我国,病人门诊就医的自主选择权是相当高的。病人可依据自己的需求或者亲友的推荐,选择就医机构。选择医院门诊就医的病人,有许多是急性病但却不是很严重,也有许多是定期复查的长期服药控制的慢性病病人。一般来说,近80%的医院门诊病人是一般疾病,这些病人就其疾病的特征而言,是不一定需要到医院的门诊进行治疗的。如果医院的门诊流程复杂,服务质量不高,那么,由于病人就医心理是缺乏耐心的,而且对医院不容易形成持久的忠诚度,所以,病人会很容易流失到基层的医疗机构或者其他医院去。虽然医院提供了专科化的门诊医疗服务,但是就就医的方便性(时间、地点)而言,肯定是不能跟社区卫生服务机构相比。因此,医院的门诊服务必须随时具备待命即时服务的能力,应该特别注意以患者为中心,提供满足病人便捷、体贴、高效的要求的医疗服务,如此才能建立起病人对于医院的信赖感,维持病人对于医院的忠诚度。

三、医院门诊流程管理

门诊业务流程直接关系着门诊工作的质量和效率,对医院的形象和效益也有着直接的影响。

我国医院现行的门诊流程基本是以医务人员为中心的工作流程,"患者围着医生转,检查围绕设备转,一切围着收费转",流程设计没有反映以患者为中心的服务理念,从病人角度考虑较少,在给病人就诊带来诸多不便的同时也影响到医院的服务质量和工作效率。因此,利用先进的业务流程优化与再造理论和卫生信息技术进行医院门诊业务流程的再设计有着非常重要的意义。

门诊流程涉及病人到医院就诊的全过程。整个门诊流程包括了挂号、收费、就诊、检验、检查、治疗、发药等环节,相关系统包括挂号、发卡、分诊、候诊指示、门诊医生工作站、收费、医保、门诊西药房、急诊药房、门诊中药房、发药指示、门诊注射室、急诊注射室、检验、全院PACS等系统。门诊流程设计的宗旨是:减少病人在门诊停留时间;从病人角度设计就诊过程;简化门诊流程的各环节,以达到管理科学,提高门诊整体服务水平。

(一)门诊服务计划

医院门诊服务计划是医院门诊服务的基础,计划的科学性直接影响到医院门诊服务的效果与质量,也直接关系到病人来源就诊的方便性,所以,门诊作业计划是一项非常重要的管理任务。

门诊计划的关键是安排好医院门诊医生,门诊看诊医生的安排应根据各个医院的特征和需要,一般应该具有主治医师或者已经经过完整专业训练的住院医生,如果是因为业务上的需要,主治医师请假或者是因为病人紧急的医疗需要,才能安排相应的住院医生代诊,但也应该是优先选择其他主治医生代诊。由于某些以门诊为主的科室(如口腔、眼科等),门诊医疗服务是医生学习知识积累经验的主要渠道,因此,让住院医生参与部分门诊服务是非常必要的。但是,为保证医疗服务的质量与病人的安全,应该在主治医师的监督与指导下,从事病人的医疗服务工作。

医疗服务行为涉及人民群众的生命健康安全,按照医师法规定,必须是在当地执业医师资格注册登记的医师,才可以执行医疗服务,因此,为避免违法与医疗纠纷事件,所有在医院执行门诊医疗服务的医师,都必须向辖区卫生主管机构办理执业登记,报备核准后,方能安排门诊医疗服务工作。

门诊计划的安排应该遵循一定的原则。首先,医院应该根据当地病人的情况,设定每位主治医师每周的基本门诊看诊次数,一般而言,一周三到四次为宜,但需要根据科别的性质有所增减,以符合医院与科室的运营要求。其次,为方便病人的就医需要,各科室门诊时间与开诊次数的安排,在一周内应该平均分布,最好兼顾上下午的平均,考虑到部分病人的工作特征,也可以安排部分夜间门诊或者节假日门诊,以充分利用医疗资源。第三,门诊看诊的起止时间,应该结合医疗资源的使用,进行平衡和协调。第四,门诊安排应充分考虑到疾病的特征,为提高病人服务的效率,会诊安排已经成为提高服务质量的重要措施,因此,应该整合医师资源,协同诊治多种疾病的病人,缩短病人的看诊流程和时间。第五,为方便病人准确挂号,应该提供门诊时间表,时间表上应该详细列举各专科医师的看诊时间、专长、代号等信息,使病人准确挂号。最后,各专科门诊医师的安排,尽量以固定时段为主,排定后尽量不要变更,如有减诊、停诊或其他变化,应该尽早在门诊时间表上公布,以免造成病人的抱怨。

(二)门诊流程设计

首先,医院门诊流程的设计必须以病人为中心,以超越病人期望作为流程设计的导向,对门诊医疗服务的各个环节做出科学的安排,重建面向病人的门诊业务流程。其次,门诊流程的设计必须以服务质量和效率为目标,以减少病人在门诊的排队时间、院内往返时间和流程中间环节为突破口,通过减少环节、分流高峰、解除瓶颈,构建方便、快捷、优质、高效、低耗的门诊流程。第三,门诊流程设计,必须落实以人为本的理念,以人为本包括病人和医务人员两个方面。门诊流程设计首先应方便病人,同时应便于医务人员有效地开展工作。医疗行为是非常严密和科学的,流程设计应考虑其有利于医学科学的规律。最后,流程设计需要以卫生信息技术和医院信息系统为纽带,充分利用先进的卫生信息技术对现行门诊流程进行再造,高起点地优化和整合门诊服务流程。充分利用电子病历的各种优势来组织门诊服务流程,重组方案尽可能通过信息流动实现病人少跑路、少排队、少等待。

(三)门诊流程的基本步骤与程序

医院的门诊服务规模往往很大,涉及的机构也颇为复杂,部门之间、人员之间存在很细密的职能划分和职责分工。因此,医院门诊医疗服务的相关作业流程,相对也比较复杂。如何让整个门诊服务流程以方便病人就医为原则,使得每个关键环节都可以环环相扣,顺畅流利,减少不必要的错误或者失误的发生,是整个医院门诊服务的管理重点。医院门诊服务的流程与涉及的相关部门如图5-2和图5-3所示。

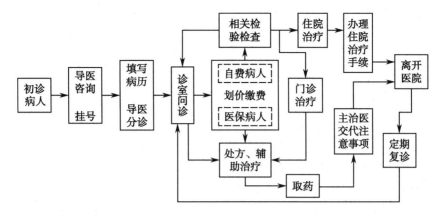

图5-2　传统的医院门诊流程简图

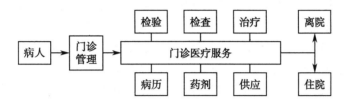

图5-3　医院门诊服务相关部门

从以上两幅图可以看出,门诊流程的核心是医生对病人的检查和诊断,医生的诊断治疗是门诊服务的中心环节,其他各环节都是为了辅助医生完成诊疗行为而设计的。因此,门诊诊室(医生工作站)是门诊服务的中心点,门诊服务流程的设计应该以诊室为中心,实现相关系统的一体化协调运作,这样才能使整个门诊大系统运行顺畅。在进行门诊流程设计的时候,需要从以下关键环节入手:

第一个环节是挂号。挂号部门是病人与医院接触的必经通道,挂号作业实际上扮演着病人与医院的中介角色,是建立医患关系的开端,医院如何让病人能够顺利地进行挂号,方便其前来就诊,是医务管理部门重要的课题。

很多医院的挂号处还扮演着分诊和导医的角色,有的医院在门诊大厅专门设置了咨询导医人员,但是,绝大多数医院的咨询导医人员和挂号处的工作人员大部分不怎么懂得医学,只是凭感觉告诉病人应该挂哪个科,一旦不对,病人就得重跑一趟。一方面造成人员频繁地流动,另一方面加大了院内感染的概率。如一个呼吸道传染病人如果挂错了号,进了其他科室,就容易造成院内病人传染。所以,应该把导医、分诊和挂号设在一起,作为医院的门诊接待处,安排专职医务人员先对病人进行初步问诊,根据问诊情况告诉病人该挂哪个科,科里哪位专家对此病有专长,然后进行分诊和挂号,再由导医将病人领到诊区。这样,既减少了环节,又方便了病人,同时,大大提高了门诊流程的效率。

现在,由于信息科技的进步,为了方便群众就医,同时也是为了适应医疗服务市场竞争的需求,医院通常会提供多种形式的挂号通道,除了传统的现场挂号之外,电话人工挂号、电话语音挂号、互联网挂号、挂号机挂号、一卡通刷卡挂号等多种形式的挂号服务已经在各大医院投入运行了,这些多元化的挂号通道,极大地方便了病人的门诊就医,同时,也改善了门诊的就医环境。

第二个环节是医生看诊。医生对病人的问诊以及对病人的病痛与身心状况做详细的病理学检查,是整个门诊服务流程中最重要的一环,也是病人是否满意医院门诊服务的最重要的因素之一。除了门诊医生要有充分的专业知识与视病人如亲人的精神之外,更要仔细地检查病人的情况,做出正确的判断和治疗方案,如此才能真正解除或缓解病人的病痛。医生看诊是医生的医疗专业行为,医院管理部门应该做的是提供更好的看诊工具、设备与行政支援,减少突发状况的发生,使医生无后顾之忧地专心于病人服务。

一般情况下,医院的门诊时间都是有规定的,在门诊开始与结束之间的这段时间内,可以说是医生、医院、病人之间相互履行其权利与义务的一个周期,医生的医疗服务工作经常是十分繁忙的,因此不可能对不按时就诊的病人做无限制的等待,从另一个方面来说,医院也不可能将有限的门诊时间,让医生无限制的延长使用,否则,医院的门诊工作将无法有效进行。因此,为了保证每一门诊诊疗时段顺利进行,必须进行有效的时间管理和控制,如门诊护士需要预先将门诊看诊的相关事务都准备妥当;检查检验的报告单要准时;在门诊进行期间,门诊护士或相关的事务人员需要指导病人遵守医院门诊管理规则等,这些都是保证门诊医疗服务工作正常开展的重要因素。

当前,由于各医院的门诊病人人数高居不下,我国大多数医院的门诊看诊环节的主要问题是,病人所能得到的医生看诊时间比较少,为了提高医疗服务的质量,医院应该提供更具效率与效益的看诊工具,协助医生在有限的时间内,充分发挥医学专业知识的作用,减少文书写作时间的同时,保证病历书写的完整性,让医生可以有更多的时间与病人进行病情的沟通。门诊医生信息化工作站不但可以提升医生看诊的效率,对医院整体门诊服务的流程与工作效率,也有着非常重要的贡献。

第三个环节是划价与缴费。在我国,门诊医生一般是在初步的问诊之后,会根据病人病情的需要,开立检验单、检查单等相关医疗服务的凭据交予病人,以便安排进一步确认病情所需要的检查、检验,或者治疗所需要的项目、药品等。病人携带单据到医院的缴费窗口,由专业的划价人员根据相关的价格规定,进行检查、检验、治疗项目的费用核算并收取医疗费用。

迅速、准确是划价作业的第一要务,所有计价项目、数量都应准确计价入账,否则将不能正确收费,相关的账务资料和统计数据也就不能准确反映出医院门诊的营运状况。但是,人工作业的错误往往在所难免,导致计价收账与实际不符之外,材料的库存管理、成本核算等都将会产生误差。如何妥善管理人工作业的错误,是划价与缴费管理的重点。近年来,门诊医嘱信息化,大大地提高了划价和缴费账务的准确性,加上与银行的账务系统直接对接,医院现金管理的工作压力也减轻了不少。

第四个环节是病历(病检资料)。病历是医生记录病人病程、治疗效果的文案和检验(查)诊断资料的统称。病历汇集了病人过去与现在各种医疗信息,医生在诊断过程中,对于病人过去的病史需要确切掌握,以增加诊断和治疗方案的正确性,病历的重要性可见一斑。所以,医院应该尽可能积累和完善病人的病历,以提高医疗服务的绩效。事实上,病历的管理已经发展成为一项相当专业的活动,病历的归档、存档、检索等,都必须进行科学的设计,以方便病历的查阅和调送。病检资料调送的效率化,除了及时为医生进行诊断治疗提供有效依据之外,也提高了门诊医疗服务的品质。

在门诊医疗服务过程中,往往需要进行这样那样的检查和检验,检查检验资料的调送处理流程,往往花去病人的大量时间,很多检查项目的结果需要好几天才能出来,等结果出来时,病人或者其家属又要去医院,这势必又增加了医院门诊人员进出的数量,可以看出,病检资料也是门诊流程设计的一个关键因素。

第五个环节是检验检查与取药。病人在划完价、缴完费之后,携带已盖上收费人员印章的单据,到药房领取本次门诊的处方药品,或者到相关的检验检查部门接受门诊医生医嘱的检查、检验与治疗等医疗服务安排,相关服务全部进行完毕后,病人才会离院回家。

（四）当前我国医院门诊流程的问题的原因分析

我国绝大多数公立医院门诊工作流程沿袭计划经济下的"以医疗为中心"的服务模式,存在许多弊端,病人就诊"三长一短"（挂号、候诊、处置等候时间长,看病时间短）现象比较普遍。究其原因,主要是以下几个方面:

1. **就诊时间过度集中是造成"三长一短"的重要原因**　对很多医院门诊的调查统计资料显示,医院70%~80%的门诊病人集中在上午8时~11时这一时间段内就诊,其中挂号的峰值在8时~9时,收费的峰值在9时~11时,在该时段门诊处于超负荷状态,而下午就诊的病人却只占日门诊量的20%~30%左右。造成这种情况的主要原因是挂号系统只提供当日挂号;病人不能预约就诊,无法合理安排就诊时间段;病人常希望由专家来对自己的病情进行诊断,为了挂到有限的专家号,一般都需要提前到医院排队。

2. 职能划分过于精细、部门分布分散、信息不共享影响流程的通畅性和连续性,病人需要多次重复排队和来回往返。如门诊划价分散在不同科室,药品划价需要到药房,特殊检验项目划价要到检验科,特殊检查划价要到检查科室。这些部门往往分布在医院内不同楼层甚至是不同楼栋,需要病人在医院内来回往返才能完成。而信息不共享使各业务环节之间无法很好地衔接,例如医生开处方时无法知道所开药品的供应量,病人持处方去药房划价时才会被告知缺药,需要由医生更换药品,增加了病人在诊室和药房之间的往返,影响了流程的通畅性和连续性。

3. 门诊布局和建筑结构不合理增加了病人各服务站点之间的流动量和滞留时间。导医服务的欠缺更加剧了大量病人盲目、无效地移动,延长了病人在医院的滞留时间,极大地降低了门诊流程的运行效率。

4. 检查、检验项目等待报告时间太长,造成病人滞留门诊,病历资料保管不全,导致复诊病人的重复检查及病人对医疗收费价格不了解,有的病人在排队缴费时发现无法负担而再返回医生处修改处方的情况等。

四、门诊服务流程的优化

针对目前我国门诊服务中存在的种种问题,对门诊服务流程进行必要的优化是各医院必须考虑和实施的事情,但以何种方案进行优化却绝对不能盲目效仿。应从自身的情况出发,以更好地为病人服务为宗旨来选择优化方案。只有用"病人满意度"来指导门诊服务流程改革才能真正体现以病人为中心,并为其提供人性化医疗保健服务的基础。所以,优化门诊流程是"以病人为中心",在转变服务观念的基础上,利用信息化管理、科学化管理和人性化服务机制对现有的工作流程进行重新整合,改变服务模式,缩短病人的等候时间,提高门诊单位时间的就诊率,切实全面提高门诊的医疗服务质量。就目前大多数医院的管理实践来看,门诊流程优化的关键是进行整个流程的数字化。充分利用数字平台的信息共享、辅助支持和网络化传递等优势,避免重复录入,提高各环节工作效率,减少差错发生,提高服务质量和服务效率。

（一）门诊流程优化原则

门诊医疗服务流程的优化,应该遵循以下原则:

1. 以病人为中心,以服务质量和效率为目标,重建面向病人的门诊业务流程。具体做法:以减少病人在门诊的排队时间、院内往返时间和流程中间环节为突破口,通过减少环节、分流高峰、解除瓶颈,构建方便、快捷、优质、高效、低耗的门诊新流程。

2. 以人为本,包括病人和医务人员两个方面。门诊流程设计首先应方便病人,同时应便于医务人员有效地开展工作。

3. 以卫生信息技术和医院信息系统为纽带,充分利用先进的卫生信息技术对现行门诊流程进行再造,优化、整合门诊服务流程。如利用电子病历的各种优势来组织门诊服务流程,尽可能通过信息流动代替病人的流动,实现病人少跑路、少排队、少等待的目标。

（二）优化门诊流程的措施

国内已有很多医院为了解决门诊流程三个高峰(挂号高峰、就诊高峰、检查高峰)时间出现的瓶颈现象,采用了综合预约,预约的方式有现场预约、电话预约、网上预约等。通过该模式的实施,不仅减少了病人候诊、候检时间,减少病人的无效流动,而且通过统筹预约使医院的工作能有序进行,医院的人力资源和设备资源得到了充分的利用。以下是根据对门诊医疗服务内容的分析,结合门诊医疗服务流程优化的原则提出的优化措施。这些措施具有一定的系统性和连贯性,如图5-4所示。

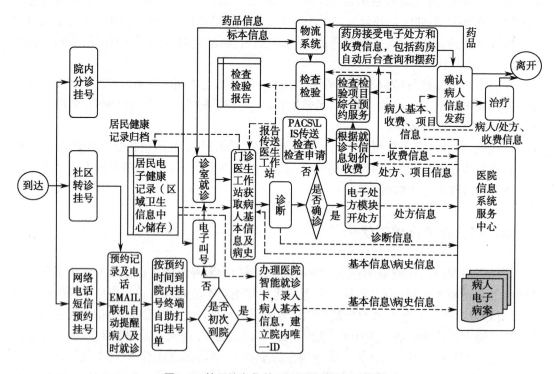

图5-4 基于信息化的医院门诊服务流程优化

1. 使用信息技术手段,实施预约分段挂号和分诊挂号,解决挂号排队瓶颈 医院对每时段门诊接诊能力进行估算,通过互联网发布本院门诊信息,病人使用网络、电话或短信自助挂号,预约挂号系统将预约记录与病人提供的电话、电子邮件联机,自动提醒病人按时到诊。

病人按预约时间段到医院就诊,可合理安排自己的时间,避免盲目到医院排队,可明显减少病人等候时间。院内实行分诊挂号,未预约的病人直接到各楼层就诊科室分诊台挂号,挂号后进入门诊信息系统自动排队,避免集中挂号引起的排队现象。

病人按预约时间到医院刷卡(或凭预约登记姓名和密码)自助打印挂号凭证,挂号凭证提供给病人如排队号、医生诊室的地理位置等信息。医院大厅发卡处提供办理实名的就诊智能卡,记录(或从电子健康记录套录)病人基本信息,建立病人院内唯一的ID号,就诊智能卡能解决挂号、交费、取药、检查等多部门重复录入和确认病人基本信息的问题,提高了院内信息共享的能力。医生工作站通过刷卡可读取病人基本信息和就诊历史记录,取代了传统的门诊病历。就诊智能卡预存费用后可作为病人在院内的支付手段,实现院内一卡通。在银行认可的条件下,可采用与银行联合发卡的形式使就诊智能卡具有金融卡的功能,实现自助挂号扣费、刷卡转账(POS)等功能。就诊智能卡可避免病人就诊过程中多次交费排队和往返收费室,缩短病人的就诊时间。

病人挂号后到候诊大厅等候电子叫号,挂号系统自动把病人分类到相应的队列中。门诊医生工作站通过预先设置,获取病人预约信息,提示候诊病人就诊时间。

2. 门诊医生工作站信息化　医生通过就诊卡刷卡获取病人病史、问诊病人。工作站系统提供结构化门诊电子病历模板记录病人此次就诊的主诉、症状、体征等信息,可规范门诊医疗文书,减轻医生文书书写量,提高医生的工作效率,而临床决策支持系统的使用则可提高医生的诊断和治疗水平。电子处方模块自动提示药品基本信息(如药理作用、用法用量和不良反应等)、药品库存和供应情况,药品价格、规格和分装规格,区分医保用药和自费用药,自动检查药品配伍禁忌,医生可就药品的价格、不良反应等征求病人意见,及时调整处方。此外,系统提供的各类诊疗、检查、检验、手术、参保属性等信息,可辅助医生对确诊病人制订适宜的最优治疗方案。

3. 整合划价、交费和取药程序　病人在医院任何地方就近刷卡即可交费并打印交费发票,电子处方经交费确认立即通过门诊信息系统传送到药房管理系统,药房实行后台摆药,全自动摆药机接收处方信息实现口服药品自动摆药,非口服药品由药师根据药房管理系统提示按处方摆药,核对后通过自动物流传输系统传回门诊工作室,并在显示屏提示病人取药,病人刷卡确认后即可取药。方案清除了病人到药房进行划价的环节,电子处方一经确认,系统即自动进行划价处理。

4. 门诊检查、检验申请和报告实行网络传送　对于未确诊的病人,通过门诊医生工作站,直接将申请发到检查、检验科室,检查、检验科室将预约情况及时返回医生工作站,病人按预约时间到检查、检验科室执行检查、检验。常规检验项目经交费确认,将即可在诊室提取样本,然后通过物流传输系统传至检验科室,检验结果通过LIS系统回传医生工作站。对于需要进行多项检查、检验或做有特殊要求检查、检验的病人,医生工作站自动进行综合预约,避免病人重复往返检查、检验科室。对需要住院治疗的病人转入住院管理。

病人就诊结束,门诊医生工作站将自动生成门诊电子病历并进行归档,同时将病人有关信息归入区域卫生信息网络电子健康记录管理中心的个人电子健康记录。

第三节　医院急诊流程及其优化

随着我国医疗卫生体制改革不断深入,医院间竞争将更加激烈。门诊、急诊是医院面向社会的窗口和前哨,门急诊工作质量好坏直接影响到医院的声誉和整体竞争实力。寻求适合医院整体发展需求的急诊医疗服务模式,制定合理、可行的急诊作业规范和质量监控标准,是医院适应国家医疗卫生体制改革的迫切需要。

一、急诊工作的特征

所谓人生无常,变幻莫测,各种意外事故、紧急伤病与无法预测的灾害,随时都在我们周围发生,在这些紧急情况的面前,我们清晰地感觉到人类生命的脆弱。幸运的人在送到医院急诊室的时候,因为得到了及时得当的处置,保住了宝贵的生命,而不幸的人,因为无法得到适当的紧急处置,或许在到达医院前就已经死亡,留下家人与亲属的无限悲伤。

从急诊医学的观点来看,紧急伤病病人的存活和现场的初步救助、救助技术以及急诊医护人员能否提供即时、正确的处置息息相关,其中只要有任何一个环节出错或者发生疏漏,就可能造成无法挽回的遗憾,由此可见急诊工作系统的重要性和特殊性。

（一）急诊病人与家属的特征

1. 病情紧急危重 急诊病人大多是急危重病人,一般晚夜间居多。其病情往往来势凶险,病情危急程度难以估计;部分急危重病人,病势急,病情重,变化快,要求迅速准确判断,立即采取抢救治疗措施。

2. 情况的突发性 急诊有时是一些突发事件,如自然灾害、交通事故、各种中毒等引起的,此时常可能有大批伤患同时应诊,急诊办公室就需要临时召集相关科室医务人员,调集各方的力量加入到急救工作中去。

3. 求医的紧迫性 急诊病人和家属一般求医心情急切,希望医生能马上给出明确诊断并对症治疗,及时采取治疗措施。有些病情较轻的病人,因为对医学不了解,往往也会非常紧张和焦虑;而有些情况危急的病人则必须采取紧急的相应措施,才能暂时脱离危险或缓解急症。

4. 后果的严重性 急诊重症病人多,病情来势凶猛,即使抢救及时,也会出现一些严重的后果。如一些病人预后不良或生命危笃;一些病人送来急诊时就已死亡或是经过各方抢救仍然无法挽救等情况。而部分家属对这些后果没有充分的心理准备,难以接受事实,将责任推卸到医务人员身上,从而引发医疗纠纷。

（二）急诊工作的特征

1. 与医院整体流程息息相关 就医院的经营与运作来看,急诊部门对于医院的重要性不言而喻。一方面,来医院急诊部门就医的病人,往往要使用到相当多的临床检验与检查服务;另一方面,急诊也是病人通往医院住院部门的主要渠道。统计资料显示,综合性医院30%左右的住院病人是由急诊部门转入的。

虽然急诊就医的许多病人都会使用到医院的各种检查检验服务,给医院带来一定的收入,但是,24小时开放的急诊部门,由于病人的来源变动性很大,各种医疗资源的配备难以有效计划和评估,导致急诊部门的运营成本很高,急诊部门往往是医院亏损的部门之一,尤其是在中小型医院,低利用率导致医院急诊部门的亏损甚至是经常性的。但是,医院为维持医疗服务的完整性和急诊病人来源对于医院其他部门的重要性,所以,急诊部门仍然会维持运转。急诊部门运营管理的好坏,直接关系到整个医院的绩效。

2. 节奏紧张 急诊病人大多是急危重病人,救治工作必须争分夺秒,这就使得急诊工作必须时刻处于一个紧张的待命状态。为了做好急诊救治工作,特别是突发事件中成批病人的救治工作,急诊医护人员需要具有快速的反应应急能力,严密组织指挥,节奏紧张而有序。疑难危重病人的抢救和治疗还需要多科室的协作,需要各科室之间有机的、密切而有效的配合。

3. **随机性大**　急诊工作量随机性大,病人的来诊具有不可预见性,常常由于季节、气候、各种流行病、传染病、食物中毒、工业外伤、交通意外等原因,处于超负荷工作状态。急诊病人就诊时间的规律虽然较难掌握,但一般情况下,内科急诊病人上午较少,下班后较多;创伤急诊病人一般中午少、早晚多。此外,急诊工作还具有一定的季节规律性。如冬季呼吸道感染病人多,夏季肠道传染病多,麦收季节手外伤多,冬季下雪天骨折病人多等。医院应根据这些规律,安排好急诊的技术力量和物质保证,以便顺利地完成抢救工作。

4. **急诊技术的专业性和全面性**　急诊病人发病急、疾病谱广、病情严重而复杂,往往波及多个器官,因而一方面需要医护人员熟练掌握本专业医疗护理的理论与技术,及时、准确、有效地抢救病人;另一方面,医护人员需要了解掌握临床多个相关学科专业的医疗护理知识和急救技能,这样才能抓紧抢救时间,挽救病人生命。

5. **矛盾的突出尖锐**　急诊涉及的部门多、环节多,医患纠纷的概率大。同时,病人虽然病情危急,求医紧迫,但医务人员为了保证治疗的准确性和安全性,除一些紧急处理外,必须先详细采集病史,进行一些必要的检查方可对症下药,这就造成了医患双方的需求和现实之间的矛盾。再加上急诊病人在抢救中病情有时变化很快,预后不良或生命危笃,家属难以接受,医患之间的矛盾就比较突出,一些家属情绪比较冲动,矛盾则更加尖锐。

6. **急诊需求多样化**　急诊是最重要的社会安全网络之一。随着社会经济的发展,人们在忙于工作的同时,许多人开始将医院的急诊室视为他们快速获得医疗救护的地方,当他们遇到任何医疗问题时,第一个想到的地方就是医院的急诊室。医院的急诊室是不分专科的,也就是说什么病人都看,又可以快速看诊,等待时间较短,所以,急诊室就成了很好的快速就医的通道。急诊是24小时开放的,而且不分节假日;交通意外、工伤意外以及慢性病病人的比例近年来都呈现上升趋势,意外伤害事件发生或者慢性病病人病发时,急诊室往往是寻求处置伤情和缓解病情的第一站。在美国,没有医保的民众,许多人因为经济因素,医院的急诊室是他们获得医疗救护的唯一地方,急诊室照顾所有的病人,并不事先考虑他们的支付能力。

7. **各个环节的紧密协作**　急诊中一些突发重大事件的病人往往病情复杂严重,常涉及多系统多器官的病变,因而一方面需要急诊医生具备多专科的综合医学知识;另一方面要求急诊各科室积极紧密的协作配合,用系统性、全局性的观点研究急诊疑难危重病人的病情,并在第一时间采取最佳的治疗措施,对病人进行全方位的诊疗,使之得到及时、全面、有效的治疗。科室间的团结协作是急诊抢救的重要保障,也是一个医院急救能力和综合管理水平的重要体现,而在这方面出现的问题也往往是医患矛盾比较集中之所在,如科室间的相互推诿,科室间的衔接滞后,科室间的综合分析诊断水平欠缺等。

二、医院急诊流程

"时间就是生命"是对急诊工作中"急"字的最好注释,"安全、畅通、规范、高效"是医院急诊流程必须具备的特征。现在国内外很多医院都已建立院内、院外急诊绿色通道,并配置了先进、到位的软、硬件设施以保障急诊工作安全、畅通、规范、高效目标的实现,确保良好医疗关系的建立,保证急诊流程畅通无阻。在遇到危重、疑难病人时,及时请有关专家会诊,急救或转诊治疗及病情跟踪,真正实现院内与院外急诊抢救工作的一体化。

由于医院急诊工作的特殊性,医院急诊服务流程显得更加重要。一般来说,各医院应该首先根据自己的人力资源、设备、设施、对紧急伤病病人的处理能力等条件,确定医院收治急诊病人的范围。在此基础上,构建急诊流程。

有关急诊的作业流程,每家医院因为其特殊性质而可能有所不同,但是其作业的基本流程,大体上是大同小异的,一般而言,我们都可以简单地概括为图5-5所示的几个环节。

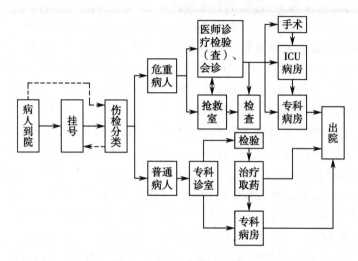

图5-5 急诊医疗作业流程

(一)挂号

挂号仅仅是一种行政作业,挂号的先后顺序并不代表就医的先后顺序,急诊就医的先后顺序,是医疗人员根据病人疾病轻重缓急的程度确定的。所以,急诊的挂号作业虽然重要,但是以急诊医疗的特点,对于病况十分紧急的病人,则应要求医疗人员先给予诊治处置,以免危害其生命安全,待症状稳定缓解后,再补办挂号手续。由于各医院急诊适应的疾病种类不同,对于非本院能力所及的急诊病人,应尽力给予恰当处置,并立即安排转诊至适当的医疗机构。

(二)检伤分类

检伤分类是指以科学的方法对病人做初步的临床评估,并将病人加以分类,以决定病人就医的先后顺序。检伤分类起源于战场上对受伤战士的分类,分类的作用是排定其接受医疗照顾的优先顺序。医院急诊部门检伤分类的运用,大约开始于20世纪早期,一直到20世纪后半期,医院急诊室成为一个固定的部门且有值班医师后,医院才开始大量使用检伤分类的功能。

急诊检伤分类是提高急诊效率,缩短急诊就医流程的重要方法。如果是在事件的现场,检伤分类就是决定病人运送速度以及选择医院的依据。实际上,短暂的检伤分类并不足以决定病人的稳定程度,因此,检伤分类是无法取代急诊医师的医疗筛检与检查的,所以,病人在候诊期间,医疗人员应该随时注意病人的变化,有必要时应随时给予再检,这样可以使到急诊室的病人有更大的生命保障。

检伤分类是一项具有高度风险的工作,但是却很少受到医院管理当局和社会的注意和理解。对于大医院检伤分类的护士来说,如果急诊室短时间内涌来了大量的病人,势必承受相当大的工作压力,这可能促使他们因为过于匆忙,而忽略了高危病人细微的生命体征,或者将轻微的病人分类为严重病人类别。病人到达急诊室之后,检伤分类应该在几分钟之内完成。

按照国际规范,急诊系统应该建立检伤分类标志,当进行了初步的检伤分类后,抢救小组、成员应立即给已受检的伤病病人,配置不同颜色的标签。标签既是表明该伤病病人伤势病情的严重程度,同时也代表其应该获得救护、转运先后与否的程序。检伤分类标志应该是醒目的、共识的、统一的。这个标志称为"标签",我国传统也称为"伤票"。

当今国际通行的分类标志的使用,包括港澳地区在内我国现已统一采用的有:红、黄、绿、黑四种颜色的标签,它们分别表示不同的伤病情及获救的轻重缓急的先后程序。

1. **红色** 表示伤病情十分严重,随时可致生命危险,为急需进行抢救者。也称"第一优先"。如呼吸心跳骤停,气道阻塞,中毒窒息,活动性大出血,严重多发性创伤,大面积烧烫伤,重度休克等。

2. **黄色** 表示伤病情严重,应尽早得到抢救,也称"第二优先"。如各种创伤,复杂、多处的骨折,急性中毒,中度烧烫伤,疾病已陷入昏迷,休克等。

3. **绿色** 伤病人神志清醒,身体受到外伤但不严重,疾病发作已有所缓解等。可容稍后处理,等待转送。也称"第三优先"。

4. **黑色** 确认已经死亡,不作抢救。

标签一定要配置在伤病员身体明显部位,以清楚明白地告知现场的救护人员,避免因现场忙乱,伤病人较多,以及抢救人员及装备不足等情况下,遗漏了危重的"第一优先"的积极抢救;或者有限的医疗资源抢救力量用在并非急迫需要抢救的伤病员身上,而真正急需者得不到优先。标签通常配置在伤病者的衣服、手腕等明显醒目处,必要时有重要记载还应配备。同时,对神志清醒的伤病人,救护人还应嘱咐伤病人注意事项,以使伤病人必要时据此提醒救护人员及交接后接收医疗机构人员。

(三)急诊病人的诊治

有关急诊病人的诊治,以下事项非常值得注意。

首先是对于行动不便或者无人陪护的病人,医院的值班人员或急诊室的工作人员都应主动帮助,并协助其就医。其次,由于急诊病人的特殊心理,急诊医师对于前来急诊的病人,都应给予治疗,不应拒绝。第三,对于送至急诊室已经没有生命迹象的病人,仍然应该给予必要的救治,并且向病人家属说明详细的情况,避免产生不必要的误解和纠纷。第四,如果病人曾经在本院就医,本次急诊的原因与上次就医的病因或情况相关时,应该通知病人本来的主治医师。第五,急诊医师应该注意与病人或其家属的沟通,详细说明病人的病情,同时,让他了解治疗的方式,预后的情况或者后续的处理步骤。第六,当急诊病人需要检查、检验时,都应以加急的方式处理。当需要安排其他专科医师会诊时,应该迅速安排妥当,会诊医师应该在一定时间内到达急诊室,以便给予病人最恰当、最及时的处理。

(四)暂留观察、住院、手术与出院

病人经过急诊医师诊治后,可能因为病情需要观察,或者进一步处置。当需要暂时停留在急诊室观察病情或等待住院病床时,应该将病人的病历、检查与检验资料妥善交代给急诊观察室的人员,使病人得到持续的照顾。在观察室停留期间,应该有专人负责病人的看护,应该对病人进行心理安慰,使其安心接受治疗。

当确认病人需要住院治疗时,诊断医师应该开立住院通知单,供病人或其家属办理住院手续。当住院部门有床位可供使用时,负责护士应该通知病房准备接收病人,将病人与相关资料送往病房。若病人需要手术治疗时,应迅速通知手术室进行手术准备,手术师应该向病人家属说明手术的事项,如病情、手术的成功率,手术可能引发的并发症及危险性。手术需要家属签字。病人病情危急时,急诊医师应向家属说明整个情况,填写病危通知单,请家属签认,若家属不在场,应该请公安机构通知其家属前来处理。当病人死亡时,应为死者佩戴识别的手圈,并根据是否需要法医检验而妥善处理遗体。经急诊处置后,病情稳定可以离院者,应通知其亲属办理离院手续,并告知注意事项。

三、急诊医疗服务的管理

医院急诊部门是挽救紧急伤病病人生命的最后一个环节,如何搭配及整合医疗资源,有效执行医院急诊的功能任务,是医院管理非常关键的课题。

急诊管理的关键环节,其一是急诊医师准入:重点是按照有关急诊医师配备的标准,强化训练,做好岗前培训和考核验收,把好年轻医师临床工作准入关。其二是会诊:重点是会诊申请质量把关、应诊时限和应诊人员的资质标准要求和会诊的效果评估。其三是患者知情同意:重点是诊断、处置方案、医疗费用、预后等内容的全面、准确、通俗告知和签字手续的履行。其四是标本处置:重点是标本采集准确性,标本标识的唯一性和标本交接过程的可追溯性。最后是值班、听班、交接班:重点是技术力量配置合理,值班人员资质符合要求,值班人员在岗在位情况,病情交接班突出重点,重要病情交接仔细,内容全面,有的放矢。

急诊管理要非常注重"接口"部位,所谓"接口"部位,就是一件工作涉及多个不同隶属关系的单位或隶属关系相同但涉及不同工种的工作。衔接接口部位的前提,就是首先作好自己管辖内的各项工作,在此基础上,通过协商一致或行政指令明确接口部位的工作职责和任务划分,完善规章制度,从制度上保证消除扯皮和推诿现象。围绕病人诊疗过程这条线索,存在的较为重要的"接口"部位包括医护之间医嘱下达和执行的"接口";急诊医师和医技、辅诊科室在检查申请、预约、特殊准备和结果回馈方面的"接口";急诊医师与医技科室之间标本交接中的"接口";急诊与其他临床科室在工作职责和任务划分中的"接口"。

急诊急救能力是体现医院技术水平、整体形象的一个重要标志,提高急救水平重点在医生的培养上。急诊医生要具有系统的理论知识和扎实的技能功底,才能应对广泛而又不可预知的急诊急救工作。因此在工作中应加强平时的业务学习,尤其是新知识和跨学科知识,通过继续医学教育,不断巩固、充实和更新,保持知识的连续性和更新性。加强医护人员的技术培训,强化医护配合训练,进行院前急救和以抢救室为背景的技术训练。不但应掌握心肺脑复苏术,熟练掌握初级徒手心肺复苏术,还应掌握气管插管术、心脏除颤术、呼吸机的使用及复苏后的处理,急性心肌梗死的溶栓治疗等抢救技术,这样才能真正做到为急危重症病人赢得宝贵的抢救时间窗。提高整体急救水平,要把岗位练兵、定期考核作为提高在职人员整体素质的重要手段长期坚持,还应与相关医院挂钩,建立良好的培养人才计划,把医生送出去培养,通过提高医生的自身素质带动整体技术水平的提高。

第四节 住院医疗服务的绩效管理

从病人接受医疗服务的角度来看,疾病的治疗可以说是一个过程,这个过程包括了门诊诊疗、急诊诊疗、开刀手术、住院治疗以及出院后的护理和疗养等。而住院治疗是其中非常重要的部分。医院所提供的住院治疗服务,由于医疗人员与病人所接触的时间较长,因此,更应该注意病人多层面的需要,使病人感受到医院与医护人员的关心,获得生理、心理、精神与情绪的平衡。

住院部是医院实现以社会效益和经济效益为经营活动总体目标而设立的管理部门,其职能包括办理入、出院手续、病人住院期间的费用结算,医保、离休及各类社会保险的费用管理,对住院收入进行监督、管理及经济分析。住院部也是体现医院精神风貌的重要窗口。

一、住、出院流程与制度设计

为了使来医院住院就医的病人都可以得到良好的医疗服务,各医院都根据其自身的医疗环境及疾病的特征制定了病人住院、出院的工作准则,作为病人住院登记、床位管理、出院与收费等相关事务的依据。主要内容一般涵盖住院方式、住院登记、床位配置、床位安排、住院病人身份确认、住院手续办理流程、出院通知、医疗费用结算等。一般的住院作业流程如图5-6所示。

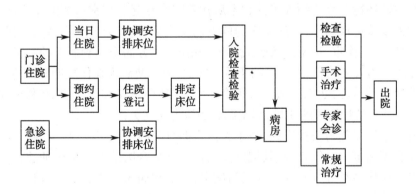

图5-6 病人住院、出院流程

出入院病人统一由住院部办理手续。各病区根据病情,合理收住病人。对于需要住院的病人,需持有门诊或急诊医师开具的住院证到住院部办理入院手续方可住院。病人凭身份证办理入院手续,完整准确录入住院病人的详细家庭地址、身份证号码、家属姓名以及联系电话,付费的方式等。这些问题不仅影响到科室和医院医疗指标的准确性、病案的内涵质量,同时也影响病人出院后的医疗费报销及随访,甚至埋下医疗纠纷的隐患。病人办理出院手续,一般于出院前一日由病区将住院医嘱全部送至住院部进行核算,开具账单。病人或家属来住院部结清后,将账单交其拿回病区办理出院手续。

医院住院、出院制度是医院运行的基本制度,关系到医疗资源的有效利用和医院的成本与收益,在制定医院的住出院制度时,需要从以下几点出发:

第一，由于住院病人疾病差异很大，并且严重程度各不相同，如何根据病人的病情合理安排适当的病房、病区，以便医护团队提供最佳的医疗照顾，这是安排住院病人首先要考虑的因素。医院在进行住院部有关病区、病房的总体规划时，应该充分考虑疾病类别、医务科室、医护服务的响应能力、医疗设施的便捷利用等因素。

第二，灵活使用床位，充分利用病床资源，力争适时提供病人住院诊疗服务，以保证医院能为病人提供及时的医疗服务。

第三，完整提供住院前各项准备说明，使病人可以充分了解住院流程及应准备的事项与物品，同时，简化病人住院的各项手续，简化入院检查检验的作业流程，节省医疗资源，提高医疗服务的效率。

第四，简化住院费用划价、记账的作业并确保账务的正确性。

第五，提前预告和通知病人出院日期，以利于出院结账和各项手续的办理，同时，也为新入院病人床位的安排提供便利，使床位的利用顺利衔接，减少住院病人等待的时间，提高床位的利用率。

二、病房与病床管理

医院对于住院病人可谓是临时的家园。随着社会的发展，人们对医疗卫生服务的需求从单纯的治疗疾病发展到有效地预防疾病和保持健康。住院病人的需求也呈现出多元化趋势。住院环境尤其病房环境的好坏对病人预后起着很重要的作用。在外科病房更为明显。而在我们的医院管理实践中，很少真正从病人角度出发考虑这些问题。

舒适的住院环境对外科病人术前和术后休养和恢复起着非常重要的作用，医院经常会遇到有些病人要求更换病室，一般是因为同室病友病情太重，或者同室病人太多，探视人员较多，或者离医生工作室、护士站太近或太远等情况，一方面影响到病人的心情、休息，另一方面也可能产生病人之间、医患之间的矛盾。因此，为了使病人在住院期间保持良好心情和鼓励其战胜疾病的信心，我们应从病人角度出发，合理调整安排好床位，有利于病人早日康复。提高病人就医治疗护理的质量，真正做到和体现人文关怀。

病房与病床的配置与安排方式，每家医院根据自身的学科状况、科室、病人的需求量以及管理的需要等确定。一般来说，其配置方式往往是结合医院的主治医师、医疗专科、医院功能系统以及疾病种类等方面的情况灵活确定，病房和病床的弹性使用有利于实现医疗资源配置绩效的最大化。

病房、病床的安排，是做好住院病人管理的主要因素，对于新入院的病人，医务人员，尤其是护理人员应做到热情接待，及时做好病人的入院评估工作，掌握病人的病情及心理特征，了解病人有无打鼾等症状，并做好同室病友的相互介绍，在病友之间起到纽带与桥梁的作用。通过护士的介绍，建立起病友之间的好感，同时嘱咐病人之间有不妥之处请大家谅解和包涵。建立起病友之间的友谊、信任与谅解，有利于出现问题时，更好妥善处理，多一分理解。

病房的安排，要根据病情，酌情分类安排。比如手术后的病人、病重的病人应尽量安排在监护室或离护士站较近的房间。如果病人突然发生病情变化，要尽量安排好其他病人到其他病房或用屏风遮挡，减少不良刺激和影响病人治疗情绪。对于有特殊需求的病人，尽量安排在特需间。如现在很多医院病房内都有特种房间，环境和设施都较完备，若病人有这方面的需求应尽量满足。

在通知病人住院的同时,应向病人交代病房房间情况,征求病人的意向。目前,在很多医院病房由于每个住院医生和护士都分管着不同的病人。为了工作方便,往往都将自己的病人集中在一个房间,尽量使自己工作起来方便。但忽略了病人的感受。因此,在安排病室的时候要考虑病人的需求,树立以人为本的思想,不怕多走路和麻烦,处处应体现以病人为中心。

在病人新入院的时候,应向病人介绍在什么情况下应调整床位,得到病人和家属的理解和支持。在调整床位时,有专人负责,避免给病人带来不必要的麻烦。

护理工作站应根据医院的相关制度,严格控制探视和陪伴人员。由于现在大多数医院病房仍然是多人一房间,少则2~3人,多则5~6人,因此空间小,人员密度大,每位病人再来2~3个探视人员,势必引起病人的不快。因此,需要护士及时干预,耐心细致地做好家属和探视人员的工作,尽量保持病房内安静、舒适。有条件的医院应安排病人家属在休息室内交谈。夜间急诊手术病人尽量安排在空房间,避免影响其他病人的休息。

普通病房的医疗人力,通常被安排同时照顾较多的病人,因此,医务人员无法24小时监控某一位病人。当病人的病情十分严重,可能威胁到生命安全时,就必须安排接受密集的医疗照顾与生命现象的监控,以随时注意其病情变化,做适当治疗与处理。使其病情可以稳定下来,脱离危险,这样的单位,在医院里叫做重症加护病房(intensive care unit),简称ICU。ICU是一种综合性的,具有现代化设备、功能齐全的现代化病房。ICU的建立,是一所医院综合医疗整体水平及能力的标志。

ICU是特别设计的集监控生命迹象所需要的贵重仪器设备于一室的特殊病房,ICU的设置是为了充分利用资源、提高效率、节省医疗成本。ICU是医院的一个相对独特的医疗单位,往往是一个封闭式的空间,特殊的空调系统、特殊的灯光、仪器设备以及医疗照顾都是24小时持续进行的。ICU的病人几乎都属于重症病人,其生命代谢功能失调或者生理功能不稳定,需要持续的监控,并根据病情的演变,随时调整治疗方式。所以,ICU是医院住院医疗服务中相当重要的部分,其规模、种类与人力配置,往往与医院整体的规模有很大的关系,而且,越大型的医院或者有教学功能的医院,不但ICU的床位数多,而且床位使用率也比较高。ICU因其担负着特殊的医疗功能,因此在地理位置上有其独特设置的要求,基于可及性的考虑,医院通常将ICU设置在靠近急诊部门、手术室与放射部门的地方,以方便重症病人接受密集的医疗照顾。

ICU的病床投资巨大,且人员训练成本高,所以,医院必须要加强对ICU病床的管理和利用。

三、住院部护士工作站

护士工作站是医院住院部医疗服务活动的枢纽,病人信息保存、监控仪器与设备放置、医师与访客询问病人情况等都在这里发生,因此,护士工作站在住院病人的医疗服务流程中,扮演着极为重要的角色。护士工作站不仅是一个病区的服务中心,也是医疗资源的调度中心与行政事务处理中心。护士工作站的功能能否充分发挥,是住院医疗服务的质量与效率的关键。

(一)护士工作站的配置

医院应该如何配制护士工作站,才能达到住院病人医疗服务效率的最优化,显然是医院

管理中重要的课题,一般来说,护士工作站的配置,有以下几种方式:

1. 根据床位数配置　根据床位数的多少来配置护士工作站是最常见的一种方式。一般来说,典型的病区大约40~50张床位配置一个护士工作站,以达到经济规模效应。

2. 根据医疗专科配置　各医疗专科科室都有其独特的性质,病人的结构与疾病的严重程度往往因科室不同而有很大的差异性,因此,护士工作站的配置,有时也因某些特定专科的需要,有不同的配置方式,以符合专科医疗的服务要求。

3. 根据疾病种类配置　有时,病人疾病的特殊性决定了必须配置某些特殊功能的护理,如传染性疾病,因为隔离治疗与预防感染的需要,也会配置专门处理这类疾病的护士工作站。

4. 根据空间距离配置　医院建筑与空间,也会影响到护士工作站的配置方式,如以护士工作站为中心,医护人员需要在一定移动距离的范围内,在一定的时间内到达病房,才能紧急处理发生危急状况的病人,如果空间距离太远,就会影响处理的时效性,所以,建筑结构与空间距离也是配置护士工作站的重要考虑因素。

(二)护士工作站是医院资源的调度中心

几乎住院部的所有医疗服务相关事务,都是在护士工作站发生的,如病人病情的讨论、医生开立医嘱、病人病历的记录等。除此之外,病人出院的通知、病人看护登记、转床、转科、处方登录、配药、输液准备、住院病人资料查询等,也都是在护士工作站完成的。护士工作站的资源调度职能,包括以下几项:

1. 医疗人力资源　医疗人力是一项极为昂贵的资源,有效利用医疗人力,兼顾医疗质量与医疗成本,是医院绩效管理中的永恒话题。一般来说,护士工作站人力的配置原则是提供适当护士人数,以满足正常临床医疗服务的需求;提供弹性的调整空间,以应对病人特殊护理服务的需求。

2. 病人医疗信息　说护士工作站是文件中心、信息中心,一点都不为过,病人的治疗过程记录,病人的检验与检查信息等,都收集在护士工作站。

3. 药品　病人的用药治疗以护士工作站为中心,按时提供药品。另外,因病人发生紧急情况,需要紧急用药,护士工作站也有所储备,如强心剂等。

4. 材料　为提高住院治疗的效率,许多病人常用的材料也会储备在护士站,因此,护士站一般都配备一个小型的仓库,许多医院将护士站视为材料的补给点,定期做医疗材料的补充。

5. 仪器设备　现代化的医疗需要使用许多仪器设备,但医院不能在每个病房都配备各种仪器设备,不但占用空间,也是医疗资源的巨大浪费。因此,一般都会将一个病区的仪器设备,都集中在护士工作站统一调度。

四、住院医疗服务的绩效指标

医院所提供的住院医疗指标,其范畴相当广泛而复杂,所牵涉的各项事务作业与医疗服务非常多,因此必须建立各种作业标准,制定制度,科学管理,才能使医院的运作顺畅而且具有效率。

医院的营运是否良好,除了要根据各项财务指标来测定之外,医疗质量、数量、病人治愈的情况等,都可以作为医疗服务的绩效评价指标。针对住院医疗服务,从经营管理和医疗质量两个方面看,绩效指标如表5-1所示。

表5-1 住院医疗服务绩效指标

类别	指标名称	指标定义	备注
经营管理指标	平均住院日	所有病人的平均住院时间,反映病床使用的效率	
	床位占用率	以实际开放的床位数为基础,反映实际床位使用的情况	
	床位周转率	平均住院日越短,床位周转率越高,床位的运用效率越好,医院营运绩效越好	
	床位人力占用	医院人力使用情况,一般在2人左右为宜	
	住诊服务量	用住院床日数与住院人数表示,通过比较衡量医院营运的情况	
	床日均费用	反映病人的严重程度,也可得知医疗费用的成长状况	
	病例组合指标	反映疾病严重程度	
	基础费用率	反映医院投入资源来治疗病人的效率	
	科室成本与利润	以科室为中心建立医院的成本与利润分析制度	
	功能、结构比例	根据功能(住院服务、检查、检验、用药等)建立分析结构,设定绩效目标	
医疗质量指标	院内感染率	病人住院期间的感染数量。反映医院感染管理的工作是否落实	
	手术伤口感染率	手术治疗后伤口感染的情况,反映医院对于外科手术伤口病人的护理是否切实到位	
	14日再入院率	手术出院后,14日之内再返回医院住院治疗的比率,反映医院的质量	
	住院超30天率	反映是否有慢性病病人长期占用床位	
	住院总死亡率	住院死亡人数与出院总人数的比率	
	手术24小时内死亡率	手术24小时内死亡与住院手术总人次的比率,反映医院手术死亡个案是否异常	
	剖宫产率	世界卫生组织建议的剖宫产率为15%,我国各医院远远高于这一比例。欧美国家相对较低	
	出院患者3日内再急诊率	反映出院病人病情稳定的情况,是医疗质量的重要指标	

本章小结:

医院流程管理是医院管理体系中的一种系统化的管理运作方式,是医院实现医院基本功能的细节过程。医院流程可以分为业务流程、服务流程、管理流程;真正实现医院的经营活动以患者为中心,应该建立面向流程的管理。医院流程的影响因素主要有两个方面,其一是显性影响因素,主要有医院的组织结构和部门职能划分,医院的建筑设计和服务系统的布局,医院各服务环节的技术装备和人员的技术水平等三个方面;其二是隐性影响因素,主要包括医院的服务理念和医院文化,人员(包括医务人员、医院管理人员、病人及其陪护人员)的道德和心理因素,医院的管理激励措施,医院组织的性质(公立医院与民营医院,其实是一种政治因素)等方面。

门诊是医院面向社会的窗口,是医院接触病人时间最早、病人集中且流量最大的部门。充分认识和深入分析医院门诊服务的特征,是做好医院门诊工作的基础。急诊流程的设计着重要体现一个"急"字,"安全、畅通、规范、高效"是医院急诊流程必须具备的特征。住院部是医院实现以社会效益和经济效益为经营活动总体目标而设立的管理部门,加强住出院管理,有效发挥护士工作站的枢纽作用是住院部流程管理的关键。

✔ **思考题:**

1. 影响医院流程的主要因素有哪些?
2. 论述门诊流程的优化要点。
3. 试述医院急救室的工作特征与流程设计。
4. 论述住院部护士工作站的重要性。

【案例分析与讨论】

如今,越来越多的服务业标准被借鉴到医疗行业,有的医院引进星级宾馆式的礼仪服务,有的医院干脆把护士送去接受航空乘务员的培训,但是,像新加坡亚历山大医院那样引进一个传统制造业企业—丰田汽车公司的管理模式,在医疗领域还着实不多见。

毫不夸张地讲,2000年以前的亚历山大医院,在最差医院的排名中肯定是名列前茅的。公众对医院的印象是"缺少胜任的专家、缺少先进的设备,护理和服务质量很差,39%的病人不会向别人推荐这家医院"。医院运营总监许桂珍女士回忆说:"当时医院显得很破旧,每个人都觉得自己是受害者,病人觉得我们没有胜任的医生,而医生们又觉得病人都很难伺候。病人们把我们医院戏评为一星级的医院。"

自从2001年加入新加坡国立健保集团之后,亚历山大医院进行了全方位的重组,在医疗质量、流程、服务等各方面进行了彻底的改革。重组后的亚历山大医院如今更像一个大花园,而且这个花园是医院的员工们一起建设的。许桂珍总监不无自豪地介绍说:"医院的停车场优先提供给客人,球场也开放给社区,如果顾客是坐公共汽车来的,可以顺着汽车站旁新开的一条小路直接进到医院,一路上树荫排排,鸟语花香,他们甚至一路上都不会晒到太阳。"

短短几年的时间,亚历山大医院从满意度排名的倒数第一一跃成为最受病人喜爱的医院之一,如此巨大的转变是怎样发生的呢?在一次名为"新加坡医院管理理念与实践经验分享"的论坛上,记者有幸采访了该医院的运营总监许桂珍女士,他们的变革之路对中国众多意欲变革的医院颇有值得借鉴之处。

向丰田学什么?

在亚历山大医院的变革历程中,我们可以看到很多管理模式、管理手段的应用,很多耳熟能详的管理词汇在这家医院的"管理辞典"中都能找到。"ISO质量认证""JCI质量认证""六西格玛管理""丰田模式""平衡记分卡"……几乎所有最流行的管理方法都被他们"拿来"一用,但与那些照猫画虎的"拿来主义"相比,他们研究得颇为用心,执行得更是格外认真。尤其是"丰田管理模式"在其医院流程改革方面的应用,更有其独到的理解和尝试。

一个传统的汽车制造企业的生产管理模式能够给一所医院什么样的启发和借鉴呢?

用许桂珍总监的话说就是流程管理,消除浪费。丰田公司最关键的管理手段之一就是目视管理,通过曲线和图表来显示项目进展的时间表,通过信号指示卡,可以直观地看到最大最小库存量,从而根据订单生产,减少一切不必要的环节和浪费。"这种管理模式对我们最重要的意义就在于消除浪费,不必让病人把时间花在每个环节的等待中,而是把所有浪费时间的流程清除掉,我们的流程就变得很有效率了。丰田的理念就是想办法消除一切浪费时间的部分,使整个生产流程设计得近乎完美。通过研究和学习丰田,我们明白了追求完美根本不必等到万事俱备了才开始,预算啊、人员啊,这些都不能作为拖延改进的借口。就在今天,用你现有的资源就可以改进你的流程。"

许总监总结了他们从丰田公司的流程管理中学到的四个重要规则:

第一是病人就医的所有环节必须有明确而规范的内容、顺序以及效果的指标。比如门诊部门一天接待了100个门诊病人,病历室就有义务将这些病人的病历送到门诊部门,不能说"今天我们人手不够",让门诊的员工自己去取;或是哪位医生没来,让病人等着,这些现象都是不允许出现的。

第二是给客户的服务应当是直接的,而不必通过多个环节的传递。"如急诊部的病人需要到骨科看医生时,以前医生要求护士必须先打电话确认,或者很多部门在接到一项指令时总要询问一下他们的上级,我们认为这些流程都是多余的。"

第三是每项产品或服务的环节及指令必须简单、明确,尽可能地减少不必要的流程。

第四是所有的改进必须符合科学的方法,不能因为领导要怎样做就怎样做,而要尊重事实和科学。

一个典型的例子是亚历山大医院通过学习丰田公司紧急情况处理部门的流程,改进了他们急诊科的就医流程。医院通常的做法是,病人在急诊科最先接触到的往往是年轻医生,他们处理不了的病人才转给资深的医生。但其实急诊病人更需要最及时的治疗建议,所以亚历山大医院改进了这个流程,换上了资深医生来处理紧急的病人,保证第一时间给病人最及时的治疗,而且会合理地安排他们做检查的时间,尽量减少病人的等待时间。通过这样的改进,有50%的病人可以不必浪费时间来等医生了。

著名的管理学大师戴明曾说过:90%的流程是浪费,只有10%在创造价值。丰田的理念是"要创造价值就要消除浪费",而亚历山大医院更将其演绎为"消除耽搁,减少病人的等待"。

为病人设计惊喜!

病人来医院最主要的目的是寻求有效的诊断和治疗,这是医院能为病人提供的核心价值,围绕在这些价值周围的是流程、服务、环境等。亚历山大医院所做的所有流程上的改进,目的只有一个,就是向病人传递价值。所以这种改进是要站在病人的价值需求的角度从整体上去设计并改进,而不是每个部门想当然地去想和做。

"我们画出了一张病人就医的全部环节的流程图,这种方法帮助我们从一个新的角度来看问题,从流程图中我们可以一目了然地看到各个环节之间的联系,并能够理解某个局部的环节如何更适合于整体的流程。在清楚地掌握了病人就医的每个环节以及它们之间相互的联系后,我们才有能力去为病人'设计惊喜'。"

想象一下,当病人来到医院,除了及时有效的治疗以外,什么样的服务可以令他感到惊喜?许桂珍举例说:"要想给病人惊喜,你首先要分析他在就医的每个环节中可能的感受。比如一位等着做检查的老人,他很冷,你给他一条毯子,他就会有惊喜的感觉;再比如一个人空腹来医院抽血化验,验完血后给他一块点心,他的感受也会不一样。所以,我们设计惊喜的方式就是把病人可能接触到的各个环节都画出来,然后跟员工们一起讨论可以怎样给病人设计惊喜。"

令许桂珍感触颇深的是，无论是改善流程还是给病人设计惊喜其实并不一定要花很多钱才能实现，而是要关注一些细节的管理和改进。医院里的13号病区在讨论如何改进流程时，发现了一个由静脉注射引起的小问题。他们惊讶地发现护士们在给各个病房的病人进行注射的过程中，就像蜜蜂一样来来回回地走动，有时忘了拿纱布，有时忘了拿药，有时候走了一半又转去接听电话……"于是我们和她们讨论这种现象怎样才能改进，结果她们自己出了个非常棒的主意——在病房外面设置几个小推车，里面装好注射必备的东西，以方便护士们取用。就这样，流程得到了改善。"

其实，像这样的细节改进在亚历山大医院可以说不胜枚举。而种种细节的改进相加之和，造就了这家医院改头换面的变化。从医院和病人都感觉自己是"受害者"，到"让每个病人都感觉自己是唯一的病人"，医院的整个文化氛围都发生了根本的转变。今天的亚历山大医院所追求的目标是成为一家"无烦恼的医院"。

管理是文化：据许桂珍介绍，他们医院开始认识并采纳丰田模式是源于一本介绍丰田管理模式的书—《丰田模式》(The Toyota Way)。许桂珍在认真研习了丰田的理念和模式之后，于2004年提交了一份如何在医院里推行丰田模式的报告，并进而在各个部门和小组间展开培训。

丰田模式鼓励的是让一线员工积极地参与，流程改进的具体措施也多是由一线员工在工作中感悟的。但是，如何让每个员工都能积极地参与并主动提出改进的建议呢？

"这就要靠文化。"许桂珍说，"并不是每个员工都会自觉地做这些事情。一方面，作为管理者，我们会组织培训，让每一位医护人员知道什么是'丰田模式'，什么是'目视管理'，让他们认识到为什么要改善流程。至于怎样改进，最有发言权的是医生、护士，而不是院长。但是管理层要做的则是给这些员工以支持。"

丰田模式的魅力也正在于此，管理层将丰田的理念传递给一线员工，由他们思考在工作中可以有哪些变化，再把想法反馈给管理层，管理层会支持他们去完善这种改造。

亚历山大医院眼科门诊的流程就是这样改进的。他们调研了一些病人做眼睛检查的流程，结果发现病人总是在外面等，而医生在里面也在等。结果他们自己把流程进行了改善，让病人做检查与看医生穿插起来，双方面都感到节省了时间，增加了满意度。

"我们有一个梦想，"许总监满怀憧憬地说，"我们希望在医疗技术和质量上能达到美国MAYO Clinic的水平，同时在管理效率上向又快又好又省成本的丰田公司看齐。如果这两个标杆都达到了，我们新加坡的民众就可以享受到更完美的医疗服务了。"

讨论：

如何理解细节、流程、绩效三者之间的关系？

（魏晋才）

第六章

病人服务与医患关系管理

医疗行为是随着人类社会而产生的,自此之后,就不可避免地产生了医患关系。人们从古代医学产生开始就从未停止过思考医患关系问题,医患关系一直是生命伦理学的主要议题。著名医学史家西格里斯指出"医学行动始终涵盖两类人:病人和医生,更广泛地说是社会和医学团体,医学无非就是这两类人多个方面的关系",他指出医患关系在医学中占据着重要位置。如今,医患关系日益成为一种重要的社会关系和人际关系而受到人们的广泛关注。如何妥善处理医患双方间的各种问题,是医疗机构在工作中必须面对的重要工作,同时也是每个医务人员必备的基本素质。

稳定和谐的医患关系不仅能够减轻病人由于疾病导致的心理应激,起到心理治疗的作用,减轻甚至消除病人的疾病;而且也可以使医生的医疗活动充满活力,增强心理满足感,促进医护工作者的心理健康,从而保证医疗工作的顺利开展。随着医学技术的发展,人们对医疗效果的期望值不断提升,大量技术设备也被用于临床,导致许多医务工作者过于依赖检查数据来诊断疾病而忽视病人的陈述,从而使医患关系出现裂痕,这必须引起医疗管理部门以及医务人员的重视。

【本章学习目标】

1. 掌握医患关系的定义及特征;
2. 掌握医患关系的模式;
3. 了解医患双方的权利和义务;
4. 熟悉影响医患关系的因素;
5. 掌握医患纠纷的概念及原因;
6. 熟悉防范医疗纠纷的措施;
7. 了解医疗纠纷的处理原则及程序。

第一节　病人服务管理

一、门诊病人服务管理

作为医院的服务窗口,门诊的服务水平在很大程度上反映着医院整体的管理水平。提高门诊服务的质量,是医院在医疗市场竞争中取胜的关键。门诊服务的管理需从门诊环境、门诊人员、门诊服务流程、患者投诉管理等几个方面入手,以提高病人满意度为目标。

（一）门诊管理部门（门诊部）的职责

1. 在院长领导下，负责门、急诊医疗、急救、护理和各项辅诊检查工作。

2. 组织、联系、协调临床各科室有关人员开展门诊、急诊医疗工作，保证技术力量的配合和稳定。

3. 建立健全门、急诊各项规章制度，抓好文明窗口工作，落实便民利民措施和导医导诊工作。

4. 做好门诊、急诊的登记、统计工作。

5. 收集、整理、分析门诊、急诊有关医疗信息，切实搞好门、急诊医疗质量的管理，提高门、急诊工作质量。

6. 督促检查所属人员严格执行各项规章制度和技术操作规程，防止差错事故。

7. 做好门诊部质量控制的计划，督促，检查，评价、奖惩及总结汇报工作。

8. 做好门、急诊教学、科研以及继续医学教育等工作，学习、运用国内外先进的医疗和护理技术，提高业务水平。

9. 负责门诊、急诊日常事务，接待、处理来信来访事务。

（二）门诊服务管理的内容

1. **门诊环境管理**　门诊环境包含检查区域环境、诊室环境、诊区环境以及公共环境等；门诊环境的管理涉及公共区域的卫生、门诊区域的绿化、标识系统和便民设施的设置等。自助机的设置可以实现自助挂号、缴费、打印检查结果，有效地解决排队的情况；候诊椅、饮用水、轮椅、花镜等便民设施有效地满足病人的各种需求；绿色植物、装饰物品等能够创造温馨的就医环境，从而缓解病人的心理压力；对医院门诊而言，标识系统非常重要，科学的标识系统可以引导病人顺利地完成就医。

2. **门诊服务流程管理**　门诊服务流程包括门诊服务的所有环节，其流程设计应以病人为中心进行合理的优化。医院必须设立专门的部门进行管理，否则容易造成各个科室以自身便利为前提，从而带给病人诸多不便。例如，医院可以采取预约诊疗、分时段就诊的流程解决病人挂号、候诊等候时间长的问题，这一服务流程的优化涉及门诊的所有科室。倘若只有一个科室改进，则不能达到优化服务流程的目的。

3. **门诊人员管理**　所有的服务都离不开人的参与，门诊人员的管理决定着门诊的服务水平。门诊人员的素质既包括医疗专业素质，如紧急救助、制订诊疗方案等，也包括人文素质，如礼仪规范、服务态度、与病人的沟通技巧等。医院应对医务工作人员进行工作流程和工作技巧培训并制订相应的考核评价指标，从而提高医院的服务质量。

4. **门诊患者投诉管理**　门诊病人的投诉是发现问题、改进工作的有效途径，门诊投诉管理的好坏会影响病人对该医院的忠诚度，必须引起医院管理者的足够重视。为此，必须设置专门的部门接待投诉的病人并及时做出反馈。

（三）门诊服务的管理指标及管理方法

1. **医院运行的基本监测指标**

（1）工作负荷指标：

1）年门诊人次；

2）年门诊手术例次；

3）健康体检人次。

（2）病人负担：门诊均次费用及其构成。

2. 合理用药监测指标

（1）抗菌药物处方数/每百张门诊处方；

（2）注射剂处方数/每百张门诊处方。

3. 门诊服务管理指标

（1）预约挂号数量和预约率；

（2）窗口等候时间；

（3）平均门诊等候时间；

（4）门诊量、特需门诊量；

（5）特需门诊量占专家门诊量的比例；

（6）门诊出诊次数、出诊率；

（7）专家出诊次数、出诊率；

（8）停诊次数、停诊率；

（9）诊室使用率；

（10）双向转诊例数；

（11）门诊病历质量合格率；

（12）门诊处方合格率；

（13）投诉数量。

4. 门诊服务质量管理的方法

（1）统一协调组织质量保证活动，将质量控制活动纳入门诊服务质量管理之中。

（2）对相关检点每周进行一次检查，规章制度项检控实行每天不定时检查。同时建立相应的奖惩制度。

（3）统一组织质量管理信息的传递，充分有效地发挥其作用。

（4）努力提高质量控制的功效，实时掌握质控工作的动态，积极探寻新的协调和平衡方法。

（5）不断完善医疗服务质量信息反馈系统。

（6）将质量管理的制度和方法整理成门诊质量管理文件，组织工作人员集中学习。

（四）专科门诊服务管理

1. 专科门诊应具备的条件

（1）有各级医师组成专科技术团队，门诊带头人是专科技术骨干。

（2）有相应的专科病人。

（3）有先进的专科设备，如疾病检查和治疗的仪器。

（4）有一定的专科病床。

2. 专科门诊医疗服务管理

（1）专科门诊需做到"三定两优"，即固定诊室、固定门诊时间、固定人员，确保优先优质服务。

（2）选拔较高技术能力和水平的医务人员参加专科门诊，并定期开展培训和讨论。

（3）保证医疗所需的设备、药品和物资。

（4）开展专科专病的科学研究，不断推动专业发展。

二、急诊病人的服务与管理

急诊服务的质量控制要遵循"快、准、好"的原则。"快"是指从分诊、接诊、检查、抢救、处理、留观、转归等每一环节都做到分秒必争;"准"是指分诊、诊断以及处理的准确率高,误诊、漏诊率低;"好"是指抢救成功率、病历书写质量、医疗设备完好率以及病人的满意率高。

(一)急诊科在应急医疗救援中的功能

1. 突发公共卫生事件、灾害事故以及医疗救援的概念 突发公共卫生事件是指已经发生或者可能发生的、对公众健康造成或者可能造成重大损失的传染病疫情和不明原因的群体性疫病,还有重大食物中毒和职业中毒,以及其他危害公共健康的突发公共事件。灾害事故是指地震、山体滑坡、泥石流、暴雨、洪水、台风等自然灾害和各类交通事故、火灾、非人为因素的爆炸、矿山坑道坍塌、建筑物倒塌以及其他原因导致的人群伤病亡。

医疗救援是指对突发事件、灾害事故中的伤病亡人群或人员的抢救治疗工作。

2. 急救医疗保障和救援指挥系统的组成及职责 急诊科是医院中重症病人最集中、病种最多、抢救和管理任务最重的科室,是所有急诊病人入院治疗的必经之路。遇到重大突发事件或灾害事故时,急诊科需要启动应急救援指挥系统,有效组织抢救工作,尽可能挽救生命,降低伤亡率。

应急救援指挥系统的总指挥通常由院长担任,副院长协助指挥应急救援工作,急诊科主任担任联络员。其他医务人员按各自职能参与救援工作。应急救援指挥系统的职责主要包括:

(1)接到重大突发抢救报告后,立即组织有关科室投入抢救工作,协调医技、临床、后勤各部门的工作。

(2)根据实际需要,组织急救医疗队奔赴现场抢救。

(3)医疗急救指挥部有权调动各科人员及设备。紧急情况下,还可越级指挥。

(4)处理抢救过程中出现的重大事宜,将抢救情况汇报给上级医疗行政部门。

(5)完善急诊科的建设,加强医疗急救的训练,提高医疗事件的应急处理能力。

3. 重大抢救报告制度 建立重大抢救报告制度,使各级卫生行政部门领导随时掌握重大抢救工作的动态,提出咨询建议,做好协调工作,从而更好地组织医疗救援力量进行更加有效的抢救。

凡涉及突发事件、灾害事故所致死亡2人及以上或同时伤亡5人以上的抢救;保健对象的抢救;知名人士的抢救;外籍境外人员及其他特殊人士的抢救;大型活动医疗救护以及其他特殊情况的抢救,相关人员必须及时、准确地逐级报告。在紧急情况下,可以跨部门或越级报告,但事后必须补报。

(二)急诊护理服务管理

急诊护理服务的质量直接反映了医院急诊抢救的水平,也直接关系到急、危、重病人的抢救效果。所以要树立"以病人为中心"的服务理念,开展优质的急诊护理服务,提升医院急诊窗口的形象。

为使护理人员能最快、最准确地为病人实施有效的救治,要定期组织护士的学习和培训活动,注重专业的新动态、新技术、新方法的学习,从而不断提高护理人员的业务水平和整体素质。

为了提高护理的质量,应实行护士长24小时带班,以便于协调解决任何人员在任何时间出现的问题。日常工作要做到"五到位",即:观察病情到位,基础护理到位,护理措施到位,关心病人到位,健康教育到位。

为实现优质的护理服务,需要安排主班护士统筹安排所有病人,依据病人病情及时调配床位,减轻输液工作压力,保证护理工作安全。完善陪检、护送住院制度,避免发生不良事件,降低医疗护理的风险。在抢救室,注意调整护理人员的类型,实行分层级岗位责任制,不同年资的护士合理搭配,既有分工又有合作。在急诊监护室,加强对危重病人的监护,依据病人病情制订抢救和监护方案,严密观察并做好诊疗护理记录。

(三)急诊绿色通道管理

急诊绿色通道指医院在为畅通急危重症病人抢救流程、挽救病人生命而设定的畅通的诊疗过程,该通道的所有工作人员,应对进入"绿色通道"的伤病员提供快速、有序、安全、有效的诊疗服务。科学规范的急诊绿色通道有助于提高救治急危重症病人的成功率。绿色通道管理的宗旨是以病人为中心,优化就诊流程,保证绿色通道的畅通。

急诊绿色通道包括三大要素:①训练有素、技术娴熟的急诊急救团队;②完备的医疗设施、布局紧凑合理的急救区域;③医院管理部门以及各科室的支持。

绿色通道的救治范围包括各种危重症需立即抢救的病人和需要救治的"三无"病人(病人无姓名、无家属、无经费)。常见病种包括各种原因所致休克、呼吸心搏骤停、急性心肌梗死、急性心衰、心律失常、脑卒中、重度多伤、急性中毒等。

在建设运行绿色通道的过程中,各部门必须遵照已制定的绿色通道管理制度,从人员、设备和管理等方面入手完善绿色通道的建设。并定期或不定期地评价绿色通道的建设,不断进行改进,最终建成高效、畅通、规范的绿色通道,为急危重症的病人提供高效快捷的服务。

(四)特殊病情病人管理

急诊科病人所患疾病的特点不仅急,而且杂。对于那些疾病较为单纯的急诊病人或是在急诊观察后好转出院,或是直接住进相应的专科病房。但对于以下几类特殊病人,则需运用综合管理手段进行妥善处理:①疾病涉及多个专科、病情没有主次的病人;②病情不明确,难以划定归属科室的病人;③病情危重,不宜在普通病房接受治疗的病人;④无手术指征的病人;⑤临终病人。

特殊病情病人的管理原则是:①明确主管科室并对其负责;②明确病情的轻重缓急,对症治疗;③与病情相关的所有科室都必须积极参与诊治工作,由主治医师以上职称医师每日进行查房;④主管科室根据病人病情需要,可以请相关科室的医师前来会诊,或组织全院会诊,或邀请院外专家会诊;⑤加强与病人家属的沟通,告知病人病情及面临的风险,协调病人去向等问题。

具体而言,不同类型的特殊病人在管理原则上有不同的着重点。

1. 疾病涉及多个专科、病情没有主次的病人最需要的是综合诊治,这类病人由首诊科室或急诊内科主管,其他相关科室积极参与会诊,帮助病人早日康复是管理的要点。

2. 病情不明确,难以划定归属科室的病人最需要的是疾病诊断,需要由首诊科室主管,病情相关科室参与会诊,在医院层面建立急诊疾病快速诊断机制是管理的要点。

3. 病情危重、不宜在普通病房接受诊治的病人最需要的是危重症诊治,待病情稳定后才能转往相应的专科接受针对性治疗,危重监护治疗是其管理的要点。综合性的医院通常都设有重症病房,病人先在重症病房接受危重监护治疗,等待病情稳定。若病人病情不宜转运,则需要邀请医疗护理专家协助诊治。

4. 无手术指征的病人由于没有手术适应证或有手术禁忌证或已丧失手术的时机,不需要进行手术治疗,但还有内科保守治疗的意义。这类病人由首诊的外科科室主管,并邀请相应的内科专家一起协同诊治。

5. 临终病人已没有特殊治疗的必要,其最需要的便是临终关怀。所以,当务之急是加强与病人家属的沟通,加深其对病情的理解,帮助病人家属联系临终关怀医院,让病人更好地度过临终期。

(五)各急诊科室实务管理

1. **抢救室管理** 急诊抢救是急诊医疗服务的重要环节,不仅需要医务人员有高度的责任感和专业的技术水平,还必须要有抢救规范、抢救室岗位责任制度、常见急症的抢救程序以及相应的抢救设备和抢救药品。抢救室护士在医师到达之前可根据病情需要进行紧急处理,全力抢救病人,做好抢救记录。

2. **急诊监护室的管理** 医护人员需严格遵守岗位责任制度、交接班制度、每日查房制度和仪器检查使用保管制度等。根据病人的具体病情确定抢救和监护方案,密切观察病人的病情变化,做好各项诊疗记录。

3. **急诊观察室的管理** 值班医师和护士,要严密观察病情变化,开好医嘱,及时填写急诊观察病历,随时记录病情和处理经过,认真做好交接班。急诊观察室医师早、晚各查床一次,重症随时查看,主治医师每日查床一次,及时修订诊疗计划。急诊观察室值班护士,要随时主动巡视病人的病情、输液、给氧等情况,发现病情变化,立即报告医师并及时记录。

(六)急诊服务管理指标及工作指标统计

急诊服务管理指标及工作指标是提高急诊服务质量和定期评价的有效工具。根据国家卫计委颁布的《急诊科建设与管理指南(试行)》和《三级综合医院评审标准实施细则(2011年版)》中的相关规定,可将急诊服务管理指标及工作指标分为以下几类:

1. **工作量指标** 有急诊数量、急诊观察人数以及急诊观察患者收住院人数等。

2. **工作效率指标**

(1)急救首援率:急救人员在病人发出求救信息后10~15分钟以内能到达现场进行急救。以每100例求救病人中首次援救的数量计算。

(2)院内急会诊的到位时间≤10分钟。

(3)急诊观察时间≤72小时。

3. **工作质量指标**

(1)急诊预检分诊准确率≥90%;

(2)符合急诊抢救标准的抢救成功率≥80%;

(3)急诊观察室患者诊断符合率≥90%;

(4)急诊接诊临床诊断符合率≥90%;

(5)急诊处方合格率≥95%;

(6)急诊病历合格率≥90%;

(7)严格实行急诊首科、首诊负责制度,首诊接诊的科室必须对病人的治疗负责到底;

(8)减少和避免医疗事故;

(9)急诊科护理单位布局合理,区分清洁与污染区域,完善设备,优化环境,工作有序;

（10）及时、准确完成病历、护理、抢救记录以及急诊登记统计。

4. 其他指标

（1）急诊医疗设备和物品完好率达到100%;

（2）医疗器械消毒合格率达到100%。

三、住院病人的服务与管理

住院病人的服务与管理是指住院病人诊疗过程中的组织、控制与协调,核心是病房管理。住院服务管理实行三级医师负责制,是发挥医院功能的关键环节。

（一）住院病人服务的特点和任务

1. 住院服务管理是一项以病房管理为核心的系统性工程　住院服务管理作为一种组织管理行为其目的是为达到最佳医疗服务效果。医患双方的活动主要在病房,既要治疗疾病,又得协调医患关系。其他系统的各部门都要充分配合病房的医疗活动,才能顺利完成诊疗。因此,必须从系统工程的角度出发,围绕病房管理,加强部门协作,为病人创造良好的诊疗环境。

2. 住院服务实行三级医师负责制,即主任医师、主治医师、住院医师共同负责的制度,并按照一定的比例合理配置这三级医师。他们各司其职,由上而下指导,由下而上负责,共同构成诊疗工作体系。住院诊疗管理要充分发挥三级医师负责制的功能,保证医疗质量,提高医疗水平。

3. 住院服务工作具有连续性和协同性　住院医疗不同于门诊和急诊的诊疗,它能够较为全面地、连续地对病人进行检查和治疗,并能够得到及时的反馈,这就要求诊疗的管理要加强横向和纵向的协调,相互衔接,保持不间断的工作状态。

4. 住院服务拥有庞大的诊疗信息系统　住院诊疗信息占医院信息的比例最高,价值也最大,是制订诊疗方案、实施诊疗管理的重要依据和参考。住院诊疗信息系统以病历为基础,充分地表达了医疗质量和水平,是衡量办院水平的重要依据。为此,要正确、及时地录入病历,建立由科室、病案室和主管医疗工作的职能部门组成的诊疗信息工作网络,使诊疗信息的管理处于惯性运行的状态。

（二）住院病人服务管理的措施

住院病人服务管理是以住院诊疗管理为中心的全过程管理活动,目的是为住院病人提供良好的医疗服务,包括住院诊疗组织结构的设计、医务人员实施诊疗活动的行为规范、医疗质量的监控、诊疗技术的应用管理等。

住院病人服务管理的措施是指医疗管理部门开展的检查、监督、激励、反馈以及管理服务等活动,目的是为了保证住院诊疗工作得到落实、完善及持续改进,提高住院诊疗管理的质量。

1. 检查　医疗管理部门定期对各临床科室病房进行检查。检查的内容包括医师的资质及在岗情况、医师对于十六项核心制度的了解情况以及十六项核心制度的落实情况、完成质量情况等。

2. 监督　医疗管理部门对各临床科室的平均住院日、术前平均住院日、病床使用率、临床路径相关指标以及抗菌药物使用情况等指标进行监督。

3. 激励　根据对各个临床科室的检查和监督的情况,医疗管理部门对完成好的科室进行表扬,对未达标的科室进行惩戒。

4. 管理服务 医疗管理部门需要为临床科室的住院诊疗工作提供必要的管理服务,规范医务人员的工作流程,减轻医务人员的工作负担,提高医务人员的工作质量。管理服务主要包括承担科室与卫生行政部门、科室与院领导以及科室之间的协调沟通任务。

(三)住院诊疗业务管理

住院诊疗工作的工作量最大,是医疗工作的中心环节。一般来说,住院病人的病情较为严重和复杂,需要系统的治疗。住院诊疗工作是医院医疗质量和水平的集中反映,是医院的主要管理对象。

住院诊疗工作是指由科室、病房或者专业组实施的一系列临床医疗活动,例如,检诊及病历记录、查房、会诊与病例讨论、治疗计划、医嘱、晨会、值班、随访等。住院诊疗业务管理指医疗管理部门制定相关的规章制度并监督落实,以确保促进临床业务活动的有序高效地进行。

1. 住院诊疗业务活动

(1)检诊及病历记录:

1)检诊是指医护人员对新入院的病人进行初步诊察,进行体格检查及辅助检查、采集病史等以了解病情、提出治疗方案。对于复杂疑难病例,也应经过检诊提出初步的检查治疗方案。

2)病历是医务人员对病人疾病的发生、发展、转归,进行检查、诊断、治疗等医疗活动过程的记录。是病人的医疗健康档案,是处理医疗纠纷的法律依据,病历对医疗、预防、教学、科研、医院管理等都有重要的作用。因此,必须完善病历的书写和保管工作,提高病历记录的质量。

病历的质量检查是指各级医师结合会诊、病例讨论和查房,对下级医师书写的病历进行检查,入档病历由各级医师审查并签字。要完善病历质量检查制度,开展病历书写的培训和评比活动。

(2)查房: 查房(ward inspection)是最基本、最重要的医疗活动,要严格执行相关规定,严格执行三级医师查房制度。

查房目的是为了及时了解病人病情、思想等状况,进一步制订合理的治疗方案,同时检查医疗护理工作的完成质量。还能够结合临床实践进行实战教学,培养医护人员。

查房的方式按时间可以分为上午查房、午后查房和夜间查房,按目的可以分为例行查房、教学查房、重危病人查房,按规模可以分为医师个人查房、全科查房、专业组查房。

查房的工作要求: 各级的查房必须按照规定进行,要重视病人的主诉、体征和思想状况。查房前,自下而上充分准备相关病历及设备,查房中,自上而下严格要求,同时做好病房管理,安静、整洁、有序地进行查房。查房时,主管医师应简明扼要、重点突出地报告病历,提出需要解决的问题。查房后,详尽地记录上级医师的意见。

(3)会诊与病例讨论:

1)会诊(consultation)是几个医生共同诊断疑难病症,是发挥综合性医院协作功能的重要形式。通过会诊可以集思广益,制订出有效的治疗方案。

会诊的形式: 急诊会诊、科内会诊、科间会诊、全院会诊、院外会诊。

会诊的注意事项: 明确会诊目的,掌握会诊指征,设定会诊程序,做好会诊记录,提高会诊质量。

2)临床病例讨论是提高医疗质量和培养医护人员的重要手段,是病房基本的医疗活动。

根据临床医疗或教学需要,可将临床病例讨论分为新病人讨论、危重病人讨论、疑难病例讨论、死亡病例讨论、术前术后病例讨论、出院病例讨论、教学病例讨论等。

会诊及病例讨论的质量是医院的医疗质量及学术水平的综合反映。

（4）治疗和医嘱:

1）治疗指的是治疗疾病的手段和方法,是最根本的医疗活动。治疗范围很广,一般来说,可以分为药物治疗、物理治疗、手术治疗、心理治疗、营养治疗、康复治疗等。这些治疗的方法和质量都必须有明确的规定。住院治疗以医嘱的形式提出,各种治疗方法一般由临床医生提出。

2）医嘱(medical order)就是医生根据病人病情和治疗的需要在饮食、用药、化验等方面下达的指示。它是医生对诊断、治疗、护理工作的决定及要求,是医疗信息的传递渠道。

医嘱种类: 长期医嘱、临时医嘱、备用医嘱。

执行医嘱要求: 医嘱内容及起始、停止时间应当由医师书写。医嘱内容应当准确、清楚,每项医嘱应当只包含一个内容,并注明下达时间,应当具体到分钟。医嘱不得涂改。需要取消时,应当使用红色墨水标注 "取消" 字样并签名。一般情况下,医师不得下达口头医嘱。因抢救急危病人需要下达口头医嘱时,护士应当复诵一遍。抢救结束后,医师应当即刻据实补记医嘱。医嘱单分为长期医嘱单和临时医嘱单。长期医嘱单内容包括病人姓名、科别、住院病历号(或病案号)、页码、起始日期和时间、长期医期医嘱内容、停止日期和时间、医师签名、执行时间、执行护士签名。

（5）晨会与值班: 晨会与值班的目的都是为了保证医疗工作的连续性。

1）晨会又称交接班会,是临床科室一天工作的开始。晨会由主任医师主持,科室全体医护人员参加,夜班值班医务人员汇报新病人、危急重症、重点病人的情况和病情变化,一般不超过15分钟。必要时传达上级的指示,布置科内的工作,时间一般不超过30分钟。

2）值班制度。医院各科室昼夜交替值班制度,值班医师负责全科的临时医嘱、急诊会诊、急症手术以及危重病人的检查和治疗,对新入院的病人进行初步检诊、下达医嘱。危重病人要实行床头交接班制度。若遇到重大问题,要及时向上级请示报告。

（6）死亡病人的处理: 病人抢救达到规定时间时,负责抢救的医师需要认真检查是否达到死亡标准。确定病人已死亡后,应填写死亡通知单送到住院处。值班护士对尸体进行处理后,送往太平间。按照《病所书写基本规范》的要求将死亡记录准确写入病人的病历中。

（7）随访: 随访工作作为医疗工作的重要组成部分,对于观察疗效和医学研究都具有重要意义。在随访的过程中,需要对病人进行相应的保健指导。

随访必须有计划性和针对性,根据随访的目的来确定随访的疾病种类和随访的对象。对于需持续观察病情的病人,要做好健康宣教教育,严密观察病人病情,实时与医师沟通;对于科研需要而进行的随访,其病种和对象不能过多,应当选择较为典型的病种和便于追踪的病人作为随访对象。随访时间和方式应该根据病种和科研要求而定,一般可分门诊随访、家庭随访、住院检查和通讯联系。由于随访工作具有较强的科学性,要指派专人负责。

2. 医院诊疗业务管理的要点

（1）实行三级医师负责制,按照一定比例配置三级医师的数量。各级医师各司其职,逐级负责,逐级请示,共同构成诊疗工作体系。三级医师负责制度是住院诊疗业务管理最基本最重要的任务,必须严格落实三级医师查房制的要求,这对提高医疗质量和医师的科研、教学能力都具有积极的意义。

（2）加强对住院医师的规范化培训。住院诊疗业务涉及的内容多、范围广、层次深，因此，对住院医师特别是新入职的住院医师来说，要完全掌握和理解住院诊疗业务并不容易。为此，医院管理部门应制订完善的方案对住院医师进行规范化培训，并定期考核，保证所有的住院医师都能获得规范化的临床培训。

（3）完善检查和激励工作：制订住院诊疗业务活动的方案不难，但要完全落实却并不容易，所以医疗管理部门需要进行定期和不定期的检查，对于检查中发现的优点予以奖励，对于检查中发现的问题要责令整改，并实施相应的惩戒。

（4）重视住院医嘱制度：医嘱是住院诊疗活动的基础和医疗工作的重中之重。医疗管理部门应制定和完善医嘱管理制度，信息管理部门要制定和完善医嘱信息管理制度，并建立医嘱差错惩罚机制，加强对医护人员的医嘱书写培训，以保证医嘱能够准确无误地执行。

（5）重视差错、事故登记报告处理制度：由于住院诊疗业务密集复杂，环节众多，发生差错和事故的风险比较大，因此，必须要建立差错、事故登记报告处理制度，一旦发生医疗差错或事故，医务人员应立即向科室负责人汇报。科室负责人应及时向有关职能部门汇报。发生严重的医疗差错或事故时，应立即组织抢救，并向医疗管理职能部门和院领导报告。当事人及所在科室填写医疗差错登记表或医疗事故登记表。

（四）住院诊疗管理指标统计

住院诊疗管理统计指标是在住院诊疗管理中选择最佳方案的前提条件。为保证住院诊疗质量达到预定的目标，必须预先设定医疗质量的标准。常用的住院诊疗管理统计指标有：

1. 对诊疗效率的分析与评价　术前平均住院日、出院者平均住院日、病床使用率以及病床的周转次数；

2. 对诊疗工作量的评价　手术人数、出院人数；

3. 对诊疗质量的评价　诊断符合率、漏诊率、误诊率、好转率、危重病人抢救成功率、治愈率、死亡率、手术并发症发生率、无菌手术切口感染率、医院感染发生率、一周内再入院/计划外手术率；

4. 其他常用的指标　合理使用抗菌药物的相关指标，如抗菌药物使用率，微生物检验样本送检率等，医疗安全事件上报率以及病人的满意率等。

随着医疗改革的进行，住院诊疗管理指标统计迎来了新的发展时期，同时也拥有了新的内涵。尽管传统统计模式对医院的临床及管理工作仍具有一定的指导作用，但是其已经远远无法满足医院发展的需要。因此，医院管理者必须努力改进原有的住院诊疗管理统计指标，从而更好地指导住院诊疗管理工作。

（五）重症监护病房的组织管理

重症监护病房又称为ICU，是利用各种现代化设备和先进的治疗手段，如呼吸机、监护仪、输液泵、起搏器等，对危急重病人、大手术后的病人，特别是对那些死亡迫在眉睫的病人进行非常密切的观察，并用特殊的生命支持手段以提高这些病人存活机会的一个特殊治疗护理病区。重症监护病房可以大幅度提高医疗护理质量，降低病死率。

重症监护病房的类型有综合性的重症监护（ICU）、颅脑外伤监护、心脏手术后监护、冠心病监护（CCU）、呼吸衰竭监护（RCU）、烧伤监护、新生儿监护等。监护的方法有遥控监护、床头监护、中心监护。

重症监护病房的病床一般占全部病床的3%~4%。监护病房的设备应尽可能完善，除了一般医疗设备外，还必须有监护仪和其他专用设备。重症监护病房的医师可长期固定，也可定期轮换。护理人员作为执行监护任务的重要人员,必须具备一定的数量和素质,并接受过专业的培训。

第二节 医患关系管理

一、医患关系的定义及特征

(一)医患关系的定义

医患关系作为一种特定的人际关系是医患双方在诊疗过程中形成的。"利益共同体"是医患关系的实质,二者的共同目标是"战胜病魔,早日康复"。经济社会的发展以及生物-心理-社会医学模式的改变扩展了医患关系的内涵,医患之间的关系也有了一些新的改变。医学诊疗活动中最基本和最重要的人际关系就是医患关系。医学诊疗活动始终包含两类当事人:医务工作者和病人,这二者之间的关系便构成了医患关系。

医患关系(doctor-patient relationships)是在医学实践过程中产生的一种人际关系。这种关系可以从狭义和广义两个方面理解。狭义的医患关系是指传统的医患关系,即医生和病人之间在诊疗过程中产生的各种关系,这是医患关系的基本内涵。而广义的医患关系则是两个群体之间的关系,即以医务工作者(医生、护士、医技人员)为主体的群体和以病人为中心的群体形成的人际关系。这里的"医"不仅仅是指医生,也包括护士、医技人员以及医院的管理人员和后勤人员等群体;同时,"患"也不仅仅指病人,还包括了与病人相关的家属或监护人以及单位代表人等群体。近现代所指的医患关系是广义的医患关系。为更加全面地改善医患关系,我们需要更加注重广义的医患关系。

"狭义"与"广义"更准确、全面地揭示了现代医患关系的含义。因为虽然医生与病人是最主要的参与者,但相较于古代医患关系中医生仅指个体存在,现代医患关系中医生则代指医疗机构。严格来说,医方主体指的是医疗机构而并非医生本人,并且与病人发生关系的不仅是医生,还有护士、医技人员,乃至医院管理人员和后勤人员。就患方来说,代表病人和医疗机构产生关系的,除病人自身,还包括他的家人、监护人、亲属以及单位等。"狭义"与"广义"两种解释已成为学术界对医患关系进行解读的通说。

根据不同的内容以及与诊疗的实施有无直接联系可以将医患关系分为技术方面的医患关系和非技术方面的医患关系。非技术方面的医患关系是指医患双方在整个医疗过程中由于受到经济、社会、心理等因素的影响而形成的法律关系、道德关系、经济关系、文化关系、价值关系等。医疗作风、人文精神、服务态度就属于非技术方面的医患关系。非技术方面的医患关系体现了人与人之间平等、尊重、诚实、信任这一最普遍、最基本的原则,倘若没有这个基础,人际关系便不可能良好地维系。非技术方面的医患关系是当今医患关系的主体。

技术方面的医患关系是指医患双方在制定医疗方案以及实施的过程中所建立的行为关系。例如,医生询问病人的病史,测量体温、血压、号脉搏等,病人积极配合;医患双方共同讨论治疗方案;护理人员给病人打针、吃药等。技术方面的医患关系是医患双方发生并维持各种关系的基础和前提,体现了医患双方在医疗过程中不同的地位和角色。

在具体的医疗活动中,技术方面的医患沟通与非技术方面的医患沟通是相互依存、相互影响的。一方面非技术方面的医患沟通的成功能够促进病人对治疗的依从性,这将有利于技术方面的医患沟通;否则会阻碍技术沟通。另一方面,技术方面的医患沟通的成功会促进非技术方面的沟通,反之,技术沟通的失败则会损害非技术沟通,例如,医生的误诊。由此可见,技术与非技术两方面的医患沟通都很重要。但是由于受到生物医学模式的长期影响,非技术方面的医患沟通没有引起医务工作者的足够重视,阻碍了良好医患关系的建立。

(二)医患关系的特征

医患关系的形成和发展过程中,医患双方必须互相配合,否则无法完成诊治工作。二者的共同目标是一致的,都是为了维护健康、治愈疾病。在医疗过程中,医患双方目标明确、密切配合、积极互动。医患关系作为一种重要的人际关系,主要有以下几个特点:

1. **以维护病人健康为纽带** 病人的身体健康和生命是医务人员的服务对象,服务的结果通常具有不可逆性。所以医务人员需要给予服务对象特殊的关注。市场经济的条件下,提供和接受医疗服务虽都是基于市场经济的基础,但是必须考虑医疗服务本身的特殊性,不能完全用商品经济的理念来分析和运作医疗服务。

2. **以医务人员的职业行为为基础** 为病人治病是医务人员的本职工作,也是其分内的事情,尽管在掌握医疗信息、运用医疗手段、支付医疗费用等方面上二者处于不完全平等的状态,但是医患双方依然是一种以医生的职业行为为基础的平等关系。疾病的诊疗和生活护理都属于医务人员职业行为的基本要求。医务人员并不比病人高一等,在工作和服务过程中应尊重、礼貌关爱地对待病人。

3. **以密切的人身接触为手段** 在提供医疗服务的过程中,接触病人的身体是不可避免的。医务人员对病人的人身接触远远超过一般职业关系的接触,这是职业本身的特殊需要,但需要注意合理的限度,保护病人的隐私权。

4. **医患双方地位平等但知识能力的不对称** 医患关系的本质特征是权利与义务的平等,医患双方的权利、人格和地位都是平等的,都受到法律的保护和医学伦理道德的维护。任何侵犯另一方正当权益的行为都会受到法律的制裁或道德的谴责。但是,在医学知识与能力方面二者是不对称的,医务人员拥有医学专业知识和能力,而病人通常仅仅一知半解,甚至是门外汉,这导致了双方在事实上的不平等。在医患关系中,医务人员确定诊疗方案、卖药、收费,明显处于优势,而病人往往只能被动地接受,处于弱势地位,由此决定了医务人员具有许多正面义务,病人拥有若干正面权利。

5. **病人需求的多元化与医疗服务的有限性** 作为复杂的社会个体,病人自身有多种多样需求。诊疗期间,他们的需求不仅包括减轻病痛、治愈疾病,还包括心理的疏导、人格的尊重和精神的慰藉。需求随着病人的不同而千差万别,有的病人仅需要最基本的医疗保障,而有的病人则要求知名的专家为自己诊治;有的病人只注重疾病的治疗,关注医生的技术水平,而有的人病人还格外重视自身其他权利的保障;有的病人习惯被动地接受治疗,而有的病人则具有强烈的参与意识。从医方的角度看,主观条件的限制(如职业道德水平低下、医疗服务理念陈旧),客观条件的制约(如医疗设备简陋、人才匮乏),使医疗服务水平不高,不能满足病人的各种需求,阻碍了和谐医患关系的构建。

二、医患关系的模式

模式是指事物的标准形式或者可以模仿的标准样式。医患关系模式是指医患之间联系的标准形式,或者是医患双方可以模仿的标准样式。在长期的医疗过程中逐渐形成、固定了医患关系的模式。"医生和病人的关系,如同一套动作复杂的双人舞。虽然医生是领舞者,但决定舞蹈效果的是舞伴间的默契、沟通和协调,两个舞伴发挥着同等重要的作用"。

(一)萨斯-霍伦德模式

美国学者霍伦德和萨斯发表在《医学道德问题》杂志上的《医患关系的基本模式》一文从医生与病人的地位和主动性大小的角度将医患关系划分为三种模式:

1. **主动-被动型**　这是传统的医患关系模式,在现代医学实践中非常普遍。这种模式的特征是医务人员对病人单向作用,即"为病人做什么"。医生完全拥有医疗的主动权、决策权,医生是绝对权威,病人没有任何意志参与治疗。其优点是有利于充分发挥医务人员技术上的优势,缺点在于完全否定了病人自身的意志,可能会影响治疗效果,埋下医患纠纷的隐患。

"主动-被动型"医患关系模式受到了越来越多的批评,在当代的医疗关系中一般不被病人接受。这种模式往往仅用于昏迷、休克、严重智力低下、严重精神病以及婴幼儿等病人。这些病人无法发挥主动性表达意见,因此只能由医生决定。这就要求医务人员必须具有娴熟的技术、高尚的道德和高度的责任感,不得给病人以损害。

2. **指导-合作型**　这种模式是医患关系的基础模型。这种模式下,医生仍处于主导地位,病人"被要求与医生合作",可以在接受医生的治疗方案的前提下有限度地表达自己的意志。其特征是"告诉病人做什么"。这种模式具有明显进步意义,因为医患双方可以有限度的互动,所以可以较好地发挥医患双方的积极性,减少差错、提高疗效,促进信任合作的医患关系的建立。但其缺点是医患双方的权利仍存在较大的不平等。

这种模式中,医生发挥主导作用,医生掌握着最终决定权;病人接受医生的指导,听从医生的决定提供关于疗效的反馈信息,请求医生答疑并提出要求和建议。这种医患关系模式常见于患有急性病的病人和医生之间。

3. **共同参与型**　"共同参与型"指医患双方拥有近似同等的权利,共同决定和实施医疗措施,其生活原型类似"成人对成人"的关系模式。医生非常重视病人的意见和认识,病人主动配合诊治并提出意见以帮助医生实施正确的诊治。这种医患关系模式中病人不仅主动配合还进一步参与治疗。例如,糖尿病病人遵照医生所开的处方循序渐进的治疗,注射胰岛素或口服药物等。医生只提供不同的治疗方案,并告知病人每一种治疗方案的利弊,治疗方案的最终选择权在病人手里,医生只能按照病人所选择的方案进行治疗。这种医患关系模式有利于消除医患之间的隔阂,减少医患冲突,促进真诚和相互信任的医患关系的建立。

这种模式的前提是病人较为成熟并具有一定医学知识水平,常见于慢性疾病和心理疾病中。此外,这种模式也适用于疾病的预防。

临床实践证明,这三种医患关系模式各有其适用范围。医生需要依据病人所患疾病的不同,文化支持的差异,心理状态的区别,灵活地选择关系模式。但是提高"医""患"双方积极性,促进"医""患"沟通,共同参与制订双方同意的治疗方案以确保最佳治疗效果则是应该追求的"理想模式"。

(二)维奇医患关系模式

美国学者罗伯特·维奇(Robert Veateh)依据医生充当的不同角色将医患关系分为三种模式:

1. **纯技术模式**　又称工程模式。在这种模式中,医生充当的角色是纯科学家,只负责技术。医生把与疾病和健康有关的所有事实告知病人并让病人接受,然后医生依据这些事实采取相应的治疗方法。这种医患关系模式处于把病人当做生物变量的生物医学阶段。

2. 权威模式 又称教士模式。这种模式中,医生充当的角色是家长,医生不仅拥有做出医学决定的权利,而且拥有做出道德决定的权利。医生具有巨大的权威,一切均由医生决定;病人完全处于被动地位,丧失了自主权。这种模式不利于发挥病人的积极性。

以上两种医患关系模式类似萨斯—霍伦德模式中的"主动-被动型"。

3. 契约模式 契约模式是一种约定医患双方责任与利益的医患关系模式。

在这种模式中,医患双方并非完全平等,但彼此之间存在着一些共同的利益,共同对做出的各种决定及行为负责。罗伯特·维奇认为,契约模式相较于前两种模式有较大的进步,是较为令人满意的医患关系模式。

这种模式类似萨斯—霍伦德模式中的"共同参与型"。

(三)构建医患关系新模式

我国医疗行业在过去很长时间内处于"以医为尊"的状态。医方在医疗过程中习惯性地将自己置于主体地位,治疗不和病人商量,一切医生说了算,病人只能无条件服从,处于完全被动的地位。

随着经济社会的发展,人们的法律意识得以提升,更加关注自身的地位和权益。所以,医务人员要重新定位医患关系,以适应医疗市场竞争和社会进步的需要。心态上,医务人员要以平等的心态看待病人,医患双方是朋友、战友式的关系,要彼此尊重、信任和理解,这样才有利于形成良好的医患关系。近几年,有学者提出的"战友"医患关系模式更生动地表达了医患关系的内涵,即医患双方都面对共同的敌人——疾病,双方团结一致,并肩作战,一起与疾病作战。这种模式有利于调动病人的积极性,增强其战胜病魔的信心。

三、医患关系的现状与发展趋势

现代医学逐渐由生物医学转向生物-心理-社会医学,因此医方的人文关怀越来越受到关注和提倡。但随着医学新技术、新方法的推广和应用,医生往往会忽视病人的自身体验,而更多地依赖高端医疗仪器设备,传统的视、触、叩、听、闻、问、切被现代化的诊疗手段所取代,医患双方直接沟通为基础的传统诊疗模式被逐渐"物化"。医疗体制市场化改革取得了一定的成就,但同时也带来了很多的社会问题。医疗体系中市场化经营模式的引入弱化了医疗卫生事业的公平性和公益性,从而直接影响了医患之间的关系。医患之间沟通交流减少,人文关怀渐渐缺失,医患双方失去信任,导致医患关系紧张,医患纠纷时有发生。随着社会环境的改变,医患关系也发生了一些新的变化,目前主要的现状及趋势有以下几点:

(一)医患关系的"物化"趋势

20世纪90年代以来,现代医学由于受到科学技术的推动和技术工具主义的影响而发生了深刻的变化。基因工程、人工生殖、无性生殖、激光技术等高科技的应用,使现代医学进入了"技术医学时代"。然而,计算机的广泛运用促进了人工智能化治疗手段的发展,改变了原本一对一的诊疗模式,从原来"人-人"的模式发展为"人-物-人"的模式,传统的就医观念和诊疗观念也随之发生了改变。在国际上,这种不良的医患关系被称为"医疗公害"。"人机化"的趋势减少了医患双方的沟通,被高新技术所主导的医务人员,只注重有形的疾病,往往忽视了病人在思想、感情、心理等无形层面的健康,导致医患双方情感淡漠,合作性差,加深了医患矛盾。

（二）医患信任的弱化

近年来，医患之间的信任引发了人们的关注。良好的医患关系是以诚信为基础的，由于医患双方在医学知识和疾病治疗权利上的不对称性，病人显然处于从属地位，强烈依赖于医方，就医时以性命相托。医方在取得病人信任的同时，必须以病人的利益为出发点，尽全力对病人负责。

但医患双方的这种信任关系逐渐被医疗体制的"半市场化"冲淡，病人对医生治病还是趋利存有疑虑，乃至产生防御性的医患关系，医方防患犹如防狼，患方防医甚于防贼。随着医疗程序的日趋完善和严格，作为医疗服务的购买者，病人非常注重医疗支出，为防患有可能发生的医疗纠纷，确保自身利益，在医疗过程中患方常常会采取多种方式搜集证据，比如，要求术前医疗公证，甚至采用录音录像的方式取证。与此同时，在"举证倒置"的压力下，医方为保障自身利益，也采取了许多应对措施，例如，完善医疗检查和医疗程序。

（三）医患关系"经济利益化"趋势

随着医疗经营机制和管理体制的改革，社会财政拨款已不能满足医院发展的需求，医院逐渐变成自负盈亏的经济实体，开始关注和重视经济效益。尽管国家已在城镇和农村都实施了医疗保险，但是由于收入差距大、医疗费用增长过快等因素，在医疗活动中患方也格外关注自己的经济利益。一些医院为了吸引病人，甚至出现了"医患共享医保"的不良现象，一些医生在对病人的诊疗过程中利用医疗特殊权利谋取不正当的利益。医患关系呈现出"经济利益化"的趋势，医患双方的经济利益关系日益突出。

（四）医患关系"需求多元化"趋势

随着社会主义市场经济的发展，出现了一些新的社会阶层，不同阶层的收入的差距拉大，促进了价值观念的多元化。价值观念的多元化反映到医患关系上是"需求多元化"的趋势。一方面，医生要求病人共同参与诊疗活动，积极主动地配合，提高工作效率从而提高自身的经济效益；另一方面，人们对医疗服务的需求层次上存在差别，有的病人只要求最基本的医疗服务，有的病人则要求高层次的星级的医疗服务，而有的病人连最基本医疗服务都难以获得。医患关系的"需求多元化"趋势要求医院必须以病人为中心，提供满足多层次需求的医疗服务。

（五）医患关系的紧张化

近年来，医患危机、医患纠纷、医患冲突频频被媒体报道。媒体的报道在吸引大众眼球的同时，也在冲击着大众的心理。医院，一个无比圣洁的地方，现在却让人们感到陌生和害怕。而作为医务工作者也同样担惊受怕，这一高尚的职业也变成一份高危职业。逐年上升的医患纠纷数字、触目惊心的医患冲突事件，以及扣人心弦的医疗纠纷，让我们每个人真切地感受到了医患关系的紧张程度。

医患纠纷数量上升的同时，医患纠纷的类型也呈现多样化的趋势。除了因诊疗护理过程中技术因素引发的纠纷外，医患纠纷涉及的范围还包括医院管理、医疗环境、医疗收费以及服务态度等因素引发的纠纷。这是由于一方面随着经济的发展人们更加关注生命健康，从而患方对医疗行为抱有更高的期望值，另一方面随着知识文化水平的提高，人们的维权意识增强，患方可能以多种理由要求医方承担责任。

（六）医患关系"维权法律化"

随着法制化建设的深入，人们的法律知识逐渐普及，法律观念提升。医疗活动中，医患双方的依法维权意识明显增强。医方越来越重视依法行医，患方越来越重视自己的知情同意权、隐私权。当发生医患纠纷时,人们更倾向于通过法律途径来解决问题,而不再依靠道德的力量,特别是《侵权责任法》和《医疗事故处理条例》颁布实施后,将进一步推进医患关系"维权法律化"。此外,医学高新技术的应用带来的社会问题,如人工授精、器官移植供体来源、性别鉴定等带来的伦理道德以及社会问题,都涉及医患关系,仅依靠道德力量是不够的,需要用法律来解决。

为适应经济基础,需要不断完善相关的法律法规和政策制度,建立新的伦理价值观。唯有如此,才能建立医患关系与市场经济良性融合的环境。医患双方需要良性沟通,共同努力,建立共享利益的新型医患关系。

四、医患双方的权利和义务

法律规范的核心内容是权利和义务,因此,医患法律关系的核心内容是医患双方的权利和义务。规范医疗活动,必须首先明确医患双方的权利和义务,保障医患双方的合法权益。

从医疗活动角度看:权利是指医患双方可以在医疗活动中实施的行为以及可获得的相应的利益。通常情况下,这种行为或利益是可以选择的,权利人可以选择行使权利也可以放弃权利。义务是医患双方在医疗活动过程中,必须采取的行为以及必须付出的代价。这种付出具有强制性,如果行为人不作为,必定侵害他人的合法权益,为此行为人需承担法律上的不利后果。

(一)患方的权利和义务

1. 患方的权利 患方的权利是指病人在医疗活动中所享有的不受侵犯的利益。只有患方在对自己享有的权利充分了解和认知的前提下,才不会对医方提出无理的要求,甚至干扰或滥告医方;同时只有医方充分了解患方的权利后才能重视患方的权利,尊重患方,双方的关系才更融洽,从而减少不必要的误会和纠纷。

目前,我国还没有单独的病人权利法案,但是《宪法》《民法通则》《刑法》《侵权责任法》《执业医师法》《传染病防治法》《医疗机构管理条例》和《医疗事故处理条例》等法律文件中都有关于医患双方权利义务的明确或者隐含的规定,病人拥有的权利可以归纳为以下几项:

(1)生命健康权:是公民最基本的权利。生命权指公民的生命安全不受侵犯的权利,国家法律保护每一位公民的生命权,任何人不得随意剥夺他人生命。健康权是公民维护其身体健康即生理功能正常运行,具有良好心理状态的权利。

(2)平等医疗保健权:所有病人,不论性别、民族、年龄、财产状况都一律平等地享有获得医疗卫生服务的权利。宪法第45条规定:"公民在年老、疾病或丧失劳动能力的情况下,有从国家和社会获得物质帮助的权利。"实现人人平等地享受基本医疗卫生服务,是医药卫生体制改革的主要目标。

(3)知情同意权:指病人有权知悉自己的病情并可以对医务人员所采取的医疗防治措施、药物使用等决定取舍。主要目的在于通过赋予医疗机构及其医务人员相应的告知义务,使病人在了解自己将面临的风险、付出的代价和可能取得的收益的基础上自由作出选择,从而维护病人的利益,改变病人相对弱势的地位。

(4)隐私权:指公民享有的私人生活安宁与私人信息秘密依法受到保护,不被他人非法侵扰、知悉、收集、利用和公开的一种人格权,权利主体对他人在何种程度上可以介入自己的私生活,对自己的隐私是否向他人公开隐私以及公开的人群范围和程度等具有决定权。病人就医可以视为放弃自己部分隐私,但医务人员需要尊重病人的隐私权,不能泄露病人隐私,否则应承担相应的法律责任。

（5）免除社会责任权:病人在获得合法的医疗鉴定书或医疗诊断书后,可以因病休息,享有法律规定的福利待遇,不承担相应的社会责任乃至刑事责任。

（6）收取医疗档案权:医务人员根据《病历书写基本规范》以及其他相关档案规定,将病人诊断治疗期间的情况清晰、规范、如实地记录在案,患方有权进行查阅、复印和留存。这些医疗档案主要包括病人的病历、住院日志、医嘱单、体温单、化验单、医学影像资料、手术及麻醉记录单、病理资料、手术同意书、特殊检查同意书、护理记录等。

（7）诉讼与求偿权:法律规定,出现医患纠纷、医疗事故或其他权益侵害事件时,患方可以通过诉讼获得救济。如果确实是由于医务人员的行为过失导致病人的权益受到侵害,患方可以要求医院进行赔偿。

2. 患方的义务 权利和义务的对等性决定了享有权利的同时必然要承担相应的义务,病人的义务主要有以下方面:

（1）尊重医务人员及其劳动。

（2）自觉遵守医院规章制度。

（3）如实提供病史,积极配合医疗机构的诊疗。

（4）自觉缴纳医疗费用。

（5）医务人员告知的情况下,决定自己的治疗选择。

（6）正常出院。

（7）避免疾病传播。

（8）支持医学科学研究。

（二）医方的权利和义务

医方的权利和义务可以划分为医疗机构以及医务人员的权利和义务两个部分,这两部分各有侧重,有所区别。

1. 医疗机构的权利

（1）对疾病的预防、紧急救治、诊断、治疗、保健等的行医权,且享有科研、教育和培训的权利。

（2）在医疗过程中享有医疗意外的免责权,且在特殊情况下,拥有否决患方拒绝治疗和实施行为控制的权利。

（3）收取医疗费用的权利。

（4）享有法人具有的合法权益,例如名称权、名誉权、荣誉权、财产所有权、知识产权等。

（5）支持医务人员维护自身合法权益的权利。

2. 医疗机构的义务

（1）对危重病人应立即抢救,限于医疗技术条件不能诊治的病人及时安排转院。

（2）未经医师亲自诊查病人,医疗机构不得出具医学证明文件;未经医师、助产人员亲自接产,医疗机构不得出具出生证明书或死亡报告书。

（3）实施手术、特殊检查、特殊治疗都应该取得病人或其近亲属的书面同意并签字。在无法取得病人意见又无近亲属及利害关系人在场的情况下,可以由主治医师请求医疗机构负责人审批。

（4）按相关规定对职业病、精神病、传染病进行特殊管理和治疗。

（5）承担预防保健和基层医疗的指导工作。

（6）依据药品管理法律法规进行药品管理,禁止使用劣药、假药。

（7）在发生突发疾病、重大事故、自然灾害、战争及其他情形时要服从政府卫生行政部门的调遣。

（8）承担对患方赔偿的替代义务。我国《侵权责任法》规定,医务人员在诊疗活动中未尽到与当时的医疗水平相应的诊疗义务,从而造成病人损害的,医疗机构应当承担赔偿责任。

3. 医务人员的权利

（1）诊治主导权:医务人员在医疗过程中享有诊断权、处方权和处置权,医生有权了解病人个人生活情况以及家族病史,有权决定诊治方案。

（2）医疗费用支付请求权。

（3）人格尊严权。即有权利享受人格尊严,依法获取与本人执业活动相当的医疗设备基础条件,且执业活动受到尊重、人身安全不受侵犯。

（4）科学研究权。即有权从事疾病治疗、预防的临床医学和基础医学研究活动,参加有关学术组织和学术交流活动,发表相关学术论文。

（5）民主管理权。即有权对所在机构的医疗、预防、保健和医疗管理工作提出合理化建议与意见,依法参与所在机构的民主管理活动。

（6）追求正当利益的权利。和社会其他成员一样,医务人员具有基本的物质生活需要,具有提高物质文化生活的需求。

4. 医务人员的义务

《执业医师法》与《护士管理条例》对医务人员的义务进行了规定。《执业医师法》对执业医师的义务进行了明确规定:

（1）遵守法律法规和技术操作规范。

（2）遵守职业道德,履行医师职责,树立敬业精神,尽职尽责地为病人服务。

（3）尊重、关心、爱护病人,保护病人隐私。

（4）努力钻研业务,提高专业技术水平。

（5）积极宣传卫生保健知识,加强对病人的健康教育。

《护士管理条例》中规定了执业护士的义务:

（1）遵守法律、法规以及诊疗技术规范的规定。

（2）在发现病人病情危急时立即通知医师,在紧急情况下实施必要的紧急救护。

（3）发现医嘱不符合法律法规或者诊疗技术规范的规定时,及时向医师提出,必要时向科室负责人或医疗服务管理人员报告。

（4）尊重、关心、爱护病人,保护病人隐私。

（5）参与公共卫生以及疾病防控工作。

对于包括行政人员及其他医疗工作人员在内的全体医务人员来说,还应该对病人履行以下义务:

（1）解除病人痛苦、维护病人健康的义务。救死扶伤、防病治病是所有医务人员的基本的职责。面对病人承受的痛苦,医务人员应采取各种有效方法,最大限度地提供帮助。除了依靠药物和手术等医疗手段来减轻或消除病人的病痛,医务人员还要对病人进行心理疏导,给予病人充分的理解和关心,解除其心理上的痛苦。

（2）解释说明、充分告知的义务。医务人员有义务将病人的真实病情以及可能存在的医疗风险等情况全面、充分地告知病人和家属,并进行通俗的解释,切实维护病人的知情同意权。

（3）保守秘密的义务。医务人员的一切工作都应当以维护病人的权益为出发点和落脚点。病人的隐私涉及其切身利益,受到法律和道德的保护,医务人员对此必须保守秘密。对于那些病情严重,知道真相会受到刺激而加重病情的病人,医务人员还承担对病人本人保密的义务。

（4）注意义务。医务人员在从事医疗活动中,应当对病人尽到应有的谨慎和注意,以免造成病人受到不应有的损害而负有的法定职责。尽到诊疗义务的一个重要方面就是诊疗行为符合法律、行政法规、规章以及诊疗规范的有关要求。医务人员的注意义务是最基本的义务,要求医务人员在诊疗活动中积极履行其应尽的职责,对其实施的每一个环节所具有的危险性加以注意。

第三节 医患纠纷管理

一、医患纠纷的定义及分类

（一）医患纠纷的定义

随着我国医疗改革进程的加快,医患纠纷日益增多,干扰了医院的正常工作秩序,直接阻碍了医疗卫生事业的发展,不利于社会的稳定。如何预防和妥善处理医患纠纷,是相关部门和社会各界都需要认真研究解决的问题。

医患纠纷（hospital-patient dispute）有广义和狭义之分。广义的医患纠纷指医患之间所发生的任何争议。例如,病人对诊疗效果或非技术服务不满意而与医方发生的争议;对是否构成医疗事故发生的争议;对医疗事故的民事赔偿发生的争议;因拖欠医院医疗费发生的争议;医务人员因为受到伤害而与患方之间发生的争议等。狭义的医患纠纷是指医患双方对医疗后果及其原因认识不一致而发生的争议。一般来说,凡是患方对诊疗护理工作不满意,认为医务人员存在工作失误,对病人的死亡、伤残、诊治延期、痛苦增多等情况负有责任,而与医方发生的争议都属于医疗纠纷。

医患纠纷的主体限于医患双方。"医方"是指医疗机构及其医务人员。医疗机构是指依法定程序设立的从事疾病诊断、治疗活动的卫生机构。医务人员是指医疗机构内的从业人员,包括医师、护士、医技人员、药学技术人员、管理人员和其他人员。"患方"是指病人及其家属或利害关系人。"病人"不仅包括患有某种疾病的病人,还包括并未患病而仅接受健康检查、免疫接种等服务的人群。上述人群在发生死亡或残疾时,其家属或利害关系人也可取代病人成为医疗纠纷的主体。纠纷的客体指的是病人的生命权或健康权。当发生医疗纠纷时,通常都是病人认为其生命权或健康权受到了侵害。实践中一般表现为:在诊疗护理中,病人出现了不良后果,或感到产生了不良后果的隐患,并认为这种不良后果或隐患是医方过失造成的。所谓不良后果,其范围非常广泛,轻者包括延长治疗时间、增加痛苦、功能障碍等,严重时可导致病人残疾或死亡。

（二）医患纠纷的分类

1. 根据引发纠纷的原因分类 根据纠纷产生的原因可分为医源性纠纷和非医源性纠纷。

（1）医源性纠纷：医源性纠纷指由于医方的因素而引发的纠纷，具体又可分医疗过失引起的纠纷和服务缺陷引起的纠纷两种。

1）医疗过失引起的纠纷：由于医务人员在诊疗过程中的过失而引起的医疗纠纷，包括医疗事故和医疗差错。

2）服务缺陷引起的纠纷：由于医务人员在医疗收费、医德医风、服务质量及医院管理等方面的缺陷，导致患方对医疗服务不满而引发的纠纷。

（2）非医源性纠纷：非医方因素引起的纠纷统称非医源性纠纷，比较常见的情况有以下几种：

1）无过错损害：医方在医疗活动中无过失行为，但发生了医疗意外、并发症、自然转归等情况，导致病人发生了组织器官损伤、残疾、死亡等难以避免的后果，而患方误认为是医务人员的过错所导致而引发纠纷。

2）患方自身因素：由于患方自身的因素延误治疗导致不良后果，例如，病人不遵守医院的规章制度、擅自离院，不配合治疗，自杀等。患方往往以医院管理不善、未尽看护职责等为由投诉医院。

3）患方不良动机：有些患方为获得不正当的经济利益，企图通过吵闹、扰乱医疗秩序等行为挑起纠纷。

4）其他事件引发的医患纠纷：有些病人涉及交通事故、劳资纠纷等案件，其诊治结果的好坏，直接影响到案件的处理结果。案件中各方对医院开具的相关证明文件不满意时会导致医患纠纷。

2. 根据引发纠纷事件的性质分类 根据引发纠纷事件的性质可以将医患纠纷分为两种：医疗事故纠纷和非医疗事故纠纷。医疗事故纠纷是指医疗机构及其医务人员在医疗诊治过程中，违反医疗卫生法律法规、部门规章以及诊疗护理规范，导致病人人身损害事故而引发的纠纷。其他情形，如医疗意外、并发症、难以避免或防范的不良后果、疾病自然转归等，归于非医疗事故纠纷。

3. 以纠纷发生的学科分类 按医患纠纷发生的学科可分为内科医患纠纷、外科医患纠纷、神经科医患纠纷、妇产科医患纠纷及儿科医患纠纷等。这种分类紧密结合医学规律，适用于医疗事故的技术鉴定。

二、医患关系的影响因素

（一）患方因素

1. 病人的高期望值与当前医疗技术的局限性存在矛盾 随着经济的发展和社会的进步，人们对物质文化要求提高的同时，对医疗保健水平也有了更高的要求，病人对治愈疾病的预期也进一步提高，甚至渴望"医到病除"。但是，由于疾病的多样性、复杂性等因素，面对有些疾病，医生也无力回天，这是医学的无奈。

事实证明，现代医学现在乃至将来相当长的时间内都不能治愈所有疾病。在现实生活中，人们已经习惯了等价交换，甚至期望获得更高的回报。因此，在医疗消费过程中，当患方支付了医疗费用后,就期望完全治愈疾病,而一旦出现医疗意外,就容易导致医患纠纷。

2. 病人的法律意识普遍提高　普法工作的开展使法治思想深入人心,个体利益逐渐受到社会的重视。人们开始关注和重视自己的生命权、健康权等基本人身权利,维权意识增强。但是,在处理医疗纠纷时,有些病人注重"维权"而不注重"自律"。无理纠缠、打砸医院及医务人员的现象时有发生。患方在维权时片面强调自身利益,而往往忽视了医疗技术的局限和疾病的复杂多样,将医疗过程中出现的不满意转化为对医疗机构及其医务人员的质疑而引发医疗纠纷。

（二）医方因素

1. 医方的技术水平有限或意料之外的工作失误　医学有一定的局限性和不确定性,医生在治病的过程中主要依靠临床经验。医生对临终病人回天乏力或对于一些疑难杂症束手无策也是无奈之举,但这并非医疗纠纷频频发生的理由。医生对病人病情的认识不足,未预见病情的突然变化,结果对病人及其家庭造成严重伤害,从而引起医患纠纷。

意料之外的工作失误分为以下两种情况:①不可接受的医疗服务。不可接受的医疗服务是指未达到规范标准的服务。最不可接受的医疗服务就是医疗事故。有些医务人员忽视基础的医疗教育,没有在工作过程中继续学习深造,医疗知识更新慢,医疗技术水平不达标,导致其在医疗活动中发生误诊、漏诊及其他违规行为,导致严重的技术性医疗事故,从而引发医患纠纷。②不可获得的医疗服务。不可获得的医疗服务是指正常情况下可以提供的医疗服务,而当前无法提供。例如,诊治设备出现故障导致病人无法进行检查和治疗。

2. 医务人员缺乏正确的服务理念,沟通方法不当　医学的服务对象是人,医务人员必须树立正确的服务理念。然而目前仍有部分医务人员不尊重病人的权益,将病人看成损害零件的机器,缺乏对病人的关怀和同情,语言简单生硬,服务态度不好,不能做到"以患者为中心"。医患沟通是医患双方为了治愈病人的疾病,在日常的诊治过程中进行的沟通交流。倘若没有这种沟通,医务人员便无法全面了解病人病情,从而不能正确诊断,进行有效治疗,病人也就无法恢复健康。但有些医务人员在诊疗过程中没有将病人的病情及可能的结果及时与患方沟通,不重视与病人的沟通或是缺少沟通技巧,导致沟通不畅,这会引起不必要的医患纠纷。

3. 医务人员的法律意识淡薄　医务人员埋头医疗业务,较少有人深入学习医疗法律知识。有少数医务人员受人情或利益驱使,为病人开大处方、收红包、多收费、接受商业回扣、索要财物,进行超出自身医疗技术水平的医疗活动。个别医务人员言辞不当,发表一些不负责任的言论等,都会引发医患纠纷。

4. 医疗机构管理制度不健全　由于过去长期处于计划经济体制之下,医疗机构的管理制度不完善、不健全,没能建立有效的纠纷防范和处理制度。许多已经出台的规章制度也没有得到良好的贯彻和执行。一些医疗机构只关注硬件环境设备的发展,忽视医疗质量的提高,容易导致医患纠纷的发生。医院管理的核心是健全医疗护理制度,为病人提供高效的医疗服务。医院管理要努力满足病人的治疗需求,打造优秀的医疗团队。要让病人从踏入医院起,就能感受到医务人员热情的服务和关怀,医务人员温柔的话语、体贴的动作甚至家长里短的聊天,都能感动病痛中的病人,为医院树立良好的口碑。

（三）宏观环境因素

1. 社会转型时期社会利益的冲突和人文教育的欠缺　在计划经济向市场经济转变的过程中,公民的基本医疗保险尚未完善、医疗费用居高不下、社会诚信度普遍下降等体制和社会等方面的问题导致医患纠纷大量增加。

长期以来,我国过于注重培养专业人才的技术能力,忽视了人文素质教育,没有将德育教育放到教育的首位。因此,在医学教育领域出现了"人文缺乏症",在医疗服务中出现了"大处方""收回扣"等现象,严重损害了医患关系。在病人中,少数由于人文素质不高、法律意识不强,在发生医患矛盾时往往采取暴力违法行为,例如破坏医院设施、伤害医务人员等,严重恶化了医患关系。

2. 新闻媒体误导,社会舆论压力　在当今的信息传媒时代,人们主要通过新闻媒体掌握信息。但由于对医疗行业存在偏见,新闻媒体在报道涉及医疗纠纷的新闻时往往进行不适当的炒作,混淆视听,激化医患双方的矛盾。

社会舆论影响着人们的价值判断和行为准则。原本社会舆论应该制约、监督人们的不良行为,引导人们向健康和谐的方向发展,指导社会事件的正确发展趋势。然而,在医患关系发展中,错误的社会舆论抢占先机,使得大众道德标准发生改变,病人对医生的伤害失去道德监控,恶性事件频发,激化了医患矛盾。

3. 相关体制和机制尚不完善　由于新的医疗保障体制尚不健全,使得很多病人把"看病贵、看病难"的矛盾转移给医院,从而激化了医患矛盾;卫生资源补偿体制还未完善起来,使医院难以处理经济收益与社会效益、医院利益与病人利益之间的关系。即使能够保证医疗服务的安全和质量以及医患双方能够有效沟通,也可能会发生医患纠纷。一旦发生医患纠纷,及时有效的纠纷处理机制就显得格外重要。医患纠纷的后续处理不仅关系到医患双方的利益,也影响着患方对医方的整体评价,影响着医患关系的好坏。

4. 医疗经费投入不足、卫生体制改革及医院管理滞后　20世纪90年代初,我国开始进行卫生体制改革,其核心是公费医疗制度改革。由于人口多、底子薄的国情,虽然国家进行了大量的探索和实践,医疗保障体系仍然难以建立。国家对医疗卫生的资金投入不能完全满足公立医院医疗服务支出。与此同时,相关的医疗卫生改革以及医院管理体制改革不能有效地落实,迫使医院不得不采用市场经济的方式服务病人,这是医患矛盾的主要根源。

三、医患纠纷的防范

医疗机构应做好医患纠纷的防范工作,采取有效措施预防医患纠纷。

(一)加强医疗管理,提高医疗质量

首先,要加强对医务人员的医德医风教育,增强医务人员的责任心和使命感,规范服务语言,提倡礼貌用语。在诊疗过程中,加强对病人的健康教育和心理护理,建立融洽的医患关系,努力提高病人对服务的满意度。其次,建立健全医疗质量监督控制体系,加强医疗质量监督管理,定期进行医疗技术质量的跟踪调查、评估和分析,从严把好质量关,使医疗技术操作更加制度化、规范化、科学化。医务人员不能抱有侥幸心理,必须严格遵守有关医疗卫生方面的法律或职业规范,杜绝医务人员的失职行为是医院避免医疗纠纷的根本方法。

(二)加强宣传教育,提高医疗风险意识

宣传教育分为两个方面,一是对医方的宣传教育,二是对患方的宣传教育,后者是重点。对医方的宣传教育不仅包括法律法规以及诊疗护理常规的培训,还包括道德教育。道德教育有助于树立医德医风,增强医务人员的责任心,帮助医务人员树立"以病人为中心"的服务理念。

对患方进行宣传教育时要向患方宣传医疗行为本身具有风险,医学本身是一门遗憾科学的理念,使患方认识到医学科学的局限性和医疗风险的普遍性。让患方认识到生老病死是一种自然规律,认可疾病的自然转归,明白理想与现实的距离。

另外,通过对医患双方的安全教育和增强他们的医疗差错意识,能够在一定程度上减少医疗差错,从而保障病人的安全。

(三)提高医德修养,加强医患沟通

医务人员需要不断自我教育、自我磨炼,以提高自身的素质和医德修养,拒收病人的红包,拒开不必要的大处方、大检查,杜绝乱收费,关心和体贴病人,争取病人的信任和理解,从而形成良好的医患关系。

医患双方有效的沟通是医疗工作中一项很重要的内容,良好的沟通是避免纠纷,构建和谐医患关系的基础。因此,必须对医务人员进行沟通技巧的培训,通过培训使医务人员掌握与病人说话的方式和技巧。对正在遭受疾病折磨的病人应该使用通俗性、礼貌性、安慰性的语言进行交流,使病人得到信任感和安全感。由于病人家属的要求不能告知病人本人其真实病情时,则需要使用保密性的语言进行沟通。

(四)增强责任心,提高医疗服务意识

医务人员要有高度的责任感,把病人视为自己的亲人,一切为病人着想,而不是把病人仅仅当做简单的治疗对象。要想病人所想、急病人所急,不断提高自己的医疗技术水平和服务质量。良好的医疗技术和强烈的工作责任心都是避免医患纠纷的重要手段。现代医学模式的转变要求医务人员必须做好以下几点:

1. 树立以病人为中心的服务意识;
2. 提高医疗服务工作效率;
3. 尊重病人、注意服务态度;
4. 尊重病人的权利,特别是病人的知情权和隐私权。

(五)完善医疗文书,注意保全证据

法律规定医疗机构承担医疗诉讼中的举证责任。病历作为最重要的证据,记录了病人的诊疗经过、检查结果以及根据检查结果制订的医疗方案。如果医疗文书书写不认真详细,医护记录存在矛盾,病历记录不全或涂改,这些缺陷很可能导致医方在医疗纠纷或诉讼中处于不利地位。因此,医务人员在医疗工作中一方面要认真地履行诊疗义务、规范病案资料的记录、落实知情同意,另一方面要重视能够证明其医疗行为具有合理性、必要性和安全性的资料的收集,做到有备无患。

(六)建立健全医疗责任保险制度

由于医学行为的未知性和不确定性、医疗环节的复杂性以及医学对象的个体差异性等因素使得医疗风险无处不在。建立健全医疗责任保险制度,由医疗机构、病人、政府和第三方机构共同承担医疗风险,有助于预防和减少医患纠纷的发生,并可以在很大程度上减轻医院和医生的赔偿压力,从而大大减轻医生的执业压力。

四、医患纠纷的处理

不论从医院的角度还是病人的角度来讲,医患纠纷的防范都是最重要、最经济的。然而无论采取多么全面有效的防范措施,也无法完全杜绝医患纠纷的发生。无论大医院还是小

医院,只要开展医疗相关活动,就可能发生医患纠纷。因此,妥善处理医患纠纷也是一项特别重要的工作。

(一)医患纠纷处理的原则

必须遵守《侵权责任法》以及《医疗事故处理条例》等法律法规,以事实为依据,处理医患纠纷;应当遵循公平、公正、公开、及时、便民的原则,坚持实事求是;严格遵守处理程序,认真进行调查研究和鉴定;确保事实清楚、定性准确、责任明确、处理恰当,维护医疗秩序,保障医疗安全,保护医患双方的合法权益。

(二)医患纠纷处理的途径

医患纠纷处理的主要途径有:协商、调解和诉讼。医患双方可以根据意愿和具体的情况自由选择解决方式。

1. 协商 协商是指医患双方在自愿、互谅的基础上,通过磋商达成共识,签订和解协议,解决纠纷的过程。协商的基础是医患双方平等自愿,原则是公平、合法、诚实、信用。协商途径比较常用,能够快速有效地化解矛盾,解决纠纷。协商过程中,医疗机构必须坚持实事求是的原则,不能抱有花钱"买平安"或息事宁人的思想而放弃原则。

2. 调解 调解是指医患双方当事人在调解人的主持下,通过谈判协商、达成协议、解决纠纷的办法。根据调解人身份的不同,可以将调解分为行政调解、第三方调解以及诉前调解。

行政调解是指在卫生行政部门的主持下,根据自愿、合法的原则,在明确事实、确定责任的基础上,采取说服教育的方法促使医疗机构和患方互谅互让、友好协商,从而达成和解协议。行政调解有时效规定,当事人可在知道或者应当知道其权益受到损害之日起1年内,向医疗卫生行政部门申请医疗事故争议处理。

第三方调解是指医疗纠纷发生后,双方当事人在中立的第三方的协调下,进行谈判协商,消除争议,取得一致意见,签订调解协议,从而解决纠纷的过程。近几年,许多地区都开始实行第三方调解机制,维护了医患双方的权益,促进了社会的和谐。

诉前调解是指法院在当事人提交起诉状之后、立案之前对医患纠纷进行的调解。诉前调解所达成的调解协议具有法律效力,一方当事人不履行义务,另一方可请求法院强制执行。

3. 民事诉讼 民事诉讼指人民法院在当事人和全体诉讼参与人的参加下,依法审理和解决民事案件的活动及由这些活动所发生的诉讼关系。对于医患纠纷,如果双发当事人不愿通过协商、调解的途径解决,或通过协商和调解不能达成一致意见的,可以向法院提起民事诉讼。民事诉讼中,法院做出的生效裁决具有强制执行力,双方当事人必须履行。

(三)医患纠纷处理的程序

1. 及时报告,减少损害 发生医疗纠纷时,有关医务人员应立即报告给所在科室负责人,科室负责人在接到报告后需及时向所在医疗主管部门汇报,医疗主管部门在调查核实有关情况后向医疗机构负责人汇报。

医疗机构要迅速成立医疗救助小组,积极组织抢救治疗,力争将损害降低到最小限度。

发生以下重大医疗过失行为时,医疗机构要在12小时内向所在地的卫生行政部门汇报:导致病人死亡的医疗事故或可能为二级以上的医疗事故;致3人以上人身损害后果;卫生行政部门规定的其他情形。

当投诉人采取过激行为和违法行为时,医疗机构应依法向公安机关及卫生行政部门报告。

2. 调查分析,保存证据 发生医疗纠纷时,应成立院科两级纠纷调查处理小组,对纠纷进行认真的调查,包括事情经过、病人的动机及意见、判定是否存在医疗过失以及过失与不良后果有无因果关系等。医疗机构应当妥善保管病历及相关原始资料,不得涂改、伪造、隐匿和销毁,由于抢救未能及时书写病历,应在抢救结束6小时内补记并注明。

对疑似输液、输血、注射、药物等造成不良后果的,医患双方应当共同对现场的实物进行封存和启封,封存的现场实物由医疗机构进行保管;需要检验的,应该由医患双方共同指定依法具有检验资格的检验机构进行检验;医患双方无法共同指定时,应由卫生行政部门指定。对疑似输血引起不良后果,需对血液封存保留的,医疗机构需要通知提供该血液的采供血机构派员到场。

病人死亡的,医患双方不能确定死因或者对死因存有异议的,应在病人死亡48小时内进行尸检;具备尸体冻存条件的,可延长至7日。尸检需经死者近亲属同意并签字,由取得相应资格的机构和病理解剖技术人员进行。

3. 妥善处理,平息纠纷　医疗纠纷发生后,医疗机构应及时向患方进行耐心细致地解释,告知其纠纷处理的程序;医疗机构在认真调查基础上,提出初步的纠纷处理意见,并向病人解释事件的原因、已采取的补救措施以及对病人可能造成的影响等。在此基础上,争取协商解决,无法协商或协商解决不成的,则采取调解或诉讼途径。卫生行政部门、医疗机构应按照法律法规的规定,严格处理违规行为的当事人和部门。

本章小结:

医患关系作为一种重要的人际关系和社会关系越来越受到人们的关注。妥善解决医患之间产生的各种问题已成为医疗机构必须面对的工作,也成为医务工作者必备的基本素质。医患关系(doctor-patient relationships),是在医学实践活动中产生的,有广义和狭义之分。医患关系模式一般可以分为三种,即主动-被动型、指导-合作型以及共同参与型。目前,我国的医患关系存在着医患信任弱化、经济利益化等问题。从医疗活动的角度来讲,权利是指在医疗活动中,医患双方可以实施的某种行为以及可以获得的利益;义务是指在医疗活动中,医患双方必须履行的行为以及必须付出的代价。医患之间的权利和义务关系必须得到妥善处理。本章中,患者服务与管理分为门诊病人、急诊病人以及住院病人的服务与管理三个部分。

随着我国医疗制度改革进程的加快,医患纠纷日益增多,在医疗过程中或结束后,患方可能会因为对医疗服务的过程或结果不满意而与医方产生矛盾和纠纷。医患纠纷(hospital-patient dispute)也可分为狭义的和广义的。按照纠纷引发的原因、纠纷引发事件的性质以及纠纷发生的学科可以将医患纠纷划分为不同的种类。医患关系的影响因素包括医方因素、患方因素以及宏观环境因素。医疗机构应当建立严格的医疗质量监督体系、加强宣传教育、提高医德修养,从而减少和避免医患纠纷的发生。一旦产生医患纠纷,要遵循相关程序,本着公平、公正、公开、便民的原则通过协商、调解、诉讼等途径来予以解决。

思考题:

1. 什么是医患关系？其特征和模式是什么？
2. 影响医患关系的原因有哪些？

3. 医师在执业过程中应履行的义务有哪些?

4. 病人拥有哪些权利?

5. 什么是医疗纠纷?

6. 产生医疗纠纷具有哪些原因?

7. 处理医疗纠纷的途径有哪些?

【案例分析与讨论】

南京"徐宝宝"医疗纠纷事件

5个月大的"徐宝宝"因病痛哭泣不止被双亲送至南京某医院。医院初步诊断病症为眼眶蜂窝织炎。住院后至4日凌晨,患儿病情迅速恶化,经抢救无效死亡。

事后"徐宝宝"亲属在网络上发帖,称值班医生毛某当晚打网络游戏而疏于治疗,对患儿母亲下跪哀求医生抢救患儿态度冷漠。

11月10日,南京某医院对此做出反应,否定了"医生打游戏"和"家属下跪"等事实。对于患儿的死亡原因,该医院的初步分析为眼眶蜂窝织炎,中度感染,海绵窦血栓。

南京市卫生局对诊疗情况的调查结果称"急诊接诊医师、管床医师诊断明确,治疗措施符合规范;患儿生命垂危时多科参与的联合抢救措施符合规范"。

此后,医院方面的自行调查结果被网民质疑。仅在西祠胡同网站,涉及本案例的持续跟帖超过65页,有3000多位网民跟帖留言。

11月11日,南京市政府及卫生局宣布,成立第三方的调查组对此事进行重新调查,12日中午,包括媒体记者、网民代表等在内的14人组成的调查组成立。调查组分头问讯了医患双方当事人共33人次,并调阅了相关录像资料,检查了值班医生使用的计算机等,形成了最终调查结果。当事医生毛某在QQ上玩了两盘游戏,每盘持续约半个小时,正是在这1个多小时的时间段中,他没有理睬患儿家属要求查看病情的请求。

11月12日下午,南京市政府召开新闻发布会表示,根据第三方的调查结果,"患儿家长所反映的情况基本属实"。该医院的有关医护人员存在明显的失职行为:包括没有及时会诊,没有重点向夜班医生交班,没有发现应当发现的病情变化,未按照一级护理要求巡查等。

南京市卫生局对事件中医院所有当事人进行了处理,其中,值班医生毛某被吊销医师执业证书并开除;因对事件负有处置不力、初步调查结果不实等负有领导责任的该医院院长方某受到行政记大过、党内严重警告处分。[案例来源于周晋主编的《医患沟通》(人民卫生出版社,2014年版,P36)]。

讨论:

1. 上述案例中的相关医院在医患关系的处理过程中存在哪些问题?

2. 结合本章内容和上述案例,如果你是相关涉事医务人员你会如何应对案例中的医患纠纷?如果你是相关涉事医院的领导又会如何应对?

(孔凡磊)

第三部分　应　用　篇

第七章

医院人力绩效评价与员工激励

【引导案例】

江南某医院决定实施绩效考评改革,对于医护之间应该如何进行绩效分配一直犹豫不决。根据周边医院的绩效考评情况和本医院过去的分配情况,医院决定医护之间的平均奖金分配比例为1.3∶1或者是1.2∶1,围绕这两个比例科室之间争论不休,无奈之下,院长决定召开科主任、护士长的会议,共同协商医护间奖金分配比例。

会上,护士长认为医护比例应该是1.2∶1,并陈述了护理人员如何辛苦:"医生一张嘴,护士跑断腿""护士晚上值夜班不能休息,而医生值夜班则可以睡觉"……而科主任则认为医护比例应该是1.3∶1,甚至要把医护奖金差距拉得更大,说道:"病人是因为我们才选择了咱们医院,我们才是价值的创造者""如果护士认为奖金低,她们可以离开医院,我们到外面招聘护士成本会更低"。护士长也不甘示弱:"不就那几种药嘛,我也懂。只要给我处方权,我都可以开。"

院长看到双方争执不下,只好让参加会议的科主任和护士长举手表决。表决过程中,没有一个科主任为护理人员投票声援,也没有一个护士长为医生投票声援。这场医护"奖励PK"的结果是医生领衔三票。究其原因,是本次中层会议有三名护士长缺席。这时,原本因"重大事情"无法参加会议的三名护士长犹如"神兵天降"来到了会场,要求重新举手表决。原来护理部主任给这三位护士长打电话,要求她们火速赶赴会场声援。一场医院绩效方案讨论会以"平局"的闹剧收场了。

【本章学习目标】

1. 掌握绩效考评的概念和主要内容;
2. 熟悉绩效考评结果的分析、整理和应用;
3. 熟悉医院员工激励的理论和激励机制、影响因素和存在的问题;
4. 了解绩效考评结果在医院薪酬设计中的应用、薪酬设计的原则;
5. 了解绩效考评结果与医院员工晋升之间的关系。

第一节　医院人力绩效考评

绩效考评是医院管理的重要组成部分,良好的绩效评价体系有助于激励员工和提高工作效益。绩效改革是医院改革的热点问题,包括怎样使用好绩效这个杠杆来调动临床各部门的积极性,平衡各科室之间的关系等。

绩效考评是指评定者运用一定的方法、标准对员工的业绩成就进行观察、收集、整合、分析并做出准确评价的过程。科学的绩效考评制度有利于激发事业单位工作人员的积极性，绩效考评是一种正式的员工考评制度，它通过系统的方法、原理来评定和测量员工在职务上的工作行为与工作效果。绩效考评是医院管理者与员工之间的一项管理沟通活动。绩效考评的结果可以直接影响到薪酬调整、奖金发放及职务升降、辞退等诸多员工的切身利益。所以，一定要严肃对待绩效考评结果，科学地分析绩效考评结果，在保证医院实现总体绩效目标的前提下，避免因绩效考评结果不够公正、公平而伤害到员工的积极性。

一、我国公立医院绩效考评现状

（一）对绩效考评管理工作不够重视

我国的医疗机构大多把重心放在了业务工作上，对绩效考评没有足够的重视，没有树立科学的绩效考评观。在这种情况下，医院员工往往是以应付的心态来面对绩效考评。而医院的领导对绩效考评的过程与结果也不重视，领导往往以个人印象或单位员工投票的方式来完成考核，考核的结果也只有优秀、合格两个档次。这样做的结果只会使绩效考评流于形式，还浪费了大量的人力、物力，失去了绩效考评的意义。

（二）绩效考评方法不科学

目前，我国医疗机构的绩效考核内容单一，方法不够科学，绩效考核主要通过写工作总结、民主投票的形式来进行。通过写工作总结来进行绩效考核是我国医疗机构常用的方法，写工作总结可以对自己的工作进行总结和反思，也让上级对自己的工作状况一目了然。但是在实际生活中医疗机构的工作人员为了应付上级，草草写完几千字的工作总结，对自己的工作难以有深刻反思，上级在工作总结中也看不到具体的工作状况，使这一考评方式流于形式，从而达不到预期的效果。民主投票的方式有很大的人情因素存在，而且领导往往以个人印象来对工作人员做出评价，也很难对工作人员做出客观、公正的评价。因此这两种方法都没有对工作实绩做出评估，考核也不够全面，不能全面反映员工的工作状况。另外，我国目前的绩效考评标准不明确，我国的医院大部分以"德、能、勤、绩、廉"为绩效考评指标，这种考核指标过于笼统，不能对医院员工进行有效、精确地绩效考评。

（三）绩效考评各环节衔接不紧密，沟通不畅

做好绩效考评工作就应该做到在绩效考评工作开始的前期就明确绩效考核的目标和绩效指标，在绩效考评后期对考核结果做出认真的分析和反馈，使医院的员工认清自己工作中存在的不足和需要改进的地方。应该将绩效考核放在完整的绩效管理过程中。但是现阶段许多医疗机构孤立地看待绩效考评，没有做好绩效考评的前期和后期的工作。另外我国医疗机构的绩效考评工作缺乏有效的沟通，绝大多数的医疗机构在年终的时候为了应付上级部门的要求，匆忙进行绩效考评工作，上交考评结果后，往往也不能很快得到上级的回复。这样就导致上级对员工的工作并没有完整真实的了解，员工也很难认识到自己工作需要改进的地方，难以激发员工的工作热情，这就使绩效考评工作变得毫无意义。

二、加强和改善绩效考评的建议

（一）大力宣传并提高对绩效考评制度的认识

我国当前医疗机构绩效考评工作存在种种弊端的重要原因就是医院对绩效考评制度的

重要性和必要性认识不足,导致对绩效考评工作趋于应付,不够重视的情况。医疗机构应该利用多种方式大力宣传绩效考评工作的重要性,如通过组织、举行绩效考评知识的讲座、竞赛和演讲等方式来让员工了解绩效考评工作;在宣传栏直接向员工宣传绩效考评工作,普及绩效考评知识;也可以利用现代信息技术,如微信、微博等予以宣传。除了加强员工对绩效考评工作的认识外,我们还应该建立科学的绩效考评制度,树立正确的绩效考评观,并鼓励员工积极参与到绩效考评工作中来。只有做到这些,医院的绩效考评工作才不会流于形式,而是促进医院更好地为社会服务。

(二)建立科学的绩效考核制度

建立科学的绩效考核制度要丰富考核的内容,绩效考核的内容可以扩展到对品德、工作能力、工作态度、工作业绩的考核。绩效考核部门可以根据不同部门的员工不同的工作内容有针对性地设计考核内容。另外建立科学的绩效考核制度还要有科学的考核标准,要在不同部门不同的工作内容的基础上,依据单位的工作目标,不断优化评价指标体系。用科学的方法制定出评价考核指标,使其能对员工产生最大化的激励作用。

(三)加强绩效考评环节之间的衔接与沟通

做好绩效考评各环节之间的衔接和沟通工作,在绩效考评前要用科学的方法明确绩效考评的目标和考核指标,在绩效考评中要运用科学的考评方法,严格按照绩效考评的目标和考核指标进行认真考核,不能为了完成绩效考评工作匆忙应付,在绩效考评后要对考评结果进行认真的整理、分析,尽快反馈给员工,在整个绩效考评过程中员工要监督绩效考评工作的进行,绩效考评部门也要努力加强绩效考评环节之间的衔接和沟通。

三、绩效考评结果及其分析、整理

(一)绩效考评结果的整理

医院对员工的绩效考评是人力资源管理的一种手段,考评的目的并不终止于考评结果。绩效管理概括起来有四个环节:确定绩效计划(衡量标准)、执行、考评与改进。其中,绩效改进所采取的措施是建立在分析业绩成果基础上的。通过绩效考评的文字性或数字性的结果挖掘更深层次的原因,提出有价值的综合性绩效改进意见,可以帮助员工客观并有针对性地制订绩效改进计划,达到改进员工绩效的目的。

考评结果是对部门或员工某一时期工作业绩和工作行为的测量结果,是绩效管理的重要数据资料,考评结果的管理也是绩效管理最为关键的环节之一,如果没有科学的考评结果管理方案,设计再好的考评指标体系也是徒劳无益的。

为了收集整理考评结果,人力资源部要根据绩效考评的具体实施情况,设计发放相应的表格。表格的设计应该与考评指标相一致,最好能够考虑考评结果的多种用途,设计出综合性的考评结果表格,仅仅考虑某一方面的需要(比如薪资管理或晋升等)而设计考评结果统计表的观念是不可取的。一般情况下,通过考评达到改进绩效才是绩效考评的真正目的。此外,表格也要适合实际部门的运用。比如,制造主管考评结果的表格与办公室主任或工程师考评结果的表格应该是大不相同的。

人力资源部设计印制的各种对部门和员工绩效数据进行收集整理的相关表格,应明确规定填报考评表格的时间。人力资源部在发出表格后,如果在规定的时间内仍未能收齐考评数据记录,则应与部门负责人联系,以确保考评工作顺利进行。收集整理绩效数据的方法一般有生产记录法、定期抽查法、考勤记录法、项目评定法、减分抽查法、关键事件法等,可以结合业务档案信息情况和绩效考评指标的相关内容和考评的具体情况对这些方法进行选择。

（二）绩效考评结果的统计和分析

部门和员工的绩效考评结果数据收集完毕后,人力资源部应该及时对绩效考评结果进行整理、归档,并进行统计和分析。

1. 对考评结果的数据统计 需要进行统计和分析的数据主要有:

（1）各项结果占总人数的比例是多少? 其中优秀人数比例和不合格人数比例各为多少?

（2）不合格的主要原因是什么? 是工作态度问题,还是工作能力问题?

（3）是否存在员工自评和医院考评差距过大的现象? 如果存在,主要原因是什么?

（4）是否有明显的考评误差出现? 如果出现,是哪种误差? 应怎样预防?

（5）能胜任工作岗位的员工比率占多少?

对于一些小医院,因为数据少、简单,手工处理就可以解决;对于大中型医院,由于数据多,岗位体系复杂,需要借助计算机进行处理,根据考评数据的情况,选择或设计统计软件表格,存储有关资料和数据,也方便根据需要调用。考评数据的统计至少包括以下项目:员工编号、部门、人数、考评类别、考评分数、考评项目等。考评数据的保存应该满足考评工作的要求,能根据需要迅速检索,及时更新,这对考评工作的有效性是至关重要的。如果办公桌上堆满了文件,当查找某个数据时,可能需要花费大量的时间,因此,在处理考评数据时,应当建立检索目录,并定期进行归类整理。为确保考评资料的保密性,应设立密码;当考评数据资料存储在磁盘上时,还应制作备份。

2. 对考评结果的客观分析 对考评结果的分析,主要是分析考评结果的一致性(如不同考评者的打分差距)、客观性、全面性等,确保公平、公正。考评结果应向员工本人公开,主管当面与员工沟通反馈考评信息。

按照现代绩效管理系统的设计要求,考评必须是透明的,主管与员工的目标是一致的,标准是确定的,不允许暗箱操作。员工对考评结果有不同意见的,可以到人力资源部进行申诉,人力资源部会组织相关人员对考评进行复核,并将最终结果反馈给员工。

当然,在这个环节,最重要的还是对考评结果进行客观的分析。分析的主要内容首先是考评结果的信度和效度,信度和效度是评价考评结果准确性和全面性的重要指标。所谓信度是指考评结果的一致性(不因所用考评方法及考评者的改变而导致不同结果)和稳定性(不同的时间内重复考评所获结果应相同);效度是指考评所获信息及结果与需要评价的真正工作绩效、态度、能力之间的相关程度。

其次,要对影响考评结果的主要因素进行分析,以便进一步改进绩效管理体系。影响考评结果的主要因素一般包括考评者的判断、考评者与被考评者的关系、考评方案的设计、考评的组织条件等,其中管理实践中较为突出的是考评中的主观评价错误。关于这一点,本书第七章有非常详尽的论述,在此不再赘述。

最后,还应该对实施考评体系本身的效果进行分析,考评体系本身效果的分析可以分为短期效果的分析和长期效果的分析。短期效果分析主要分析考评指标的完成率、考评工作是否按计划如期实施、考评结果书面报告的质量、上级和员工对考评的态度以及对所起作用的认识、考评结果所反映出的公平性问题等;长期效果分析主要内容可以涉及组织绩效的变化、员工素质的变化、员工的离职率、员工对医院的认同度等。

（三）绩效考评结果的分析方法

1. **绩效考评分析方法的分类**　考评结果分析方法从分析的对比性来划分,可以分为两大类:横向比较分析和纵向比较分析。

（1）横向比较分析:横向比较分析是指以客体(指标、人员、部门、类别)为变量对同一个考评期进行比较分析。对同一人员的各指标进行比较,可以分析其各项工作执行情况的均衡状况,便于进一步的指导和工作协调。对人员部门和类别之间的比较,目的是分析任务完成或对组织贡献的优劣顺序,是确定绩效工资、评选先进等决策的依据。同时,在比较过程中,也可以发现评价过程造成的各种误差,以便及时调整,提高今后评价工作的质量。

（2）纵向比较分析:纵向比较分析是指以客体(人员、部门、医院)为变量对不同考评期的同一考评指标进行比较分析。通过对员工(或部门、医院)本期指标考评结果与上期考评结果进行对比分析,寻求业绩差距及引起差距的内在原因,以达到有针对性地改进员工(或部门、医院)绩效的目的。具体可以从以下几个方面进行:

1）单项考评结果的平均水平与任一年度比较:当年的单项考评指标平均值,与上一年度或任一年度的同一考评指标比较,观察其变化情况,有无进步以及进步大小。可以全部进行比较,也可以任选某些指标进行比较。

2）各单项考评结果的平均水平的历年变化趋势。

3）各组考评指标总体平均水平比较:某一年度或历年的变化趋势分析,方法同单项指标相同。

2. **绩效考评结果分析的整体过程**　医院在进行考评结果分析时,应建立明确的从考评结果的数据收集到提出绩效改进计划的程序,以达到考评结果分析的目的。对考评结果进行收集、整理的对象包括考评的指标、权重、标准、执行计划等信息,尽量多地掌握考评的整个过程情况,以通过考评文字和数据材料来分析产生考评结果差异的原因。分析是改进的前提。考评结果由于要用于改进员工业绩,因此,在确定员工的考评结果分析责任时,应从熟悉、掌握员工工作情况的人员中产生,这也有利于紧接其后的业绩改进计划的指导实施。要重视对考评结果分析方法的选用和培训,以指导分析人员正确地运用分析方法,经过对比得出客观的分析结果。

分析人员应对考评的指标进行多维度分析,首先应对单个指标在同一条件下不同时期的考评结果进行分析,以找出单一指标的不足;在此基础上对各个指标的考评结果进行全面综合的分析,以确定业绩改进的总体目标和措施。在实际分析过程中,对员工考评中的能力类指标(难以量化的)和业绩类指标(能量化的)应区别对待,通过对业绩类指标的分析,在找出差距的基础上,再进行能力类指标的分析,这主要是因为业绩类指标考评结果更客观且容易得到员工认可。而且从投入与产出模型来讲,员工的能力是投入,员工的业绩是工作产出,通过结果分析产生原因,也是符合分析问题的普遍规律的。其整体过程是:业绩指标结果分析—业绩差距—能力分析(是能力还是其他原因),如果分析结果是员工工作能力方面的原因,则进行能力对比分析(综合本期与前期能力提高情况),提出改进意见;如果分析结果不是员工工作能力方面的原因,则进行业绩环境分析(如配合、协作、资源配置等),提出改进意见。

3. **绩效考评结果对比分析时应遵从的条件**　在进行本期与上期纵向比较分析时要考虑以下条件的限制:考评结果的计算方法不变,权重体系保持不变,单项指标相对得分的对照量不变。如果不具备以上条件,则可以进行以本期调整上期(或以上期调整本期)的方式对考评结果进行调整,以使考评结果分析具有可比性。还应注意,无论是各部门主管、人力资源部人员还是分析人员,都必须具备丰富的经验和对实际情况的深刻了解。只有这样,才能通过书面材料找到事件的本质。为了防止或减少在分析中的误差,避免出现误导员工行为指向及浪费医院人力、物力等情况,必须严格地挑选和培训分析人员。要挑选政策性强、坚持原则、客观公正的人来担任分析工作;分析人员应比较熟悉员工的工作情况,且应具有较强的分析问题能力;要对分析人员进行有关分析原则、程序和方法的训练。

在确认考评分析结果以后,拟订改进计划就显得很重要了,千万不要在最后时刻造成失败。改进计划可以从本次改进的主题(切忌太多而无所适从)、目标(标准)、时间、改进方法或措施、资源支持等方面进行。有关绩效改进,我们将在下面进行详细地论述。

四、绩效考评结果的应用

当绩效考评完成以后,评估结果并不是可以束之高阁、置之不理的,而是要与相应的其他管理环节相衔接。

在绩效管理实践中,绩效评价结果主要用于两个方面:一是通过分析绩效评价结果诊断员工存在的绩效问题,找到产生绩效问题的原因,制订绩效改进计划以提高员工的工作绩效;二是绩效评价结果是其他人力资源子系统的决策依据,如招聘、晋升、培训与开发、薪酬等。

绩效评价结果的具体应用主要有以下几个管理接口:

(一)招聘和选择

根据绩效考评结果的分析,可以确认采用何种评价指标和标准作为招聘和选择员工时使用,以便提高绩效的预测效度,提高招聘的质量并降低招聘成本。

(二)薪酬及奖金的分配

医院除了基本工资外,一般都有业绩工资。业绩工资是直接与员工个人业绩相挂钩的。这种工资形式在目前很流行,它被形容为"个人奖励与业绩相关的系统,建立在使用各种投入或产出指标来对个体进行某种形式的评估或评价"。一般来说,绩效评价越高,所得工资越多。这其实是对员工追求高业绩的一种鼓励与肯定。

(三)职务调整

经过多次绩效考评后,员工的业绩始终不见有所改善。如果确定是员工本身能力不足,不能胜任工作,则管理者将考虑为其调整工作岗位;如果是员工本身态度不端正的问题,经过多次提醒与警告都无济于事,则管理者会考虑将其解雇。这种职务调整在很大程度上是以绩效考评结果为依据的。

(四)通过沟通改进工作

绩效考评结果反馈给员工后,有利于他们认识自己的工作成效,发现自己工作过程中的短板所在。绩效沟通给员工带来的这种信息会使可能一直蒙在鼓里的员工真正认识到自己的缺点和优势,从而积极主动的改进工作。

(五)培训与再教育

对于难以靠自学或规范自身行为态度就能改进绩效的员工来说,可能真的在知识、技能或能力方面出现了"瓶颈",因此医院必须及时认识到这种需求,组织员工参加培训或接受再教育。而这也越来越成为吸引优秀员工加盟医院的一项医院为员工提供的福利。

（六）人力资源规划

为组织提供总体人力资源质量优劣程度的确切情况，获得所有人员晋升和发展潜力的数据，以便为组织的未来发展制定人力资源规划。

（七）人力资源开发

根据绩效评价的结果，分别制定员工在培养和发展方面的特定需要，以便最大限度地发展他们的优点，使缺点最小化，实现：①增强培训效果，降低培训成本；②实现适才适所；③在实现组织目标的同时，帮助员工发展和执行他们的职业生涯规划。

（八）正确处理内部员工关系

坦率公平的绩效评价，对员工在提薪、奖惩、晋升、降级、调动、辞退等重要人力资源管理环节提供公平客观的数据，减少人为不确定因素对管理的影响，因而能够保持组织内部员工的相互关系于可靠的基础之上。

第二节　医院员工激励

激励是激发人的动机，诱导人的行为，使其发挥内在的潜力，为追求员工实现的目标而努力的过程。员工激励是指根据员工的特点，通过实施有计划、有目的的措施，营造具有刺激作用的外部环境，引起员工的内在心理变化，使之产生医院所期望的行为，以促进组织目标实现的过程。员工激励是人力资源开发和管理的重要内容，激励效果直接影响员工的工作积极性、工作效率，提高医院的竞争力。

一、认识医务工作的特征，有效进行员工激励

医务工作担负着保障人民健康，提供医疗卫生服务，减少疾病的发生，延缓疾病的发展速度的重要职责。医务人员掌握和运用医学知识和技术，利用相应的技术手段服务于人群的健康，医务人员是社会所有行业中非常特殊的一群知识型的员工。由于其工作环境、工作对象、工作任务以及工作强度、节奏等方面的特征，医务人员更需要同事、病人、社会等方面的理解，尤其是医院管理当局的理解。

医务工作者是开展医务活动的主体，与其他资源相比较，作为人力资源的医务工作者的主要特性是能动性，两重性（既是资源，又是成本）；而与其他行业的人力资源相比较，医务工作者在资源的时效性、知识性、风险性等方面具有鲜明的特征。一般医生年龄越大会越受欢迎，这是医生资源的时效性特征；而作为医学知识的载体，医务工作者又承载着太多的社会责任、伦理道德、医学技术进步、医疗费用开支决策等种种其他知识型人才所没有承载的因素。同时，作为知识型员工，医务工作者又有他们特殊的价值观念和职业追求。就其工作环境与工作关系而言，医务工作与工作对象的生命健康直接相关，由于病人及其家属一般情况下都缺乏必要的医学知识，他们对医生、医院的期望值也许很高，而包括医药在内的所有的医疗技术，都是直接在病人身上发生作用，这样，医生工作行为就有很高的道德风险，很容易成为社会公众指责的对象。因而也极易造成医务人员较大的心理压力，甚至形成心理障碍。

医务人员的心理障碍对工作容易产生消极影响，表现为态度生硬、不耐烦，甚至导致误

诊、误治。许多医疗纠纷都是由于服务态度问题而引起的。医疗行政部门在改善医务人员的服务态度方面已经下了很大的力气，但是，效果总是不太令人满意。究其原因，主要是单纯从思想教育、行风建设和行政处罚等方面入手，没有从心理学或心理卫生的角度去思考问题。众所周知，任何一位医务人员主观上都是希望把自己的工作做好的。如果工作中出现了失误，一定另有原因，而不是主观上想犯错误。在这种情况下，思想教育往往不起作用。如果不管原因一概处以罚款或扣奖金，对改善工作也不会有太大的帮助。反之，如果把造成工作失误的原因找出来，并把它消除掉，那么，同样的失误以后就不会再发生了，工作就会得到改善。

误诊误治，通常是医院进行绩效考评时非常关键的减分项。一般情况下，我们都是从责任和技术两个方面去考虑的。如果不是技术不过关，就是责任心不强或玩忽职守。其实，除了责任和技术以外，还有许许多多其他的原因，如疾病本身的复杂性、做出明确诊断的时间限制、治疗方法的风险性、医学科学的局限性、医务人员的思维定势和心理障碍等。因此，不分青红皂白地进行处罚是不可能杜绝误诊误治的发生的。应该对误诊误治原因进行深入的分析，一方面帮助我们从源头上消除误诊误治，另一方面，也有助于我们正确分析和评价医务人员的工作业绩。

考虑到上述因素，在医院进行员工激励时，应该从医疗工作本身、工作环境、管理体制、医务人员个性、健康等几个方面慎重考虑权衡，尽可能客观评判其工作行为与工作业绩，避免伤害到医务人员的积极性，避免不正确的评价误导医务人员的工作方向。同时，尽可能在客观科学地评价医务人员的工作行为和工作业绩的基础上，以充分激励广大医务人员的积极性为目标。

二、医院员工激励的影响因素

激励是人力资源开发的有效手段，它是组织通过设计适当的奖酬形式，以一定的行为规范和奖励措施，借助信息沟通来激发、引导、保持和规划组织成员的行为，以实现组织及其成员个人目标的系统活动。激励机制是激发人的行为的心理过程，在管理实践中，激励就是激发员工的工作动机，引导、促使员工为实现组织的目标做出最大的努力。作为医疗卫生资源最重要组成部分——医务人员，是医疗服务能力的载体，可以说激励机制运用的好坏在一定程度上是决定医院兴衰的一个重要因素。因此，要构建并实施合理有效的激励机制，充分发挥广大医务人员的工作积极性，进一步完善制度，形成机制，提高医疗服务的能力。

毫无疑问的是任何一个医院都希望拥有充满工作热情的员工，但问题是员工的工作热情来自哪里？有人认为员工的工作热情是与生俱来的，所以要拥有工作热情员工的关键在于选拔；有人认为员工的工作热情是后天培养的，是通过满足员工的事业追求而获得的。这些说法都不是很全面。就工作热情而言，应该既非先天秉承之德，亦非后天培养之功，而是由特定因素激发而来的。

虽然由于遗传、教育、环境等因素的影响，人与人之间无疑存在着个性特征和气质等各方面的差异，但这些差异不足以决定某人是否富有工作热情，它们充其量会在特定情况和条件下，对个体工作热情被激发的容易程度和表现形式产生一定的影响。因为如果工作热情与生俱来，有工作热情的人就应该在任何情况下都是激情满怀的，实际上，同样一个人，在某种情况下会激情勃发，在另外的情况下却会消极颓废。

也许更多的人愿意相信工作热情可以培养,因为唯有工作热情可以培养,管理才可能有所作为,更多的团队也才有希望。可以肯定的是,工作激情是后天获得的,而且是与工作本身、工作环境等因素密切相关的,但用"培养"这个词似乎不合适。人的兴趣可以被培养起来,甚至人的热情也可以慢慢培养出来,但工作热情(如创作热情)是一种强烈激动的情感,是一种受到特定刺激之后强烈迸发出来的情感,所以,工作热情是被激发的而不是被培养的。

能够激发员工工作热情的因素主要有以下几个方面:

一是领导者的职业热情和人格魅力。一个没有职业热情可言的领导者不可能带来富有职业热情的员工,这是不言而喻的。这里要特别强调的是领导者的人格魅力。管理更多是依靠物化的资源(如人、财、物、信息以及组织所赋予的奖惩权等),领导则主要依靠领导者自身的资源(我们暂且统称为人格魅力)。在管理之下,员工更多的是服从意识,必须保证最低限度完成任务才能获得基本的保障,才能免除可能的惩罚;在领导之下,员工是出于对领导者的信服、敬佩、热爱等而自觉自愿的追随,渴望最大限度地达成目标,所谓"士为知己者死"应该是其中一种极端的表现。

二是富有感染力的医院文化。优秀的医院文化对员工有强烈的影响力和感召力,能提高员工的幸福指数、释放员工的情感、提升员工的情操,能增强员工的职业责任感和自豪感。因此,要用医院奋斗可及的共同愿景、科学合理的激励机制、充满挑战的任务和公平合理的机会激发员工的工作激情和旺盛斗志。

三是富有职业热情的群体(团队)。一个充满激情的工作群体(团队)能够影响和感染群体(团队)中的每个成员(尤其是新进员工)。

四是清晰的、奋斗可及的事业前景。能够成就一番事业也是激发员工激情的一个重要因素,这不仅需要明确的发展前景、通畅的发展通道,而且需要相应的扶持和激励。

值得注意的是,员工的激情并不是一经激发就可一劳永逸,激情被激发时非常的高涨,但激发的因素一旦失去或改变,激情也会随之消失,而且同样的激发因素也很难有持续的激发力。因此,保持持续激发并不断寻找新的激发点是激发员工激情的关键。

三、当前我国医院员工激励中存在的问题

随着医疗卫生体制改革的不断深入,虽然近年对医生护士的激励机制越来越重视,很多医院尝试进行了一些改革,也取得了一定的成效,但仍然存在着一些问题尚需完善,主要表现为:

(一)绩效考评体系不健全

目前,绝大多数医院的员工绩效考评的做法是要求员工在年终填写一份年度考核表。考核表格由主管部门统一制定,员工根据自己完成的年度任务等进行填写。绩效考评的指标主要考核德、能、勤、绩,或一些较笼统的概念,如工作落实、内部管理、团队精神等。由于指标得不到有效量化与细化,考评的办法相对较为简单,对考评的管理还不规范,而且绩效考评未能与奖励实施和薪酬调整有效地联系起来,因此失去了应有的激励作用。

另外,绩效考核结果也没有及时反馈,被考核者无法根据考核结果对自身的行为进行调整与改进,使得绩效考评流于形式。绩效考评体系的不健全,导致员工产生了自身报酬与贡献不成比例的不公平感,从而影响了工作积极性。

（二）薪酬设计未能起到激励作用

首先，我国绝大多数医院实行的是以职位（职称）为主要报酬因素的薪酬理念，而不是以岗位绩效为主要报酬因素的薪酬理念，也就是说，在医生的收入中，绝大部分收入是和自己的学历、职称挂钩的，这样，拥有高职称高学历的人，可以少做事，甚至不做事，但是也有不菲的收入。也就是说，薪酬没有与个人绩效表现有机地联系起来。其次，在职称职位相同的条件下，薪酬过于平均，没有差异与比较，甚至一些根本没有业绩的员工也拿到与其他员工等额的奖金，这反而挫伤了员工的积极性，导致员工对自身工作的责任感降低：干好干坏差别不大，为什么要干好？没有发挥薪酬的激励作用。第二，在激励形式上，以物质和经济激励为主，甚至片面地将处方药品收入、检查诊断治疗设备等的使用收入与医生的收入挂钩，造成大处方、重复或者不必要的检查等行业不正之风，丧失了医院的公益性质。当然，这一状况的存在和国家的医疗卫生政策密切相关。第四，忽视精神激励的作用。医生是一个需要拥有高尚的道德情操的职业，对医生的激励，需要把医疗卫生工作的目标与医生的职业生涯发展很好地结合起来，重视精神激励。

（三）员工激励缺乏针对性

20世纪美国著名社会心理学家马斯洛把人的各种需要归结为生理的需要、安全的需要、社交的需要、尊重的需要和自我实现的需要五个层次。医院管理的实践告诉我们，不同年龄、不同序列的员工，其主导需求是不一样的。但是，绝大多数医院在实施激励措施时，未对不同岗位、不同类型的员工，设计出不同的激励方案，"一刀切"的激励状况在一定程度上影响了激励的效果。医院有医生、护士等很多不同的职业人群，每种人群又有不同的职称层次、年龄，100元的提薪对于一位主任医师可能没有任何激励作用，但是对于一名才参加工作的小护士，可能产生很明显的激励效果。

（四）负激励的缺失

激励不但包括正激励，即鼓励、激发，也包括负激励，即批评、约束、监督。但是管理者常常割裂激励这两个方面的含义，仅注重正激励，而忽视了激励还包括批评、处罚、约束和监督。因此，导致了管理者在设计激励机制时，只片面地考虑正面激励措施，而轻视甚至不予考虑约束和惩罚的措施。

医院的发展靠员工，而员工工作绩效的大小在很大程度上取决于医院的激励机制是否健全、激励手段是否有效。科学有效的激励对于调动员工积极性、发掘员工潜能、提高员工素质等方面具有明显的作用。医院要结合自身实际，积极构建科学合理的激励机制，遵循民主、公正的激励原则，综合运用多重激励方式，充分调动员工工作积极性、主动性，深入发掘员工工作潜能，切实提高员工工作绩效，不断促进医院健康快速发展。

（五）忽视员工的精神激励

美国著名心理学家马斯洛层次需求理论认为，人有生理、安全、社交、尊重、自我实现等五种需求，最低层次的需求是生理需求，最高层次的需求是自我实现的需求。随着时代的发展，物质财富能够满足人们对基本生活资料的需求，人们把追求满足生理、安全的需求逐渐转向尊重、自我实现追求的满足，但很多医院没有认识到这一点，医院很难将员工平等地看待，漠视员工的需求，对员工身份、福利待遇、合法权益等漠不关心，有的医院员工在医院工作10多年还以临时工身份对待，同工不同酬，导致员工时常产生一种"外人"和"打短工"的感觉，没有归属感，无法全身心投入医院的工作。有的医院员工对医院的决策无知情权，对员工提出的建议无反馈，员工参与管理积极性低。还有不少医院急功近利，出于对员工忠诚度的怀疑和培训成本的顾虑,往往只重视人才的引进而忽视人才的培训,无员工职业生涯设计,无员工成长计划,人才梯队建设不完善,医院业务提升缺乏人才支撑。

四、医院员工激励理论和激励机制

当前医生与病人的关系,基本上是随机配对、一次性合作的短期关系,而且,在我国,医生的专业服务价值被人为低估,加上国家"以药养医"的政策引导,造成了严重扭曲的医生激励机制,导致一系列难以解决的问题,比如红包、医疗费用增高、药品回扣等,这种状况使得合理的医生激励机制最终无法形成。

医疗服务的一个显著特点是,医生是医疗服务的生产者和供应者,医生和病人之间是一种信息高度不对称条件下的"委托代理"关系,病人一般不具备自行选择医疗服务的能力,病人基本是通过医生才能实现对医疗服务的选择。当代理人的利益和消费者的利益不一致时,由于病人利益与医生利益基本无关,拥有处方权的医生就没有足够的动机从病人的利益出发替病人选择医疗服务,这样就使得市场这只"看不见的手"失去作用,造成医疗服务资源的不良配置和工作效率的低下,成为医疗行业许多弊病的根源。

医生是医院医疗服务体系的核心,在相当程度上,医生的专业水平和工作态度取决于他所面临的激励机制。因此,医院构建一个合理的激励机制,以此调动医生的工作积极性和主动性,是医院改革成败的关键。

合理的医生激励机制应该使医生有动机为病人提供最大价值的医疗服务,同时从病人满意中获取自身利益。要达到这个目的,就必须让医生和病人在市场条件下形成长期的合作关系,避免由于信息不对称带来的负面影响。医生的服务对象越多,净受益就会越大,好的医生可以通过病人的口碑相传建立起较大的病人群,从而获得较高的社会赞许和经济效益,要达到这样一种激励效果,还必须在医生和病人之间建立长期合作关系,使医生的优质服务能够得到可以预见的回报,从而使医生产生努力提高医疗技术水平和服务质量的动机,最终形成一个医生、病人和社会"三赢"的局面。

(一)医院激励机制设计的基本思路和可采用的激励理论

医院激励机制设计的基本思路有:

1. 确定激励机制的基本问题,即医院用什么与员工进行交换,提供何种诱因和刺激保证医院能够持续发展?

2. 确定关键点,即什么是可以让员工提高能力水平和努力水平的? 什么是值得酬劳和奖励的?

3. 明确实质内容,即确定报酬因素和付酬因素,明确有价值的输入和提供给员工的输出。

可采用的激励理论有:

1. 输入-输出模型

(1)输入因素的确定: ①职位工作分析为确定输入因素提供依据: 任务、责任、任职资格; ②绩效评价为衡量实际输入提供参考: 个人特征——能力与品质综合、过程——行为、结果——绩效; ③因人而异的微调。

(2)输出因素的确定: ①要求有效,具有激励作用,有利于医院行为的持续; ②酬劳因素的确定: 考虑员工主导需要的确认; 医院能够支付的能力,如职务、学术声誉、业务成功、物质、机会等。

2. 动机-行为-绩效模型

（1）动机：一些激励人行为的主观原因；

（2）行为：在一定动机的驱动下，实际发生的动作和事件；

（3）绩效：即行为所产生的实际效果，以及这种产出与目标之间的一致性程度。

3. 期望-途径-目标理论模型

（1）基本观点：

激发力量=效价×期望

其中：激发力量是指一个人的积极性，内部潜力的发挥程度；效价是指达到目标对满足个人需要的价值；期望是指根据一个人的经验，判断一定行为能够达到某种结果和满足需要的可能性大小。

（2）个人努力-个人成绩-组织激励-个人需要：期望理论的局限性：基于完全理性假定的基础上，基于信息完全的假定。

（二）医院的组织特征对激励机制的影响

1. 医院如果属于政府和医院举办的非营利性医疗卫生机构，国家一些相关的政策对医院的薪酬设计与管理有着直接影响；

2. 医院的经营管理意识正在形成，如质量意识、服务意识、效益意识、成本意识、市场意识等；

3. 医院以绩效为基础的激励原则正在建设中；

4. 医院为公共部门，受到社会公众瞩目；

5. 医院与生命安全和人民健康密切相关；

6. 医院工作的可评价性相对较低；

7. 医院的医疗卫生服务工作以文化为主导。

（三）医疗卫生技术人员人力资本投资与收益特征对激励机制的影响

1. **投资特征**　系统的长时间相对比较密集的专业知识的投入；5年左右对临床实践中知识运用和疾病识别能力的投入；人际沟通能力和技巧（医患关系）的培养；长期的病案积累和专业知识的持续投资。

2. **收益特征**　以职务为主，但是有些收入可以非职务化；以能力和经验为基础的收入形式为主；专业领域的学术地位和病人的拥戴（实际的市场影响力）对个人收益有影响；需要随着医生经验的累积和知识的丰富渐进；以个人作业方式为主，团队作业方式为辅，大多数人员不能完全离开团队作业；医院的品牌优势与其个人的职业声望有互动关系。

（四）医院的激励组合

常见的有以下方式：

1. 外在激励（各种形式的收入），如工资/薪水、奖金、津贴、福利和非财务性福利（职业培训机会、安全舒适的工作环境、领导的鼓励和对成绩的肯定、良好的工作氛围与人际关系）等。

2. 内在激励（产生的工作荣誉感、成就感和责任感），如参与决策的权力、能够发挥潜力的工作机会、自主安排工作时间、较多的职权、有兴趣的工作、个人发展机会、多元化活动等。

（五）医院激励机制建立的基本原则

1. 激励方法因人而异，特别是针对普通员工、专业技术人员、管理人员要因人而异，区别对待。

（1）普通员工：员工工作都有明确的标准，可以确定一系列明确的工作质量和工作速度等考评指标；另一方面，员工的收入水平相对较低，适当采用一些物质激励的方式也会收到很好的效果。

（2）专业技术人员：这部分人具有较高的知识层次和较强的工作能力，对他们的激励就是实现他们的自我价值，比如设定一些比较高的目标，或要求他们做从未做过的事情。

（3）管理人员：这些人员的工作性质及心理特征决定了对他们的激励方法是复杂的，因为他们的工作主要是决策、计划和人力资源开发等，工作成果具有无形性，很难用简单的考评指标来衡量。对这部分员工，应该提供富有创造性和挑战性的工作，并赋予相应的决策权力，才是更有效的激励手段。

2. **激励方法因事而用**　日常交往中，融通式激励；布置工作时，发问式激励；委派任务时，授权式激励；满足需求时，层次式激励；评价功过时，期望式激励。

3. 激励应有度，不可盲目实施。如果奖励平均主义，会失去激励的作用；如果奖励多于贡献，会使他人感到不公平；只有当奖励与贡献的大小相匹配时，才会真正起到鼓励先进、鞭策后进的作用。

第三节　医院人力资源绩效与薪酬设计

绩效评价是薪酬管理的基础，薪酬管理是绩效评价结果的应用。绩效评价结果与薪酬挂钩，才能发挥激励功能，才能体现效率优先，兼顾公平原则，才能客观评价高绩效的行为，发现与保护高绩效人才。价值评价和价值分配一直是管理实践中的一个核心环节，人员成本是医院经营过程中的重要成本构成，医院实施何种薪酬结构，直接影响到医院职工的积极性，也直接影响到医疗服务的成本。2013年11月十八届三中全会审议通过的《中共中央关于全面深化改革若干重大问题的决定》在要求取消公立医院药品加成，理顺医药价格，建立科学补偿机制，鼓励社会办医，允许医师多点执业的同时，明确提出"建立科学的医疗绩效评价机制和适应行业特点的人才培养、人事薪酬制度"。国内外的医院管理实践表明，医生执业制度和薪酬分配制度，是影响医院人力资源绩效的直接因素。

一、薪酬概述

薪酬是根据医院员工创造的价值而向其支付的劳动报酬。薪酬不应只是对劳动力成本的补偿，人力资本是一项重要的资本要素，薪酬是医院为获得人力资本所创造价值而支付的一种劳动报酬形式。薪酬分配打破了原来事业单位的工资制度和奖励制度，具体把员工的基础工资、岗位工资、绩效工资、津贴补贴、各种奖励等个人收入合并统称为薪酬。医院薪酬分配设计的合理性，可以激发员工的积极性，从而创造工作中的奇迹，若相反，员工的满意度下降，导致工作效率和整个效益下降，从而影响医院的发展。

薪酬是指员工在从事劳动、履行职责并完成任务之后所获得的经济上的酬劳或回报。狭义的薪酬,指直接薪酬,即以货币为支付形式的劳动报酬。一般情况下包括基本工资(基础工资、岗位工资、工龄工资)、绩效工资(奖金、浮动工资)、成就工资(红利、股票期权)、津贴(岗位津贴、工作津贴)四个构成部分;而广义的薪酬,还包括间接薪酬,即以除货币以外的其他形式给予的劳动报酬,一般包括各种保险金、积金等基本福利和特殊福利(如交通、设备补贴、休假等)。通常所说的工资,理论上是指劳动的价格,与宏观经济形势密切相关,一般情况下随经济形式的变化而变化;而所谓奖金,一般是指对员工超额劳动的报酬,它和圆满完成组织的任务,实现组织的战略目标或者阶段性的目标相关联,具有很强的激励性;而津贴与补贴,都是对职工在特殊劳动条件、工作环境中的额外劳动消耗和生活费用的额外支出的补偿。通常把与工作相联系的补偿称为津贴,把与生活相联系的补偿称为补贴;而福利,主要是对职工当前和将来生活方面的照顾。

很显然,薪酬分配在任何组织的管理中都是至关重要的角色。薪酬之所以是人力管理的核心,是因为薪酬是员工基本生活资料来源的保障,也是组织激励员工工作积极性的最重要的手段。从宏观上说,薪酬也是调节各行业收入,避免贫富差距太大的重要手段。按照市场交换原理,薪酬是组织对员工为组织所做的贡献——包括他们实现的绩效、付出的时间、学识、技能、经验以及创造等所支付的相应的回报或答谢。薪酬除了代表金钱外,还代表着身份、地位、业绩、能力以及前景。

二、绩效薪酬制设计

是不是一个医院的薪酬水平越高,就越有激励性呢? 从医院经营管理的角度看,薪酬的激励作用取决于内部的公平性、外部的竞争性,自我的公平性。目前,我国绝大部分医院的薪酬问题不是在于工资水平的绝对高低,而在于薪酬没有很好地与医院的绩效挂钩,尤其是公立医院,工资水平是国家制定的,不是医院根据自己的财务状况和工作业绩设计的(关于我国公立医院薪酬制度的弊端在第三节已经有比较详细的论述),那么什么样的薪酬更具有激励性呢?

企业组织经营管理的实践证明,绩效薪酬(即所谓浮动工资)是解决薪酬的内在激励性、内部合理性和外部竞争性的有效措施。所谓绩效薪酬,是把薪酬的支付水平和职位、市场、业绩、能力紧密地结合起来,根据一个绩效周期(合同)内的绩效目标实现情况,按报酬协议支付薪酬的新型薪酬支付办法,也叫可变薪酬制。与其相对应的是相对比较稳定的职位(职称)薪酬制。对于绩效薪酬制,如果职位、市场、业绩、能力任何一个维度发生变化,员工的收入都会发生相应变动。绩效薪酬是目前世界上运用得最好的一种薪酬方法,也是一种适应面最广的薪酬思想。

医院制定绩效薪酬制,必须首先确定医院的总体战略目标,以实现战略目标为蓝图,进一步研究需要有什么样的薪酬策略和薪酬方案;在总体薪酬策略和薪酬方案制订好之后,再根据各部门职能、职位职责确定其对医院目标的价值贡献,这需要对各部门职能和各岗位任职技能方面的差异进行科学分析,对医院现有各工作单元与职位序列进行价值评估,从而确定不同职位之间的相对价值大小,绘制医院的职种、职类表(表7-1),为建立科学的薪酬等级制系统做准备,需要注意的是,医院应该保持各职类、职种、职级总人数的相对稳定的数量和比例,以保持医院总体的人员成本总量的稳定性。

表7-1　医院职类、职种、职级规划（例）

职类 职种 资格级别	管理类	管理支持类						营销类		技术类				作业类			
	行政管理	医务管理	财经	人力资源	IT技术	后勤管理	护理管理	服务拓展	公共关系	医生	检验检查	医疗辅助	工程技术	护理技工	维修技工	操作技工	保洁保安
5																	
4																	
3																	
2																	
1																	

绩效薪酬制需要与职类、职种、职级相结合，以便把相同工作岗位、工作任务的员工聚类对比，发挥激励作用。如表7-1中，保安属于作业类，有2个职级，在招聘录用保安的时候，需要根据其从事该行业工作的资质、年限定级录用，每个职种的相应级别都有相应的基本绩点。基本绩点是用来确定其基本岗位工资的尺码，需根据具体岗位的特征和相关人才的劳动力市场供求状况，结合外部薪酬水平及内部财务状况设定，对应图7-1中职务和劳动力市场因素。

一个完善的薪酬分配体系能极大地激发员工的积极性和创造力，给医院带来良好的社会效益和经济收益。绩效薪酬制将员工的大部分收入与其对医院目标的贡献（绩效）挂钩，即员工劳动的数量与质量，这样才有利于形成一种与医院战略相匹配的薪酬激励系统，能有力促使医院战略目标的实现，具有明确的目标导向性。绩效薪酬的理念也非常符合"多劳多得"的劳动报酬思想，有利于医院制定科学的财务预算，有效控制人工成本。结合地区与行业薪酬水平，绩效薪酬方案同时具有内部公平性和外部竞争性的特征，提高员工对薪酬水平、结构的满意度，在激励现有员工努力工作的同时，还能吸引行业内优秀人才。

在充分考虑如图7-1所示的绩效薪酬结构设计主要考虑的因素的基础上，医院需要建立各职类、职种、职级的各个方面的绩效点数，其中，关于劳动量、技术与能力水平因素方面，需要通过建立与绩效考评的数据相关联的考评绩点，在一个

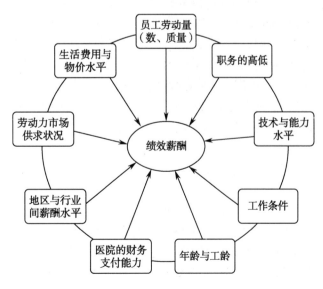

图7-1　绩效薪酬制设计需要考虑的因素

考核周期内,同一级别的员工按一定比例分优良中差,设定相应的考评等级,最终把员工的绩效考评结果与薪酬待遇衔接起来。表7-2是关于医院行政管理类员工的一个绩点薪酬表。

表7-2　医院行政管理系列员工绩点薪酬表(例)

职务	薪级范围	薪级	职级及绩点(月核)						绩点薪酬折算	
			1	2	3	4	5	考评绩点	绩点数	绩点值
院长	10~12	12	520	530	540	550	560	250以上	200点以下	7.3元
副院长	8~11	11	480	490	500	510	520	240~250		
		10	440	450	460	470	480	230~240	201~250部分	7.2元
主任(科长)	6~10	9	412	418	424	430	440	220~230		
		8	388	394	400	406	412	200~220	251~300部分	7.1元
副主任(副科长)	4~9	7	364	370	376	382	388	180~200		
科员(其中,一、二级针对临时雇佣人员)	1~6	6	336	343	350	357	364	150~180	301~350部份	7.0元
		5	308	315	322	329	336	130~150		
		4	280	287	294	301	308	110~130	351~400部分	6.9元
		3	248	256	264	272	280	90~110		
		2	216	224	232	240	248	70~90	401点以上	6.8元
		1	184	192	200	208	216	50~70		

其中,薪级是根据学历、职称、工龄等因素,结合医院的职位序列制定的报酬等级。如,某位科员,在某一岗位聘期,其所定职级为4级,其职称为中级,按照规定,最低薪级为3级,最高薪级为6级,其考评绩点为138,对应应该享受5级薪酬待遇,那么其职位绩点为329,总绩点为329+138=467,467×6.8=3175.6元,即其当期工资为3175.6元。另外,若考评绩点没有达到相应职务薪资范围的下限,如该科员考评绩点为80,那么,其职级绩点按规定享受最低薪级,即3级,职位绩点为272,考评绩点为80,272+80=352,352×6.9=2428.8元,即为其当期工资。同时,也说明其在本职工作岗位上的绩效表现很差或者不能胜任该岗位的要求,在下一聘期应该考虑换岗或者降级使用。(注:因为该例是行政管理系列,所以,考评绩点所占权数相对比较低,而对于业务岗位的员工,其考评绩点所占权重应该提高,至少应该占总绩点的50%以上,否则,将不会产生很好的激励作用。)

三、绩效薪酬评述

追求高绩效和可持续发展是医院管理的目标。一个医院能否持续发展、能否获得高绩效,不仅取决于医院战略方向正确与否,还取决于医院的战略能否得到有效的执行。而构成医院战略执行力的核心是医院的薪酬与绩效管理体系。面对医改的要求,面对民营医院和外资医院的竞争,医院如何构建基于提升战略执行力的薪酬与绩效管理体系?如何将医院战略转化为各个系统、各个部门和员工的行动计划并被员工认可?如何强化员工绩效行为并引导员工培养医院所需的核心专长与技能？构建以绩效为依据的薪酬支付体系,发挥绩效管理与薪酬激励机制的协同效应是关键。绩效薪酬的意义在于,它不仅是对员工贡献的承认和回报,还是把医院的战略规划转化为具体行动方案的加速器,促使形成上下一致共同实现医院目标的局面,激励员工的上进心、责任感和价值意识。

绩效薪酬将业绩和薪酬联系起来,目的是为了激励员工更好地工作。从广义上理解,绩效薪酬是个人、团队或医院的业绩与薪酬的明确联系,薪酬依据个人、团队和医院业绩的变化而具有灵活的弹性;从狭义上理解,绩效薪酬是员工个人的行为和业绩与薪酬的联系,薪酬根据员工的行为表现和业绩进行相应的变化,由于员工自身的业绩和行为在较大程度是由自己控制的,因此,员工可以控制他们自己的薪酬总量水平的高低,从而达到薪酬对员工业绩调控的目的。

绩效薪酬也可以是向一个团队或科室提供的一种群体绩效薪酬,即基于团队、业务单位或整个组织的绩效的薪酬。可以先衡量团队或单位的绩效来确定绩效薪酬总额,然后依据员工个人绩效对绩效薪酬总额进行划分。绩效薪酬设计必须明确目标,有效利用薪酬策略和绩效与薪酬的密切关系,使得医院不必为所有的工作支付高薪,只为那些具备关键技能并能创造高绩效的员工支付高薪,而对那些技能一般、绩效一般或较低的员工支付平均薪酬或低于市场水平的薪酬,从而使医院既能够吸引所需的拥有关键技能的人才并留住高绩效员工以满足战略需要,又能够对医院的成本进行控制。

作为一种管理工具,薪酬体系、绩效考评体系本身并不是一成不变的,需要随着医院的发展、内外部环境的变化并根据医院的战略目标和价值观来调整。建立基于岗位和个人绩效的薪酬体系,可以使个人的利益和医院的利益紧密地联系起来,形成真正的利益共同体。同时也体现了医院与员工之间、员工与员工之间奉献与回报对等的现代内涵下的公平关系。

第四节　绩效考评与员工晋升

医院中最重要的资源是人才,人才的流失会给医院造成巨大的损失,包括重新招聘、培训新员工接任工作等显性成本,以及给在职员工造成离职恐慌之类的心理影响等隐性成本。根据调查,在众多离职原因中,医院的晋升机制是否健全占了很大比重。现代社会的员工对晋升的关心多于对薪酬的注意。从某种程度上说,医院的晋升机制决定了员工是走还是留。因此,探讨建立良好的晋升机制以降低员工流失率具有重要的现实意义。

一、晋升机制及其作用

晋升是指员工由较低层级职位上升到较高层级职位的过程。众所周知,劳动分工是提高效率的手段之一,于是在医院内部就按照专业划分为许多职系,这些职系又被分为许多职位,这些职位形成层级系列,于是就有了晋升的条件。医院需要评价员工,看其是否能晋升到高一层级的职位上去。

所谓员工流失是指人们离开一个组织的行为,包括主动流失和被动流失。在此,我们研究的是主动流失,即员工自愿地离开现有医院的行为。主动流失意味着医院失去了不想失去的员工,一项研究调查了900名主动辞职的员工,其中92%的人在原有职位上得到上司的评价是优良以上。

晋升机制有两个作用:一是资源配置,二是提供激励。这两方面都有利于降低员工流失率。首先,所谓资源配置的作用通俗地说就是合适的人做合适的事,实现能力和职位的匹配,这是人力资源管理的一项重要任务。

其次,提供激励是指较高层级职位的收入和地位给处于较低层级职位的员工提供了激励。传统观念依然影响着现代社会的员工,他们的价值观中有一种根深蒂固的观念,就是在医院中身居要职是能力和地位的象征,甚至将晋升当做个人成功的主要衡量标准。所以,良好的晋升机制给员工创造了追求晋升的氛围,能够为其晋升提供支持和保障。于是,为了获得荣誉上的满足感,员工会努力工作,以求以更快的速度得到提升,他们的使命感增强,延缓了工作流动的行为,降低了工作流动的概率。

二、晋升机制影响流失率的原因分析

对员工流失的原因进行分析,找出降低流失率的合理对策,已成为现代医院人力资源管理者不可回避的一个重要任务。通过分析,我们发现晋升机制从两方面影响流失率。

(一)无法胜任的尴尬

晋升,从广义上说也是薪酬的一部分,属于内在报酬。根据赫兹伯格的双因素理论,应属激励因素,能使员工获得满意感。但"彼得陷阱"的存在却使晋升的激励作用大打折扣。彼得博士发现,"在层级组织里,每个人都会由原本能胜任的职位,晋升到他无法胜任的职位,无论任何阶层中的任何人,或迟或早都将有同样的遭遇。"员工因为在原来的职位干得好而得以提升,并不表明他在高一层级的职位上同样可以成为出色的员工。若员工仍然占据不能胜任的职位,必然会出现失落感和压抑感增强,满意度下降的现象;而其下属面对一位即使领导品格高,但领导素质提升无望的上司,同样感到不满,工作缺乏动力,工作绩效下降;同时,对整个组织来说,顾客不满,员工士气低落,生产率降低。若员工放弃高一层级职位,回归本位,即降职,那么员工的自尊心会受到极大伤害,没有人愿意体会降职的痛苦。所以,来自个人、下属和组织三方面的压力使员工通常选择离职,到市场上重新寻找合适的职位。

(二)背离员工的职业愿景

美国著名人本主义心理学家亚伯拉罕·马斯洛将人的需要分为五个层次:生理、安全、社交、尊重和自我实现的需要。随着社会经济的发展,人们不再将职业仅仅看作是生活保障的基础,而更多的期望从自身的职业中,从工作中获得一种社交、自尊甚至是更高层次的自我实现的满足感,体会到工作中蕴涵的价值。根据专业的不同,职位可分为技术系、管理系和服务系。每位员工都会对自己的职位系列有一个定位,都有心目中的职业通道。但晋升的现实情况往往与员工的职业意愿不符。如果一名技术人员拥有娴熟的技术,医院通常不考虑员工是否希望在技术领域内继续深入研究而单方面将其调至其他系列职位上,这样很容易出现背离员工职业意愿的情况,员工就不能从医院提供的晋升职位中体会到工作的意义,会对工作感到不满。而员工对工作的满意程度在很大程度上决定了员工是否流动,于是员工的离职动机就会增强,因为员工的核心知识可以在市场上到处运用,他就不会坚守在背离自己愿望的职位上了。

三、建立良好的晋升机制

医院取得的效益是全体员工集体创造的结果,为了提高员工对现有职位的满意程度,留住员工,需要医院和员工的共同努力。

(一)选择员工——避免"彼得陷阱"

既然存在着无法胜任的尴尬现象,医院应该更多地从工作性质的角度去选择员工,以避免"彼得陷阱"。

1. 进行工作分析,编写职位说明书　工作分析指的是获取与工作有关的详细信息的过程。通过工作分析,我们可以确定某一工作的任务和性质,以及哪些类型的人适合从事这一工作。工作分析是人力资源管理工作的基础。几乎所有的人力资源管理活动——招聘、甄选、合理配置、职位评价等都需要通过工作分析获得重要的信息。

根据工作分析提供的信息编写职位说明书,职位说明书由职位名称、部门名称、直接主管、任职时间、任职条件、下属人数、沟通关系、行政权限、工作内容和职责等内容构成。其中,对我们合理配置员工最重要的是"任职条件"项的内容,它告诉我们从事该项工作所需要的学历(专业)、专业资格要求、专业知识、所需要的技能(沟通、领导、计算机和外语等)、个性(严谨、随意和开朗等)等,这是选择员工必不可少的衡量标准。

2. 对员工进行胜任力评价,识别晋升的潜力　识别员工是否具备晋升的潜力是能否有效选择员工的关键。在这一过程中,首先应该对员工的能力进行评价。可以应用人事测评技术中的"胜任力模型"完成评价过程。胜任力的特点一般用"冰山模型"来说明。人的能力存在于五个领域: 技能、知识、自我意识、性格和动机。其中,技能和知识在"水面上",这两类能力提供了在一个既定的职位中,每个人高效工作所必需的特征。而其他三个在"水面下",也就是说,它们是看不到的,较难测量,但正是这三个特征被认为是造成个人间绩效差异的能力。因此我们需要对其进行深入了解。可以应用行为事件访谈、个人访谈、焦点小组、问卷调查和专家数据库方法收集数据,然后将这些数据归纳,采用统计方法,得出员工能力模型。最后,将模型中的特征与职位说明书中描述的特征进行比较,看其是否具备晋升的潜力。

3. 做出提升员工的决策　医院在完成工作分析,了解工作所需的任职条件,对员工的能力进行评价,识别员工具备晋升潜力后,就可以放心地将员工提升到高一层级的职位上了。也只有当员工足以胜任新职位时,他才会将晋升看作是一种报酬形式,才会在晋升的激励作用下更加努力地工作以取得更高的绩效。

(二)员工选择——以自身的职业意愿为基础

人力资源管理者应充分意识到角色转变的重要性——转变为教练角色。而教练角色的重要职责就是帮助员工充分发挥才能并获得成功。所以管理者应该了解员工的需求,根据他们的职业意愿来进行职业设计,对员工的自我发展提供信息和支持,帮助员工评估自身的价值,为员工提供扩展经验和晋升的机会,保证员工对他们目前的岗位感到满意,降低员工流失率。

1. 医院实行双阶梯晋升制度　双阶梯晋升制度是指根据员工的实际情况,给员工提供两条晋升阶梯,一条是管理阶梯,另一条是技术阶梯。两条阶梯是平等的,不同阶梯中同一级别的待遇、地位是相同的。

2. 员工自我评价　首先员工要清楚地认识自己,包括自己所处的职业发展阶段、职业性向和自身的技能水平。

职业发展阶段(包括成长、探索、确立和维持四个阶段)会影响员工对职位系列的偏好程度。另外,职业咨询专家约翰·霍兰德认为,人格(包括价值观、动机和需要等)是决定一个人选择何种职业的另外一个重要因素。他特别提到决定个人选择何种职业的六种基本的"人格性向":实际性向、调研性向、社会性向、常规性向、医院性向和艺术性向。员工应在医院的帮助下对自身所处的职业发展阶段、自身的职业性向进行识别。员工还应预知自己的能力范围,了解高一层级职位的压力和报酬。

3. 员工选择 有充分自我认识的员工为了实现职业愿景,就可以在医院营造的双阶梯晋升氛围中进行自我选择。员工可以拒绝"升迁",将注意力集中于原有的专业领域,也可以另辟蹊径,到自己感兴趣的新领域去扩展经验和技能。这样,员工的满意感增强,伴随而来的是工作动力增强,工作绩效提高,医院和员工达到双赢状态,员工就有了留下来的充分理由。

四、晋升的原则

(一)能力导向原则

晋升管理的第一原则是能力导向原则,即员工要达到所要晋升到的岗位的能力素质要求,而并不是工作业绩。员工必须经过能力素质测评达标,才有可能得到晋升。这与当下很多医院由领导根据员工工作业绩大小择优晋升高一级职位的选拔方式明显不同,其原因在于以工作业绩大小为晋升的第一原则存在着许多缺陷。这种方式在设计思想上忽略管理工作的独特性,牺牲了组织效率。它是基于如下假设:一个人在目前岗位上成绩突出,就一定能在更高岗位上有所成就。但是,职位晋升意味着管理层次的提升,而管理工作不同于一般的技术性工作,不同层次管理者处理问题的重点不同,对其技能要求也不同。

(二)能升能降原则

职务的资格不能搞终身制,应动态调整。晋升不应该仅仅是正向流动的,也应该有负向的流动。也就是说,流动的方向应有两个,一个是向上的,一个是向下的。这就需要对员工的能力进行实时的评估,以反映员工真实的能力水平。对于符合晋升标准的要及时给予晋升,对于不达标的也要向下降级,从而保持人力资源的持续活力。

(三)持续改进原则

因为员工的能力在不断提升,医院业务也在不断调整与变化,所以员工职业晋升设计中晋升标准和资格评价也要及时调整和优化。另外,在对待晋升标准时,要着眼于如何持续地改进业务能力和提升员工个人与岗位价值,争取使员工不断地得以成长,医院持续地获取高绩效。

总之,医院作为具有鲜明行业特征的组织,其绩效考评也应从考评组织机构、机构的职责、考评的指标及考评流程都具有相应的特殊性。通过一套具有针对性的绩效考评管理,在医院内部能够建立起科学、完善的考评机制,从而促进医院业务水平、管理水平及经济社会效益的提升,调动员工的工作积极性。最终形成考评与工作改进的良性循环。

五、晋升机制的构建与完善

(一)建立多通道晋升机制

传统晋升制度中,企业往往将职位升迁作为激励员工最主要的手段,管理岗位与技术岗位混为一谈,技术岗位员工表现好往往就自然晋升到完全陌生的管理岗位,从而引起"彼得现象":每一个职位最终被不胜任的员工占据,而且一般情况下员工的职位只升不降,最终,企业任务大部分是由不完全胜任职位的员工所完成。多通道晋升制度解决了员工兴趣取向与工作方向不一致的问题,同时也确立了全新的晋升模式。多通道晋升制度就是提供两条或多条平等的升迁阶梯,一条是管理通道,另外几条是技术通道。几种通道层级结构是平等的,每一个技术等级都有其对的管理等级,一般来说,要给予不同阶梯中相同级别的人同样的地位和同样的报酬、待遇,以达到公平。

(二)基于胜任能力的晋升评价

根据翰威特的定义,胜任力是"与个人或公司绩效有明确关联的,可观察、可测量、可培养的知识、技能、态度和其他个人特征"。胜任力模型是对组织部门的绩效达标者或成就卓越者所需的胜任力特征的书面描述。本质上是对员工核心能力进行不同层次的定义,以及相应层次的行为描述,确定关键能力和完成特定工作所需求的熟练程度。因此,在内部晋升中,胜任力模型的应用可减少企业的用人和管理风险。举例来说,如果一名大客户经理要晋升业务部门经理,在他充分胜任现有岗位(大客户经理)工作的条件下,还必须在"开发新市场""激励员工""管理投资和风险"这三项能力上有进一步的提高,达到更高的水平,才能符合业务部门经理的要求。在明确了标准后,这名大客户经理可以在公司的支持下,通过参加相关培训,主动承担发展型工作任务等途径,提升自己在这几方面的能力。当有新的职位空缺出现时,公司对几个后备人选的能力进行综合的测评和比较后,作出晋升的决定。

(三)晋升程序要公正公开

内部晋升机制构建中重要工作之一是程序的公平公开。晋升的整体程序向员工透露着重要的信息,直接影响员工的参与程度和发展预期。企业需要逐步提高晋升程序的科学性和公开性。晋升前做好充分的宣传,晋升后做好充分的沟通。

本章小结:

绩效考评是一种正式的员工考评制度,是医院管理者与员工之间的一项管理沟通活动。绩效改进则是指用来诊断绩效管理系统有效性的重要过程,是绩效考评的出发点和归宿,其目的是员工能力的不断提高以及绩效的持续改进和发展。

绩效考评的结果可以直接影响到薪酬调整、奖金发放及职务升降、辞退等诸多员工的切身利益。所以,一定要严肃对待绩效考评结果,正确应用绩效考评结果,实际操作中特别要考虑到绩效考评结果与医院员工激励的特征、影响因素和存在的问题。

✔ 思考题:

1. 如何科学准确地整理、分析出绩效考评结果?

2. 绩效考评结果当前主要应用在哪些方面? 你认为还可以在哪些方面得到应用?

3. 薪酬设计除了体现按劳分配、多劳多得的同时,还有哪些方面值得关注?

4. 当前我国医院员工激励中存在的问题主要有哪些? 可以采取哪些措施进行有效的改善?

5. 你认为建立良好的晋升机制在医院人力资源管理中的作用是什么?

【案例分析与讨论】

材料一：

北京市某医院是一家大型公立医院,拥有职工2200多人。在1993年国家工资制度改革以前,该院同其他事业单位一样,实行的是职务等级工资制,工资按照职务确定,医院没有分配自主权,业绩平平的职工和成绩突出的职工在薪酬上没有区别。薪酬只起到保障作用,不能充分发挥其激励和调节功能,人才流失较为严重。国家实行工资制度改革以来,事业单位被赋予津贴分配自主权,该院在充分发挥薪酬的激励、调节功能方面积极探索并付诸实践,形成了适合该院特点的薪酬管理模式。其薪酬结构内容是:固定工资(60%)+津贴(40%),即以60%的固定工资部分保证全体员工维持基本生活水平的需要,以40%的津贴部分合理拉开档次,体现多劳多得、优劳优酬的分配理念,激发工作人员的积极性,促进医院的发展。

该院在建立薪酬管理模式的过程中坚持了以下几个原则,取得了良好的效果:

一、津贴分配和岗位结合

坚持按岗定酬、岗动薪动的原则,将40%的津贴部分与不同岗位结合,按贡献大小合理拉开距离,并按管理人员、专业技术人员、工勤人员3类,依据职工的知识、工作经验、承担风险、工作环境、责任程度确定相应的津贴标准,调动了职工立足岗位做好工作的积极性。

二、突出优秀人才的贡献

强化薪酬的激励功能,向优秀人才进行倾斜,适当拉开与普通职工的收入差距。按照帕累托原则,一个单位中20%的人创造了80%的价值,这些人是医院社会效益和经济效益的主要创造者。要吸引并留住优秀人才,就必须加大对人才的倾斜力度,在薪酬设计中突出体现这部分人的贡献。该院先后设立了"获得政府特贴人员医院双向补偿""科研成果奖励津贴""硕士、博士研究生导师津贴""特需专家门诊津贴""高级专家手术津贴",并在分配住房或一次性发给购房补贴、出国学习、解决子女入学、定期体检等方面提供优厚福利。对达到退休年龄的知名专家,不再担任管理职务后,仍继续保留原有待遇。对弱势科室聘用的外院退休专家,除发给聘用工资外,同时享受本院职工一切福利待遇。通过以上措施,提高了职工岗位成才的积极性,稳定了专家人才队伍,带动了各学科的发展,增强了医院整体竞争力。

三、对津贴补贴实行分类管理

按照职工工作性质的不同,建立相应的加班、教学、科研、职务等不同的津贴、补贴制度。对临床一线医护人员,加大夜班津贴补助额度;对教学人员根据所授课时,给予课时补贴;对科研人员根据其科研能力、科研成果以及在科研项目中承担的工作量,设立科研津贴;对各职能部门负责人及各类管理人员,根据其管理责任的大小,设立了职务津贴;对年度考核获得优秀的人员,给予年终一次性优秀人员奖励津贴。年终根据各科室重大抢救情况,开展新技术、新业务情况,给予科室及个人一次性重奖。津、补贴分类管理制度体现了不同专业、不同岗位上贡献与待遇的对应性。

四、对特殊群体提供保障

对特殊群体实行保障性薪酬，以保障其基本生活。该院有一部分职工因病造成残疾，不能从事正常工作，长期病休达几年甚至几十年。如果严格执行事业单位档案工资管理规定及院内津贴、补贴的量化考核规定，其获取的薪酬将不足以维持正常的生活。对此该院实行了最低工资保障制度，各种福利待遇不变，并给予定期补助或临时补助，以维持其自身基本生活需要，体现人文关怀，增强职工对医院的归属感。

材料二：某民营医院"天价"挖专家

投资10亿元正在省城筹建的某民营医院，预计明年底开诊。建成后，该院的建筑面积为15万平方米，有床位1500张，将开设19个临床科室，所需医护人员2000多名，其规模不亚于省城任何一家大型医院。这个隶属于北京某医院的民营医院虽未建成，一些"筹备工作"已经开始悄悄进行了。

专家："某民营医院"在重金诱惑

昨天，一位在省城某三甲医院工作的内科知名专家老未（化名）向记者透露：几天前，他接到本市一家猎头公司的电话，称他们正在帮某民营医院物色骨干医生和学术带头人，老未就在其中。如果愿意加盟，某民营医院将给他20万的年薪，外加一幢郊区别墅和一部个人专用的小车。工作满5年后，别墅和小车归个人。

"我确实很心动。"老未说。据了解，老未在单位工作已10多年，在临床、科研方面都小有成就，是该院屈指可数的几个专家之一，多次受到省卫生计生委、国家卫生计生委的嘉奖。但至今，老未的年薪也不过才四五万元。

省城一些大医院的知名专家中，接到某民营医院"邀请"的，远不止老未一人。"还有两家三甲医院的三四个外科专家，这次也接到了电话。但'某民营医院'给他们出的价码我不好问。"老未神秘地说。

某民营医院：确实和专家"接触"过

昨天下午，记者采访了某民营医院的行政总监小张。

"我们确实和个别专家交流过，希望他们能加盟。"小张回答。被问及具体的"开价"时，他说："只要我们认为值得，我们都会尽所能创造优越条件，吸引他过来。"

"我们是民营医院，在招募人才上使用市场化手段。"小张介绍，医院开张后的2000多名医护人员，除了将从北京医院带一部分过来外，绝大部分要在本地招聘，会有公开招聘，也不排除动用猎头公司悄悄挖特殊人才。

至于目前已有多少省城专家明确表示加盟，小张回答说："这个数字目前还不好确定。"面对重金，"勇夫"为何举棋不定？

20万年薪加小车和别墅，这对于收入普遍不高的省城医生来说诱惑不小。但老未说，他和几位同行目前都还有点举棋不定。

"'某民营医院'这一招早在我们的预料中，很多人都在观望。"昨天，省城某家大型公立医院的负责人说。他介绍，今年是该省医疗改革的重要一年，省城将只保留一两所公立的综合性医院和一所中医院，其他医院均要重组或改制。即使是保留的公立性医院，也允许吸纳民资、外资参与合作建设。

"这无疑是对医院的解放。到时，放开手脚的省城各家医院，都会使出浑身解数，吸引资金。提高医护人员的福利和薪金,会是每家医院必须考虑的问题。"

"某民营医院刚到省城,2005年才开诊,它是否能很快在省城站稳脚跟,赢得信任,都不敢肯定,到时候,高薪许诺能否兑现也是未知数;另外,从目前现状看,民营医院普遍只注重经济效益,不注重科研,这也限制了他们的专家在学术上的继续发展。而这些,都将直接影响人才的加盟。"这位负责人分析说。

讨论:

1. 材料一中,该医院的薪酬管理模式体现了哪些原则?

2. 在你看来,材料一中该院的薪酬管理模式有何优点和不足? 对于不足应该如何改进?

3. 材料二中,面对民营医院开出的"天价",为什么老未和他的同行们还有点举棋不定?

(徐继承)

第八章

医院经济运行评价与成本控制

医院财务管理是医院管理的重要组成部分。医院财务管理,涉及医院用于开展医疗卫生服务工作的资金的筹集和有效使用,是医院运行的基础,也是医院绩效管理的关键环节。在医院管理实践中,必须科学设计有关财务部分的绩效指标,建立适应医疗服务供给特征的医院财务绩效指标体系,尤其是要发挥财务管理在控制医疗成本方面的作用,促进医院经济管理的改革,保障医疗卫生事业的建设和发展。自从20世纪90年代以来,由于人口老龄化等因素所导致的获取医疗卫生保健服务的愿望与期待越来越强烈,而又因为科技进步等因素影响,这些医疗卫生保健服务的成本也在持续不断地升高,这些统计数据之间愈来愈大的冲突使得这一问题成为世界范围内争论与关注的重点。当前,世界上主要国家几乎都被日益高涨的医疗保健费用所困扰,各国政府都在想方设法解决围绕医疗卫生保健服务的提供与费用分担所产生的一系列复杂问题。

【本章学习目标】

1. 了解医院经济运行管理的目标及职能;
2. 熟悉医院财务管理的主要职能;
3. 掌握医院成本控制的关键领域和成本分析方法;
4. 掌握如何根据绩效考评结果进行预算管理。

第一节　医院经济管理概述

医院经济管理是医院管理中的一项重要工作,它以经济运行环境和资金运行规律为研究对象,以合理有效地利用卫生资源为目标,通过科学的论证、决策和有效管理,最大限度地提高资金使用效率。公立医院是我国医疗服务体系的主体,是维护国民健康的中坚力量,建立“维护公益性、调动积极性、保障可持续性”的运行新机制,建立以公益性为导向的经济运行考评机制,是促进公立医院控制医药费用不合理增长,保障医疗质量,提供便民服务,改善执业环境等内部精细化管理的重要抓手。

一、医院经济管理工作的目的和意义

医院不是营利部门,不能以营利为目的。医疗服务是带有一定福利性质的公益服务,医院是提供这种公益服务的事业单位,它承担着救死扶伤的社会责任。所以,医院财务管理不

能以利润最大化,或者说以结余最大化为目标。但是,医院不以营利为目的,并不意味着医院不需要开展财务管理,不需要营利。我国现有医院的现状恰恰是资源投入不足和浪费并存。因此,医院经济管理的目的在保障安全医疗服务的前提下,合理有效地使用卫生资源,提高资金使用效率。资金使用效率最大化应是医院经济管理的最终目标。

(一)医院财务管理是医疗业务正常开展的前提

医院财务管理是医院经济工作的核心,它既是医院经济管理工作的一部分,又是一项专业性很强的工作。医院要建立起"以财务为核心,预算为主线,成本为基础,薪酬为导向,信息化为抓手"的医院内部精细化管理。在保证安全医疗,为病人提供舒适、舒心的就医环境的前提下,合理使用人、财、物,力求以尽可能少的劳动消耗,取得尽可能大的医疗保健服务技术和经济效果。更好地完成包括医疗、教学、科研、预防等在内的各项任务,满足人民群众日益增长的医疗保健需求,在保障医疗业务正常运营、健康可持续发展中发挥积极的作用。

(二)医院财务管理是医院发展的基础

医院要在发展中求得生存,医院的发展集中表现为扩大收入或降低成本。为了确保医院各项业务活动正常开展,有效防范财务风险,医院要将内部控制贯穿于医院经济活动的各个环节,落实在业务流程、管理制度、岗位职责中,发挥制衡机制。同时,要将医院的账"算得清、算得准、算得精",要以全面预算为主轴,以成本控制为目的,以会计核算为基础,以资产管理、价格监督为保障,实现以服务临床、服务病人为宗旨的全视角的经济管理体系和全方位的财务监督体系。

(三)医院经济管理是医疗服务成本控制的关键

医院每天都要消耗大量的药品,购置和使用医疗器械与耗材,医院在人力、物力等方面的开支,是医疗服务成本最重要的构成。因此,医院经济管理是控制医院运行成本的关键环节。医院财务部门主要通过对药品、卫生材料、检查、化验等环节收入的控制,实现医疗服务成本的控制。

1. **合理用药**　医院采取药品总量限量供应以及单处方限量措施;加强临床合理用药监管力度,对抗菌药物监管,推行糖皮质激素类药物专项点评,做到处方点评不走过场;推进中药临床使用,优化收入结构。

2. **加强对卫生耗材管理**　严禁各科室、部门将未经报批手续的医用耗材进入医院临床使用,同时也不得以任何理由、名义向病人、病人家属介绍购买非医院供应的医用耗材;对没有收费依据和收费项目的新产品,原则上不予引进。如一次性高频电刀,一次性牵开固定器等。

3. **有效利用医疗资源**　医院通过缩短平均住院日、加快病床周转;开展临床路径管理,实行同级别医院的检查、化验结果互认等措施提升服务效率和医疗质量,以真正缓解病人负担,控制医疗费用。

二、医院经济管理的内容

医院经济管理是按照客观经济规律的要求,运用经济手段对医院经济活动进行决策、计划、组织、指挥、调节和监督的经营管理过程。通过开展经济分析、成本核算与薪酬分配,合理使用人力、物力、财力,力求以尽可能少的劳动消耗,取得尽可能大的社会效益和经济效益,促进医疗技术发展,更好地完成以医疗为中心的医疗、教学、科研、预防等各项任务,以满足人民群众不断增长的医疗保健需要。医院经济管理示意图见图8-1。

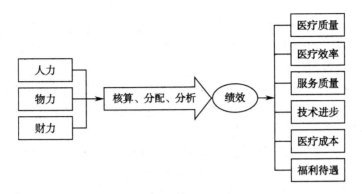

图8-1　医院经济管理示意图

在市场经济环境下,医院为了提高资金的使用效率,除了开展原有的财务管理活动外,更应适应现代管理的需要,开展项目投融资决策、资本结构分析和结余分配等活动。因此,在市场经济体制下,医院经济管理还要做好以下工作:

(一)全面预算管理

按照现代国家治理体系和预算制度改革的要求,公立医院要逐步实现全面预算管理,真正发挥预算管理的权威性及对医教研活动的计划和约束作用。

1. **全面预算管理**　是根据医院总体发展规划和年度发展计划,结合国家的收费政策,对计划年度内医院的收入、支出、结余等方面作出预测,对预算执行过程进行监督,并对预算执行情况和预期目标进行分析、比较,从而对预算执行部门进行奖惩的一系列管理活动。

2. **全面预算管理的特点**　它是反映医院未来一定时期运营思想、运营目标、运营决策的财务数量、说明和经济责任约束依据。这种依据用于医院的一切医疗活动领域,并将各个预算统一于总预算体系,所以,全面预算管理的特点是:

(1)全员性:是指预算过程的全员发动,包括两层含义:一层是指"预算目标"的层层分解,人人肩上有责任,让每个参与者学会算账,融入"成本""效益"意识;另一层是指医疗资源在医院各科室之间协调和科学的配置过程。

(2)全额性:是指预算金额的总体性,不仅包括财务预算,还包括业务预算和资本预算。现代医院预算管理不仅关注日常医疗运营活动,也要关注资本运营结果;不仅要关注资金的供给、成本的控制,还要考虑病人的经济承受能力,以及医疗资源的合理配置问题。

(3)全程性:是指全面预算管理流程不能仅停留在预算指标下达、预算编制和汇总上,更重要的是通过预算执行和控制、预算分析和考评的全程化,真正体现预算的权威性,对医疗运营活动发挥指导作用。

3. **全面预算管理的原则**　为了有效实施全面预算管理,提高预算符合率,要在医院中确立全面预算管理的理念,建立高效的预算工作组织,确立全面预算管理的目标和功能,并坚持以下管理原则:

(1)战略性原则:全面预算管理坚持以战略发展规划为导向,确定年度计划目标并合理配置资源,实现医院持续、健康地发展。

(2)全面性原则:全面预算管理实行全口径、全过程和全员性管理,包括预算编制、审批、执行、监控、调整、决算、分析和考核等各个方面,强化预算约束。

（3）标准化原则:全面预算管理坚持预算体系标准化、管理过程标准化,实行全面规范管理。

（4）效率化原则:全面预算管理服务于医院经济运行,通过预算监控、分析和考核等过程,实现内部各科室、各部门经济资源的有效分配和使用,改善和提高医院运行效率。

4. 全面预算管理的内容　是以医疗服务收入预算为起点,扩展到材料采购、医疗成本、医疗服务费用、资金等各方面的预算,从而形成一套有机整体,包括收支预算、项目预算、财务预算及年度预算报告等。其中:收支预算、项目预算是基础,财务预算及年度预算报告是收支预算和项目预算的成果。

（1）收支预算管理:包括医疗服务收入预算、医疗服务量预算、直接材料预算、直接人工预算、医疗服务费用预算、医疗成本预算、管理费用预算等。

（2）项目预算管理:又称特种决策预算,是指医院为不经常发生的长期投资项目或者一次性专门业务所编制的预算。通常是指与医院投资活动、筹资活动或结余分配等相关的各种预算。

（3）财务预算管理:是一系列专门反映医院未来一定预算期内预计财务状况和运营成果,以及现金收支等价值指标的各种预算的总称,包括现金流预算、预计资产负债表、预计收支总表等。

（4）年度预算报告:最重要的就是要做到最大限度地满足阅读者(医院管理层)的需求,真正发挥预算分析报告反映成果、揭示问题、提出建议的作用。财务人员在撰写预算分析报告时要构建清晰的预算分析框架,让管理层阅读时一目了然,直接抓住重点;要注意文字与数字的结合,深入分析原因,避免大量堆砌数字;要内容精炼,重点突出,避免千篇一律;要提高预算分析报告的可读性,灵活使用Excel图表分析、图文并茂,直观、简洁地表达预算分析的成果,使财务分析更形象、更具体;要对分析中发现的问题提出切实可行的措施或建议。

5. 全面预算管理的流程　按照现代国家治理体系和预算制度改革的要求,公立医院要逐步实现全面预算管理,其管理流程包含预算编制、预算执行和预算考评等三个阶段(图8-2)。

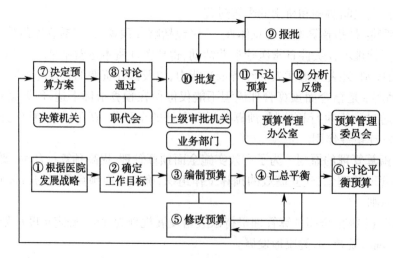

图8-2　医院预算管理业务流程

（1）预算编制阶段：主要强调预算目标的科学、合理和准确性；预算编制和审批流程的合规、公开和透明。

（2）预算执行阶段：强调的是为了确保预算实施，预算任务（业务量、收支）要在医院和科室之间适当细化、分解，把预算责任落实到科室和个人，建立权责分明的预算管理组织体系，有效发挥预算控制和约束的作用，并做好预算执行的核算、报告和审计工作。

（3）预算考评阶段：是指对预算执行情况（进度和效果）进行分析、考评，并实施一定的奖惩措施等。

（二）医药费用控制

随着医疗技术水平的日益提高和全民医保体系的日趋完善，人民群众主要健康指标、总体健康水平不断提升。但由于政府投入的有限性、医保基金的局限性、人民群众对医疗服务需求的无限性，以及人均收入与物价指数不断攀升等原因，导致医疗费用迅速增长，群众的就医负担增加。因此，控制医疗费用不合理增长成为政府和医改关注的热门话题。

1. 医疗费用控制的内容 控制医疗费用的不合理增长，减轻社会的负担和压力，是医院应尽的社会责任，是构建社会主义和谐社会的重要内容。医疗卫生市场作为市场经济的一部分，虽有其特殊性，但与其他市场经济一样，其最终目标是达到供需平衡。因此，医疗市场供给侧改革的目标是：提高医疗优质供给，减少无效供给，提高患者满意度，转变趋利性，回归公益性，从国家政策层面和医院内部管理层面构建有效的控费机制，有针对性地采取控费措施。

（1）从国家层面：要完善医疗服务价格体系、医保支付体系、医疗服务供给体系等为控费提供政策保障；要在充分调研的基础上，利用大数据进行医疗服务成本核算，制定科学、合理的医疗服务价格；在实施总额付费等医保支付改革时，应科学核定支付额度，确保支付总额与实际需求在合理的范围，确保对医院的正向激励；在深化医用耗材流通体制改革过程中，要规范流通秩序，严格控制医用耗材流通环节加价比例，完善药材采购政策，鼓励使用国产药品、耗材；鼓励大型公立医院与基层医疗机构建立紧密型或松散型医疗联合体，完善双向转诊平台，实现医联体内优质医疗资源的合理流动；通过抱团采购，从源头上控制药品、耗材的采购价格，切实降低医疗成本。

（2）医院内部管理层面：①医院要建立科学、合理的绩效评价体系，发挥绩效考核的激励和导向作用，通过科学的绩效考核自主进行收入分配，做到多劳多得、优绩优酬，重点向临床和公共卫生一线、业务骨干、关键岗位和有突出贡献的人员倾斜，合理拉开收入差距。严禁给医务人员设定创收指标，严禁将医务人员收入与医院的药品、检查、治疗等收入挂钩。②要建立个体化用药平台、抗菌药物和合理用药检测系统，实现事前干预、事后监测；实施医用耗材二级库动态管理，从采购、入库、领用、消耗、结存等实现全程闭环管理；实现医嘱电子化和就诊记录、存储、检索、统计，倡导同级医院检查互认，避免病人重复检查导致医疗负担的不合理加重。③开展医保结付管理，及时分析医保支付政策变化对医院经济运行可能产生的影响。医院医保办人员要及时宣教医保政策，下科室指导收费，督导检查、总结反馈医保费用剔除的原因，提出改进措施。④医院内部要从每门诊人次收入、每住院人次收入、费用增长绝对额、费用增长率等情况综合衡量控费结果；要以合理用药为导向，把药品占医疗收入比率、卫生材料占医疗收入比率、医保目录外药品和卫生材料占医疗收入比率等控制在适度范围内，严格管控"大处方"和过度医疗行为，减轻病人就医经济负担。⑤不断优化内部就医流程，逐步扩大日间手术范围，实施临床路径管理，将提高病床使用率和缩短平均住院日双管齐下,开展多学科诊疗,为疑难患者量身定制治疗方案;开展远程门诊、远程会诊、远程急救、远程教学,实现医疗信息共享。

2. 做好医疗服务价格的管理 医疗服务价格是医院在向病人提供诊疗服务过程中可以向病人收费项目的具体价格。医疗服务价格管理是医院经济管理活动中一项重要内容,关系到医院的声誉和竞争力。为此,医院要切实做好医疗服务价格的管理:

(1)新技术、新项目的价格申报:随着医疗技术的迅速发展,一些新技术会不断应用于医疗过程,这些新技术往往无现成收费标准,需要医院医保办向政府物价管理部门和卫生管理部门组织申报,只有经政府部门批准的医疗项目才可以收费,否则会被认定为非法收费。在我国现行的医疗收费标准中,新的收费标准分为两大类,一类是医疗服务项目价格申报,另一类是新型医疗耗材收费价格申报。

(2)医疗服务价格与收费公示:根据政府物价管理部门要求,医疗价格与收费坚持公开、透明、合理的原则,医院必须对医疗收费标准进行公示。医疗价格公示可采取电子滚动屏、价格公示牌等形式,要求在门诊大厅、临床科室、检查检验科室等醒目位置进行公示;电子滚动屏可公示所有医疗服务项目价格标准,但价格公示牌由于受到篇幅的限制,一般公示科室执行的医疗服务项目收费标准。

对门诊或住院病人,医院有义务提供费用查询,可在门诊设置费用查询机以方便门诊病人查询费用;对于住院病人,医院应提供每日费用清单;对出院病人提供住院期间费用总清单,及时解答病人或家属的费用疑惑。

(3)医疗服务收费监督检查:医院尤其是大型综合医院,医疗费用流量是巨大的,如何确保医疗收费符合物价要求,应引起医院管理层的高度重视,否则会出现收费纠纷。例如哈尔滨天价医疗费用事件:2005年11月,中央电视台《新闻调查》节目一则关于我国某大学附属医院550万元"天价医疗费用"的报道,引起举国关注,原卫生部调查组三次赴当事医院进行调查。调查结果:当事医院存在乱收费、重复收费等严重问题。医院纪委书记被撤职,院长停职检查,血库主任、心外科重症监护室主任被撤职。该事件给当事医院造成恶劣的影响。因此,医院要重视对医疗服务收费的监督检查,一般可采取的方法:一是收费信息系统价格库与医疗收费标准对照检查,主要检查医院信息系统中医疗收费价格库与政府物价部门颁布出台的医疗收费标准是否一致;对政府调整的价格是否按要求及时调整标准,对照检查从源头上杜绝因信息系统价格库错误引起的收费问题;二是对住院收费清单与病历记录进行核对,一般情况下,医疗收费对应的医疗项目在住院病历中均有记录,如长期医嘱、临时医嘱、麻醉记录、手术记录等,这些医疗文书为检查医疗收费提供了依据。

(4)医院自己聘请行风监督员,要求他们监督医院执行医疗服务收费情况,对他们在明查暗访中发现的问题,医院不定期召开座谈会听取意见,并将收集到的意见逐项整改落实,并处罚责任人。

3. 医疗费用控制措施 近年来,医疗费用不断攀升、屡创新高,增加了老百姓的负担。看病难、看病贵也成为老百姓关心的热点问题,各级政府和医院把控制医疗费用不合理增长作为重点工作来抓,以达到规范医生诊疗行为,提高医院竞争力的目的。可采取的管理措施:

(1)费用控制采取指标控制与病人花费合理性检查相结合的办法:纳入费用控制的关键指标有:每门诊人次收入、每住院人次收入、药品收入占医疗收入的比率、百元医疗收入卫生材料消耗、检查化验收入占医疗收入的比率等。在收费环境没有改变的情况下,年度全院每门诊人次收入、每住院人次收入增长率目标确定为零增长,以后每年根据实际情况确定增长率控制目标。

(2)医院每年初下达每门诊人次收入、每住院人次收入、药品收入占医疗收入的比率、百元医疗收入卫生材料消耗、检查化验收入占医疗收入的比率等控制指标。以行政职能科室为单位下达指标,指标计算以病人出院科室为统计口径,转它科病人按出院病人计算,转入病人在转科前发生费用不计入转入科室。

(3)每门诊人次收入、每住院人次收入每季度考核一次;药品收入占医疗收入的比率、百元医疗收入卫生材料消耗、检查化验收入占医疗收入的比率等按月考核,考核结果与医务人员绩效奖金挂钩。但对于科室由于申请获准开展新技术、新项目业务引起医疗费用增长,不列入指标计算范围;对于因突发公共事件救治引起的费用增长,不列入指标计算范围;对于科室因特殊诊疗确需使用的新特药和新型材料,经相关职能科室和分管院长批准,不列入指标计算范围。

(4)医技科室、各检查室在无医嘱或检查申请情况下,禁止擅自增加、变更检查项目和内容。

(5)对于确因收治病种变化或危重程度提高引起的费用增长,在计算费用指标时给予修正。

(6)医院将抗菌药物、辅助用药物、辅助用耗材(如:医用生物膜、医用敷贴等)列入重点监控对象,每年开展此类药品、耗材费用合理性检查,并对科室使用情况进行公示。

(三)医院内部业绩管理

内部业绩管理是医院经济管理的重要内容。对照岗位责任和年度工作目标,遵循正确的绩效考评导向,对员工岗位职责履行和工作实际效果进行考评,并与收入分配挂钩,实现有效激励,调动员工积极性,最终实现员工利益与医院目标的一致性。

1. **明确岗位设置及职责** 科室设置要科学合理,要以社会需求为导向,符合医院管理的相关规定。保证基本、必需而成本效益不高的临床科室(如儿科)的设置和发展,以满足人民群众的基本医疗服务需求,切实履行社会责任。科学的岗位设置,是医院实施业绩考核的基础,有利于规范员工的行为,不断优化服务流程,切实落实岗位责任制,提高服务效率和管理效率。

2. **提高服务效率** 服务效率反映医院在满足人民群众健康需求方面的医疗服务贡献,也是医院履行社会责任的重要体现。服务效率也在一定程度上体现医院内部业绩管理的科学性、有效性。医院要在确保医疗服务质量和安全医疗的前提下,通过努力提升服务效率,最大限度地满足人民群众的医疗服务需求。

3. **实施绩效改革** 医院要坚持按绩效分配,体现以重技术、重实效、重贡献为导向,向业绩优、贡献大、效率高、风险高和工作量大的临床一线科室倾斜;要将技术要素、风险要素、管理要素、服务要素等纳入医院绩效管理与分配体系;要构建科学合理的绩效工资系统,有效地衡量科室的业绩,形成与绩效相联系的绩效工资总额;建立以科室为对象的成本核算体系,加强对科室成本的控制,建立同工作量相匹配的成本管理与控制体系,合理配置与使用卫生资源;要构建科室综合目标管理体系,综合评价科室绩效,并将评价结果与绩效工资挂钩;要以工作量及效率为依据核算科室的绩效工资;要建立医院绩效工资总量与医院经济效益连接的机制,将薪酬及福利的发放同医院经济效益的增长相匹配。

（四）节能降耗

医院应当加强用能管理,采取技术上可行、经济上合理的措施,真正将节能降耗指标降下来,为改善环境做出贡献。

1. **节能降耗** 是指加强使用能源的管理,采用技术上可行、经济上合理,环境和社会可以承受的措施。医院应从能源产生到消费的各个环节,降低消耗、减少损失和污染物排放,制止浪费,有效、合理地利用能源。

2. **节能降耗的措施** 医院节能降耗是保护环境,提高人员生活质量的核心任务,各级各类医院应当重视节能降耗工作。节能降耗分为管理节能和技术节能两种:

（1）管理节能:是通过制定切实可行的节能运行方案和制度,对医院相关人员进行专业培训,采取人为控制,以达到节能降耗的目的。如给管理科室下达具体目标管理指标,要求达到。

（2）技术节能:是指通过技术改造达到节能目的。如对水、电、气等设备进行更新,改造照明、空调、锅炉等系统,采用清洁节能设备,从而达到节能降耗的目的。

为了扎实推进医院节能降耗工作,建设绿色节能医院,医院应组织制定或完善节能降耗管理规定和考核指标,规范能源利用状况的统计及分析,配备具有专业资质的岗位人员,负责总体规划及预算经费的落实,在锅炉、空调、照明、电梯等重点单元采取具体管控措施,提高资源利用率,避免浪费。

（五）财务风险控制管理

财务风险控制是财务风险管理的主要环节,它是基于对医院经济运行和业务开展中各种风险进行识别、度量和分析评价基础上所采取的具体对策和措施。因此,医院要正确认识财务风险,做好财务危机的预警工作,针对不同情况采取相应的风险处理方法。

1. **财务风险** 是指医院在各项财务活动过程中,由于各种难以预料或无法控制的原因,造成实际财务收益发生差异和经济损失的可能性。因此,财务风险其实是指由于内因或外因引发的运营过程和结果的不确定性。财务风险变现,将导致医院正常财务和业务活动开展受到影响,甚至使医院陷入危机。

2. **财务风险管理** 是基于对医院经济运行和业务开展中对各种风险进行识别、度量和分析评价基础上所采取具体对策措施,其目的在于降低财务风险,减少风险损失,提高运行效率,保障医院可持续健康发展。因此,医院管理层对财务风险要有深刻的认识和充分的重视,带头学习并熟悉国家有关法律法规,树立正确的风险防范意识,勇于承担风险,善于防范风险,始终把风险意识贯穿于医院成本、投资和融资等管理的全过程,发挥集体的智慧和力量,全院上下为财务风险管理编制一张有效的"安全网",在风险和收益之间作出明智的抉择。同时,要加强对风险管理部门的领导与管理:

（1）要建立日常报告制度:有关部门必须对平时发生的事故予以记录,分析原因,有针对性地采取防范措施。

（2）例外管理:重大的风险事件一般采用集体讨论,或者专家咨询的方式。对特定项目的风险评价应由风险管理部门主持、相关部门主要负责人参加,也可以咨询相关专家,才能制定出切实可行的防范风险方案,供医院管理层决策。

（3）其他部门要配合风险管理部门的工作:在制订相关管理方案时,要考虑风险对实现医院财务目标的影响。

3. **财务风险管理的具体内容** 财务风险管理的具体内容有:年度经济管理重点、财务内控管理、全成本核算、经济合同管理、专用设备统筹管理、内部监管、医院经济运行分析等。

（1）年度经济管理重点：医院应根据卫生计生行政部门年度工作重点、医院战略发展计划、年度预决算分析、成本管控分析和经济运行总体情况分析等，确定年度经济管理重点任务，报请医院管理层批准后形成工作计划。年度经济管理计划要求重点突出、任务明确、责任到人、严格执行。

（2）内部控制管理：是医院现代化管理的重要组成部分，是保证医院实现运营管理目标，保护国有资产安全与完整，以及保值、增值，降低医疗成本，实现社会效益和经济效益的重要手段，也是减少医院运营风险与财务风险，预防经济犯罪，规范会计行为，减少会计信息失真的根本保证。

完善医院内部控制的主要措施有：①医院领导高度重视内控制度的建立，在医院内部形成现代内控管理理念，明确规定各部门和岗位的职责权限，使不相容岗位和职务之间形成有效的相互监督、相互制约的制衡机制，要通过关键岗位的强制轮岗工作交接，暴露存在的问题，加强监管；②加强会计系统控制，主要通过对会计主体所发生的各项经济业务进行记录、归集、分类、编报等进行控制；健全医院内部会计稽核制度，对会计处理各环节实行标准化管理，保证医院内部涉及会计的机构、岗位的合理设置及其职责权限的合理划分，促使经济活动在适当的授权审批、监督协调下有序高效地运行；③强化预算控制，主要做好确定预算项目、标准和程序，编制和审定预算，预算执行的授权，预算执行过程的监控，预算业绩的考核和奖惩等关键环节的控制；④健全退费管理制度，各项退费必须提供缴费凭据及相关证明，核对原始凭证和原始记录，严格审批权限，做好票据、凭证、报表的核对，防范电子信息技术控制程序的漏洞；⑤建立健全内控评价体系，定期对内控的有效性进行评价：评价医院的内控制度是否全面建立，是否符合基本原则；评价内控制度是否符合医院的实际情况，是否得到有效执行；评价内控制度与医院的总体目标是否一致，各控制环节是否紧密协作，各控制措施是否相互配套；评价内控制度是否符合成本效益原理，但也不能单纯考虑经济性而不顾及健全性，两者应兼顾。

（3）全成本核算：是指以医院所有业务为核算对象，将医院在医疗服务、科研、教学等活动中发生的总费用，减去财务制度规定不应计入成本的内容后计算出的成本。在现代医院财务管理中，全成本核算可以全面撬动医院各项经济管理行为、规范业务流程、预防和减少浪费、控制费用和降低成本、提高经济效益，促进医院发展。①医院要在遵循医疗卫生服务规律和质量安全要求的前提下，切实开展成本核算工作，提高科室成本核算质量。医院要逐步开展按医疗服务项目、诊次、床日、病种和疾病诊断相关分组（DRGs）的成本核算工作。②医院须在卫生行政主管部门的领导下，成立医院成本管理领导小组，组长由医院院长（或法人代表）担任，副组长由总会计师（或主管经济的院领导）担任；医院成本管理领导小组下设成本核算综合部门，成员包括职能科室、临床部门、后勤保障等相关部门负责人，在各科室设兼职成本核算员，协调医院财务、人事、总务、临工部、药剂、IT中心等部门的成本核算工作，强化医院成本管理，提高卫生资源使用效率，为医院运营管理决策提供客观、准确的依据。为政府理顺医疗服务项目比价关系、合理制定医疗服务价格，改革医疗服务支付方式，构建科学的公立医院补偿机制等提供决策参考。③公立医院成本管理的基本目标是：坚持公益性，在提供医疗服务，获取自身消耗补偿的过程中，不以利润最大化为成本管理的目标；根据政府区域卫生规划的要求，合理配置医疗资源，提高资源使用效率,是医院成本管理的重要目标;医院在坚持社会效益这一最高准则的同时,要讲究经济效益,要通过成本管控,发挥成本优势,把人、财、物、技术、信息等方面的巨大潜力和优势发挥出来,提高医院自我发展的能力和核心竞争力,努力实现医院价值最大化的目标。

(4)经济合同管理:医院经济合同的签订范围,包括新建、改扩建等基本建设工程和大型修缮项目、物资采购和维修、信息系统开发或购置、科研协作、临床药物验证等。为了保证签订的经济合同既能维护医院的合法权益,又能规避合同风险,防范经济纠纷的发生,医院有必要对经济合同实行全过程管理:①医院应建立经济合同管理制度,明确合同审核的程序和方法、审核的要点,规定经办人员须详尽了解合同标的基本情况,争取合同文本的拟稿权;规定不签订"先斩后奏"的合同;未经会签审核和盖章的经济合同,财务部门不得支付相关款项;②医院在签订重大经济合同前,应责成相关职能科室会同使用科室、财务、监察等部门参与项目的论证、考察、招标、谈判等工作,形成可行性分析报告,并经过评审确认,报经医院管理层研究同意;③医院对经济合同的立项审核要从合同项目的合法性、可行性及效益性等方面进行,包括合同是否符合国家法规和政策的要求;履行合同能否给医院带来预期收益;合同项目是否已列入医院年度预算,有否超预算等。

尽管《中华人民共和国合同法》赋予合同双方平等的法律地位和权利,但在现实的经济活动中,绝对平等是不存在的,权利要靠医院去争取。医院应通过不断健全和完善合同管理制度,运用动态管理的科学手段,全过程监管经济合同的有效执行,促使医院经济活动健康、有序地发展。

(5)医疗设备管理:医院应遵循"统一领导、归口管理、分级负责、权责一致"的原则,在设备购置、验收、质控、维护(修理)、应用分析和处置等全过程管理中,建立完善相关管理制度;要将财务管理手段贯穿医疗设备管理的全过程,从"经济性、效率性、效果性"三个方面,对购置医疗设备所带来的社会效益和经济效益作出比较全面、科学的评价,更好地解决设备引进的科学性和有效性的动态管理难题,既为病人提供优质的医疗服务,又能提高医院的整体效益,实现双赢。

(6)内部监管:医院可以聘请中介机构或相关专业人员,在开展内部控制建设之前或在内部控制建设初期,对医院内部控制基础情况进行"摸底",形成基础性评价报告。要对基础性评价中发现的内部控制不足之处和薄弱环节,有针对性地建立健全内部控制体系,通过"以评促建"的方式,推动医院完成内部控制建立与实施工作。

医院要建立相对独立的内部审计部门,合理配备专业人员,让他们有效地行使监督权。要真正发挥内部审计的监督作用应做到:①要正确认识内部审计的职能。随着医院内部管理水平的提高,内部审计的职能由过去单纯的检查、监督向分析和评价方面转变,它是内部控制的评价部门,是对内部控制的再控制,进行再控制的首要目标就是实现组织的目标。②要科学、合理地设计内部审计部门,使其保持必要的独立性和权威性。在目前形势下,卫生系统一种较理想的模式就是建立医院最高领导负责的独立的内部审计部门,只有把内部审计部门置于有最高决定权的机构之下,才能真正确立内部审计部门的独立性,发挥其应有的作用。③要扩大内部审计人员的知识面,提高其业务水平。目前,多数内审人员来自财会队伍,专业比较单一,审计手段落后,与现阶段卫生系统的发展速度不相适应。迫切需要充实内部审计人员队伍,加大对内部审计从业人员的培训,提高他们的综合素质和业务能力。

（7）经济运行分析：根据《医院财务制度》规定，医院应按月、季度、年度开展医院经济运行分析，包括预算管理、结余和风险管理、资产运营、成本管理、收支结构和发展能力等内容，并报送主管部门和财政部门。另外，要特别关注医院运营重点问题，对重大事项要单独报告。

三、医院经济管理的职能

医院经济管理是按照经济管理规律管理医院，运用经济手段合理使用人力、财力、物力，发挥三者最佳的技术效果和经济效果，提高医疗质量和科学管理水平。随着医改的不断深入，医疗市场竞争的日趋激烈，医院和医院的经济管理，将面临前所未有的挑战。

（一）不断提高医疗质量

医疗质量是医院的生命，是医院管理永恒的主题，任何管理措施必须服务于医疗质量管理，医院通过经济管理手段，利用经济杠杆将各类医疗质量指标与医务人员薪酬相结合，从制度上促进医疗质量的不断提高；通过投入高精尖医疗设备，保证和提高医疗质量。

（二）提升医疗效率

提升医疗效率不仅有利于盘活医疗资源，增加诊疗数量，更有利于降低病人费用，减轻病人负担。医院可通过经济管理杠杆缩短平均住院日与术前平均住院日、提高病床使用率，缩短平均住院日意味着减轻病人医疗费用负担。

（三）促进服务质量的提高

服务质量关系到医院形象、声誉、综合竞争力。如何提高服务质量是各级管理者必须思考的问题，医院可通过经济杠杆，将窗口部门服务满意率、病人对医务人员满意率等服务指标纳入薪酬分配，促进服务质量的不断提高。

（四）开展新技术新项目

开展新技术、新项目是医院发展的不竭动力，是保持医院竞争力的有效手段，是医疗管理工作的重要内容。如何鼓励科室积极开展新技术、新项目，是业务主管部门必须思考的重要问题。医院可通过经济杠杆，出台有利于新技术、新项目发展的政策，使其做大做强。

（五）注重人才队伍建设

人才队伍建设是医院发展的基础，是医院竞争力的核心要素。如何建设一支高素质人才队伍，关系到医院的长远发展，医院可借助经济杠杆，形成有利于吸引高素质人才来院工作，有利于在职人员不断学习的良好氛围。

（六）合理的硬件设施建设

医院不仅具有人才密集的特点，而且具有设备尖端性的特点，纵观近代人类科技发展的历程，许多尖端科技率先在医疗设备上投入使用。医院要发展，在资金投入方面应大力投入医疗设备，通过不断引进新设备，提高医疗水平。

（七）壮大医院综合实力

医院经济管理的主要手段是进行成本核算与薪酬分配，通过成本核算，可以充分调动医务人员的积极性，最大限度诊治病人，最大限度节约运行成本，以达到效益最大化的目的，只有产生效益了，医院才有足够的资金进行再投入、再建设，从而产生更大的效益。

第二节 医院经济运行绩效评价

医院经济运行绩效评价是基于医院发展战略基础之上,对运营成果实现过程中各要素的一种管理活动,它是根据医院制定的综合目标管理方案进行目标分解、业绩评价,将绩效管理应用于医院日常经济管理活动中;它可以提高医院的运行效率,在一定程度上降低运行成本;可以提高医院自身的核心竞争能力,以适应医疗市场发展的必然趋势;它能为员工指明努力的方向,使他们从一开始就明白自己的奋斗目标,清楚地知道自己在战略实施过程中所扮演的角色,力图使管理者和员工都能全身心投入其中,以主人翁的姿态勤奋努力地工作,形成一种医院绩效文化的环境。

卫生、计生管理部门和各家公立医院每年都要开展经济运行评价工作,其目的是促进医院合理组织收入、控制支出,优化卫生资源配置,提高经济效益。然而在评价过程中,往往遇到一些相互矛盾和纠结的问题,如何正确对待、合理解释、合情运用,是评价者必须把握的关键环节,否则会造成公立医院经济运行绩效评价的盲目性和偏离方向。

一、医院经济运行绩效评价标准

在美国,评价一家医院的经济运行情况如何,不仅看其经济指标,还要看综合指标,一般包括财务指标、运作指标和临床指标。我国医院把医疗增加值指标、效率测量、经济效益和社会效益等综合指标作为评价标准。

(一)医疗增加值(MVA)

是指医院医疗收入减去变动成本后的剩余部分,反映该时期医疗增值量,从侧面反映社会对医院存在价值的认可度及补偿度,是医疗运行效率评价的核心指标。采用公式:

医疗增加值(MVA)=修购基金提取数+福利基金提取数+人员工资和社会保障费用+对个人和家庭的补助支出+收支结余=医疗收入×医疗增加值百分比

在现行政策条件下,医疗服务项目和收费价格对医疗增加值的贡献差异较大(表8-1),医院应建立合理的微观管理与运行机制,通过开展医疗服务新项目,拓宽服务领域,提升新的经济增长点。要建立合理的"以医养医"机制,既有利于社会,又有利于医院可持续发展。

表8-1 收入项目对医疗增加值的贡献(单位: %)

医疗劳务收入	化验收入	检查收入	卫生材料收入
100	>30	>30	≤5

(二)效率测量

医院的效率包括技术效率和配置效率,效率测量一般测量医院的技术效率。技术效率测量一般使用数据包络分析法、随机前沿法和比率法。在产出指标体系的确立中,医院的最终产出是病人健康状况的改善程度,其测量难度较大,所以一般用出院人次、门急诊人次等中间变量作为医院产出指标;在价格界定上,人力价格以人员的工资来替代,设备和资金的价格比较容易理解,可以用当时的货币金额来表示。

(三)经济效益

可以从医院资产管理、收益状况、偿债能力三方面体现。通过经济效益综合值的计算,评价医院一定时期内是否利用有限的人、财、物等资源,为社会提供尽可能多和质量好的医疗服务,进一步加强经济管理,减少不必要的损耗,降低服务成本。

(四)社会效益

可用社会生活质量水平的提高来衡量。医院是为大众服务的"窗口",从某种意义上讲也是社会文明的反映。医院追求社会效益,就是要做好防病治病工作,保护社会劳动力,提高人民健康水平。医疗服务质量较好地体现了医院的社会效益,对医疗服务质量日益追求完善,已成为当前医疗消费的主要特征之一。

二、医院经济运行绩效考评指标

制定医院经济运行绩效考评指标,主要服务于医院管理和发展两个方面,目的是为了增强医院的运行效率、提高员工的职业技能、推动医院的良性发展,最终使医院和员工共同受益。而对经济运行绩效考评是与医院的战略目标紧密相连的,它的有效实施将有助于把员工的行为统一和引导到医院发展战略目标上来。一个好的经济运行绩效考评指标,将对员工起到积极的激励作用,激励员工采取有效的工作方式,放弃或改善无益的工作方式;帮助员工认识自己能力的不足和缺陷,并予以改善和提高;还可以帮助管理者确认管理方法是否有效,或选择更有效率的管理方式。

在制定医院经济运行绩效考评指标时,指标的选择、指标权重的确定、指标的标准化是决定指标体系是否科学、可行的三个关键环节。

(一)医院经济运行绩效考评指标设计原则

建立并能反映医院可持续发展综合实力状况的指标应遵循以下原则:

1. 绩效考评指标应当充分反映和体现其内涵,从科学的角度系统而准确地理解和把握可持续发展综合实力的实质。

2. 绩效考评指标体系作为一个整体,应当能够基本反映可持续发展综合实力的主要方面或主要特征。

3. 绩效考评指标体系中的指标数量不宜过大,在相对比较完备的情况下,指标的数量应尽可能地压缩,以便于操作为限。

4. 绩效考评指标应当互不相关、彼此独立。一方面,可以使指标体系保持比较清晰的结构;另一方面,可以保证指标体系中的指标数量得到压缩。

5. 绩效考评指标应具有可测性和可比性,定性指标应有一定的量化手段与之相对应。

6. 绩效考评指标内容在一定时期内应保持相对稳定,便于比较、分析并预测其发展趋势。

(二)筛选指标的方法

1. **专家咨询法** 采取匿名方式,通过几轮函询,征求专家的意见,然后将他们的意见综合、整理、归纳;再反馈给各位专家,供他们分析判断,提出新的论证;如此多次反复,使意见趋于一致。

2. 基本统计量法 通过对各项指标一些基本统计量的研究,确定指标是否具有评价意义及区别能力。

3. 聚类分析法 在指标分类的基础上,从每一类具有相近性质的多个指标中选择典型指标,并用来代替原来的多个指标,可以减少评价指标之间重复信息对评价结果的影响。

4. 主成分分析法 从指标的代表性角度挑选指标,即将原来众多且相关的指标,转化为少数且相互独立的因子,并保留大部分信息。

5. 变异系数法 从敏感性角度挑选指标,通常挑选介于CV最小与最大之间的指标作为评价指标。

(三)指标权重的量化

由于医院经济运行绩效考评指标体系中的每个评价指标的重要性不同,对不同的考评对象而言也有不同的地位与作用,因而需要通过权重体现其重要程度。权重就是指标在评价体系中的重要性或该指标的得分在总分中所占的比重。权重系数的大小,决定了各个要素或项目指标的重要程度,而各个要素权重的大小及其变化,哪怕是一点小小的变化,都会对测评结果产生重要的影响,因此,如何合理的确定权重系数也成了现代人才测评理论中的一个重要问题。权重系数一般分为主观权重系数和客观权重系数两种:

1. 主观权重系数 是专家在长期工作中对评价对象总结出来的经验反映,主要有经验定权法、德尔斐法、定性排序和定量转化法、对比排序定权法、灰色定权法、模糊定权法和层次分析法等,使用较多的是层次分析法。

2. 客观权重系数 是从实际出发,对数据分布和各指标实际水平之间进行调整,主要方法有TOPSIS法与秩和比法等。

在日常计算中,一般采用主客观结合的赋权法确定权重值。这种方法既考虑了人们主观上对各项指标的重视程度,又考虑了各项指标与原始数据之间相互联系及它们对总体评价指标的影响。也可采用专家咨询法,结合研究者主观上对每项指标在体系中的重要程度进行权衡确定。

(四)经济运行绩效考评指标

1. 选择经济运行绩效考评指标考虑的因素 医院在选择经济运行绩效考评指标时要考虑医生的作用。因为在我国,医生在医院经济运行中扮演重要的角色,我们完全可以说,是医生决定着医院的日常经济运行,他们真正控制提供给病人的服务性质、质量和数量。所以,医院在经济运行绩效管理中,必须要在充分发挥医生临床技能与学识的同时,调动他们发挥好医疗服务决策中的作用。要与医院绩效管理目标相一致;要强化科室目标责任制,与科主任的责、权、利相一致;要使科室、个人的发展目标与医院的发展目标相一致,考评标准要具体、客观、可量化,与规定标准相一致;评价、反馈准确、及时,与绩效管理改进、提升相一致;考核与激励、制约相结合,与员工贡献相一致。

2. 医院经济运行绩效考评指标 主要有7大类关键指标,包括预算管理指标、医疗费用控制指标、偿债能力指标、资产运营指标、经济效益指标、成本管理指标、发展能力指标等方面的内容(表8-2)。

表8-2 医院经济运行绩效考评指标

指标名称	本期	累计	指标名称	本期	累计
1. 预算管理指标			5.3 医疗收益率		
1.1 预算收入执行率			5.4 医疗设备收益率		
1.2 预算支出执行率			5.5 总收支结余率		
1.3 财政专项拨款执行率			5.6 净资产结余率		
2. 医疗费用控制指标			6. 成本管理指标		
2.1 药品收入占比			6.1 百元医疗收入药品消耗		
2.2 每门诊人次收入			6.2 百元收入卫生材料消耗		
2.3 每住院人次收入			6.3 百元医疗收入人员经费支出		
2.4 平均每床日收费水平			6.4 百元收入消耗水电燃料费		
2.5 四项收入占比			6.5 每业务量密度能耗		
2.6 病床使用率			6.6 医疗收入成本率		
3. 偿债能力指标			6.7 门诊收入成本率		
3.1 资产负债率			6.8 住院收入成本率		
3.2 流动比率			6.9 人员经费占支出比率		
3.3 速动比率			6.10 公用经费占支出比率		
3.4 产权比率			6.11 管理费用率		
4. 资产运营指标			6.12 药品支出率		
4.1 总资产周转率			6.13 卫生材料支出率		
4.2 流动资产周转率			7. 发展能力指标		
4.3 固定资产周转率			7.1 总资产增长率		
4.4 存货周转率			7.2 净资产增长率		
4.5 应收医疗款周转率			7.3 科研经费增长率		
4.6 应收账款周转率			7.4 收入增长率		
4.7 不良资产比率			7.5 收支结余增长率		
5. 经济效益指标			7.6 固定资产净值率		
5.1 资产收益率			7.7 国有资产保值增值率		
5.2 投资收益率					

3. 医院经济运行绩效考评指标的含义

预算收入执行率=本期实际收入总额/本期预算收入总额×100%

预算支出执行率=本期实际支出总额/(本期预算支出总额±预算支出调整额)×100%

预算收入、支出执行率反映医院预算管理水平。

财政专项拨款执行率=本期财政项目补助实际支出/本期财政项目支出补助收入×100%

该指标反映医院财政项目补助支出执行进度。

$$药品收入占医疗收入比率=药品收入/医疗收入×100\%$$

该指标是限额指标,对控制"以药养医",遏制药品购销中的不正之风,减轻病人负担有着重要的意义。

$$每门诊人次收入=门诊收入/门急诊人次$$

该指标既属于社会效益指标,又属于经济效益指标,反映每一个门急诊病人平均承担医药费用水平,一般不宜过高。

$$每住院人次收入=住院收入/出院人次$$

该指标属于限额指标,应确保合理诊治、合理用药,以减轻病人不必要的经济负担。

$$平均每床日收费水平=住院医疗收入(含药品收入)/在院病人实际占用总床日数$$

该指标反映每一个在院病人每日平均支付的医药费用水平。

$$(药品收入+卫生材料收入+检查收入+化验收入)/医疗收入×100\%$$

该指标是限额指标,对控制"以药养医""以械养医",遏制药品、卫生材料购销中的不正之风,切实减轻病人就医负担,提高医生的技术、劳务价值有着重要的意义。

$$病床使用率=实际占用总床日数/(全院开放床日数×当期天数)×100\%$$

该指标反映病床的一般负荷情况和病床的利用效率,从一个层面反映医院的工作效率和管理水平。

$$资产负债率=负债总额/资产总额×100\%$$

该指标表示在医院资产总额中,有多少资产是通过借债取得的。一般来说医院资产负债率越低,说明以负债取得的资产越少。但从运营的角度看,资产负债率过低,说明医院运用外部资金的能力差;而资产负债率过高,说明医院资金不足,依靠欠债维持,偿债风险太大。因此,医院负债率应保持在一定的水平上,一般来说该比率在60%~70%比较合理、稳健;达到85%及以上时,有偿债风险,医院应引起足够的重视。

$$流动比率=流动资产/流动负债×100\%$$

该指标评价医院流动资产在短期债务到期前,可以变为现金用于偿还流动负债的能力。该指标表明医院在每1元流动负债中有多少流动资产可以作为偿还到期债务的保证。该比率越高,债权人越有保障。但过高的流动比率则表明医院对外部资金未能有效运用,习惯上,流动比率为2被认为是适宜的。

$$速动比率=速动资产/流动负债×100\%$$

该指标用于衡量医院流动资产中可以立即变现用于偿还流动负债的能力,其中:速动资产=流动资产−库存物资−待摊费用−待处理流动资产净损失。通常情况下1被认为是较为正常的速动比率。

$$产权比率=负债总额/净资产总额×100\%$$

该指标是医院财务结构稳健与否的重要标志,该比率越低,表明医院的长期偿债能力越强,债权人权益的保障程度越高,承担的风险越小,但医院不能发挥负债的财务杠杆效应。因此,医院在保障债务偿还安全的前提下,应尽可能提高产权比率。

需要强调的是,政府举办的非营利性医院的产权是明晰的,100%产权为国有。只有提高产权比率,才能保证国有资产的保值增值。

$$总资产周转率=(医疗收入+其他收入)/平均总资产$$

该指标反映总资产价值回收、转移与利用效果。该指标越高,说明医院在资产管理、成本核算和控制费用等方面取得了成效。

流动资产周转率=(医疗收入+其他收入)/流动资产平均余额

该指标反映医院流动资产的周转速度。在一定时期内,流动资产周转次数越多,表明以相同的流动资产完成的周转额越多,流动资产利用效果越好。

固定资产周转率=(医疗收入+其他收入)/固定资产平均余额

该指标表明医院一定时期医疗收入与固定资产平均余额的比值,是衡量固定资产利用效率的指标。一般情况下,固定资产周转率高,表明医院固定资产利用充分。同时,也表明医院固定资产投资得当,固定资产结构合理,能够充分发挥效率。

存货周转率=医疗支出中的药品、卫生材料和其他材料支出/平均存货

该指标反映医院向病人提供的药品、卫生材料、其他材料等的流动速度以及存货资金占用是否合理。

应收医疗款周转率=医疗收入/应收医疗款平均余额

该指标反映医院回收病人欠费的速度和管理效率。一般认为应收医疗款周转率越高越好,表明医院回收病人欠款和医保结算款的速度快、资金占用少、坏账损失可以减少、资金流动性高,短期偿债能力强,并在一定程度上弥补流动比率低给债权人造成的不良影响。

应收账款周转率=医疗收入/应收账款平均余额

该指标反映医院应收账款变现速度的快慢及管理效率的高低。应收账款周转天数越短,表明收账迅速,应收账款账龄较短,资产流动性强,短期偿债能力强,能减少坏账损失发生的概率。

不良资产比率=(未批准医保剔除数+逾期无法收回的病人欠费+未处理资产损失)/
资产原值总额

该指标能反映资产的利用效率,在一定程度上体现生产资料的运营能力。

资产收益率=收支结余/平均资产总额×100%

该指标反映医院资产的综合利用效果,有助于引导医院加强成本核算,控制不必要的成本支出。该比率越高,表明医院的资产利用效益越好,医院的盈利能力越强,运营管理水平越高。

投资收益率=对外投资净收益/投资总额×100%

投资收益率是衡量投资方案获利水平的评价指标,它是投资方案达到预计生产能力后一个正常生产年份的年净收益总额与方案投资总额的比率。当该比率明显低于医院净资产收益率时,说明对外投资是失败的,应改善对外投资结构和投资项目;当该比率远高于一般医院净资产收益率时,则存在人为操纵的嫌疑,应进一步分析各项收益的合理性。

医疗收益率=医疗收支结余/医疗收入×100%

该指标反映医院在不考虑政府专项补助和药品结余的情况下,通过纯医疗活动获取效益的能力。虽然公立医院不应以收益最大化为发展目标,但良好的经济效益是医院生存和可持续发展的保证。

医疗设备收益率=医疗收支结余/医疗设备平均总额×100%

该指标反映医疗设备创利能力和利用效率。该指标越高,反映医院创利能力越强。

净资产结余率=收支结余/平均净资产×100%

该指标反映医院资本运营的综合效果。通过对该指标的综合对比分析,可以看出医院

获利能力在同行业中所处的位置,以及与同类医院的差异水平。一般认为,净资产结余率越高,医院自有资本获取收益的能力越强,运营效益越好。

总收支结余率=业务收支结余/(医疗收入+财政基本支出补助收入+其他收入)×100%

该指标反映医院的经营效果和收入能力。指标的高低,直接或间接地反映医院其他方面的状况。从绝对数上看,它表明每1元收入带来多少结余,这个数值越高,反映医院的收入状况越好。

百元医疗收入药品消耗=药品消耗/医疗收入×100

该指标反映医院每百元医疗收入中药品的消耗程度,以及医院药品的管理水平。

百元收入卫生材料消耗=卫生材料消耗/医疗收入×100

该指标反映医院卫生材料消耗程度,以及医院卫生材料的管理水平。

百元医疗收入人员经费支出=人员经费/医疗收入×100

该指标反映每创造百元医疗收入所消耗的人力成本支出。

百元医疗收入消耗水电燃料费=水电燃料费/医疗收入×100

该指标反映医院每百元医疗收入中水电燃料成本的含量,该指标越高,表明水电燃料成本越大,影响获利能力。

每业务量密度能耗=总能耗/业务量密度

业务量密度=综合业务量/业务用房建筑面积(单位: 业务量/百平方米)

综合业务量=门急诊人次/3+实际占用总床日数(经验数据证明: 3个门急诊人次消耗的能耗量与1个住院病人的能耗量相当)

业务用房建筑面积以平方米为单位计算,是指医院用于维持正常业务开展需要的用房,不含住宅、停车场和商业用房等,也不含在建工程。

该指标反映医院在能源利用效率、管控医院运行成本方面的实际效果,是建设绿色节能医院、资源节约型及环境友好型的社会要求,也是对医院节能降耗工作取得实际效果的客观评价。要求医院每业务量密度能耗较上年有所下降。

医疗收入成本率=医疗支出/医疗收入×100

该指标是考核医疗支出对医疗收支结余的影响程度,说明医院每创造1元的医疗收入,所消耗的医疗成本,体现医疗收支结余的效率。

门诊收入成本率=每门诊人次支出/每门诊人次收入×100%

每门诊人次支出=门诊支出/门急诊人次

该指标反映医院每门诊收入耗费的成本水平。

住院收入成本率=每住院人次支出/每住院人次收入×100%

每住院人次支出=住院支出/出院人次

该指标反映医院每住院病人收入耗费的成本水平。

人员经费占支出比率=人员经费/(医疗支出+管理费用+其他支出)×100%

该指标反映医院支出中用于人员经费的支出水平,过高和过低都不利于医院的发展,应控制在适度的范围内。

公用经费支出比率=公用经费/(医疗支出+管理费用+其他支出)×100%

该指标反映医院对人员的商品和服务支出投入情况。

管理费用率=管理费用/(医疗支出+管理费用+其他支出)×100%

该指标反映医院管理效率。

药品支出率=药品支出/（医疗支出+管理费用）×100%

该指标反映医院药品在医疗业务活动中的耗费。

卫生材料支出率=卫生材料支出/（医疗支出+管理费用）×100%

该指标反映医院卫生材料在医疗业务活动中的耗费。

总资产增长率=（期末总资产–期初总资产）/期初总资产×100%

该指标反映医院全年总资产的发展速度与增长规模，该指标高，表明医院的发展能力得到增强。反之，则减弱。

净资产增长率=（期末净资产–期初净资产）/期初净资产×100%

该指标反映医院全年净资产的发展速度与增长规模，该指标高，表明医院获利能力强，能够增强投资者的投资信心。

科研经费增长率=（报告期科研经费支出–基期科研经费支出）/基期科研经费
支出×100%

该指标反映医院科研经费投入的增长比率，是医院重视科研的经济投入指标。指标值越高，表明科研经费的增长速度越快。反之，则增长速度慢。

收入增长率=报告期收入净增加额/基期收入总额×100%

该指标反映医院创收增长幅度。

收支结余增长率=（报告期收支结余–基期收支结余）/上年收支结余×100%

该指标可用于评价医院当年的经济效益对上年增减变化情况，以及增减幅度。

固定资产净值率=固定资产净值/固定资产原值×100%

该指标反映医院固定资产的新旧程度。

国有资产保值增值率=（报告期国有资产总额–基期国有资产总额）/基期国有资产
总额×100%

该指标表明在一定时期内国有资产保值增值情况，该指标越高，说明保值增值越好，反之，则越差。

三、医院经济运行绩效分析的方法

医院是运行比较复杂的综合体，具有高劳动强度、高技术含量、高风险、高复杂性、数据量大等特点。分析医院经济运行情况，对医院决策与管理非常重要。一般情况下应每季度、每半年、全年对全院经济运行情况进行分析，总结规律，查找问题，并提出解决问题的办法。常用的分析方法有：

（一）比较法

是最基本的分析方法，一般分为同比、环比、与目标值比、纵向比、横向比等。通过比较法进行分析数据时，对于异常数据（如增长率明显大于日常值的数据）、敏感数据、重要指标应重点关注，重点分析。在用比较法分析数据时，需要注意两点：一是当比较数据基数比较小，增长率可能比较大，应属于正常现象，应重点关注基数大且增长率绝对值较大的数据；二是使用横向比较需要慎重，由于医院科室类别多，同类科室之间相同指标可以使用横向比较，切不可将不同类别科室无共同属性的指标进行比较，例如药品收入占医疗收入比率指标因科室不同而天然存在差异，不能通过比较所有科室药品收入占医疗收入比率判定科室用药水平，该指标是每个科室与自身历史数据进行比较，或者与医院下达的控制药品收入占医疗收入比率指标进行比较。

（二）排序法

分析医疗经济运行数据，离不开排序方法，排序法一般采用横向排序法、纵向排序法、比较结果排序法等。在比较不同科室医疗收入时，可采用绝对值排序法、增长率排序法，在比较不同时间段医疗业务发展时，可采用纵向排序法，如某年内按月份对收入进行排序。通过排序可掌握医院不同科室医疗业务规模、不同时间段医疗收入等信息。

（三）鱼骨图法

是由日本管理大师石川馨发明的一种发现问题根本原因的分析方法，又称因果图、石川图。其特点是简洁实用、深入直观，看上去有些像鱼骨，问题标在鱼头，影响问题的因素是骨架，大骨是大要因，中骨和小骨是中小要因。绘图时应保证大骨与主骨成60°夹角，中骨与主骨平行。例如，在分析住院费用较高原因时，可将医疗物价因素、平均住院日、病情危重程度、病种变化、日均消费及相关因素以鱼骨分布态势展开，形成分析住院费用增长原因的鱼骨图。

（四）图表法

是分析医疗经济运行常用的手段，运用图表分析，能达到文字分析难以企及的效果，例如，在分析门诊病人来源渠道时，可以用统计地图发放，通过颜色的深浅不同来清晰地显示病人来源地区。

四、医院经济运行绩效分析

医院经济运行绩效分析的内容有：医疗业务开展情况分析、医疗服务数量与质量变动情况分析、医药费用控制情况分析、资产负债变动情况分析、收入支出结余情况分析、病人医疗费用承受能力分析和职工人均消费水平分析等项目分析。使管理者和员工能够了解过去、评价现状和预测未来，为管理者作出正确决策提供准确的信息或依据，保证医院的自我生存和发展。

（一）正确对待医院经济运行绩效分析

1. 要权衡医院总收入的增长速度 对医院总收入增长状况，不同层面具有不同的要求和希望。对政府层面来说，医院不以增收为目的，要求医院尽量控制收入的增长速度，以便减轻群众就医负担，维护公立医院的公益性。对医院层面来说，医院的增收意味着经济效益的提高，注重收入的增长。如何权衡国家和医院之间的利益关系，是医院管理者应关注的问题。医院要在人民群众医疗服务需求日益增长、医学科学不断进步、大型医疗设备更新换代加速、新药品进一步应用的情况下，医院收入的降低或缓慢增长是不现实的，问题是收入增长幅度应有一个合理度，要跟当地GDP以及城乡居民可支配收入增长协调发展。

2. 要关注收入结构的变化 医院在分析经济运行过程中，不能只停留在院际之间比较其比例的大小，或者只是将本年与上年比较增长或下降速度，而应追踪开展深层次原因分析，包括是否存在"以药养医""以械养医"，医务人员的技术劳动价值是提高或贬低等问题。如果医院在克服"以药养医"的同时，逐渐向"以械养医"过渡，那比"以药养医"更为可怕，会更加重群众的负担。

3. 要体现医务人员技术劳动价值 如果医院收入结构分析中，体现医务人员技术劳动价值的手术收入、护理收入、治疗收入、挂号诊察收入等纯医疗收入项目占医疗收入的比例大大提高,而四项收入(药品收入、卫生材料收入、化验收入、检查收入)占医疗收入的比例有所下降,符合新医改的政策导向,医疗收入整体结构优化明显,对于调动医务人员的积极性,实现改革目标会产生积极的作用。如果药品收入占医疗收入的比率和耗材收入占医疗收入的比率不降反而增长,在医院疾病谱和危重程度不变情况下,对于这两个指标异常增长应引起财务人员的重视,通过鱼骨图法分析原因,提出解决对策。例如某手术科室住院收入增长13%,住院人数增长10%,可以判定是每住院人次收入增长大于住院人数增长造成的。但究竟是手术科室引起的增长还是其他因素导致的费用增长,需要进一步分析收入结构。财务人员通过追踪分析该科室住院人均项目收入,发现人均病理收入、人均麻醉收入增长均大于15%;而人均药品收入、检查收入、手术收入等项目基本与去年持平,由此可以判定该手术科室收入增长是病理科和麻醉科造成的,与该手术科室无关,相关管理科室应有针对性对病理科和麻醉科进行费用控制。

4. 分析期收入支出要配比　在以往的分析中,卫生行政部门和医院只重视总支出的增加额和增长率,忽视了与收入增长速度的衔接;有些医院收入增长,但结余率反而降低,与一些医院运营管理中出现的高成本、高支出、高消耗,以及重视收入,忽视成本管控的陈旧管理理念有很大的关系。

医院收入来源分析有门诊收入来源分析、住院收入来源分析,门诊收入来源主要分析病人疾病谱结构、地域分布、身份分布、医保类别比例等。通过病人来源分析,可以总结哪些科室是优势学科,哪些科室是劣势学科,医院今后应加强的方向。

5. 做好设备投资效益分析　医院是尖端医疗设备较多的地方,购买价格昂贵。根据等级医院评审管理规定,医院在引进大型医疗设备前,必须进行经济效益论证,以便在设备招标中能为医院提供决策依据。大型医疗设备投资前的可行性论证应从以下方面入手:一是在医疗服务价格体系中查找该设备对应的收费标准,对于没有收费标准的设备,必须申报新的医疗服务项目价格;二是根据诊疗数量预测设备投入使用后每月诊疗人次,根据诊疗人次估算设备投入使用后产生的收入。值得注意的是,对于本院以往没有引进的设备,相关人员要去有该设备的医院调研设备使用率、每月诊疗人次等,作为评估收入依据;对于因现有设备数量少而引进的设备,要计算现有设备月均诊疗人次、月均收入,作为评估收入依据;三是准确计算设备每月成本,主要有安置设备的房屋折旧成本、操作设备的人力成本、设备在使用中每月消耗的材料及试剂等消耗性成本、每月消耗的水电气等成本,在计算电力成本时,主要根据设备功率及每月工作时间计算。当拟引进的设备收入减支出为正值时,可以考虑引进。对于一些没有收费项目,但能提高医疗水平和医疗效率的基础性设备的引进,应通过科室成本核算的方法,评估新设备对科室经济的影响。医疗设备购置前的可行性论证见表8-3。

表8-3　医疗设备购置前的可行性论证

	评价指标	权重	评分依据	资料来源	得分
设备购置35	购置原因	10	设备更新(10) 病源增加(6~9) 开展新技术(1~15)	设备科	
	购置目的	10	基本医疗需求或全院共用(10) 医疗(6~9)	相关科室 设备科	

	评价指标	权重	评分依据	资料来源	得分
设备购置35	先进性	5	国内首台（10） 院内首台（6~9） 其他（1~5）	设备科	
	市场需求	10	解决疑难疾病危急重症（10） 常见疾病（6~9）	医务科	
效益情况40	是否能按规定收费	10	是（10） 否（0）	财务科	
	收费是否进医保	10	是（10） 否（0）	门诊部 医保办	
	投资回收期	20	一年以上（20） 一至两年（10~19） 二至三年（6~9） 三年以上（0~5）	相关科室 财务科 设备科	
安装条件25	国家是否强制检测	5	是（10） 否（0）	设备科	
	人员条件	10	专职取得资格（10） 兼职取得资格（6~9） 无资质（0~5）	医务科	
	安装场地落实	10	已确定（10） 待确定（6~9） 未确定（0~5）	相关科室 基建科 医务科 门诊部	
附加分20			国家级重点（15~20） 省部级重点（10~15） 院级重点（5~10） 其他（5分以下）	科教科	
总分				设备科	

6. 开展成本分析 是医院根据成本核算结果，对照目标成本或标准成本，采取趋势分析、结构分析等方法，及时分析实际成本变动情况及原因，把握成本变动规律，提高成本控制效率。

（1）趋势分析：是通过连续若干期相同指标的对比，确定其增减变动方向、数额或幅度，以掌握有关数据的变动趋势或发现异常的变动，据此预测医院发展的前景。一般有绝对数趋势分析和相对数趋势分析两种分析方法，可以通过表或者图来表示，例如以某医院消化内科20××年1月至12月的卫生材料成本为例（图8-3）。该医院消化内科的卫生材料成本在20××年6月至12月非常高，分别达到了114 829元和109 785元，而其他月份的材料成本都在10万元以下，经分析主要原因是6月和12月是该院消化内科开展胃镜下治疗新生物疾病期间，接诊量大幅度提高，同时该项目的主要成本耗费是卫生材料，使这两个月的卫生材料成本增幅很大。

（2）结构分析：是以某一个经济指标的各个组成部分在总体中所占的比重，来分析其构

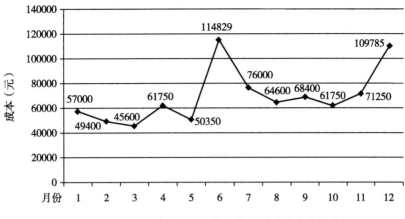

图8-3 某医院消化内科20××年卫生材料成本变化趋势图

成内容的变化,以便进一步掌握该项经济活动的特点和变化趋势。如分析某科室全成本的构成情况,根据人员经费、药品费、卫生材料费、固定资产折旧等在科室总成本中的比重,据此分析该科室的各类成本构成是否合理。例如某医院推拿科20××年科室成本的结构为例(图8-4)。由于康复科以医生为病人提供推拿等手法治疗服务为主,所以康复科的成本中人员经费最高。20××年该院康复科人员经费占到41%,然后是卫生材料成本和药品成本,分别占到了25%和10%。

(二)医院经济运行绩效分析重点关注的内容

1. **现金流量分析** 在目前不少医院采取各种方式筹集资金,实行负债运营的情况下,医院管理者和财务人员要重视现金流量信息。财务分析应从以"收益"为中心转向以"现金流量"为中心,重点分析医院是否能够通过医疗活动获得足够的现金流量,以评价运营资金管理是否有效率;同时,还要分析外部融资活动后的现金净流量,以评价医院的筹资政策。财务人员可以利用这些指标的逐年变化信息,为评价医院现金流量的动态稳定性提供有价值的信息,也有助于评价医院收益的质量,为报表使用者进行科学决策提供依据。

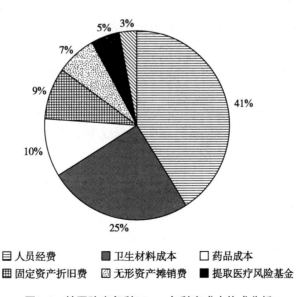

图8-4 某医院康复科20××年科室成本构成分析

2. 成本控制分析 自从医院开展成本核算以来,控制成本已成为提高医院经济效益的主要途径之一。开展成本控制分析,首先,要正确评价医院成本控制目标的执行效果,提高医务人员讲求社会效益和经济效益的积极性;其次,要通过各项成本数据,找出医疗成本升降的原因,寻求进一步降低医疗成本的方法。

3. 融资租赁分析 在社会主义市场经济条件下,作为服务行业的医院面临着经济效益的考验。如何利用自身的优势及有限的收支结余引进先进的医用设备,成为目前备受关注的话题。由于医院不是一般企业,在筹措资金方面受到诸多规定限制。就目前一些医院的实际情况来看,先进医疗设备的引进主要通过长期借款、融资租赁等方式。所以医院在进行财务分析时,应重点分析外部融资活动后的现金净流量,以评价医院的筹资情况。

4. 创新能力分析 医院发展的内在动力是医学科学技术的不断创新,诊疗方法的不断改进,医学科学技术的不断进步。所以,在进行财务分析时,应特别重视医院的科技创新能力。而科研经费投入占医疗收入的比例则是反映医院技术开发能力强弱的重要指标,该指标越高,表明医院的创新能力和竞争力越强。

完善公立医院经济运行机制的主要对策有:发挥政府主导作用,提高财政补偿和医疗服务补偿比重,完善医疗服务价格政策,引导医院收支趋于合理;完善医保部门与医院的协调机制;改革薪酬分配制度;加强成本核算,控制医疗费用不合理增长;加强品牌建设,提高医院核心竞争力。

第三节 医院成本控制

医院成本管控作为一种意识、一种理念、一种手段、一种态度不能停留在口头上,要付诸于行动。需要医院管理者强化内部管理、明确经济责任,最大限度地调动员工的积极性、主动性,有效地开源节流、增收节支;需要员工正确理解和使用成本管理信息,关心成本控制的结果,具备改进工作、降低成本的管理意识,形成全面成本管理的新局面。只要全院上下共同努力,让有限的卫生资源得到最有效的利用,为病人提供优质、高效、低耗的医疗服务,就能增强核心竞争力,保证医院持续、稳定、健康地发展。

一、医院成本管控概述

成本管控是医院运营管理中的一项重要内容,现代成本管理的内容不仅仅是孤立地降低成本,而是要在获取最大利益的前提下,相对降低成本支出。成本管控应该是成本效益的管理,其目的是从成本与效益的对比中寻求成本最小化。

(一)医院成本管控的意义

通过加强成本管控,可以使医院各项管理制度及成本控制措施落到实处,改变原来只能在会计核算后由医院管理层做事后控制的被动局面,全成本核算信息的应用,将对医院运营管理模式产生重大的影响。医院成本管控的意义在于:

1. 是保证医院完成既定管理目标的重要手段 为了保证高质量、高标准地完成医疗服务任务,实现医院发展战略目标规定的效益指标及成本控制目标,医院应将医疗运营过程中的实际成本与成本控制目标值进行比较,了解其差距,分析差异形成的原因,进而采取有效的控制措施;通过标准成本的建立、成本差异的揭示、对成本控制效果进行评价,将成本控制目标值锁定在适度范围内,达到成本控制的目的。

（1）控制费用:从物资的计划、采购等方面着手,健全审批手续,严格执行开支标准,控制不合理费用开支。

（2）控制消耗:在采购、仓储、保管、领用等环节有明确的制度规定,严格执行消耗定额控制与管理,提高物资利用率。

（3）运营控制:对医院来说就是对医疗服务过程的环节控制,抓重点环节;加强对薄弱环节的管理,提高医疗服务质量,减少或杜绝浪费,提高效率和效益。

2. 是医院增加经济效益的最佳途径　在目前社会主义市场经济不成熟,医疗补偿机制不健全,医疗服务价格主要受国家政策干预的情况下,医院是在夹缝中生存,促使医院依靠增加收入来支撑收支平衡。但是,医院增加医疗收入受到诸多条件的限制,社会经济的实际支付能力也制约着医院的收入。因此,医院必须将收支平衡的重点转向自身的成本控制,只有降低成本,才是增加医院经济效益的最佳途径。

3. 是医院在市场竞争中求得生存的保障　在医疗市场进一步开放的形势下,外资、合资和各种股份制医院参与到医疗市场瓜分的行列,公立医院将面临来自多方面的压力和挑战。医院要想保持或占有更多的医疗市场份额,求得可持续发展,不仅需要精湛的医疗技术和良好的医疗服务,还需要对运营策略、运营手段进行调整,加强内部成本核算的管控,把成本控制在同类医院的先进水平上,才能提高自身的安全边际和成本收益率,增强核心竞争能力,在医疗服务市场中立于不败之地。

4. 是医院内部管理的需要　医院通过研究资源、成本、医疗、质量、工作效率、价格与环境因素之间的关系,配合医院内部控制,提高效率,尽可能获取更多效益。医疗市场的竞争,集中体现在价格和质量的竞争上,价格与成本之间的差额是市场价格竞争的经济界限,如果价格不变,成本降低,医院就能获得更多的盈利;如果医院成本降低不追求增加盈利,可以让利于病人。因此,医院运营管理必须以成本控制为主,开展资源节约工作,既是落实全面、协调、可持续的科学发展观,也是降低医疗运行成本,实现医院可持续发展的要求。

（二）医院成本管控三步骤

成本核算的最终目的是为了成本控制,从理论上讲,最理想的成本控制方法就是通过测算单项医疗服务项目的标准成本和单病种标准成本,确定科室的标准成本。但由于医院成本核算还没有发展到全部以单项医疗服务项目为核算单位,所以暂时难以做到。目前不少医院探索运用成本控制三步骤来控制医疗服务成本。

1. 建立成本管控标准

（1）标准成本法:是指医院在充分调查、分析和技术测定的基础上,根据目前已达到的技术水平,在确定有效运营条件下,提供某种医疗服务应当发生的成本。制定标准成本,应确定选择什么水平的成本目标作为现行标准成本。可供选择的标准成本种类很多,主要有三种:①理想标准成本,是指以现有的医疗技术、设备和医院管理处于最佳状态为基础制定的标准成本。它在排除设备故障、工作停顿等一切失误、浪费和耽搁的基础上,只有设备和人员均处于最佳状态下尽最大努力才能实现。由于理想标准成本过于严格,即使对最优秀的医务人员也非易事,会使员工丧失信心,按此方法所揭示的成本差异会失去实际意义,难以进行日常成本控制与考核。②基本标准成本,是以某一年的成本为基础制定出来的标准成本。它一经制定,多年保持不变,在较长时期内都使用这种标准作为计算成本的基础。基本标准成本只说明过去而不适应未来的要求,在成本控制与管理中不能直接发挥作用。所以,基本标准成本在实际工作中较少采用。③正常标准成本,是指根据目前已经达到的医疗技术水平,以有效地利用现有条件为基础所确定的标准成本。在制定时考虑了设备故障的时间、医务人员所需的停顿,以及正常损耗等一些不可避免的不利因素,充分体现了成本控制的先进性与现实性的统一,在实际工作中得到广泛的应用。

（2）目标成本法:是一种以市场为导向,对独立医疗服务过程,通过市场调查和竞争对手分析,根据客户认可的价值和竞争者的预期反应,估算出未来某一时点预计可实现的医疗收入,扣除目标收益后得到目标成本。计算目标收益的方法有两种:①目标收益率法,目标收益=预计医疗收入×同类医院先进（或平均）收益率。这种方法成立的理由是:医院必须达到同类医院的平均收益水平,才能在医疗市场的竞争中求得生存。有的医院使用同行业先进水平的收益率预计目标成本,其理由是别人能办到的事情我们也应该能办到。②上年收益基数法,目标收益=上年收益×收益增长率,这种方法成立的理由是:未来是历史的继续,应考虑现有基础(上年收益);未来不会重复历史,要预计未来的变化(收益增长率),包括环境的改变和自身的进步。有时上级主管部门或医院自身对收益增长率会有明确的要求。另外,政府对医疗服务价格的控制政策,对收益增长率也有至关重要的影响。

对目标成本的可行性分析,主要根据医院实际成本的变动趋势,同类医院的成本水平,充分考虑医院增收节支的潜力,对某一时期的成本总水平作出预计,看其与目标成本的水平是否大体一致。

2. 成本差异分析 医院成本差异分析标准一经制定,必须作为各方面共同遵守的准则和依据,并加以贯彻执行。医院往往在年初制定目标成本,随着工作的开展,实际发生的成本经常与确定的目标成本不符,这两者之间的差额即为成本差异。对于成本差异的分析可以采用变动成本差异分析和固定成本差异分析的方法。

（1）变动成本:它的高低取决于用量和价格,其成本差异可以归结为价格脱离标准造成的价格差异和用量脱离标准造成的数量差异两类:

①价格差异:价格差异是在物资(药品、设备、卫生材料等)采购过程中形成的,应由物资采购部门负责。在按目标价格核算采购物资成本时,根据物资核算分类账户,采用公式:

变动成本差异=价格差异+数量差异

=实际数量×（实际价格−目标价格）+（实际数量−目标数量）×目标价格

变动成本价格差异=实际数量×（实际价格−目标价格）

变动成本数量差异=（实际数量−目标数量）×目标价格

计算的结果即为变动成本差异。如果存在不利价格差异,主要从以下几方面分析:一是价格提高,是否质量提高;二是国家政策性提价,还是市场行情发生变化;三是每批次采购数量是否符合"经济批量"原则。

在分析清楚发生不利差异原因后,应通过以下几方面加以控制:一是采用公开询价和公开招标的方式,尽可能采购到质优价廉的物资;二是按照"经济批量"原则,科学组织物资供应与储存,减少不必要的采购成本和储存费用;三是在保证医疗服务质量的前提下,积极采购价格相对低廉的替代品。

②数量差异:是在使用过程中形成的,能反映使用物资科室的成本控制情况。揭示变动成本数量差异的关键,是在医院内部建立一套科学、实用的物资领发制度,使之既能随时反映物资实际数量与目标数量之间的差异,用于日常数量的差异控制,又简便易行,适合医院

内部管理的要求。

（2）固定成本：在相关范围内不会因服务量的变化而发生变动。但是，在完全成本法下，单位固定费用与服务量的增减成反比例变动。对于与服务量无关的固定费用，只需编制固定费用预算，并以此为基数对实际费用显示的差异进行揭示和控制。其成本差异包括两种：

①预算差异：是指医院在医疗运营过程中，固定成本的实际数与预算数之间的差额。它不计服务量变动情况，以原来的固定成本预算为标准，当实际数超过预算数即视为耗费过多。在医疗运营过程中，虽然固定费用总额与服务量无关，但其单位服务量的固定费用却随服务量的变动而反比例变动。因而对于与服务量无关的固定费用差异，要按总额进行差异分析。采用公式：

$$固定成本预算差异=固定成本实际发生数-固定成本预算数$$

固定成本预算差异发生的原因有：计划外购置固定资产，超计划雇佣辅助人员，工资变动，某些酌量性固定成本（职工培训费、差旅费等）受到医院有关政策影响有所增减。在成本控制方面，医院要严格执行年度财务预算，切实控制费用开支。尤其对某些重大开支，要事先预测和做好效益分析，将费用按项目实行分级归口管理，严格控制部门费用预算。

②能量差异：是指固定费用预算与固定费用标准之间的差额。反映医疗运营过程中，未能充分利用现有的卫生资源和服务能力而造成的损失。由于固定成本特有的性态，在实际工作中服务量多，则单位服务量分担的此项费用就少。反之，则分担此项费用就多。采用公式：

$$固定成本能量差异=固定成本预算数-固定成本目标成本$$

固定成本能量差异主要是由服务量不足的各种因素引发的，如有质量因素、价格因素、服务因素和情感因素等。发生固定成本能量差异，医院管理者应积极查明原因，采取相应对策，充分利用现有的医疗资源，提高使用效率，降低单位成本，减少能量差异。

3. 业绩考核及纠正差异　通常把被评价对象按其在成本控制中所要负的责任和控制范围，分为成本中心和收支结余中心。

（1）成本中心：成本中心通常不直接创造医疗收入，所以在评价其成本控制业绩时，不考核其收入，而着重考核其所发生的成本和费用。成本中心有两种类型，即标准成本中心和费用中心。

（2）收支结余中心：是指能直接创造医疗收入，既要对成本负责，又要对收入负责的科室。医院可以根据收支结余情况来评价其成本管理与控制的成效。收支结余中心有两种类型，自然收支结余中心和人为收支结余中心。

（三）医院成本管控的措施

1. 成本管控的方法

（1）药品、材料：以耗用取代领用。

（2）病房材料：建立护理单元收入、支出差异分析。

（3）人事成本：建立工作负荷率评估标准，体现编制。

（4）大型设备采购：采购前需进行投资效益可行性论证。

（5）水电费成本：给职能科室下达管控指标。

2. 实施责任中心成本管控

（1）从粗放式管理走向精细化管理。

（2）从全院管理扩展到科室管理，甚至品项管理。

（3）从经验式预测管理走向数字化实务管理。

（4）从结果管理走向预算管理与关键绩效指标（KPI）管理。

（5）从传统"收减支"财务会计管理,走向"收支两条线分离"的管理会计医院经济运行绩效管理。

（6）从单一院区管理走向部门责任中心管理。

3. 降低成本的管理对策

（1）良好的监督:库存量控制、先进先出。

（2）妥善使用设备工具:勿将公用物品挪做私用。

（3）用料务求经济:用对物料,给对使用者。

（4）节约水电气:有效的行政管理。

（5）接受新观念。

（6）节省工作时间:做事前先计划。

（7）不良事件通报。

（8）杜绝浪费。

二、医院全成本核算与绩效管理

微利时代"降低成本才能提高结余"。成本是创造价值的源泉,也是产生收入的驱动力;资源以成本形式完成价值创造,而成本管理是为了最大化和高效率地利用组织资源而进行的管理行为。医院将成本控制作为组织目标层层分解、考核落实,提高组织效率,进而控制医疗运营成本,达到节流目的。

（一）医院全成本核算

是对医院的人力成本、医疗消耗和管理费用等全部成本项目进行会计归集,以确定科学合理的材料消耗定额、人力成本比例和管理费用等进行全过程、全范围的监督、控制,标准,借以进行事前预测、事中控制、事后分析,制定合理的消耗以及合适的经济指标,从而改善医院的运营管理,实现核算单位(或核算项目)经济效益最大化的过程。

1. 全成本核算的关键点

（1）全过程核算:是指医院经济活动的各个环节,都要进行成本核算。例如药品成本核算。药品的经济活动过程有三个环节,一是采购环节;二是存储环节;三是销售环节。全过程成本核算,就是对这三个环节进行核算,如果少核算一个环节,则不是全成本核算。

（2）全范围核算:是指每一个环节的所有支出,都要进行监督或控制。例如药品采购环节的成本有进货买价、采购杂支费用、采购管理费用等。为此,药品采购成本不仅要包含进货买价,还要包含采购环节的其他成本。

按照全成本核算概念,与医疗直接相关的科室或部门发生的管理费用,应该在经济活动的各个环节分摊。例如,对药品采购成本进行核算时,要包含药品采购人员和药剂科管理人员发生的费用和管理费用。同样,药品保障中心为了药品的储存、销售而设置的服务保障部门开支的管理费用,也是组织药品供应的一部分支出,也应该分摊到药品储存和药品销售成本中核算。

以上全成本概念,通常被称之为广义上的全成本核算。实际工作中,还有狭义的全成本核算概念,是指直接计入或通过科学、合理分摊,能够计入医疗单病种和医疗项目成本的全部支出。在核算实务工作中,医院全成本核算通常采用广义核算概念,而科室成本核算则一般采用狭义的全成本核算概念。

2. 全成本核算的内容 《医院财务制度》第二十九条规定:全成本核算一般应以科室、

诊次和床日为核算对象,三级医院及其他有条件的医院还应以医疗服务项目、病种等为核算对象进行成本核算。

医院应根据成本核算结果,对照目标成本或标准成本,采取趋势分析、结构分析、量本利分析等方法,及时分析实际成本变动情况及原因,把握成本变动规律,寻找成本管控点,以提升运营效率。

3. 降低结构性成本　资源共享、设备租赁,降低运营杠杆度,降低风险。

做好大型设备投资前可行性论证(货币时间价值、风险报酬率)。

实施价值链分析,减少非增值作业及成本。

全面质量管理,控制质量成本。

(二)绩效考核结果应用于全成本核算的意义

全成本核算的目的是通过细化到具体工作单元的方法,促使医务人员不断提高医疗技术水平,努力降低医疗成本,解决看病难、看病贵的矛盾,实现医院可持续发展的目标。将绩效考核结果应用于全成本核算的意义:

1. 提高患者满意度　从绩效考核结果发出的医院全成本核算,将病人及其家属的满意度考评作为综合考评的一个项目,考评结果直接影响到诊疗组绩效奖金的发放,同时规范服务标准和礼仪,如实行首诊负责制、微笑服务,促使科室处处设身处地为病人着想,时时尽力为病人服务,能够促进医务人员服务态度的好转。医务人员态度变好,病人的投诉率大幅度下降,满意度直线上升,病人的就诊率和收治率有大幅度提高。

2. 降低医疗成本,增加医疗效益　全成本核算提高了全院每一位医务人员的节约意识,使全院上下自觉开展节约活动,"长明灯,长流水"不见了,医疗设备和日常办公设备的维修率降低,就能极大地降低医疗成本。

3. 增强全院职工的节约意识　将绩效考核结果应用于医院全成本核算,可以增强全院职工的节约意识,从而最大程度地创造经济效益。院、科分级的全成本核算是为了从管理上细化到具体工作单元,将技术成果、成本控制、职业道德、病人满意率等进行量化,以此衡量单元贡献,形成激励机制。

(三)建立成本绩效分析报告制度

建立成本绩效分析报告制度,是医院开展成本管理与核算的重要内容之一,也是成本管理反馈的主要途径。

1. 报告的目的　医院最终形成成本绩效分析报告的目的,是要让医务人员知道他们的业绩将被衡量、报告和考核,会使他们的行为与不考核时大不一样,会尽力为达到目标而努力;报告显示过去各科室的成本管理状况,不仅为医院改进成本管理提供线索,也为今后各科室成本管理指明目标和方向;报告向上级主管部门汇报医院开展成本管理的情况,为他们采取措施,纠正偏差和实施奖惩提供依据。

2. 报告的内容　成本绩效分析报告,应客观反映医院成本管理的实际情况,并能说明取得的成绩和存在的问题。报告列示要简明、清晰、实用,其内容应包括:

(1)管理目标报告期完成多少和应该完成多少,与基期比较是增、是减或者相一致。

(2)对报告期与基期比较出现的差异,分析产生差异的原因,应说明完成得好不好,是谁的责任。

(3)奖励与惩罚所采取的措施,以及如何杜绝偏差的发生等。

3. 报告的时间　成本绩效分析报告的时间,应符合成本控制的要求,做到数据真实、计算准确、分析有理有据、报送及时。对医院而言,最终要形成正式的、常态化的报告反馈制度。

三、医院全成本核算与绩效考评举例

在进行医院全成本核算及绩效考评时,总体上要遵循"未耗资产不全部、直接列入当期"这么一条原则。具体来说有四点: 其一,未完工的基本建设费用开支不能计入当期支出,这主要是考虑当期成本与当期收入配比问题。其二,当期购买的固定资产,不能计入成本。这种实物资产,需要在多个会计期间为医院创造收入,因此,这种支出不能计入当期成本。其三,福利生活性支出不应计入成本或费用。如医院生活用房支出和幼儿园建设支出,应从医院结余分配或其他专项基金拨款中支出。其四,结余分配支出、捐赠支出、非医疗相关支出等,不应计入成本。

医院全成本核算作为成本管理的主体,从经济运行管理角度对其进行全成本核算时,需要采用以下分析方法:

(一)成本、收入、收益分析

医院采用全成本核算的方法,经过对成本、收入、收益的测算分析(表8-4),把经济管理和技术管理结合起来,把医疗服务质量通过经济效益而量化,使责、权、利清晰,管理目标明确。医生的技术劳务价值与绩效分配挂钩,有力地推动医务人员劳动效率的提高,以及医疗服务过程中责任心的增强。目前,公认的成本收益评估标准有4种:

1. **计划标准** 是以国家或医院的计划指标为评估标准,是成本效益评估的基本要求,但并非最优标准。

2. **历史标准** 是以上年度实际水平或历史最好水平为评估标准,能表明经济效益指标从动态上反映出是否有所提高。但是,即使超过医院历史最好水平创造的新记录,也不一定是同行业的先进水平。

3. **行业标准** 是以本行业同类医院上年度实际达到的平均水平为标准,是本行业的平均指标水平。如果超过行业标准,表明医院成本收益指标已经处于本行业的先进地位。

4. **国际先进标准** 是以国际上发达国家已经达到的先进水平为评价标准,是医院进入国际市场,追求更高境界的评估标准。

表8-4 成本、收入、收益情况分析(时间: 20××年1月~12月,单位: 万元)

项目	收入	成本	收益	成本收益率(%)
医疗收入	1614.05	1650.63	−36.58	−2.22
其中: 医疗	884.96	1065.57	−180.61	−16.95
药品	729.09	585.06	144.04	24.62
门诊医疗收入	269.18	197.92	71.26	36
其中: 医疗	153.28	102.67	50.61	49.29
药品	115.9	95.25	20.65	21.68
住院医疗收入	1344.87	1452.71	−107.84	−7.42
其中: 医疗	731.68	962.9	−231.23	−24.01
药品	613.19	489.81	123.38	25.19

表8-4中数据显示：药品收益弥补不了医疗的亏损；门诊收益71.26万元，住院亏损107.84万元，总体亏损36.58万元。在比较分析中，我们还可以选择表中的某一列分析指标与公认的成本收益评估标准中的一项进行对应比较，了解医院运营管理的优劣，有针对性地采取管理措施。

（二）投资方案对比分析

医院的投资管理主要体现在购置医疗设备、基本建设以及物资的采购上。一些医院的医疗设备采购由医院领导或使用科室提出，很少有相关职能科室（医务部、财务、医保办）参与对大型医疗设备购置前的可行性论证，其结果是投资方案对比分析中的效益分析缺乏专业性，可信度低。

相关职能科室应从"经济性、效率性、效果性"三个方面，对医院购置或更新医疗设备所带来的社会效益和经济效益作出比较全面、科学的评价，在评价时应考虑以下社会因素：

1. **区域性卫生规划的需求**　医院的投资应充分考虑区域内卫生规划，政府卫生政策，"广覆盖、低水平"的管理目标等。坚持经济适用原则，再先进的医疗设备如果不具备合理性、适用性也不宜采购。

2. **受益病人数**　医院长期投资项目，应重视服务人群数量，在方案选择时，应考虑受益病人数量，如果两个项目收益及成本相差不大，应选择受益病人数量较多的方案。

3. **病人可能受益的程度**　如果两个方案服务的病人数量一样，应选择能提供预防某种疾病的项目。

总之，相关职能科室人员在比较长期投资方案时，应综合考虑方案的社会因素、经济因素，选择性价比高的医疗设备和物资，为领导决策者当好参谋。

（三）量、本、利分析

医院采用量、本、利分析方法，对成本、利润、业务量与单价等因素之间的依存关系进行具体的分析，研究其变动的规律性，以便为医院运营决策和目标控制提供有效信息。采用公式：

$$贡献毛利=医疗收入-变动成本$$

$$保本工作量=\frac{固定成本}{单位收费水平-单位变动成本}$$

1. **确定科室业务量**　在科室成本核算中，业务量是指科室每年平均业务量。它可以是科室月门急诊人次、月手术例数、月检查人次等，这些都可以作为衡量业务量大小的标志。当业务量发生变化时，各项成本有不同的形态，大体上可以分为两类，固定成本和变动成本。

（1）固定成本：是不受业务量影响的成本，如房屋、设备折旧等。这些数据可以由管理科室提供，它不随业务量的变化而变化。

（2）变动成本：是随业务量增加而正比例增加的成本，即随着病人门急诊人次、手术例数的增加，消耗卫生材料等的成本也随之增大，这就是变动成本的特性。如某医院儿科收支情况，绘制成图表，见表8-5和图8-5。

表8-5　儿科门急诊20××年度收支情况

项目	单位	金额
总收入	万元	574.21
门急诊人次	人次	34 165
单位收入	元	110.67

续表

项目	单位	金额
单位变动成本	元	81.49
单位收益	元	−15.85
固定成本	万元	153.85
变动成本	万元	278.41
保本门急诊人次	人次	52718
保本收入	万元	583.45

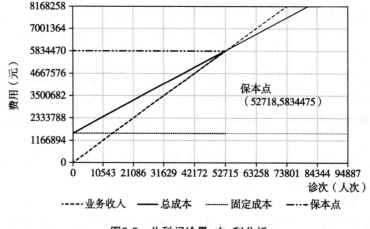

图8-5 儿科门诊量、本、利分析

2. 医疗收费项目 在量、本、利分析模型中还有一个不可忽视的因素就是收费项目,医院提供医疗服务,必须按物价部门规定的项目收费,不得违规收费或乱收费,违者将受到严厉处罚。

表8-5中的数据显示:儿科20××年度单位收益−15.85元,门急诊人次34 165人,与保本门急诊人次52 718人还有较大的差距。若已完全开放门急诊,可以通过减员增效,减少不必要的成本开支来实现盈余;或者通过开展医疗新项目,吸引周边地区的病人来院就诊,通过提高门急诊量来减弥补缺口。

(四)发放物资成本分析

对发放物资定期进行成本分析的目的,是通过历史数据与当前数据的比较,计算发放物资成本,并分析其增减变动情况和增减产生的原因(表8-6)。

1. 对发放物资成本分类进行分析 按照医疗、医技、医辅、行政管理科室分类,医疗科室包括各科门急诊、病房等;医技科室包括放射、检验、超声等;医辅科室包括病案室等;行政管理科室包括党办、院办、总务科等。

2. 比较时考虑的特殊因素 将发放物资成本基期数据与报告期数据进行比较时,需要考虑的特殊因素:

(1)门急诊病人数和住院病人数与各科室领用的物资数量成正比例关系。

(2)在市场经济条件下,采购物资价格会随着市场价格波动。所以,在分析发放物资成本时,应考虑采购价格因素对物资成本增加或减少的影响,客观反映物资成本。

表8-6 某医院办公用品消耗情况分析(单位:万元,20××年×月)

费用项目	报告期	基期	节约成本	节省率(%)
办公用品	17.98	37.99	20.01	52.67
印刷品	21.8	22.06	0.26	1.18
其他费用	38.59	51.34	12.75	24.83

(五)可比成本分析

分析年度发生的费用,按业务量及其相应收入的关系划分为可比变动成本和不可比固定成本,然后按医疗收入增长率计算出可比变动成本可增加额和节支额。采用此分析方法不仅能使成本信息具有可比性、真实性、客观性、完整性,也便于挖掘和寻求降低成本的潜力和途径,但分析过程繁琐,且不直观。

可比成本降低任务完成情况的评定,可采用公式:

$$计划成本降低额=\sum(计划服务量×上年实际服务单位成本)-\sum(计划服务量×本年计划服务单位成本)$$

$$计划成本降低率=\frac{计划成本降低额}{\sum(计划服务量×上年实际服务单位成本)}×100\%$$

$$实际成本降低额=\sum(实际服务量×上年实际服务单位成本)-\sum(实际服务量×本年实际服务单位成本)$$

$$实际成本降低率=\frac{实际成本降低额}{\sum(实际服务量×上年实际服务单位成本)}×100\%$$

(六)成本与其他相关影响因素分析

例某课题组成员采用回归分析中的最小二乘法和岭估计方法,对50家医院开放床日数、出院病人数、病床周转次数、平均住院天数、病床使用率、手术例数、住院总成本进行相关分析(表8-7),发现除平均住院天数与开放床日数、出院人数、病床使用率、手术例数、住院总成本相关不明显外,各变量间均存在较强的相关性,其中,平均住院天数和病床周转次数呈负相关。

表8-7 50家医院各因素间相关系数表

项目	开放床位数	出院病人数	病床周转次数	平均住院天数	病床使用率	手术人次	住院总成本
开放床位数	1.000	0.883**	0.305**	0.162	0.584**	0.781**	0.833**
出院病人数		1.000	0.633**	−0.096	0.648**	0.902**	0.875**
病床周转次数			1.000	−0.525**	0.526**	0.491**	0.369**
平均住院天数				1.000	0.199	−0.037	0.094
病床使用率					1.000	0.546**	0.542**
手术例数						1.000	0.933**
住院总成本							1.000

注:**表示对应的两组变量的相关系数在0.01显著水准下,有统计学意义

四、科级全成本核算与绩效考评举例

科室全成本核算,应按《医院会计制度》规定的核算内容,对科室成本核算指标进行对应性细化,确保从科室成本核算数据与医院会计核算数据两条途径提取的核算数据吻合。

(一)科室全成本核算的内容

各科室成本核算是成本核算人员先进行医疗业务支出耗费归集,划分直接成本和间接成本,直接成本直接计入,间接成本分配后计入,归集形成科室业务成本。再按照分项逐级分步结转的三级分摊方法,依次对行政、后勤类科室耗费、医疗辅助类科室耗费、医疗技术类科室进行结转,形成临床服务科室医疗成本。

1. 科室全成本核算 指以科室为成本核算对象(单元),对科室营运过程中的所有直接耗费,或科室可以直接影响的支出的费用、成本和损失,按照一定核算标准和方法,进行归集和分摊核算的一种成本核算方法。

2. 科室全成本核算的内容 主要是通过科室成本项目控制和成本定价控制,使科室效益最大,医院资源得到最佳配置。例如在控制科室人力资源的有效使用方面,将人员工资列入科室成本,并加以控制考核;将水电气费用列入科室成本并加以控制考核,以促使科室加强水电气使用控制;医院用房非常紧张,各科室部门都想多要一些房子,利用"房屋折旧费"这个成本项目计算科室成本,并对其进行比较与考评分析,来解决领导分配医疗用房的难题。

3. 科室全成本核算的方法 科室全成本核算的各种账簿、报表是医院财务会计的子账簿、子报表。在科室成本核算中,可以会计核算为主,采用以下三种核算方法:

(1)"医疗效益"核算方法:以直接向病人提供医疗服务、收取医疗费用,通过主观控制,降低成本费用和提高效益的临床、医技科室作为反映投入、产出、分配全过程的成本核算科室。这些科室的收入项目主要是医疗收入。医疗收入根据各自付出的技术、劳务含量以及材料成本,制定出比较合理的收入折算比例。医院在确定成本项目时,应本着合理适度、有利于增收节支、增强科室成本意识的原则,对在医疗活动中所消耗的人员经费、公用经费等进行全额核算。

(2)"消耗定额"核算方法:根据医院自身的实际情况和技术水平,充分考虑各种因素,制定先进可行的内部"消耗定额"。该定额在科室历年实际支出基础上,结合管理需要,以重新测定的统计资料加以调整而制定。按照定额开支成本和费用,并将实际成本和定额成本进行比较,用以衡量各科室运营活动的成绩和效果。据此采用降低成本的方法,从而提高工作效率,杜绝不必要的支出和浪费,使卫生资源合理配置,达到医院资本的最佳运作。

(3)"间接成本"核算方法:以职能科室为主要核算对象,如人事科、医院办公室、工会等,这些科室的绩效难以量化,但对日常开支有主观控制的余地。因此,医院在控制支出、强化责任的同时,对这些科室发生的成本费用,可采用间接成本法摊销到医疗成本中去。

(二)科室绩效考评的内容

科室绩效考评的目的不是为了批评和处罚,也不是关注绩效低下的问题,而是通过一系列程序和手段,更及时、更有效地解决日常工作中发现的问题,从而帮助员工、科室提高绩效。

1. 科室绩效考评 是从财务绩效角度评价医院下属各科室存续的必要性及存续可能性,通常要用到科室运营效益及科室为医院贡献效益等指标。

(1)科室运营效益:是指经过一个时期的运营,科室所取得的运经营成果。

(2)科室为医院贡献效益:是指经过一个时期的运营,科室扣除用于自身支配支出后的

结合。采用公式:

$$科室运营效益=科室收入-科室成本-科室应分摊的管理费用$$

$$科室为医院贡献效益=科室收入-科室成本-科室应分摊的管理费用-科室奖金-$$
$$科室已享受的其他福利待遇$$

其中,科室收入包括医疗服务项目收入、免费计价收入、科研转化收入、实验室收入等其他收入。科室成本包括药品支出、卫生材料支出、人员经费、固定资产折旧等科室直接成本;科室办公用品、棉布类耗费、低值易耗品等科室直接费用。

需要注意的是,医院行政管理费用不分摊到科室成本中。

2. **纯管理费用** 是指与科室医疗没有直接关系的经济活动支出。单项奖励计入科室成本。在评价科室运行绩效时,科室奖金不入科室成本;在计算科室为医院贡献时,科室奖金计入成本。

(三)科室全成本核算与绩效考评实例

例8-1:某医院财务人员从病案室随机抽取外科住院病人8个病种各10份病历资料,摘录病人住院期间每天发生的住院费用,编制成各病种日均住院费用变动情况表(表8-8),并绘制成住院费用变化折线图(图8-6),直观反映不同疾病医疗费用的高峰期和回落期。

表8-8　外科住院费用日均变动情况表　单位: 元

住院天数 疾病名称	1	2	3	4	5	6	7	8	9
乳腺肿块	633	2820.9	565.9	481.7	492.5				
静脉曲张	480.2	268.8	1040	2018.7	397.8	311.4	309.9	307.9	303.7
纤维瘤	484.7	118.2	3275.1	557.5	320.45	480.43			
胆囊结石	350.3	920.3	4650.3	550.6	506.3				
甲状腺肿块	712	458	2343.5	4028.3	761.6	720.4	469.65		
白内障	176.7	1184.5	926.43	5795.6	412.5				
胆囊炎	263.75	2667.6	490.9	431.3	486.7	110.5			
阑尾炎	837.46	1791.1	306.99	376.99	320.69	311.39	226.49		

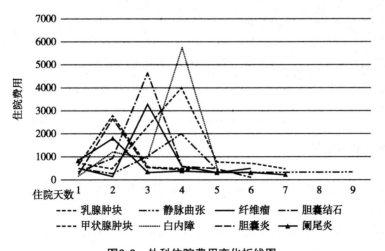

图8-6　外科住院费用变化折线图

通过观察病人住院期间的每日住院费用变化折线图,可发现不同疾病的费用高峰期和回落期是不同的。即病人在一个住院期间,住院日一般分为高效住院日、低效住院日和无效住院日。高效住院日一般指病人的有效诊断、手术、治疗期间,其医疗费用发生额高,与摊销医疗成本后的结余成正比。低效住院日和无效住院日一般指病人的准备期和治愈康复后期,医疗费用发生额与摊销医疗成本后的结余成反比。外科手术治疗的高峰期通常集中在第3天和第4天,为高效住院日;而首日和次日为术前准备期,为低效住院日;第5~7天甚至更长期间,住院费用递减回落,一般是术后抗感染期或其延长期,为低产或无效住院日。如果医院能剔除无效住院日,减少低效住院日,就能相应缩短平均住院日,就能使医疗资源有效利用,多收治急需医疗的病人。

例8-2: 某医院为一家三级甲等综合性医院,核定床位为3200张,每天有1500人次病人在等待床位住院治疗。医院2015年3月共出院病人8716人次,其中: 化疗病人994人次,占当月出院病人的11.40%;除肿瘤内科、放疗科、血液内科和放射介入病区外,其他科室共收治化疗病人554人次,占当月出院病人的6.36%。相较于其他类型病人,化疗病人占用床位较多,从而减少了其他科室收治病人的空间。医院该如何配置资源,才能提高医院经济效益? 现将该方案的分析过程介绍如下:

1. 化疗病人降低平均住院日

(1)554个化疗病人总住院日1960天,平均每个病人住院日3.54天;

(2)按3月份某医全院平均住院日8.4天计算,化疗病人为医院节省住院日:(8.4-3.54)×554≈2692天;

(3)每化疗病人降低平均住院日: 2692÷8716=0.31天。

2. 临床科室每床日成本(剔除药品和卫生材料消耗) 2014年某医院下属临床科室病区成本包括: 人力成本、固定资产折旧、无形资产摊销、医疗风险基金和其他费用(表8-9)。

表8-9 2014年临床科室病区床日成本

病区名称	床日成本(元)	病区名称	床日成本(元)
消化内科病区	792.95	骨科1病区	828.53
呼吸内科病区	589.59	骨科2病区	868.19
外1病区	902.31	骨科3病区	909.79
外2病区	698.08	骨科4病区	820.07
外3病区	698.37	骨科5病区	741.66
外4病区	822.93	肿瘤外科1病区	724.25
胸外科病区	738.16	肿瘤外科2病区	611.55
外科腹腔镜	712.67		

3. 病区医疗收入情况

(1)554个病人产生医疗收入5 586 545.23元,人均10 084.02元。

参考标准: 2014年肿瘤内科病区医疗收入中药品比例为78.46%;卫生材料比例为7.54%;每床日成本660.21元;

(2)净结余: 5 586 545.23 × (1-0.785-0.075) -660.21 × 1960=782 116.33-129 401.60
=-511 895.27元;

（3）每床日结余：–511 895.27÷1960=–261.17元。

表8-10为3个住院病人的费用情况,按照上述计算方法,3个病人共住院16天,共结余–5352.23元,平均每天结余–334.51元。

表8-10 3个病人住院费用情况

病案号	07501387	08065390	03343972
入住病区	肿瘤外科2病区	消化内科病区	骨科5病区
住院天数(天)	8	7	1
住院费用(元)	6961.56	17 055.87	3618.72
其中: 药品费	3983.76	15 044.10	3350.87
化验费	251.00	588.00	177.00
检查费	1260.00	292.00	—
材料费	414.30	449.50	27.95
床位费	160.00	140.00	10.00
护理费	127.00	81.00	13.00
其他	765.50	461.27	39.90
每床日成本(总/每日)(元)	4892.40/611.55	4127.13/589.59	698.37/698.37
结余(元)	–2328.90	–2564.86	–458.47

4. 原因及后果

（1）临床喜欢收化疗病人的原因：平均住院日考核的合理性欠佳；绩效政策的失误：轻效益、重数量（出院病人数）。

（2）化疗病人负效益形成的原因：由于药品零差价,卫生材料和植入性耗材低加成,导致某医院影响收治优质病种和一些病源的流失,也使医院运营状况不佳。

表8-11和8-12是对肿瘤化疗项目的成本收益分析。

表8-11 肿瘤化疗项目

	按月	第一年	第二年	第三年	第四年	第五年
工作量						
新增住院病人数(人)	233.3	2800	2800	2800	2800	2800
资产						
远程设备	300 000					
总收入						
新增病人医疗收入(元)*	4516 795.3	54201 544	54201 544	54201 544	54201 544	54201 544
原化疗病人医疗收入(元)	5586 545.2	67038 543	67038 543	67038 543	67038 543	67038 543

续表

	按月	第一年	第二年	第三年	第四年	第五年
新增收入(元)	−1069 749.9	−12836 999	−12836 999	−12836 999	−12836 999	−12836 999
支出						
折旧**(元)	5000	60 000	60 000	60 000	60 000	60 000
新增利润(元)						
化疗病人净利润(元)						
新增病人净利润(元)						

注: *按2013年住院病人人均费用计算,19 360.46元;**设备折旧,按5年计算

表8-12　肿瘤化疗项目Pro forma

	按月	第一年	第二年	第三年	第四年	第五年
工作量						
新增住院病人数	233.3	2800	2800	2800	2800	2800
资产						
远程设备	300 000					
总收入						
新增病人医疗收入*	4516 795.3	54201 544	54201 544	54201 544	54201 544	54201 544
原化疗病人医疗收入	5586 545.2	67038 543	67038 543	67038 543	67038 543	67038 543
新增收入	−1069 749.9	−12836 999	−12836 999	−12836 999	−12836 999	−12836 999
支出						
折旧**	5000	60 000	60 000	60 000	60 000	60 000
新增利润	720 138.26	8641 659.1	8641 659.1	8641 659.1	8641 659.1	8641 659.1
化疗病人净利润	−511 895.27	−6142 743.2	−6142 743.2	−6142 743.2	−6142 743.2	−6142 743.2
新增病人净利润	213 242.99	2558 915.9	2558 915.9	2558 915.9	2558 915.9	2558 915.9

注: *按2013年住院病人人均费用计算,19 360.46元;**设备折旧,按5年计算

5. 项目带来的效益在哪里　参考标准: 某医院2014年平均住院日8.55天,人均住院费用为19 360.46元;住院医疗收入中药品比例为40.17%,卫生材料比例为26.46%。

每床日成本按660.21元计算:

新增病人的结余肿瘤化疗项目Pro forma:

4516 795.31 × (1−0.40−0.26) −660.21 × 1960=1507 254.59−1294 011.6=213 242.99元

每床日结余: 213 242.99 ÷ 1960=108.80元

6. 合理处置肿瘤化疗病人的思考　如果采用日间手术病区收治肿瘤化疗病人,只是实现了病人病区的转移,但不能解决效益问题;如果采用开设门诊化疗的方法,病人的安全无法确保,而且还存在病人就医的舒适度问题;如果采用转诊到社区或基层医疗机构化疗的方法,则存在治疗的规范性问题。

7. 某医院的解决方法

(1)与当地两家社区卫生服务中心建立良好的康复期病人定向转诊模式,使骨科、神经内科和康复科的20个病人顺利转诊。两家社区卫生服务中心开通异地医保。

(2)绩效估计:骨科转诊,平均每床位日可增加效益998元;康复科转诊,平均每床位日可增加效益789元。

8. 临床科室需要做好的工作

(1)制定转诊计划和标准,制订化疗方案;

(2)接受社区卫生服务中心医护人员来院进修;

(3)每周一次派一名主治医生到社区卫生服务中心查房(半天);

(4)接受远程会诊。

从以上案例可以看出,化疗类病人对于医院来说,虽然提高了医院平均住院日,但是占用了有限的医疗资源,影响了医院收治重症病人。如果将这些化疗病人转移到社区医疗机构,一方面可以给社区医疗机构带来稳定的病人来源,从而保证正常的医疗收入,另一方面使综合性医院的医疗资源得到更好地利用,将更多的资源集中在抢救急危重症和治疗疑难复杂疾病,达到优化医疗资源配置的目的。也契合政府提出的分级诊疗制度。大医院以实际行动推动布局合理、分工协作的医疗服务体系和分级诊疗就医格局的构建,解决病人看病难的问题。

本章小结:

本章主要阐述了医院经济运行管理及其绩效评价和医院财务管理的知识和方法。按照绩效管理的理念和方法,医院财务管理应该主要通过预算管理和成本控制这两个方面,以严谨科学的财务分析,为医院临床治疗决策提供经济评价支持。医院财务绩效管理主要有医院层面和科室、病区层面,不论是在哪个层面,医院财务管理都能以全成本核算的理念实现对医院内部经济运行的全面掌控。医院财务管理是医院经济工作的核心,是一项专业性很强的工作。财务管理工作已经逐步渗透到医院的各个领域和医疗服务的各个环节之间,为了保证医院经济健康发展,必须加强医院财务管理。加强财务管理,对提高医院经营管理水平,增强竞争力,走优质高效、低耗的可持续发展之路有着重要作用。

✔ **思考题:**

1. 成本控制和预算管理有着怎样的联系?

2. 该医院绩效考核结果是如何应用于医院成本控制及预算管理的?

【案例分析与讨论】

发挥总会计师在医院经济管理中的作用

自实行新医改以来,国家层面的政策多次提及改革公立医院管理体制,要求建立以法人治理为核心的现代医院管理制度,加强公立医院治理结构。政府部门作为公立医院的所有者,为了履行出资人管理职责的外部治理,也为了完善医院内部管理架构、健全医院内部控制制度建设和规范医院财务核算等方面,以上方面构成了委派总会计师的必要性。2012年新颁布执行的《医院财务制度》规定:"三级医院须设总会计师"。可见,公立医院设立总会计师职务是建设现代综合性医院的客观要求,使医院由"外行管理"向"内行管理"过渡,是改革和完善医院领导体制、优化医院领导结构的重要举措。

浙江省从1999年率先在全国卫生系统启动总会计师选拔,把它作为改革医院会计管理制度的一项重要工作,经历笔试、面试、考核等竞聘选拔程序,最终确定人选,下派到大型三级甲等医院任职,每届任期四年。明确总会计师不是一种技术职务,也不是会计机构的负责人或会计主管人员,而是属于医院行政副职领导,在卫生主管部门的领导和业务指导下开展工作,协助院长分管经济工作,直接对院长和主管部门负责,本质上是一种外部监督。

大型医院总会计师委派制的主要目的是:

一、由于总会计师由卫生主管部门下派,跟任职医院没有经济利益关系,具有相对独立的法律地位,避免了行政干预,能更好地发挥总会计师的工作积极性,寓监督于服务之中,健全和完善各项规章制度,强化经济和财务管理,有效防范运营风险,达到管理和监督的目的。

二、总会计师在任职医院协助做好依法理财,加强资本运营,堵塞管理漏洞,从源头上预防和遏制腐败等工作。

三、总会计师负责医院的会计核算、资金管理、成本管控、预算编制、预算审核、会计监督;参加合理筹措和安排资金、投资决策、资产重组、资本运营、成本经济运行和绩效考评等直接为医院创造价值的管理;参与运用会计信息、加强财务管理、做好决策参谋、医疗收费管理等间接为医院创造价值的管理等方面的工作。

讨论:

如何实现对公立医院经济运行的有效监管?

(金 玲)

第九章

医院物资管理与后勤保障

医疗物资是保障医院医疗活动的基础,如何提高医院各类物资管理的科学性和合理性,加强计划预算管理,降低物流成本,提高库存周转率,减少库存资金占用和积压浪费,优化物资管理流程,加强物资的定额管理等,是医院物资管理的重点工程。医院必须把医疗护理服务与医院各项资源的配备和使用结合起来,以全面质量管理的理念改进医院的绩效水平。医院物资管理围绕对医疗服务所需的各种物资的计划、采购、保管、供应环节展开,通过包括医院物资的分类,物资的定额管理,物资供应计划的编制,物资的采购运输,物资仓库的管理和组织领导等,实现与医院财务管理、预算管理、人事管理、资产管理、成本管理、绩效管理等资源管理平台的有效对接,实现医院管理规范化、业务精细化、流程简便化的目标。

【本章学习目标】

1. 了解医院物资管理的目标及职能;
2. 熟悉医院物资管理的基本流程与内容;
3. 掌握医院物资管理绩效指标制定与绩效评估;
4. 了解医院物资管理系统的改造和优化的具体对策与方法。

第一节　医院物资管理概述

物资管理是现代管理科学的重要内容。医院物资管理是医院为保证医疗、教学、科研等工作的正常开展,对所需各种物资进行的计划、采购、保管、供应、维护等活动的过程。医院物资按物资价值转换形式分为固定资产和非固定资产,其中非固定资产包括药品、卫生材料、低值易耗品和其他材料。由于现代医院的迅速发展,现代医疗技术的不断提高,医院的非固定资产所占用的流动资金和空间也越显突出。加强医院非固定资产物流活动的管理,对于降低医院的运行成本,减轻群众看病负担,提高医院的核心竞争力,具有非常重要的意义。

医院物资管理的主要内容是物资在医院内的流转过程和科学管理,包括医院物资分类,物资定额管理,物资供应计划编制,物资的采购运输,物资仓库的管理和组织领导等。加强医用物资管理是建设现代化医院和适应医疗市场竞争的需要。没有良好的物资管理模式、精良的医疗装备,仅靠医务人员的医疗技术是很难实现救死扶伤,治病救人的目标的,更谈不上医院的现代化。

一、医院物资管理的组织领导

在医院物资管理方面,必须建立医院主要领导人负责的物资管理职能机构。目前,我国县以上医院物资管理,多数实行院、科两级分口管理,就是医院在院长的领导下,对于分设总务科、药剂科的医院,由药剂科管理中、西药品、医疗器材及卫生材料等物资,其余归总务科管理,对于设立器械科医院,由器械科管理大型医疗器械。对于设立供应科的医院,由供应科管理医疗器材、低值材料、劳保用品、被服、医用家具、办公用品及杂物,由药剂科管理中、西药品,其余归总务科管理。这种管理趋向是较分散的,可能造成体系不健全,不便于指挥,易产生计划重复,造成浪费,物资利用率低,影响资金周转速度,不利于制定医院的物资消耗定额和贮备定额。同时,由于部门协调等原因,给全院经济管理和成本核算也带来不少困难。分头管理,不利于管理人员专业化的培养,更不能适应当代精细化管理的要求,因此必须要以现代绩效管理的思想,建立医院物资管理组织体系和岗位责任制度。

(一)医院物资管理体系的建立

医院的物资物质要形成独立的体系,即要医院统一领导,统一管理,统一调配,统一计划,统一核算。这一体系的纵向是院长领导下的物资管理职能科室负责制,分两级层次;横向是以物资流通程度为依据,在第二层次设若干具体管理岗位。通过各个岗位的工作,保证物资流通处于较佳的运行状态,这个系统的构成如图9-1。

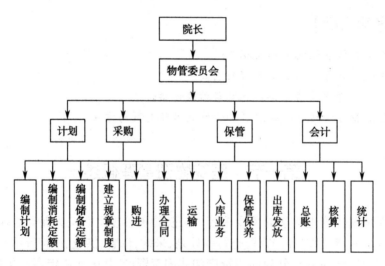

图9-1 医院物资管理组织体系图

医院物资管理体系的设计,要根据各医院本身实际情况,总的指导思想是不宜分口多头管理物资供应工作,全院的物资应设立集中保管中心,并对物资实行分类专库保管保养。会计工作应与医院财务科建立监督指导关系,具体业务纳入全院财务工作计划。对各科室所需物资,应向物资管理职能科室提出申请计划。物资管理职能科室根据消耗定额和有关规定,向科室供应所需物资。

(二)物资管理岗位责任制

医院物资管理人员必须履行岗位责任制,这样才能保证医院各科室工作顺利进行。

(1)计划人员负责编制物资供应计划,指导医院各科室物资的正确管理。

（2）供应人员负责医院医疗器材、敷料的制备、登记、保管和供应,并同时做好物品回收,物品的请领报销、检查物品使用情况等工作。

（3）采购人员负责采购,计划用款,做好物资采购有款申请报销工作,履行验收入库手续,做到钱、物、凭证三对口,保证急需物资供应。

（4）会计人员负责建账、核算及物资核计工作。

（5）仓库保管人员应做好物资维修、物资保养、定期盘点、建账建卡,计划供应等工作,防止物资积压。

二、医院物资分类管理

医院物资种类繁多,运输、保存条件要求细致严格,所以必须分类管理。医院物资分类方式很多,可按物资所处的流通状态、功用、价值、物资本身及原材料的自然属性等作为分类依据进行分类。按我国医院现行的物资管理体制,医院物资的分类通常根据物资的用途和价值来分类。

按照物资的用途,医院物资主要可分为医疗仪器、医院设施、后勤保障三大类。

（一）医疗仪器的管理

医疗仪器的管理,概括地说,一是供应,二是使用。核心原则就是要保证提供医务人员准确诊治疾病的适宜的技术装备,使医疗活动建立在科学合理的物质技术基础上,同时,提高设备的利用率和使用效能,降低设备的使用成本。医疗仪器管理包括从仪器的选购、使用、维修直至报废等一系列物质运动和价值运动的全过程。具体可分为医疗仪器购置管理、医疗仪器使用管理和医疗仪器维修管理。其中,医疗仪器购置管理可分为四个步骤:科学论证、医疗仪器的选择和评价、预算及筹集资金、医疗仪器的订购。医疗仪器的使用管理可分为三个方面:医疗仪器的使用要求,医疗仪器使用管理方法,医疗仪器使用管理考核评价。医疗仪器维修管理,包括维护保养、检查和修理等三个方面。建立严格的医疗设备管理制度、设立专门的医疗设备管理职能机构,是做好医疗仪器管理工作的重要保证。

（二）医院设施的管理

医院设施主要包括办公场所、供电、制冷、供暖、给排水、机械、通信等设施。医院设施的管理包括日常设备管理,设施维护管理,设备变更(移装、调拨、借用)管理和设备库存管理。

医院设备日常管理主要包括三方面内容:第一,建立设备台账。对全院的各种设备逐个进行登记,建立设备总台账,以掌握设备的概况,凡设备发生入库、出库、调拨、租赁、借用、报废以及内部转移、封存、闲置等情况,都应及时办理相应的手续,以保证账物相符。第二,设备统计。统计工作必须有专人负责,健全各种原始记录,设备统计资料应做到全面、准确、及时,并附有文字说明。第三,设备档案。内容主要应包括设备出厂检验单及合格证书,出厂装箱单,随机附件及工具的清点、移交清单,设备安装、试运转、精度、性能检查记录和验收单、设备计划修理记录及验收评价资料、设备状态记录、安全运行记录、设备事故报告单及分析处理记录、设备改装记录等。

医院设施维护管理。包括定期维护保养计划的制订、实施、突发性事件的合理处置,以及部门设置、人员配置、维修设备购置、维修物资供给等诸方面的管理。

医院设备的库存管理包括新到设备的入库、设备的出库、闲置设备的退库和库存设备的保管工作。医院设备的管理还有变更管理,如设备移装、调拨和借用等的管理。

（三）医院后勤物资管理

医院后勤物资管理是指医院为完成医疗、教学、科研等工作,对所需后勤保障物资进行计划、采购、保管、供应、维护、修理等各项组织管理工作。医院后勤物资通常按物资的用途和价值来分类,一般分为固定资产、低值易耗品、材料、燃料等。其管理主要包括以下五个方面:医院后勤物资的定额管理、医院后勤物资供应计划管理、医院后勤物资的采购管理、医院后勤物资仓库管理和医院后勤废旧物资管理。

按照物资的价值形式,医院物资主要可分为固定资产、低值易耗品、药品、医用材料、燃料等。

1. 固定资产 医院通常把单价在20元以上的一般设备或单价在50元以上的专业设备,耐用时间一年以上的各类财产划归固定资产,对单价不足20元或50元,但耐用时间一年以上的大量同类财产,亦按固定资产管理。固定资产包括:房屋和建筑附属设备,专用设备如医疗仪器、医疗设备和制剂设备等。一般设备如办公业务设备、家具、交通运输工具、通讯设备、文体设备、被服装具、劳动用品、图书杂志等;机械设备如锅炉、发电机等。固定资产的特点是:在业务活动中可较长期的发挥效能而不改变原有的物资形态。

2. 低值易耗品 凡不同时具备固定资产两个条件的物资作为低值易耗品管理。低值易耗品包括:医疗用品,办公用品、卫生维修工具、棉布用品、炊事用品、其他如零星小型手术器械等。低值易耗品特点是:价值较低,易于损耗,更换频繁,但有的在使用中需要经常维修,报废时有残值。

3. 药品 包括中药,如饮片、丸、膏、丹、粮、油贵重药品等。西药如针剂、片剂、粉剂等。

4. 材料 医用卫生材料,包括医疗材料及化学材料等。维修材料,包括塑料、水泥、钢材、木材、车辆修理配件等。缝纫材料,包括棉絮、布匹、针织等。

5. 能源、燃料等 包括饮食用煤、汽油、煤油、煤气、氧气等。它从作用上讲是一种辅助燃料或者医用能源,也是医院常备物资的重要项目。

6. 医疗垃圾 医院所产生的大料医疗垃圾含有病菌、病毒及一些化学药剂,如随意排放和处理必会给环境和人类健康带来极为严重的威胁。医院医疗垃圾的大量排放和处理与临床工作关系密切,因此,发挥好职能部门的作用对医疗垃圾的管理十分重要。

现阶段,以上三大类医院物资管理一般主要实行自我采购、自我管理、自我维护。要完成这些任务,就要求每个医疗单位,不论大小,都必须设置复杂而完善的医院物资管理体系和人员配置。医院物资管理体系由多部门组织形成,包括设备科、总务科、财务科、工程维修部、设备维修部、各种库房等。各个部门配有主管、采购员、账目管理员、物资管理员、仓库管理员、维护保养员等。一个中等规模的医院,物资管理体系相关的工作人员可达到几十甚至百余人,占医院工作人员总数的15%左右。在一个小规模的医院里,这个百分比数值还会更高。

第二节 医院物资管理绩效指标

医院的物资消耗是医院成本的主要构成要素,因而也是影响医院总体绩效的重要因素。科学合理地分配和使用医用物资,是合理利用医疗资源,有效降低医疗成本的重要环节。因此,建立医院物资管理的分析指标,也是医院实施绩效管理的重要内容,把这些物资利用指标的改善与绩效改进有机地结合起来,是医院绩效管理的关键环节,也是实现医院经营宗旨和服务目标的战略措施。以全成本管理为理念,建立医院物资管理定额管理指标和管理体系,是实现医院物资有效合理利用的基础和前提。

因此,必须要以现代先进的科学管理思想,除了医院物资管理组织体系和岗位责任制度之外,还要建立相应的物资管理的绩效指标体系和监管机制。主要是建立物资管理的绩效指标体系和统计分析制度;建立物资供应计划体系和节约浪费的评比奖惩制度;建立物资仓储制度,加快流动资金的周转,降低仓储成本。

一、建立物资管理的绩效指标体系和统计分析制度

合理利用医院物资的关键,是建立医院物资管理的绩效指标,医院物资绩效指标的关键是定额管理。定额管理,也是医院利用物资管理指导各项工作的重要依据。医院物资管理包括物资消耗定额管理、物资储备定额管理和物资节约定额管理。

(一)医院物资消耗定额管理

所谓的物资消耗定额是指医院在一定的医疗技术和组织形式下,完成某项医院或其他任务所合理消耗的物资数量标准,通常用绝对数表示,有的也可用相对数表示。

物资消耗定额是医院绩效指标的重要基础,消耗定额也是有效降低医疗成本,减轻病人经济负担的关键措施;是确定物资需要量和编制物资供应分配计划的基础;是合理利用物资和节约物资消耗的有效措施,并能促进管理工作水平的提高;是开展经济核算,计算成本和评价物质优劣及效益的先决条件;是实行限额发放物资、监督合理使用物资的可靠办法。

医院物资消耗定额指标,应该根据医院物资的种类,分类分病种建立。根据物资的用途,一般分为:①主要物资消耗定额,如药品,必须废除"以存计销"的办法,实行"金额管理、数量统计、实耗实销"的办法;②辅助物资消耗定额,如纱布、胶布等定额;③医疗器械消耗定额,如手术刀、镊子等定额;④动力消耗定额,如电刀、蒸汽等定额;⑤燃料消耗定额,如煤、油等;⑥其他,如办公用品,食堂餐具等定额。

(二)制定物资消耗定额的基本办法

物资消耗定额的制定,一般使用的方法有技术分析法、统计分析法和经验估计法,三种方法各有优劣,如表9-1所示。

表9-1　物资消耗定额的基本办法

方法名称	描述	优点	缺点
技术分析法	在技术计算的基础上,制定最佳经济合理的物资消耗定额	科学准确	工作量最大
统计分析法	根据医院过去物资的统计资料,结合计划期内技术的变化来确定物资消耗定额	简便易行	需要有详细可靠的统计资料
经验估计法	根据医院以往的实际经验,参考有关技术文件资料,结合计划期内技术条件变化情况来确定物资消耗定额	简便	科学性较差

（三）医院物资管理绩效指标的内容与定额核算方法

医院物资管理的绩效,主要体现在物资消耗、物资储备、物资节约等方面,指标的制定可以资金(价值)作为指标,也可以用物资的数量、周转的时间等作为指标,归根究底,需要纳入医院医疗服务的成本核算体系。具体内容和核算方法如表9-2所示。

表9-2　医院物资管理绩效指标的内容与定额核算方法

类别	项目	项目指标描述	核算公式
物资消耗指标	全面定额管理	在一定时间内(年度),以实际支出的经费为依据,算出定额指标	一个临床工作日物资消耗或使用的指标=年度内实支出金额/年度内临床工作总日数
	单项定额管理	单项定额管理是对消耗量较大的低值品或卫生材料,可实行单项定额管理	计算公式同上
	药品	药品定额管理实行"金额管理、数量统计、实耗实销"的方法	
	固定资产	固定资产的定额管理一般是针对固定资产折旧和大修基金而提出的	①年折旧额=(固定资产原额-预计残值+预计清理费)/固定资产预定使用年限 ②年折旧率=固定资产年折旧额/固定资产原值×100% ③年大修基金提存率=预计全部大修理费用总额/(固定资产原值×固定资产预计使用年限)×100%
	耗煤(气)量	医疗用煤(气)指消毒、制剂、洗衣或特殊医疗需要。以每张床月(季)平均耗煤(气)量或每平方采暖面积月(季)平均耗煤(气)量为指标	①采暖耗煤(气)量=月(季)耗煤(气)总量(吨)/月(季)供应采暖总面积(m²) ②医疗耗煤(气)量=月(季)耗煤(气)量(吨)/医院病床开放总数(床)
	耗水量	以每床日(月)平均耗水量为指标	=日(月)耗水总量(吨)/医院病床开放总数(床)
医院物资储备指标	经常性储备	物资储备包括经常性储备(即用量较大,随领随补,库存量经常变动的储备);保险储备(即防止采购、补充困难、货源私有制或进货误期,为保证物资正常供应所需要的储备);季节性储备(即因季节性用量变动所需要的储备)。指标有单项和综合两项指标,可用实物表示,也可用周转天数表示	=(供应间隔天数+该物资使用前储备天数)×平均日需要量
	保险储备		=该物资保险储备天数×平均日需用量
	季节性储备		=该物资季节性储备天数×平均日需要量
	最高储备		=该物资经常储备定额+季节性储备定额+保险储备定额
	最低储备		该物资保险储备定额
	平均储备		=经常储备定额/2+保险储备定额
物资节约指标	消耗节约指标	把节约指标落实到科室去,按照节约指标的完成情况,确定奖罚标准	=(上期实际单耗量-计划期物资消耗定额)×计划期任务量

（四）建立医院物资统计分析制度

物资统计就是正确统计物资收入、消耗和库存量及其变动情况，分析物资储备对业务工作保证程度，研究物资收、支、存的平衡关系，制订和检查物资供应计划，物资统计主要采用实物量核算，有时还要计算物资的货币量。医疗物资统计分析的主要内容包括物资收入量统计及分析、物资消耗总量统计与分析、物资综合平衡统计分析；物资库存量统计分析等。在统计分析的基础上，分周期进行对比，结合定额管理，研究制定医院物资管理的有效措施。

二、建立物资供应计划体系和节约浪费的评比奖惩制度

医院物资供应计划是医院向国家或管理当局申请，订货或市场采购，按品种质量、数量、期限或成套地取得医疗、教学、科研等任务所需各种物资的依据，也是医院物资管理工作的开始阶段和基础环节，做好供应计划对改进各阶段的物资管理工作起着重要的作用。

医院物资供应计划的内容主要包括：物资需要量，物资储备量和物资申请量，在此基础上医院根据凡属国家计划分配的物资编制购物申请计划，对非计划分配的物资，必须制订采购计划向市场购置。

物质供应计划有年度计划、季度计划和月度计划。物资供应计划是医院向上级申请物资和内部平衡分配的依据，属于目标计划。医院各科室提出年内所需用的物资计划，经财务部门及院领导审定，由医院物资管理部门编制，有的还需报上级卫生行政部门批准。物资供应计划的编制程序和方法如下：

（一）确定物资需要量

物资需要量是指医院完成各项任务所需的物资数量，对非一次性消耗的物资则是指投入使用的物资数量。物资需用量的正确核定，是编制物资供应计划的重要环节。物资需要量按每一种和每一品种规格的物资分别计算，其方法如下：

1. **直接计算法** 按着一定的比例和系数，确定各种物资的需要。

2. 按每千元业务收入计算物资需要量，计算公式：

某种任务对某种物资的需要量=报告期完成该项任务耗用某种物质总量/报告期该项任务收入总金额（千元）。

3. 按计划期任务比报告期任务增长系数计算物资需要量。计算公式：

某项任务对某种物质的需要量=计划任务量/上期实际（预计）任务量×上期实际（预计）所耗物质总量×（1–计划期该种物质的节约率）。

此方法主要适用于没有消耗定额的物资和在开始编制计划进行计算时使用。

（二）确定物资储备量

确定物资储备量，就是分别确定计划期初和计划期末的储备量基础上，求出在计划期内应当增减的物资供应量。计划期初的物资储备量就是报告期末的物资储备量，它是根据实际盘点和预计确定的，计划期末的物资储备量，是计划期结束时的物资库存数量。

（三）编制物资平衡表及确定物资申购量

确定物资申购量编制物资平衡表是在确定了计划期各种物资需要量和储备量，掌握可以利用资源数量基础上进行的，它可确定物资申购数量，编制物资需要计划表。编制物资的平衡表，也就是将计划期对物资的需要量和物资的资源量进行综合平衡。

医院各科室根据每月所需物资,特别是新增品种,提出购买计划,由设备科汇总,院领导审定,批准购买。由于现在一次性材料、进口材料在临床中运用比例逐渐增加,医学知识更新步伐加快,材料、器械淘汰频率高,进口材料价格偏高,在科室递交申请时,应注明厂家、型号、数量,按计划进货。医院对各科室提出申请购买物资不当造成的浪费,应追究科室的经济责任。

物资管理部门应该根据各科室的申购数量进行总量控制和平衡,计划期的物资申购量可以用以下公式计算:

计划申购量=物资需要量+计划年末储备量–计划年初储备量–医院内部其他部门现有该物资的数量

物资管理部门在进行物资采购的过程中,应实行材料物资集中招标采购,这是控制成本、减少资金占用的另一个有效途径。物资采购过程中的比价采购原则明确,坚持公开、透明原则。采购品种、数量、质量要求、采购程序、中标方式向全院公开,向供应商公开。坚持公开原则,在资金符合和诚信审查的基础上按优质低价原则确定中标商家;坚持效益原则,创造毫厘必争的氛围,为医院争取更大的利益空间;坚持诚信原则,中标后供货合同明确双方的权利,义务和违约责任。这样的物资采购才能适应市场竞争需求。

(四)医院物资管理的诸多措施都要求有效利用和节约医疗物资,这也是医院物资管理部门的一项重要任务,对于整个医院的建设都有重要意义,所以,医院应该结合医院物资管理部门和业务科室的意见,建立节约使用物资,降低医院成本的有效的激励措施

1. 医院物资节约的主要措施 在编制物资供应计划的同时,也要编制物资节约计划,确定物资节约指标,并落实到科室中去。物资节约措施首先应着眼于库存物资的充分利用,所以应经常清仓查库,把积压的物资利用起来,既可以避免物资积压时间过长而变质,又可把多余物资支援医院各个部门,使有限的物资发挥更大的效用,充分挖掘物资潜力,保证医院各项业务活动的需要。其次是要注意广泛使用代用材料,在不影响医疗、科研、教学工作的前提下,广泛使用代用材料是良好的物资节约途径,这样可以扩大材料资源,减少贵重、稀缺物资的损耗,降低成本,增加医院经济收入,改善医院的物资设备条件。

2. 废旧物资回收利用管理 由于医院废旧物资的特殊性,医院废旧物资的回收和管理工作,需专人负责,建立各项回收责任制和指标,定期组织回收小组,以便把失散的废旧物资清理回收。同时注意建立回收废旧奖励制,对积极回收废旧物资的部门和人员要给予适当奖励,对于应回收而不及时回收,该交而不交的人员要给予批评教育。对回收的废旧物资要分类存放,妥善保管。对可以利用的物资,经加工整理后要及时入库,并投入使用;对于经过修理可以使用的物资,要充分依靠广大医务工作者的技术特长,解决修旧工作的某些技术难题,做到有旧不用新,但要注意修复品的质量,对修复品进行质量检查,保证使用性能;对不能继续利用的物资,要按照有关规定及时处理,收回残值。另外,也要加强对回收废旧物资的经济核算,为医院节约成本。

3. 建立评比奖罚制度 建立健全物资管理的评比制度,定期或不定期检查物资供应情况,仓库物资保管情况,物资采购保管情况,物资消耗情况,对医院工作保证程度等。评比要有统一的标准。建立奖罚制度,对有贡献者给予鼓励,立功的奖励;违规者给予处罚,发生事故者,追查责任。要以精神鼓励与物质奖励相结合,行政处罚与经济处罚相结合。

三、科学制订存储策略，加快流动资金的周转，降低仓储成本

物资仓库管理是医院物资管理的重要组成部分，做好仓库管理是保证医院完成各项任务的基础。医院仓库一般包括药品库房、文具杂品库房、易燃易爆及放射性物资危险品库房、建筑维修材料库房、总务库房、工具和配件库房及科室的备用品小库房等。仓库管理工作的主要内容包括入库物资的验收，库存物资的保管、维护保养、物资的出库发放、物资的核算和物资的盘点等。概括起来就是对物资的**收**、存、管、发、查等业务进行管理。仓库管理的主要任务首先是做好验收工作，保证入库物资的数量的准确和质量要求；其次是保管保养好库内物资，避免短缺、变质、变形；第三要做到仓库管理制度化，对物资的收发，做到及时、准确、无差错，保证仓库安全，保持库容整齐，同时降低保管费用，做好包装器材和废旧物资的回收，充分发挥仓库设备的作用。

随着市场经济的日臻成熟，库房管理也从传统意义上的收、发概念，逐步向科学化管理发展。如在美国，医院对预算数据要求极其精确，且对每一个具体项目都有明确的预算，具有极强的可操作性。医院所需的物资由集团医院或区域中心集中采购供应，每天各医院将第二天需用的材料数通过计算机网络通知采购中心，采购中心将货物送至医院，真正意义上做到零库存管理。当然，这是市场经济非常成熟且信息管理相当健全的条件下，可达到的理想状态。当前，我国的现行条件远远达不到这样的要求。但在日常工作中，应引进先进的管理经验和办法，改善原有的物资管理认识水平。即如何确保存货总费用最低，是现代库房管理的核心问题。

（一）存储费用分析

存货成本不但反映存货的价值，而且还包括采购费用和储存费，以及占用资金的利息，即采购资金的机会成本。目前的商品市场是买方市场，有求必应，送货费用已经全部转嫁给供货方，这为储存费用下降创造了条件。医院对存货成本的管理，应以科学的手段代替原来的经验管理，科学的计算经济批量，合理确定定货期，定货提前期，使存货保持最低水平。因此，存货管理的目的就是综合考虑采购、储存、缺货等因素后，通过合理的进货批量和进货时间，使存货成本最低，这个批量就是经济批量。在此过程中，固定的存储费用、存货买价等与确定批量无关的费用可不予考虑。

关于库存，科学管理的思想是根据决策最优化的思想建立存贮模型，进一步确定库存策略。库存策略所要解决的核心问题是：何时订货、每次订货量是多少。制定库存策略是解决医院物资库存管理的关键。那么，库存策略的优劣又如何来衡量呢？最直接的衡量标准是计算所制定的策略需耗用的平均费用是多少。因此，有必要对库存系统的费用进行详细地分析。

库存系统所产生的费用主要包括订货费（含差旅费、电话费、招标费、装配费等）、存储费（含利息、库存消耗、保险费和税金、仓库费、搬运费、其他管理费）、缺货损失费（这项费用主要是指因缺货造成的机会损失、停工待料的损失以及对医院收入和信用所造成的损失等）。

（二）存储策略的制定

为了保持所需的库存，要付出库存费；当库存减少时，为了补充库存，要付出订货费；当库存发生缺货时，要付出缺货损失费。库存费与所存物资的数量和时间成正比，若减少库存量，缩短了库存周期，库存费自然减少；但此时库存周期缩短，必然增加订货次数，使订货费

增加；而为了防止因缺货所带来的损失，势必要增加货物的库存量，使库存费增加。可见，订购费、库存费、缺货损失费三者之间是互相制约、相互矛盾的。为了调整好三者的关系，做到科学、合理的安排，就要从库存系统——"供→存→销"入手，在保证库存系统总费用最小原则下，进行综合分析，寻找一个最佳的库存策略，即寻找到一个最佳的订货数量和订货时间（图9-2）。

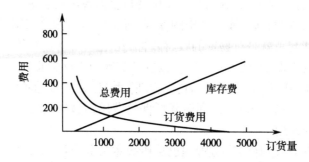

图9-2　定货费、库存费、总费用关系示意图

图9-2是不涉及缺货的一个库存费用曲线图。从图中可以看出，库存费和订货费随着订货量（存储量）的增加呈现出此消彼长的变化关系。最佳的订货量应该是根据总费用最小的原则确定的，确定了最佳订货点后，订货的周期也能非常方便地根据需求量来确定。图9-2所反映的数量关系就是所谓存储论的基础模型的建立依据。

第三节　我国医院物资管理的实践和发展

当前，随着医疗卫生事业单位改革的不断深入，公立医院内部的管理改革迫在眉睫，管理和使用好国家对医院的财政补偿以及医院的业务收入，取决于医院经营管理的水平。为了增强医院的生存能力与竞争能力，必须加强医院物资的科学管理，必须深化医院内部改革，深挖内部潜力，向管理要效益。

一、当前我国公立医院物资管理的现状

目前医院物资管理活动存在不同程度的缺陷，对医院的整体管理造成非常不利的影响。主要表现在以下几个方面：

（一）重资金管理，轻物资管理

医院对资金的管理非常严格，财务制度健全，管理手续完备，审批程序严格，监督机制严格。而对库存的物资管理则不够重视，存在库存积压，出入库手续不齐全，核算体系不健全，登记不及时，账物不符，挪用公物等现象。

（二）重投入，轻管理

医院对医疗物资的投入日趋加大，往往投入巨资购买医疗设备、医疗器械、医疗消耗性物资等医疗物资。但是对购进以后的管理重视程度不够，如对设备的维修、保养、设备的使用率等管理不重视的现象，造成医疗物资没有真正发挥应有的作用，产生不了应有的效果，

造成不必要的浪费,使医院的财产得不到充分的利用。

(三)重收入管理,轻支出管理

医院进行医疗服务活动,必定要消耗房屋、设备、器械、卫生材料、水、电、煤等物资,取得收入。在这一活动中,对收入的管理非常重视,制定严格的制度,履行严格的手续。科室也非常重视自身的收入。但是缺乏必要的支出管理,造成浪费,增加了不必要的支出,影响了整体效益。

医院材料物资种类多,品种杂,如各类医疗器械、五金材料、办公用品、卫生材料、低值易耗品等。保持一定的库存量,一般出于两个目的:一方面,是为了保证临床工作正常运转,因为一般不能保证随时购入所需的物资;另一方面,是出于价格方面考虑,因为整批购买在价格上能够优惠。而合理地进行物资管理,就要在存货成本与存货效益之间做出权衡,达到最佳结合。在现行的医院管理中,往往存在着"重收入,轻成本"的现象,物资管理是最容易被忽视的方面,往往只是简单的保管职能。

二、医院物资管理系统的改造和优化

现代信息科技的发展,是医院物资管理重大的技术改进,医院物资管理的信息化改造是当前我国各大医院积极探索的重要管理优化措施。管理信息系统最早是在企业库存管理的订货点基础上发展起来的,经过近几十年的发展,目前已经发展到所谓的ERP(enterprise resource planning)阶段,ERP即企业资源计划,通常被认为是一种管理模式,或是为了提高企业对用户需求的有效响应而采取的措施。这一观念最初是由美国的Gartner Group公司(加特纳集团公司)在20世纪90年代初期总结了当时企业应用的系统现状和经验提出的,并在其信息技术术语词典中就其功能标准给出了界定。ERP的核心管理思想就是实现对整个供应链的有效管理。在管理技术上,ERP在对整个供应链的管理过程中更加强调和增强了对资金流和信息流的控制,这就将对供应链的管理上升到对价值链的控制。医疗物资管理是医院会计核算和管理的一个重要环节,因为它管理的好坏和信息提供的是否及时准确,直接对医院医疗物资的采购、使用和销售业务产生影响。同时,医疗物资也是医院重要的流动资产,它管理的好坏也涉及医院的资产保全和流失的问题。因此,医疗物资管理是医院经济管理的重要构成部分。现阶段我国相当多的单位物资管理方面仍旧沿用过去在工业经济时代的"科层制"管理模式,普遍存在库存量过大、资金周转期长等问题。

(一)ERP在医院中实施的对策

1. **实现管理理念的转变** "三分靠技术,七分靠管理",实施ERP系统一定要立足于管理创新。ERP将物资流管理与资金流管理紧密结合在一起,并将物资管理和采购管理、生产管理、销售管理紧密结合,信息共享。ERP成功的关键是用先进的管理思想和方法去规范企业的管理行为。

2. **领导与实施** 最高决策层的全力支持是医院成功实施ERP的决定性因素。这一点联想的成功就说明了ERP的重要性。同时,ERP的实施必须有一支有力度的实施队伍。管理人员是ERP系统的主体,系统的调研和分析、医院流程改造和系统的运行都必须有管理人员积极参与和通力配合。成立项目实施小组,人员由计算机软件人员和相关管理部门的业务骨干组成,并定期检查项目实施完成情况,随时根据项目进展协调各部门的关系。

3. **复杂性和艰巨性** ERP的实施是一个非常庞大的工程,其投入高、周期长、风险大,实施ERP首先要进行业务流程改造,所以它不仅涉及医院经营、技术和管理的各个方面,还涉及医疗体制、国家的经济环境等诸多因素,其复杂性和艰巨性可想而知。

4. 人员的培训 医院管理的核心和决定因素是人。因此人员的培训至关重要,包括对领导层和业务人员的ERP管理思想、业务流程和操作方法的培训,使理论和方法能够深入人心,取得医院上下对项目的理解、支持和配合。

(二)医院库存物资管理流程的改造

现在大多数医院的库存物资(药品、器械、后勤物资等)在物流过程中,基本上还是20世纪的管理手段,即使使用了计算机,相当多的单位也仅仅代替手工记录而已,甚至有的库房还用手工记账。医院物流量、资金流量均相当大,年进出量金额巨大。急需运用科学严密的手段来对其进行管理、监督、控制,ERP是在网络化下对物资管理、采购管理、资金管理进行了紧密的结合,一些单位已有成功的经验。在目前强调物资集中采购、强调规模效益的情况下,在医疗物资管理过程中与之相适应建库(有条件的可以是实际的仓库,没有条件的也可以是网络上虚拟的仓库)过程中大体上有两种方案。

1. 第一种方案将整个医院仓库设为三级

(1)物资仓库的设置:将医院的所有仓库分为三级管理,即:一级总库(没有集中管理的可以虚设,集中采购时可直接应用管理方案),其职责负责到货填制"到货单"并填制总的"入库单",如果没有集中管理的医院则为各下属单位采购的物资到货由总库填制"到货单"并填制总的"入库单"。在物流管理中,最重要的是把好购入关与外销关,总库的到货及入库单是最为关键的一步,是以后所有管理过程中的基础。二级库分别为病房药房、门诊药房、医疗器械仓库等。它们所有购入的医用物资按一级总库调拨,其只登记数量、规格。其入库物资均验货填制"入库单",出库物资填制"出库单"。三级库为各病区及辅助诊疗科室,没有实际库房的可设为虚拟的仓库,其中后勤物资仓库等为纯消耗性物资,这部分物资出入库处理与各医疗病区相似。其消耗的物资按销售的出库方式结算,这样可以非常直观地看到物资成本的流向,其内部销售价格,由单位内部协商。所有的填制单据均在网上实行。

(2)物资出入库的流程:这种三级管理的模式,物资出库最末级库请领药品,向总库发信息,由总库在网上给其上一级库即二级库发"出库单",给末级库发"进货单",双方验证后在网上点击即完成出入库手续。二级仓库的物资出入库、末级仓库的物资入库申请均由总库批准。后勤物资仓库等物资出入库直接审批权为一级总库。三级仓库管理方案的物资流程图如图9-3所示。

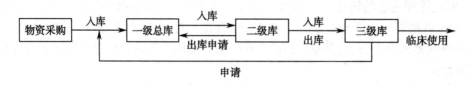

图9-3 三级仓库管理方案的物流流程

2. 第二种方案将整个医院仓库设为四级

(1)物资仓库的设置:这种方案将医院的所有仓库分为四级管理,即:一级总库,其职责负责到货填制"到货单",并填制总的"入库单",如果没有集中管理的医院则为各下属单位采购的物资到货由总库填制"到货单",并填制总的"入库单"。二级库,则将药品管理单位、医疗器械管理单位虚拟为二级仓库,相当于分总库。其职责是将一些物资的调拨审批权定义为二级库,如药品库为药品管理单位审批、医疗器械仓库为医疗器械管理单位审批。三级库,为各个药品库房、各医疗器械仓库等。它们所有购入的医用物资均由一级总库或二级库调拨,其出入库物资只登记数量、规格。其入库物资验货填制"入库单",出库物资填制"出库单"。四级库为医疗各病区、辅助诊疗科室以及后勤物资仓库。其消耗的物资按销售出库方式结算,可以直观地看到物资成本流向。

（2）物资出入库的流程:这种四级库房管理的模式,物资出库为最末级请领药品为向总库（或二级库）发信息,由总库在网上给请领药品的上一级库发"出库单",给请领药品的库发"进货单",双方验证后在网上点击即完成出入库手续。二级仓库以下（含二级）出库入库、最末级仓库入库申请均由总库批准。末级仓库出库按销售出库结算。其中后勤物资仓库等物资出入库直接审批权为一级总库。四级仓库管理方案的物流流程如图9-4所示。

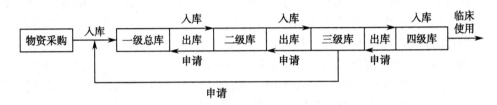

图9-4　四级仓库管理方案的物流流程

三、基于循证医学的医疗设备管理模式

随着现代医疗科学技术的迅猛发展,作为医院物资的核心——医疗设备已深入到临床医学和研究的各个方面。先进的医疗设备在现代医学中起着非常重要的作用,它不仅直接影响着医疗质量水平,也关系到患者满意度和医院的可持续发展。医疗设备管理水平已经成为医院核心竞争力的重要组成部分。因此,必须对医疗设备管理模式进行重新审慎的思考,并能研究出切实可行的管理策略。

由于医疗设备使用范围广泛、复杂。从宏观的病人群体,到生物活体、器官、组织,乃至微观的细胞、分子等,几乎无所不包。另外,应用背景也极其复杂,包括生物的理化特性、治疗的有效性,以及诊断治疗的经济性等。因此,医疗设备质量管理的关注点不应仅仅局限于医疗设备自身的质量,如设备的准确性、精确性和可靠性等,而作为临床医学重要的辅助手段,也应包括临床实践性质量。如医疗设备对其所辅助的诊断和治疗的影响及经济性评价。正因为此,循证医学自20世纪90年代起源于临床医学领域之后,得到迅速发展。其研究方法在临床医学领域得到了广泛接受和应用,受到广泛关注和重视,有效地解决了众多临床实践中存在的问题。

（一）循证医学

循证医学（evidence-based medicine, EBM）核心思想是疾病的诊疗方法都应遵循科学依据,并且结合个人经验和病人的需求。循证医学通常按照某特定病种去收集所有的、质量可靠的随机对照试验结果,对特定的诊疗方法进行系统评价（或Meta分析）,把安全、有效和适用的诊疗方法筛选出来,为临床研究提供可靠、准确的科学依据。并且将循证医学的结果提供给临床医务人员,促使其扬弃那些无效和不安全的诊疗方案,进一步研究和探索那些尚无可靠依据的诊疗方案。循证医学有助于提高诊疗质量、增强临床科研水平、降低医疗成本、减轻病人经济负担、提高医疗决策水平、合理分配卫生资源等,是其他方法所不能比拟和难以替代的新兴方法。当前,引入循证医学思想是医院管理理念的飞跃。因此,基于循证医学思想的管理是借鉴循证医学的方法、原理和证据进行科学管理的实践过程。强调针对问题进行研究,参考当前可得到的最佳证据做出决策,并根据决策实践的结果不断改进,追求最佳成本、效果。因而,已被发达国家广泛采纳并发挥越来越大的作用。

而基于将循证医学思想运用与设备管理中,其基本的思想是:通过对医疗设备研究的科学证据的搜集和利用,更好地理解和解决医疗设备质量管理实践中的问题。整个医疗设备质量管理的循证是一个连续的学习过程,强调关注整个质量管理过程,而不是最终的行为结果。在基于循证的医疗设备管理过程中,对科学证据的利用可分为两种情况:一种是完全基于证据,保证证据的科学性和客观性;另一种是与经验和需求相结合的证据使用,将已有的最好的科学证据提取出来,结合设备操作者的使用经验、医生的临床经验和病人的需求,对已利用的证据和未利用的证据,做出科学合理的解释,使得面向病人和临床的医疗设备质量水平最大化。虽然,基于循证的医疗设备质量管理要求最好的科学证据。但是,也应注意循证医学对科学证据有着严格的要求,即多中心、随机、双盲、对照、受到严密控制的试验,而符合这种严格要求的医疗设备试验甚为少见,其证据等级也会相应较低。因此,基于循证的医疗质量管理只能尽量地追求高质量的科学证据,减低各种偏倚、混杂因素的影响,特别需要注重结合医生临床经验、设备操作者经验以及病人需求,进行审慎的、全方位的医疗设备质量考评。

(二)基于循证的医疗设备质量管理基础构架

1. **建立基于循证的组织结构**　医疗设备所涉及的专业面广、分工细,质量控制对象、要求和方法多种多样,科室之间具有较强的协作性。因此,必须以现有的医疗设备质量管理体系为基础,建立起严格的、基于循证的医疗设备三级质量管理体系。即以科室内部的质量监督员、科级质量小组、院级质量小组为管理单元。其中,科室内部设立的医疗设备质量监督员主要负责针对某种特定医疗设备具体证据的系统收集,对照证据将日常质量计划执行、检查、科内协调进行原始记录,并以此进行经验性总结;科级质量小组主要负责所辖各种医疗设备质量证据的收集,汇集各方面经验(包括临床经验,操作经验等),结合病人需求进行综合分析,并以此拟订和实施科室的质量计划、质控方法和操作规程,以及科室之间的质量管理协作等。院级质量小组主要负责根据科室所提供的全部证据进行科学评估和全面利用,并以此制订全院医疗设备质量目标、计划、标准、测评和规章制度等,并处理科与科之间的协作问题等。

2. **建立基于循证的PDCA质量管理循环**　PDCA循环是全面质量管理中程序化、标准化的科学管理模式。首先,在计划(plan)阶段,必须分析和明确医疗设备质量管理所面临问题的性质,根据问题设定循证的有效范围及证据的质量评价标准等。其次,在执行(do)阶段,医疗设备质量管理小组对相应的证据进行严格评价,包括证据的真实性、可靠性、实用性、统计学意义和实际意义等。由此,结合经验寻找产生问题的原因,并有针对性地制订和实施质量管理方案。然后,在检查(check)阶段根据质量目标,对医疗设备进行评测,包括:技术性能、诊疗性能、诊疗收益、卫生经济学评价等。在行动(act)阶段,根据质量评测的结果,对医疗设备使用经验(包括临床经验和操作经验)进行总结,结合循证分析,将经验纳入到医疗设备质量管理之中,改善原有质量规程,保持其可控性和质量水平。可见,循证是一个连续过程,是提高医疗设备质量水平的核心活动。

3. 建立医疗设备质量循证规程 基于循证的医疗设备质量管理的基础工作是有效地搜集、处理、分析以及存贮医疗设备质量的证据和信息。因而,应设立专门的循证研究小组,从事医疗设备质量的循证研究,以各类医疗设备电子文献库和循证医学网络资源为基础,借助成熟的循证医学研究方法和技术来收集、加工、处理、分析文献资料,以提高循证工作的质量和效率,更好地服务于医疗设备质量管理。循证规程如下:

(1)根据医疗设备质量管理实际,确定资料检索范围。包括: 期刊、会议论文集、内部刊物、国家或行业标准等。

(2)对所收集的医疗设备质量资料进行回顾性查阅和前瞻性追踪。

(3)对所查找的资料进行详细登记。对资料进行分类和标示,如随机对照试验、临床对照试验、大规模随访调查等高质量的证据,以及文摘、个案报道、通讯等低质量的证据,并汇集成册。

(4)按照证据质量对医疗设备质量进行Meta分析,撰写系统综述,并送交医疗设备质量管理部门。

(5)由院、科两级质量小组进行系统分析,提出和实施医疗设备质量管理方案和措施,并建立信息反馈系统。

4. 建立基于循证的医疗设备全面质量评测指标体系 基于循证的医疗设备全面质量评测指标,应涉及技术性能、诊疗性能、诊疗质量和卫生经济学等4个层次。

技术性能指标: 医疗设备自身的物理、化学特性。包括准确度、精密度、可靠性、分析测量范围等,其证据来源包括研究报告、计量标准等。

诊疗性能指标: 医疗设备用于诊疗时的生物学特性,如诊断时的灵敏度、特异度,治疗时的生物有效性等。证据来源主要包括设备的临床研究等,并结合临床及操作经验作出综合判断。

诊疗收益指标: 病人从设备应用中的受益情况。譬如,是否影响并提高了诊疗效能,是否减少了就医次数、用药量、住院日、不适当的设备使用等。证据来源包括人群的随访调查、随机对照试验、对大样本研究的综合分析等。

卫生经济学指标: 评估医疗设备的成本效益、成本效果和成本效用。如设备应用的收益是否大于支出,是否有效地降低医疗成本,是否能提高健康水平和生活质量。证据来源包括医疗设备卫生经济学研究。因此,技术和诊断性能指标是基础。诊疗收益指标评价病人的直接受益情况。卫生经济学指标则是医疗设备在社会、经济等方面的综合效应。

基于循证的医疗设备质量管理虽然来源于循证医学。但并不是将循证医学简单地照搬于医疗设备质量管理领域。它是基于已有的最佳证据,充分收集和利用已有的科学证据,而不是为了追求所谓高精尖技术和经济利益。从医疗设备自身、临床医学、病人和经济学等多角度对医疗设备进行全面质量管理。其本身是一个连续的、持续改善的管理过程,有利于解决医疗设备质量管理中的实际问题,促进医疗技术发展,提升医疗诊治质量水平,满足病人客观需求,保证医院可持续性发展,创造和谐的医患关系。

四、医院物资管理的发展方向

医院物资的管理是医院医疗活动的基础,如何提高各类物资管理的科学性和合理性,减少浪费和库存占用,优化物资管理流程,加强物资的定额管理等,是医院信息化管理的一个重要课题。近年来,各级医院在总结院科二级医疗成本核算的基础上,结合自身特点,大胆探索深化医院改革的新路子,以信息化网络建设为平台,成立以计算机管理为技术支持的经济管理中心,对全院实行各种物资的统一采购、统一供应、统一管理、统一核算,医院经济效益明显提高,采购成本大幅度下降,收到良好的效果。

医院物资管理部门控制着医用物资的质量、数量、供应的及时性、成本的核定等几个方面。根据当前社会发展的客观变化趋势,以尽可能少的人力、物力、财力消耗,取得尽可能大的社会效益、经济效益,最大限度地满足社会日益增长的医疗服务的需要。医院物资管理改革方向应是社会化、信息化、统筹化。目的是实现社会资源合理配置,进而使医院库房存量最小化、仪器设备使用最大化、部门人员配置合理化。

(一)社会化

除了大型的专业仪器设备、房产等高价值固定资产外,大部分的医院物资管理均可实行社会化,可由专业的市场服务公司提供采购、管理、维护、更新等全过程管理。因此,需要培育一个成熟的市场机制,使整体的卫生资源配置趋于合理化。如果卫生材料、后勤物资及一般的医疗仪器设备通过市场来完成医院的物资保障任务,由市场专业经营的公司进行订购、送发、售后服务及维修保养等,那么医院就省却了在选购、维修、保养、库存等方面的诸多环节,减少了在人员配备、培训、管理等方面的支出,使医院可以更好地把精力集中到本职工作中来。

(二)信息化

信息化是医院物资管理现代化的重要环节,医院物资管理迫切需要使用网络这种工具来处理信息。这不仅能提高工作效率,而且使管理工作走向系统化和科学化,促进医院物资管理变"静态管理"为"动态管理",提高管理水平。如材料物品管理系统中总务库房管理系统,通过局域网管理总务库房可以及时反映物品的购入、使用、消耗情况,相关管理部门可以随时上网浏览,掌握最新库存变化情况,以便及时做出有效决策。

(三)统筹化

大型医疗仪器、维修设备等可在地方卫生系统内实行统筹配置,或多个医疗单位联合起来进行横向合作,取长补短。根据各医疗单位的业务侧重的不同,各自配置常用的医疗仪器,而非常用仪器则通过统筹单位的协作来完成正常的医疗任务。统筹或横向联合能够减少设备的闲置率,减少非常用仪器设备的配置及其管理工作和维护工作,从而大大减轻合作单位的经济负担。

(四)资源配置合理化

资源优化配置的实质,就是社会应该如何把稀缺的资源合理地分配到社会需要的众多领域,从而产生最好的效益,以最大限度地满足社会的需求。一旦医院物资实行社会化、信息化、统筹化管理,以医院为单位的每一个医疗实体再没必要重复设立众多物资管理部门,可以节约大量办公场所,减少大量管理人员。从而把更多的人力、物力、财力等有限资源投入到医、教、研、防工作中去,向人民群众提供更优质的医疗服务。

本章小结：

　　医院物资管理是物资在医院内的流转过程和科学管理,其是医院管理中的重要组成部分。通过对医院物资管理的组织领导、分类管理,建立医院物资管理的绩效指标体系和统计分析制度,物资供应计划体系和节约浪费的评比奖惩制度,制定存储策略,通过加快流动资金周转,降低仓储成本。最终,实现降低医院运行成本,减轻群众看病负担,以提高医院核心竞争力。当前,我国医院物资管理绩效水平不高,管理存在漏洞。因此,医院物资管理应以信息化为依托,努力使其在社会化、信息化、统筹化与资源配置合理化水平逐步得到提升。

✔ **思考题：**

　　1. ERP的具体含义以及其在医院物资管理中实施对策。
　　2. 医院库存物资管理流程的几种改造方案以及各自特点。
　　3. 基于循证医学的医疗设备管理模式与传统模式之间的主要区别。
　　4. 思考当今医院物资管理的发展方向。

【案例分析与讨论】

　　医院感染不但关系到医患双方的健康,而且影响到医院的医疗质量。据世界卫生组织调查显示,4%~33%的住院死亡是由医院感染而引起的败血症、器官衰竭等并发症直接导致的。其中,手术器械已经成为感染病原菌的重要来源。现阶段可回收手术器械种类繁多、更新换代快,给器械管理增加了困难,消毒供应中心也将手术器械管理列为其工作的重点。为提高手术器械管理水平,某医院于2013年5月在手术室与消毒供应中心正式开展溯源管理,取得了较好的成效。

　　该院消毒供应中心有固定工作人员45名,年处理60余万包医疗器械。手术器械管理包括物品管理(包括回收、分类、清洗、消毒、包装、灭菌、储存等)、质量监测、人员管理等三个方面。器械经过回收、包装、灭菌储存、发放四个端口的扫描,达到可重复使用医疗器械消毒灭菌的使用要求。所有器械都按照名称、规格、种类等列入数据库,实行规范化管理。中心人员都有自己固定的登录账号。外来的手术器械列入外来器械数据库,同时建立纸质资料库。

　　1. **管理流程**
　　(1)回收:污染区工作人员登录客户端,录入电子信息:有单条形码者,扫描回收单条形码,电脑自动建立新的流程号;无单条码者,进入无条码包登记窗口,新建包信息。
　　(2)清洗消毒:污染区工作人员清点分类后登录客户端,将回收篮筐内的网篮牌扫描进相应清洗消毒机,点击"确认"开始清洗消毒。
　　(3)包装:清洗完毕后,包装区工作人员在电脑上进入"配包窗口",录入身份识别信息(包括包装者姓名、包装时间、失效时期、包装类别等),点击"确认",电脑自动生成条码标签并打印;包装区工作人员将条码贴在手术器械包上,该手术器械包进入灭菌区。

（4）灭菌：灭菌区工作人员登录客户端，录入锅次、锅号、操作者等信息，点击"确认"，电脑自动生成条形码（该条形码为该锅次的信息条形码，用于后续下载审核，记录该锅次的灭菌时间、内含的所有包名称、灭菌操作人、锅次、锅号等信息）。

（5）下载审核：消毒员登录客户端，检查确认灭菌参数情况，确认灭菌效果合格后，点击"确认"；消毒员确认审核信息（包括审核人、时间）后，将手术器械包送入无菌物品库，并在电脑上确认存放地点。

（6）发放：发放人员确认领用科室和部门，扫描包条码并发放。

（7）使用：手术室工作人员将器械连同最终的条形码录入手术室无菌库储存，然后根据手术病人信息录入使用情况（包括使用时间、手术台、器械护士等），条形码随病历进行交接。

2. **结果** 2014年1月初至2015年12月，医院共召回4个锅次产品，发现器械故障、湿包、包内爬行卡不合格、生物监测不合格等共计11例次；并全部成功地追溯责任人。2014年、2015年锅次合格率高于2012年、2013年，切口感染率低于2012年、2013年，$P<0.05$，差异具有统计学意义（表9-3）。

表9-3 2012~2015年医院锅次合格率与切口感染率变化

指标	2012	2013	2014	2015
锅次合格率（%）	98.4	99	99.9	99.9
切口感染率（%）	3.0	2.5	1.2	0.5

3. **讨论** 手术器械纳入消毒供应中心标准化管理流程实质上是计算机信息管理。即利用计算机等设备，在消毒供应中心的不同环节录入该环节的人、物、操作等相关信息，实行环环审核，以有利于追责和召回同批次器械、降低差错危害。

该系统作用在于：其一，提高工作效率。采用计算机信息设备进行规范化管理，可进行无纸化、自动化操作。条形码的应用使信息更真实、客观、持久，有助于溯源。其二，有助于追责。追责制度，在客观上提高了工作人员的责任心。其三，提高了灭菌质量。工作人员可进行持续质量改进，寻找清洗、消毒等过程中易发问题的环节，进行针对性的改进。其四，确保病人安全。灭菌器械处理流程信息的数据化和可视化结合医院计算机病历系统，可以了解感染与器械之间的关系，并据此进行质量改进，确保病人安全。该医院自将手术器械纳入消毒供应中心标准化管理流程后，2014~2015年锅次合格率显著上升，切口感染率显著下降。

综上，手术器械纳入消毒供应中心标准化管理流程，有助于提升消毒供应中心工作人员责任心，降低医院感染发生风险，提高质量管理水平。（以上案例引自温永芬，曾德春. 手术器械纳入消毒供应中心标准化管理流程的探讨. 医学与法学，2016，8（3）：68-69）

（俞 彤）

第十章

公立医院改革与医疗服务绩效

公立医院作为整个公共部门的组成部分,其存在的价值和改革的目的是为了改善医疗服务提供的公平、效率和质量。20世纪60年代,发达国家开始探索以提高服务绩效为目的的公共服务部门分权化改革;这些改革成功地提高了公共服务的绩效,并演进为20世纪80年代后期和90年代初期一场席卷发达国家和发展中国家的公共部门管理变革运动,被称为"新公共管理运动"。公立医院改革就是这一运动的组成部分。本章主要介绍公立医院改革的理论基础和我国公立医院改革的进展情况。

【本章学习目标】

1. 了解公立医院及公立医疗体系及其发展的历史背景;
2. 掌握公立医院运营效率的影响因素;
3. 掌握公立医院改革的进程及方向;
4. 了解我国公立医院管理体制与治理模式的变迁。

第一节　公立医院改革概述

新中国成立以来,历届政府都非常关注国家医疗卫生事业的发展。2016年8月19日至20日,全国卫生与健康大会在北京召开。中共中央总书记、国家主席、中央军委主席习近平在会议发言中强调,没有全民健康,就没有全面小康。更将人民群众的健康提升到了国家复兴战略的高度。随着医学科学技术的发展和社会的进步,当今世界各国都将国民健康事业视为政府无可旁贷的责任。虽然各国的医疗卫生服务体系架构和医疗卫生政策选择各不相同,但由政府出资举办公立医院,为国民提供公共医疗服务、基本医疗服务是政府履行国民健康照顾责任的重要形式。

一、公立医院

依国家的政策与社会发展的背景,有些国家是以社会公共服务的观念与模式来建构其医疗体系的,政府力量的介入与干预程度较大;有些国家则更为注重利用市场运作机制,依靠社会力量及市场竞争机制来建构其医疗体系,政府力量的介入与干预程度较小;有些国家则采取半社会、半市场的手段,政府力量根据具体情况适度介入。因此,世界各国的医疗体系,都有其特殊的历史背景和运作特点,国家医疗卫生政策体系及其发展的社会历史背景、经济背景等,决定了不同的医疗卫生制度安排,进一步直接影响到医院组织的建设及经营管理,医师执业状况及病人服务等诸多环节。

公立医院是指由政府出资举办,其资产纳入政府财政预算管理的医院。全球最为著名的公立医院系统是英国国家医疗服务体系(National Health Service, NHS)。1944年,在第二次世界大战的硝烟之中,英国建立了国民健康保险制度,成功地团结了英国人民,成为影响战争进程的重要力量来源。二战胜利以后,在国民健康保险制度的基础上,英国政府于1948年建立了国家医疗服务体系。这一被称为英国历史上最伟大的制度自建立以来,一直承担着保障英国全民公费医疗保健的重任,成为世界范围内公立医疗体系的典范。在2012年的伦敦奥运会上,由NHS的1200名护士和国民健康保险机构的工作人员组成的舞蹈表演,作为最能代表英国的元素得以展示。

NHS在遵行救济贫民的选择性原则基础上,进一步提倡国民普遍性原则,凡有收入的英国公民都必须参加社会保险,按统一的标准缴纳保险费,按统一的标准享受有关福利,而不问收入多少,这一福利系统由政府统一管理实行。NHS的主要经费来源于税收。作为英国社会福利制度的最大开支项目,建立NHS的首次政府年度拨款达90亿英镑,目前年度拨款在1000亿英镑左右。NHS在全国有1600多家医院和特别护理中心,为全英国6400多万人口提供服务,雇员达150万。NHS实行分级保健制度,第一级称为基础保健,是NHS的主体,由家庭诊所和社区诊所等构成,NHS资金的75%用于这部分,提供如家庭医生(general practitioner,GP)、牙医、药房、眼科检查等服务。每一个英国居民都需要在家居附近的一个GP诊所注册,看病首先约见GP。任何进一步的治疗都必须经由第一层次的基层医疗转诊。第二级是医院,负责重病和手术治疗,以及统筹调配医疗资源等,提供包括急症、专科门诊及检查、手术治疗和住院护理等服务。

受NHS及其他西方国家医疗制度体系的影响,过去60多年间,包括许多中低收入国家在内的很多国家,都建立了公共筹资的医疗卫生保健体系。

二、公立医院改革的背景

以NHS为代表的公立医疗体系的共同特征是医疗保健服务由纵向垂直一体的科层制公共部门提供,构建这种方式的主要目的在于防备医疗保健服务的"市场失灵"。在政府出资人的帮助下,医疗卫生部门的政策都集中在扩大卫生人力和基础设施(建诊所、购买诊疗设施、建实验室和医院等)上,并进一步延展到药品生产与流通、医疗设备供给以及医疗卫生人才培养等方面。这种以投入为中心的发展策略获得了很大的成功,使医疗保健服务的公平性和可及性得以改善,同时传染性疾病得到控制,其他需要政府直接干预的公共卫生活动也取得了很大的成功。

和NHS一样,各国的公立医院体系在建立之初都曾经对改善人民的健康状况起到了非常积极的作用,并受到了社会的广泛欢迎。然而,在取得显著成就的同时,公立医院体系也日益显现出一些严重的问题,其中,资金不足和效率低下成为这一公立医疗体系最突出的问题。随着医疗技术的迅速发展和社会经济环境的变化以及健康质量要求的提高,这些问题和矛盾也越来越突出地表现为庞大的机构造成资源严重浪费、内部运行效率低下、医护人员的工作积极性严重下降,医疗服务远远不能满足人们的需求,人们的不满与日俱增。研究表明,这些问题大多数源于服务提供体系,而且其中的大部分问题在基本制度设计以及其他公共部门机构之中也都存在。

从公立医疗服务系统层面看,配置效率问题突出——医疗资源通常不合理地向城市、治疗型服务以及医院服务流动。作为公立医院,管理当局对于服务成本的追踪和控制较为松懈,对成本的疏忽,导致其缺乏鉴别和提供具有成本效益服务的能力。另一方面,尽管公平性是公立医院医疗服务提供的关键原则之一,然而,在公共系统内,资源往往不能恰如其分地被分配给那些最需要的人,所提供的社会服务与使用者的需求脱节,加上问责制度的缺失,导致病人在政府举办的医疗机构中得不到医务人员良好的治疗和照顾,质量问题也非常突出。

从政府在社会公共服务中的角色认识角度看,政府在经济和社会发展中的角色也在发生改变。中央计划经济体制的效率缺陷、发达国家和地区中福利国家的财政危机、亚洲"四小龙"国家和地区政府主导型经济增长"奇迹"的可持续等,许多因素使人们认识到政府资本在经济和公共服务领域中的过度扩张存在的致命缺陷。在一些发展中国家,政府财政资本的过度扩张总是试图用过少的资源和过低的管理能力做过多的事情,然而,却常常无法保证最基本的公共服务产品,在这个方面,基本医疗服务和基础教育问题最为普遍和突出。于是,公共服务领域的改革成为自20世纪80年代以来国际范围内的改革热点。政府的角色和提高政府资本的利用效率成为改革的关键。大家普遍认同的一个观点是,在政府资本没有效率优势的领域,要充分地利用私人资本的力量。重新界定政府在基础服务提供中的角色是一个非常艰巨的任务和非常艰难的过程,因为政府在这一领域毫无疑问应当承担一定责任。

三、公立医院改革的理论基础

无论如何,包括我国在内的许多国家已经开始在社会服务领域(健康、教育、养老)进行市场化改革的探索。在医疗卫生领域,政策制定者们试图在维护社会保障和公平的同时,努力引入和修正市场化改革,以解决公立医院服务提供中的诸多问题。包括对政府医疗卫生主管部门权力结构的调整、公立医院治理结构和运行机制的调整等,已经在包括英国、新西兰等著名的公立医院体系进行。而经济学、管理学研究的前沿的进展,也为我们理解公立医院的改革提供了新的视角。

(一)新古典经济学

新古典经济学(Neoclassical Economics)分析了市场失灵的潜在根源,认为公有制存在的根本原因是它能够在市场失灵的情况下有效地实现社会公共目标。私人组织被认为必然会追求利润的最大化,并且通过利润最大化来实现股东(所有者)收益最大化,而股东权益最大化不一定会促进社会整体利益。在医疗卫生领域,新古典经济学为进行公共干预、解决市场失灵以保证公平和效率提供了支持。正是基于这些分析,公有制被作为这样一种手段来促进一个组织为了国家所体现的更广大的利益而不仅仅是狭隘的所有者利益服务。

(二)组织经济学

新古典经济学追溯的市场失灵的潜在根源无疑是存在的,然而,如何通过制度构建保证公共服务机构的经营管理者能够像追求私人利益一样不懈地追求社会目标的实现?新古典经济学家们并没有给出这一关键问题的答案,通过公有制实现社会目标最大化的机制并没有得到明确的阐释。近年来,与公共医疗卫生领域改革最相关的理论进展有委托代理理论、交易成本经济学、产权理论以及公共选择理论,这些理论为解释不同所有制的公共服务机构及其治理安排提供了分析工具,使我们能够更为清晰地鉴别引起公立医院绩效巨大差异的关键因素。这些理论通常归类于"组织经济学"(economics of organizations)。

组织经济学的核心判断是,公有制排除了机会主义的利润最大化者,在承认个人追求私利,或者至少是部分追求私利的前提下,揭示了如何最好地构建管理结构。在一般性地理解公立机构激励所存在问题的根源方面,此种分析可谓有所裨益。

1. **代理理论** 代理理论(agency theory)强调在存在广泛的不确定性以及各方获得信息不均衡的情况下,协调个体间不同利益的必要性。根据其理论模型,关键的 对关系是委托人和代理人之间的关系。委托人需要代理人的努力和专业知识,但其只有有限的能力去监督代理人的行为和评价最终产出是否令人满意。在卫生部门,利益协调十分普遍且非常有必要,病人与医生之间的关系就是典型的委托代理关系。医生和医院管理者之间也各有不同的利益和能力,然而他们相互需要对方。而公立医院改革需要重点分析的是政府作为所有者和医院管理者之间的委托代理关系,委托代理理论对出资人、债权人和公司经理人关系的分析,有助于更深刻地理解政府和公立医院之间的治理关系。

2. **交易成本理论** 交易成本理论(transaction cost theory)专门研究一个组织内部的活动与通过市场关系组织起来的活动间的不同特征。

交易成本理论关注这样的问题:为什么一个组织要从外部购买产品而不是自己生产?为什么部门主管决定雇用雇员承担特定任务,而不是从其他组织或个人购买服务呢?在寻找这些问题的答案过程中,他们发现了内部组织的优越性,即内部组织能够更好地应对不可预知事件并解决出现的问题,降低因为通过市场采购可能带来的成本。这一理论对于什么条件下选择建立公立医院,而不是通过市场采购私立医院提供服务给出了解释。依据交易成本理论,可以对公立医院通过在卫生系统内部的影响力所导致的不合理的资源配置决策以及权力寻租等行为给出合理的分析,为是否应进行公立医院服务网络的纵向整合、是否应该对医务人员采用组织内部的薪酬雇佣或采取购买服务的选择提供理论基础,有助于更好地分析公立医院体系运行状况,揭示公立医院体系所面临问题的结构性根源。交易成本理论认为,纵向一体化的整合是治理机制的最后手段,在大多数情况下,通过合同、合同网络、虚拟整合、特许经营或建立优惠政策等形式开展公共服务的绩效,会优于单一的公有制安排。

3. **产权理论** 产权理论(property rights theory)从资产及相关权益的角度关注激励问题,解释了为什么私有制似乎具有更强的正面激励效率的作用。他们得出的答案是:剩余控制权的归属以及剩余收益的分配。关注剩余控制权的归属以及剩余收益的分配。产权理论的分析有助于更好地理解政府失灵的制度原因,对公立医院的治理结构及其激励机制的改革产生了很大影响,该分析框架被用于设计赋予公立医院经营管理者相应的决策权并给他们足够的经济激励进行决策(使剩余索取权与决策的产出挂钩)的公立医院改革方案。

4. **公共选择理论** 公共选择理论(public choice theory)对组织变革影响很大。这一理论关注的焦点是政府官员、利益集团与官僚的自利行为,以及关于有效的政府和政府的范围。政府官员总是试图实现预算最大化,使其所掌控的部门占国民收入的份额不断上升,由此带来的结果是相关领域政府规模远远超过实现其核心功能所需要的规模。这一理论也很好地解释了强势利益集团是如何通过政府官员到这一偏好来获取资源的。公共选择理论揭示了导致公立医院效率低下的体制因素,激发了深入分析组织内部如何塑造治理与管理结构的动机,以使发生破坏性行为的机会最小化。公共选择理论有关激励、合同和治理的观点已经影响到了公立医院及其治理结构的改革。

5. **不完全契约理论(GHM模型)**　不完全契约理论是由格罗斯曼和哈特(Gross man & Hart,1986)、哈特和莫尔(Hart & Moore,1990)等共同创立的,因而这一理论又被称为GHM(格罗斯曼-哈特-莫尔)理论或GHM模型。国内学者一般把他们的理论称之为"不完全合约理论"或不完全契约理论。因为该理论是基于如下分析框架的:以合约的不完全性为研究起点,以财产权或(剩余)控制权的最佳配置为研究目的。不完全契约理论认为,由于人们的有限理性、信息的不完全性及交易事项的不确定性,使得明晰所有的特殊权力的成本过高,拟定完全契约是不可能的,不完全契约是必然和经常存在的。

"不完全契约"为重新认识公立医院提供了理论工具。用一个极其通俗的语言来说,不完全契约理论认为:契约越完全,市场就越能解决问题,当契约不完全的时候,改变所有制就是一种替代的办法。我国公立医院改革需要澄清"市场万能论"。公立医院在统筹医疗卫生资源、保证筹资的公平性、控制医疗费用、确保公立医疗机构的非营利性、发挥规模和范围效益、实现治疗的连续性和整体性等方面,都具有不可替代的优势。

上述理论均与信息、激励、体制创新以及如何最好地组织公立医院的医疗服务提供相关。传统公立医院的合理性建立在简化的个人行为模型基础之上——假定政府的目标与公立医院管理者的目标是一致的。政策制定者认为,被要求去追求公共利益的公共部门管理者,自然能够知道何为公共利益并有足够的动力去实现它。然而,在管理实践中,目标的模糊以及精确确定与监控的困难,已被证明这样的体制设计不利于相关部门的有效管理。公有制排除了追求利益最大化的机会主义者,但是政府官员、公务员化的医院管理者已被证明并非是公共利益的最佳代表,不会是公立医院的最佳管理者;相反,他们也往往追求私利。组织经济学的上述理论,有助于设计构建承认个人追求私利前提下的公立医院治理结构。

第二节　公立医院改善服务绩效的路径

如第一节对于公立医院改革背景的分析,公立医院改革的目的通常都是为了解决医疗服务在效率、成本、质量和病人需求反应性等方面存在的问题,即提高医院服务的绩效。在管理实践中,"市场化"并不是唯一的途径。各国公立医院为提高绩效水平,往往通过技术改造、管理变革以及筹资和补偿方式改革等方式。

一、技术改造

近年来,改进医院绩效最常见的方式是提高医院医疗技术和服务能力。最为普遍的方式包括检查诊断治疗设备的更新,医院管理信息系统(hospital information systems, HIS)的采用和升级以及医院服务场所、其他服务设施等的技术改造。技术改造是提高公立医院运行效率和服务质量的一个显而易见的切入点。先进的数字化医疗设备、富有效率的医院管理信息系统、计算机、数据库以及各种客户端应用软件的开发和使用,不但提高了医院的技术水平和服务能力,而且也改变了医院传统的服务流程和服务模式。当前,绝大部分公立医院的医护人员都已经完全具备了新的检查诊断治疗设备和信息化技术条件下高效率开展医疗服务的能力和素养。

在所有国家和地区,这些顺应科学技术发展的改革对于提高公立医院的绩效发挥了极大的作用,医疗设备的快速更新和信息技术的飞速发展使得医疗服务模式的创新成为可能。然而,在新的技术条件下,医院服务的绩效并没有达到技术改造期望的水平,技术改造提高了疾病检查诊断的效率和准确性,但给病人带来的收益并不十分明显,高效率数字化医疗设备的利用率以及医院管理信息系统的投入巨大,但其可能形成的更有价值的信息并没有被充分开发利用,进一步转化为对病人有价值的收益。也就是说,技术改造并未彻底解决公立医院服务绩效所存在的问题。

二、管理变革

在进行技术改造的同时,为了适应医疗服务需求的变化,在一些著名企业管理变革措施的启发下,很多公立医院也尝试通过管理变革的方式解决医院医疗卫生服务提供的问题。这种变革的主要目的是通过提高医院管理者的管理专业知识和技能,促进医院服务绩效。变革一般采用员工培训、人力招聘和管理人员选拔政策以及与聘请管理咨询公司推进医院管理变革的项目等方式展开。这些措施往往与医院技术改造相伴而行,在过去20年间对于提高医院的决策和管理水平,发挥了积极的作用。如引入绩效考核体系,推进医院流程改造,以患者为中心推进医疗服务安全与品质管理等。

公立医院管理变革的尝试主要是将在企业中成功应用的管理技术导入医院的管理实践。然而,这些管理技术的实施往往受到公立医院政策环境的限制。如员工招聘和劳动报酬政策方面的变革,这些变革对于提高医院绩效,形成医院人力资源优势具有决定性的作用,但是,政府相关政策阻碍或削弱了此类变革措施在公立医院的应用。公立医院的管理者普遍缺乏对医院要素资源的控制能力,这种管理体制缺陷是公立医院自身管理潜能得不到有效发挥的根源。因此,尽管一些在企业成功应用的管理工具偶尔也被个别公立医院成功引入,但是多数情况下,这些管理变革措施会受到公共服务机构政策制度的制约,尤其是会受到来自医院内部员工的强烈抵制。在管理实践中,这种情况促使公立医院的改革者们转向寻求组织变革以增加推进医院管理变革的动力。

三、筹资和补偿方式改革

筹资和补偿方式是指开办医院和维持医院运行的资金从筹资方或支付方流向医院的结构、方式。包括支付的正式程度、资金的使用规定等。同时,筹资和补偿方式改革往往需要考虑医院的责任和服务提供的能力。

筹资和补偿方式的改革是公立医院改革需要研究的核心命题。这一命题涉及医院的成本与服务价格制定,政府资本的计提方式、医保资金的支付方式、病人自付费用的管理等,以及它们之间的关系。当前,因为大多数国家都通过公立医院的组织赋予公立医院不同形式的经营剩余索取权,但是,由于筹资结构和补偿方式直接决定着医院能否有经营剩余以及经营剩余的多少,因此,筹资和支付方式决定了经营剩余索取权对于医院能否产生真正的激励作用。如果医院根本不可能有经营剩余,那么剩余索取权就毫无意义;而筹资和补偿方式是否促进了公立医院改变服务绩效,控制服务成本,提高服务质量,以及医院节约成本的努力能否产生一定数量的医院收入净额,是这一改革的关键。

筹资和补偿方式改革除了要考虑与医院经营剩余的一致性之外,也必须考虑改革方案与医院外部环境因素的适应性。不论是建立以政府部门监管为主的治理结构,还是引入市场机制的治理模式,对公立医院的治理安排必须与筹资和补偿方式安排相互对接、相互补充。显然,这一改革非常具有挑战性,比如,如果政府的筹资能力比较强,更为有效的方式是利用这些资金直接购买服务,那么,应该同时建立以服务购买合同条款和过程监测为主的问责制;如果政府本身并不是唯一的或主要的出资人,则除了政府的合同规定外,其他购买者或保险公司的参与对实施有效的管制则是十分有必要的。

筹资和补偿安排直接影响着公立医院内部激励机制,与公立医院治理结构共同决定了公立医院经营管理绩效至关重要的三个关键要素: 剩余索取的分配、社会公益职能以及公立医院的市场化程度。因此,筹资和补偿方式改革是最为常见的解决公立医院服务能力、效率、质量和社会责任问题的方法。补偿方式的改革通常采用改变支付结构和支付依据的方式,以增强资源配置与提供特定产出之间的联系。后付制的按项目付费、按床日付费、按病种付费都是这类改革的例子。美国耶鲁大学卫生研究中心20世纪70年代开发的住院病人病例组合评价方案在联邦政府卫生财政管理局(HCFA)的资助下发展成为各方均比较认同的支付方式,即所谓(疾病)诊断相关分组(diagnosis related groups, DRGs),DRGs根据病人的年龄、性别、住院天数、临床诊断、病症、手术、疾病严重程度,合并症与并发症及转归等因素,把病人分入500~600个诊断相关分类,通过建立在相关分类基础上的医院服务计费标准决定医院补偿的多少。不同于单病种付费,DRGs使用几百个诊断相关分类,覆盖当前医疗技术条件下所有病种的诊断治疗过程;而单病种付费只适应于少数病种,是当今世界公认的比较先进的支付方式之一。

DRGs付费标准是以国际疾病分类(international classification of diseases, ICD)编码为基础制定的预先付费的支付形式, DRGs的实施基础是医院临床诊断治疗的标准化,即严谨科学的临床路径。DRGs的推行,能够在一定程度上提高临床诊断治疗的规范化,但DRGs能否促进医院服务绩效水平的提高,成本的节约,还有赖于医疗服务价格形成机制的改革,各诊断相关分组的价格是否客观地反映了相应的服务成本,是DRGs能否全面促进公立医院绩效水平的关键。

综上所述,筹资和补偿方式的改革能否达到促进公立医院提升服务绩效的预期目标,取决于公立医院管理体制和治理结构等其他领域的改革能否同时进行,取决于医院能否对新的补偿方式作出反应。

四、组织变革

随着对公立医疗卫生服务体系结构性问题认识的逐步加深,一些国家也尝试将组织变革作为公立医院改革的组成部分。公立医院的组织变革是通过改变公立医院的资产所有权、经营决策权、收益分配权等一系列权限以及由此产生的公立医院运营风险、责任等在各级政府及相关部门、医院管理层等医疗卫生服务提供各方中的分配来改善公立医院的激励环境。

公立医院的组织变革有很多不同的形式。一些国家和地区采取改变不同机构职能的布局的方式,如改变负责收取保险费和购买服务的健康保险机构;另一些则通过赋予服务提供机构一定的权力,以此重组医院出资人与服务提供者之间的关系。公立医院组织变革的实质往往是分权化,即决策控制权、收益权和相应责任的逐层分解。

20世纪后期以来的公立医院组织变革主要围绕市场化展开,通过将决策控制权转移到公立医院,或者更为贴近公立医院的当地政府机构,并使其承受市场或类似于市场的压力,从而达到提高绩效的目的。这些改革往往同时伴随着新的公立医院内部组织结构、激励机制和问责机制的改革,以规范和鼓励公立医院对权力的运用和绩效水平的提高。这类改革主要可以概括为自主化、法人化和私有化。

大多数国家的公立医院被视为政府整体架构的一部分,属于政府资产。且因其一般是政府财政预算拨款的部门,所以对公立医院进行组织变革的阻力往往十分强大。而改革的支持者们一般采用不同激励环境下医院经营管理者履行其职责的巨大差异作为推行公立医院组织变革的依据。事实上,因为具体的变革措施设计的不同,三种组织变革形式之间的激励效果差异往往也十分明显。然而,相较于由政府行政部门严格控制,任期稳定的"官员型"公立医院管理者,无论是自主化、法人化还是私有化医院的管理激励措施都更为切近实际。

在改革实践中,组织变革往往是管理变革、筹资补偿机制改革的有效补充,而不是其替代者。筹资补偿机制改革和组织变革都不能单独奏效,而离开组织变革的管理变革效果往往也会大打折扣。尽管管理变革和筹资补偿机制改革在很多国家提高公立医院服务绩效的改革中被寄予厚望,但离开组织变革,它们所能实现的绩效目标往往是有限的。

第三节　我国公立医院管理体制改革

改革开放以后,公立医院改革一直是我国医疗卫生政策变迁与重建的关键环节,如何适应市场经济改革给公立医院带来的运营环境变化? 如何应对医疗服务需求和医疗保障水平的提高所带来的挑战? 如何发挥公立医院在改善医疗卫生服务提供的公平、效率和质量方面的功能? 一直是我国医疗卫生体制改革的关键环节。

一、我国公立医院运营环境和治理模式的变迁

在计划经济时代,医院乃至几乎所有与医院运营相关的要素资源都由中央计划支配,医院财务收支也是基于历史运营数据和统一的收支项目纳入政府预算。所有医院都是各级政府卫生主管部门或其分支机构的直接预算单位。作为行业主管部门,卫生部门主导着医院的建设规划、资金投入、人力配备、设备购置、业务监管、医院治理等绝大部分职能。医院内部也建立了适应垂直管理的科层制行政管理模式。由于医院收入中由病人支付的部分所占的比重非常低,医务人员的诊断治疗行为对医院的收入几乎没有影响。医院职能部门的主要职责是执行政府卫生主管部门的政策制度。计划经济时期我国医院的外部运营环境如图10-1所示。

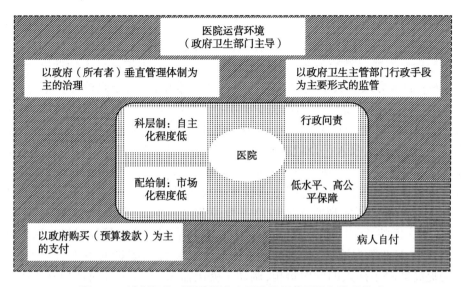

图10-1 计划经济时期我国公立医院的运营环境和治理模式

20世纪70年代末开始的改革开放政策使我国进入了一个伟大的经济与社会发展转型期。在过去的三十多年里,卫生部门在医院运营环境中占据支配地位的局面已发生了根本性的变化(图10-2):首先,生产要素(药品、器械、耗材等)逐步由配给制转变为商品化,医院拥有实际采购权;其次,资金来源由政府预算拨款为主转变为医疗服务收费为主,医院被赋予了"自负盈亏"的经营管理责任;第三,社会保险体系的建立意味着政府财政补偿由补供方转变为补需方,政府医疗服务购买方式发生了根本性变化。

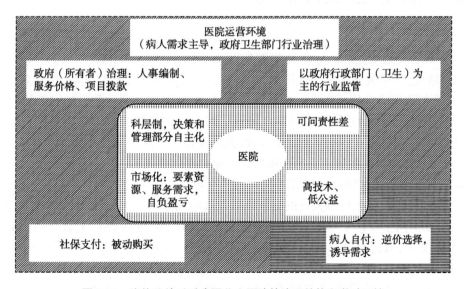

图10-2 改革开放以后我国公立医院的治理结构和激励环境

通过授权、转变经营机制和改革投入(购买)方式,上述变化的实质是试图分离原卫生部门主导的垂直管理、购买以及治理职能,这种分离通过医院经营管理自主权和建立社会保险基金的形式,创造了一个多元化的公立医院运营环境,但并未同时建立适应医院多元化运营环境的监管和治理模式,造成了公立医院治理诸多环节的缺失。

　　首先,政府依然保留着公立医院大型医疗设备购置、人事、薪酬标准以及服务定价等决策权力,垂直管理的体制和医院内部传统的科层制管理模式并未改变。在这种情况下,即使医院管理层有通过精简设备、人员以及改革薪酬制度来提高效率的动机,但却没有相应的决策权;而地方政府或卫生主管部门或许有决策权,但由于政治及其他方面的原因,他们没有改革的动机。而授予医院的部分自主管理权,使权力寻租成为可能,滋生腐败的同时,造成了医疗资源的浪费。其次,服务虽然由政府部门定价,但通常是通过按项目由医保和病人合并支付,收入盈余依据科室的业务量和所实现的收入数额,通过不很透明的奖金制度在员工中分配。因此,医务人员的诊断治疗方案直接影响到医院的经济收入,某种程度上形成了鼓励医院及临床医生通过增加服务量、提供不必要的服务、多收住院病人及延长住院时间等方式实现收入增加的行为,为诱导性需求和低价值服务留下了制度空白,为少数不法医院、医务人员乃至病人留下了套利空间。第三是社保机构医保资金管理以是否实现收支平衡为原则,而不是以帮助病人获得优质廉价的卫生服务为目的,社保覆盖率的提高减轻了病人的就医负担,调动了就医需求,但并未同时实现基于医疗服务绩效支付的关键变革,被动的支付为医院维持服务提供的高成本和过剩服务能力创造了条件。最后,多部门垂直管理的方式往往存在职能、责任的错位,有时甚至相互冲突,且不同部门政策和利益的关注点也不一致,导致管理措施落实不到位,且缺乏可问责性。对于大部分公立医院而言,政府财政补助微乎其微,对于主管部门的监管,医院往往能够找出符合自身既得利益的对策。诸如此类的权责关系结合不当是我国公立医院管理体制最主要弊端。

二、我国医疗卫生服务供给体系的矛盾分析

　　城市公立医院在以投入为导向的医院等级评审制度推动下,如同磁石般吸引着医疗设备、药品厂商,以及医疗技术人才,先进医疗设备保有量、医生护士数、门诊和住院服务量等指标大幅增长,医疗服务项目迅速增加,疾病救治能力和水平也相应提高,医院规模持续扩大,吸引了大量基层常见病病人。据统计,2014年我国医院总床位数是1980年的(119.58万张)4.15倍,达到了496.12万张,而同期乡镇卫生院总床位数从77.54万张增加到116.72万张,仅增加了50.5%,其中,在1980年到2006年间,我国乡镇卫生院的床位数减少了近10万张。图10-3为1970—2014年间我国主要医疗机构床位配置变化情况。

　　床位数一直是我国医疗机构资源配置的基准数据和服务能力的关键指标,床位数决定着医疗设备的配置、卫生技术人员的编制数以及政府固定投入的数量(床位补贴)。据统计,2005年至2014年的10年间,我国新增执业医师(含助理)数和注册护士数分别为85万人和165.5万人,其中,有近48万(56.3%)执业医师(含助理)和132万(79.6%)注册护士进入城市公立医院工作。

　　医疗卫生资源的配置状态决定了医疗卫生服务的供给结构,改变了病人就医的整体格局。图10-4为1985—2014年我国主要医疗卫生服务机构诊疗人次变化情况。2014年,以综合医院为主的医院诊疗总人次近30亿,比1985年增长了136.8%;而同期乡镇卫生院总诊疗人次却减少了6%。图10-5为2009—2014年我国各主要医疗机构之间门急诊人次与入院人数分别占比的变化情况。可以看出,自2009年医改方案颁布以来,病人就医选择的总体格局没有太大的变化,以综合医院为主的各类医院的门急诊人次和住院人数占比一直保持增长态势,其

中,2014年医院住院人数占总住院人数的比例达到了75%。而同期基层医疗机构,尤其是乡镇卫生院的门急诊人次和入院人数却一路走低,至2014年,仅占13.90%和19.93%,社区卫生服务机构的占比则更低。2009年医改方案所提出的社区首诊,双向转诊的就医格局远未形成。

当前我国医疗卫生服务所面临的主要挑战,第一是快速老龄化、慢性非传染性疾病以及环境污染、生活方式等致病风险因素的广泛流行;第二是医疗服务质量和监管水平的提高;第三则是包括以医院为中心的医疗服务提供,服务机构之间缺乏必要沟通协作与资源整合利用机制,服务提供碎片化,医疗资源配置的失衡,促使供方推高医疗费用的医院外部运营环境及其他制度层面的问题。上述挑战集中表现为医疗服务需求和供给的结构失衡。需求方面迫切需要建立以健康促进和疾病预防、慢性病管理以及长期照顾为主要服务内容,以基

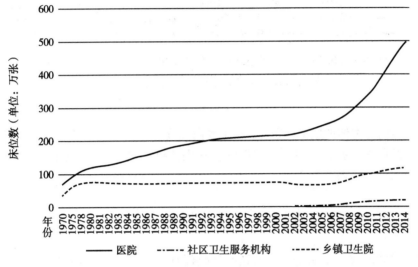

图10-3 1970—2014年间我国主要医疗机构床位配置变化情况

(数据来源: 2015中国卫生和计划生育统计年鉴)

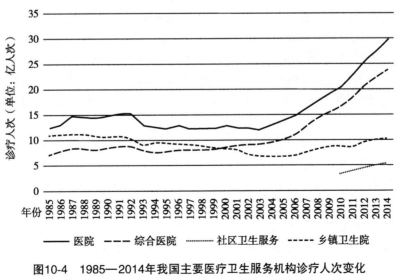

图10-4 1985—2014年我国主要医疗卫生服务机构诊疗人次变化

(数据来源: 2015中国卫生和计划生育统计年鉴)

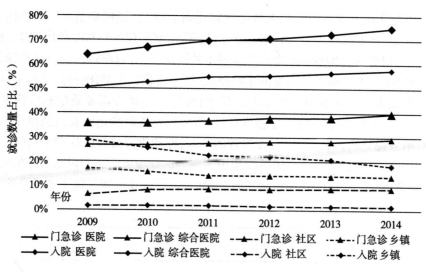

图10-5　2009—2014年我国各主要医疗机构门急诊人次与入院人数占比

（数据来源：2015中国卫生和计划生育统计年鉴）

层医疗卫生机构为主体的服务；而供给却主要由高度依赖高端检查治疗设备、住院服务以及手术治疗等的医院承担。相对于基层医疗卫生服务机构，当前我国城市公立医院已处于一种服务能力过剩的状态。

三、我国公立医院管理体制与治理结构改革探索

面对上述状况，在"管办分开"的医改新政促动下，一些省市（如北京、上海、无锡、深圳等）采取了组建一个新的政府部门（往往称为"医院管理局"或"医院管理中心"等），专门负责辖区内某一级政府（如省级、市级）所属医院的管理。在这些试点中，虽然新的医院管理机构职能定位和隶属关系不尽相同，但大部分机构依然隶属于卫生主管部门，其职能也是从原卫生主管机构划分出来。组建新的医院管理职能部门的初衷也许是为了加强医院运营模式转变所带来的公立医院治理需要，但因其并未突破政府部门垂直管理医院的僵化体制（如省级医院归省级部门管、市级医院归属市级部门管），建立更为广泛的跨部门的治理架构，往往存在与原职能归属部门的工作交接矛盾，因此，并不能够很好地胜任当前医院运营模式下的医院治理职能，也不利于医疗服务体系的整合优化，对于公立医院改革的实际意义有待进一步观察。

而为了适应转型期医院经营管理环境的变化，克服医院经营管理困境，早在20世纪80年代公立医院"转换经营机制"改革的浪潮中，一些公立医院就开始了医院内部治理结构改革的探索。主要有公立医院"董事会"、理事会治理模式，区域医疗集团（联合体）模式以及委托管理模式。上述改革模式包含了以下几个方面的共同要素：首先，试图在一定程度上突破政府垂直管理的僵化体制和医院内部传统的管理制度，克服包括医院内部人事制度、薪酬分配、采购、流程等方面的体制机制弊端，建立适应医院运营环境的内部激励机制，挖掘医院自身的管理潜力。其次，试图通过所有权和经营权的分离，搭建更为贴近医院管理实践，且有利于医院绩效考核和落实管理问责制的医院治理架构。第三，通过新设董事会等管理机构，

并赋予其一定的决策权力和监管责任,落实了公立医院政府所有权的责任主体,实现了医院管理的委托代理,改变了医院组织的权力结构和治理环境。最后,上述治理模式中的医院院长,是经过董事会或其他相应机构依照一定的程序选拔任用的(或者董事会选拔,报政府主管部门任命),是有明确的经营管理目标、年度任务及董事会赋予的相应管理权限,向医院董事会或相应的管理机构负责的"职业化"院长,而不是自己主持制订医院发展计划,缺乏明确负责对象的传统"官员型"院长。

就运行效率与医院发展而言,上述医院内部治理结构改革的成效是显著的,尤其是"董事会"治理模式。然而,经过实地考察和访谈,我们发现,推进改革和医院发展的决定性因素在于以院长为核心的医院管理层能否承担起相关责任并对医院外部环境的激励和压力做出反应。医院管理涉及多种临床和非临床职能,资源的选择、利用,管理措施实施和督察,医院运行的监控等,对于医院管理层而言,清晰的目标、责任和压力是改革成功的必要条件,在此基础上,医院运行效率的提高,服务质量的改善和病人满意度水平都有赖于院长的岗位胜任能力及其致力推行的管理措施。因此,组织结构是必要条件,但医院管理层的经营管理能力是医院运行的根本动力。另一方面,由于上述改革更多地发生在医院内部,其成效也更多地体现为当事医院自身的发展,而医院自身的发展是否与医疗服务体系整体的绩效和卫生事业发展的目标相一致,则取决于医院外部环境和内部组织结构的共同作用,而外部环境中的激励因素与治理、监管以及服务购买的方式等多种因素相关,直接影响到医院内部激励机制,因此,医疗卫生服务体系整体绩效的改进,还有赖于医院外部激励环境的完善。

四、我国公立医院综合改革的前景展望

结合习近平总书记在全国卫生与健康大会上提出的推进分级诊疗、现代医院管理、综合监管等制度建设的精神和国家"十三五"医疗机构建设规划的要求,总结国际国内公立医院治理改革的经验,适应医疗服务需求的变化,促使以医院为中心的碎片化服务供给转变为具备纵向协作性(各级医疗卫生机构之间)和横向连续性(健康促进、疾病预防、诊疗、康复及长期照顾等服务之间)的整合型医疗卫生服务供给网络,是当前我国医疗卫生服务供给侧改革的战略目标。推进公立医院治理结构的系统性重组,是解决公立医院医疗服务的社会公益职能、技术效率、资源配置、服务质量以及成本等诸多问题的必由之路,是医疗服务供给侧改革的关键环节。图10-6勾勒了外部环境和内部治理结构相互促进的公立医院治理模式。

首先,我国公立医院的隶属关系复杂,有国家卫生计生委直属的,有隶属于教育部的大学附属医院,有隶属于地方各级政府的。因此,公立医院治理结构的改革,必须建立在国家立法的基础上,通过颁布专门针对医疗服务机构的法律框架,界定卫生计生、财政、社保及其他相关部门、各级地方政府对不同等级医院的管理权责范围,界定公立医院的资本投入、资产、财务、人事、采购、产出水平、结余资金及举债和偿债等方面的决策权和监管权。规定公立医院的委托管理架构(如董事会、理事会模式),赋予医院决策责任主体(董事会、理事会)相应的决策自主权。现代医院管理模式的根本特征在于更多的决策自主权,针对我国公立医院存在的成本、绩效等问题,改革公立医院人事编制和薪酬制度,授予医院决策层在人员选聘、解聘,薪酬分配等方面的自主权,是激发公立医院内部活力,完善公立医院运行机制的关键。

其次,仅靠建立和完善公立医院治理结构还远远不能落实政府举办公立医院的公共政策目标和公立医院的社会公益职能,建立涵盖公立医院投入与补偿、资产保值增值、运行成

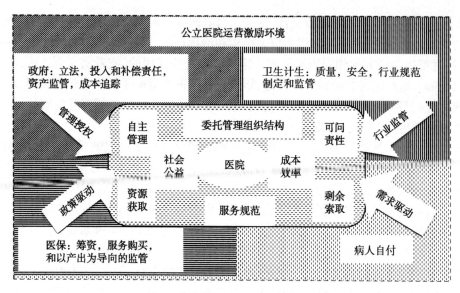

图10-6 公立医院治理结构的系统性重组

本及产出等方面内容,针对地方政府、医院管理责任部门、政府医保支付部门等在内的相应责任主体的问责机制,进一步促进形成医院内部针对医院各职能和临床业务科室乃至医生的问责机制,是深化公立医院改革,规制医院行为以改善其绩效的关键举措。从某种程度上来说,问责机制及其有效性是公立医院治理的关键举措。当然,问责机制必须建立在明确的规则、有效的监测与监督和切实的执行基础上。问责制和医院管理决策自主权的建立,将有利于公立医院建立与政府政策目标和公众利益相一致的医院内部激励机制。

第三,鉴于现有医保和病人支付方式促生了的医院内部不合理的分配机制,也未能鼓励医院向下级医疗机构转诊病人以开展纵向一体化的服务,非常有必要通过进一步完善医保的服务购买职能,研究制定和实施适合不同疾病诊断治疗过程特征的基于绩效的支付方式,如疾病诊断相关组(diagnosis related group system, DRGs)、单病种、床日付费、按项目付费以及混合付费体系,改变医院维持高成本过剩服务能力的经营行为。并通过经济激励措施,鼓励医院在保证服务质量和病人安全的前提下,提供具有成本效益的医疗卫生服务。如鼓励大医院日间手术等非住院医疗服务项目的开展;对基层卫生服务则根据依病情调整的按人头支付等;鼓励基层医院对特定人群的重点干预措施,如提高免疫覆盖面、有效的慢病管理等;鼓励签约家庭医生并通过家庭医生选择基层医疗服务机构提供的疾病治疗和健康服务项目等。

医保支付职能的完善,是为了促使医院改变行为,减少过剩的能力,减少对住院服务的依赖,降低服务的成本,提高服务质量。为此,医保部门需要加强与卫生部门的沟通协作,制定并定期更新全面而详细的服务采购清单和服务流程明细表,在此基础上,与医院签订包括服务数量和种类、补偿方法、诊疗数据提供要求、合约终止条件以及有效期限等内容的支付协议,实现对医疗服务产出结构和产出水平的合同制管理。医院可以根据医保机构的采购清单和服务能力决定提供何种服务。

第四,作为一个专业化、知识化、高风险、责任重大的复杂的工作系统,不仅需要临床医疗服务的各类技术人员,更需要具备管理协调能力和医务专业知识的管理人员。从长远来说,我国公立医院治理结构的完善,现代医院制度的建立和推行,依赖于职业化的医院管理队伍。没有高质量的医院管理,改革措施就不能成功实施,医院的效率与质量就不可能提高。为此,需要通过建立医院管理人才教育培训的体系,一方面,需要注重选拔和培养具备医学知识背景和临床医疗服务经验,有志于从事医疗服务管理的人才,建立和扩大医院管理学历教育项目,培养职业化医院管理人才;另一方面,需要将管理与领导能力的考核纳入医院管理人员招聘和升职的政策制度,打通医院管理专业人员的职业发展通道。需要对医院"董事会""理事会"成员进行国家医疗卫生政策,公立医院相关的法律法规及改革导向、功能定位、服务宗旨等的培训,使他们熟悉医院管理,了解医学技术发展动向和临床医疗服务工作的特征;"董事会""理事会"成员需要有很强的战略规划能力以确定医院发展目标、制定医院发展规划、年度计划等;需要具备良好的沟通能力以建立与医院经营管理执行层之间的紧密的工作衔接,确保各项决策、制度设计能够扎实落实,确保及时监测经营管理数据,科学分配资源。医院经营管理层也需要具备良好的领导和管理才能,系统掌握医院行政管理、资源配置、人力调度、信息沟通、后勤和物料保障、医疗质量和安全等方面的管理知识和经验,具备良好的职业操守和执行力。

最后,多年来我国公立医院改革政策和治理的碎片化,是影响改革进程的重要原因。造成这一现象的根本原因是公立医院的多头管理体制,卫生、发改、财政、社保、政府医改办以及卫生部门内部的各职能部门的政策制度和管理措施分别基于实现各自机构或部门的目标,对于超出本部门职能范围的情况认识有限。上至中央,下至乡镇都存在这种以部门利益为出发点的监管和治理行为,各部门之间的协调阻碍了改革的有效实施,也抑制了治理模式的创新。而当前我国医院的运营环境决定了必须实施公立医院治理结构的系统性重组,重新定义各部门在公立医院治理中的角色和功能,实现由各自为政的碎片化控制型治理模式向紧密协作的一体化系统治理模式转变。

> **本章小结:**
>
> 医院绩效既包括医疗服务活动的成果(健康的产出),也包括医疗活动本身,还包括医院实现预期目标的能力状况。医院绩效包含了医疗服务的效果、效率、效能、经济性、技术水平、服务质量等概念所指向的各种基本要素。医院绩效是医院管理的核心。长期以来,受传统计划经济时代医院管理模式的影响,我国的医院在医院管理实践中存在很多严重影响和制约医院绩效水平的因素。建立和完善医院绩效管理机制是改善我国医院管理现状,实现医改目标的重要举措。对于我国绝大多数医院来说,绩效管理的重要性就是解决资源不足、效率低下、成本增长过快、人员积极性不高等问题。医院绩效管理的目的并不是使组织的绩效达到最好的水平,而是使组织的绩效逐步地、持续地有所改善;绩效管理的最大贡献也不是解决了组织管理的各种矛盾和问题,而是逐步地减少了组织管理中的矛盾和问题。医院绩效管理是实现医院的战略规划和远景目标的工具,是一个系统工程,绝不是单纯的一项工作任务,医院绩效管理是对医院绩效实现过程各要素的管理,是基于医疗服务战略目标基础之上的一种有效管理活动。

✔ **思考题:**

1. 论述公立医院及其基本职能。
2. 影响公立医院的绩效的管理因素有哪些?
3. 公立医院改革的途径主要有哪些?
4. 论述我国公立医院改革的必要性和重要性。

【案例分析与讨论】

当前我国医疗服务体系存在的主要问题

2016年初召开的国务院常务会议指出："我国医疗资源存在总量不足、布局不合理、服务质量不高等问题,必须通过改革办法、市场力量,统筹不同区域、类型和层级的医疗资源,优化结构和布局,提高服务效率、水平和可及性,为人民群众创造更多健康红利。"由国务院办公厅印发的《全国医疗卫生服务体系规划纲要(2015—2020年)》进一步明确"构建与国民经济和社会发展水平相适应、与居民健康需求相匹配、体系完整、分工明确、功能互补、密切协作的整合型医疗卫生服务体系的目标",并提出了"调整结构、系统整合、促进均衡适度有序发展"的医改策略,要求以优化资源配置促进服务升级,强化上下联动与分工协作,建立分级诊疗模式,为群众提供系统、连续、全方位的医疗卫生服务。2016年8月召开的"全国卫生与健康大会"更是把人民健康放在了优先发展的战略地位,要求"树立大卫生、大健康的观念,把以治病为中心转变为以人民健康为中心""让广大人民群众享有公平可及、系统连续的预防、治疗、康复、健康促进等健康服务"。

我国的医疗服务系统以公立医院为主体,政府主导着医疗服务体系的建设和发展。长期以来,政府对医疗服务的管理以医院为中心,管理模式主要通过针对单个医院的专项检查、抽查的方式进行,常采用的形式包括运动式(开展活动)、评比式(评先进、树典型)等,而忽视区域医疗服务的系统性、整体性,忽视医疗服务机构之间围绕居民健康保障的连续性、协作性。检查抽查内容重视单个医院服务提供的数量,各种医疗资源的拥有量,重视高精尖医疗设备的配置和复杂手术的开展,而忽视服务给病人带来的价值收益,忽视区域内居民就医的可及性和整体健康水平的改善,忽视公立医院的资源配置应该让绝大多数人受益的原则;检查抽查活动的开展往往是一种临时性的行为,缺乏长期、持续、有效的全程监管制度安排。

由世界银行、WHO、中国财政部、中国国家卫生和计划生育委员会、中国人力资源和社会保障部于2016年联合发布的关于我国医疗卫生体制的研究报告——《深化中国医药卫生体制改革——建设基于价值的优质服务提供体系》明确指出,我国"当前的服务体系以医院为中心、注重服务数量,服务模式注重提供治疗服务,而不是从源头上保障健康",并进一步提出:"中国需要进一步深化医疗卫生体制改革,从而避免高收入国家经历过的走向高成本、低价值的医疗卫生服务体系的风险。"这一联合研究报告从国家医疗卫生系统的绩效层面,分析了我国以医院为主的医疗服务模式的绩效与医疗卫生系统目标之间存在的明显差异,指出我国当前医疗服务系统绩效存在的"高成本、低价值"的投入产出关系。

讨论:

请根据上述材料,结合实例,分析和思考我国当前医疗服务系统绩效存在的"高成本、低价值"的投入产出关系究竟包括了哪些内容?

(马伟杭)

第四部分　方　法　篇

第十一章

医院绩效管理改革策略

医院成立之初就会建立自己的绩效管理体系,但是医院发展到不同阶段或是外界环境的变化都会促使医院改革原有绩效管理改革体系,建立适应该阶段环境和自身特点的绩效管理体系。然而,改革的过程往往是痛苦的,因而改革需要医院领导者具有足够的胆识和勇气;同时,改革是创新性工作,具有诸多不确定性,因而改革还需要医院领导者和管理者具备科学的方法。而变革管理和项目管理是实施医院绩效管理改革,创新医院绩效管理体系的有效策略。

【本章学习目标】

1. 熟悉变革管理的内涵及意义;
2. 掌握绩效管理改革的过程;
3. 掌握影响医院绩效管理改革的关键因素。

第一节　变革管理与医院绩效改革

一、变革与变革管理

(一)变革

这个世界唯一不变的事情就是"变化"。社会和商业环境的变化速度不断加快。全球信息、技术和基于技术的基础设施正以指数级增长,各国的经济政策环境也不断改变,人类社会的工作、生活方式也在发生着巨大改变,这些都是推动组织变革的力量。达尔文曾经说过:"能生存下来的物种,不是最聪明或是最强壮的物种,而是那些对环境变化适应能力最强的物种。"

变革,就是组织为了生存和发展,不断调整组织构成要素,以快速应对商业环境变化的行为。

变革是每个组织生存和发展应具备的基本技能。变革能力的差别,往往关系到组织的发展速度、竞争力强弱,甚至关系到生死存亡。组织若不能对未来一段时期做出较准确、细致的预测,也就不能制订出可以确保竞争优势的发展规划。组织若想在未来竞争中获胜,就必须进行强有力的变革,通过变革过程以不断调整组织,快速适应环境的变化,以实现组织愿景。

(二)变革管理

变革管理,是组织根据外部环境变化和内部环境的变化,以最小的代价、最快的速度及

时地改变自己的运营和管理体系,以适应环境获得最持续效益的管理过程。变革管理往往是一系列选择过程的结果:

1. **有起因**　是内部或者外部、或者内外两种动因引起;
2. **有动机**　组织或者人有发展的愿望或动机;
3. **可选择**　组织可以根据发展动机和起因选择变革的目标、途径、方式以及时机;
4. **有目标**　变革的基本目标是促进组织协调发展,提高对环境的适应能力。

从广义上讲,变革应当是组织的一类长期持续性工作。但从组织发展的一段时期的每项具体变革来看,每项变革活动要在一定时间内完成并达到既定目标。因此,从狭义上讲变革活动是项目类工作,因此具有项目的临时性、独特性、渐进性三个特点:

1. **临时性**　变革项目不是一项持续不断的工作,而是往往有开始时间和结束时间,当变革目标已经实现、由于变革目标明显无法实现或由于变革驱动力已经不复存在而终止变革时,就意味着项目的结束,但临时性并不意味着变革历时短,有些变革可能历时数年。

2. **独特性**　没有完全一样的变革,每个变革都会有创新,即使有现成的变革方案也可能因为对象不同、时机不同而不同。

3. **渐进性**　因为变革的结果事先不可见,在变革前期只能描绘大致目标,随着变革过程的推进才能逐渐完善和精确。

因为具体变革活动具有上述特点,变革过程是不确定的,具有风险性,因此变革管理不能采用常规工作方法,而应当采用项目管理的方法实施。在项目管理知识体系中,有一类叫做项目集管理,它是对一组拥有共同结果或共同集合效益、相互关联项目的协调管理,注重应对动态环境并确保效益的实现。而通常变革管理通常也是在动态环境下的一组项目的集合,因此项目集管理是适用于组织变革管理的理想方法。另外,因为变革需要全体员工的参与,因此在变革管理中不能单纯采用命令式的管理,而应当多采用动员和激励的方法。

二、变革管理概述

(一)变革管理的要素

1. **变革驱动力**　所有组织都面临在多变的环境中求生存的基本挑战。要赢得竞争力并取得成功,就要持续评估所提供产品或者服务对于客户的价值和吸引力,并关注环境变化,适时发起变革。变革往往由外部和内部两种力量综合推动。外部驱动力包括:政府的法令与规章、经济形势、科技发展、社会文化、市场竞争、产业链聚散、突发事件等;内部驱动力包括:战略改变、资源构成变化、引进新设备、新技术和新管理方法、员工的态度、制度滞后等。

2. **变革推动人**　尽管有内外两种驱动力的作用,变革仍需要具有前瞻性洞察力的变革推动人来发动。变革推动人可能是中高层管理人员、专家、外部顾问等。

3. **变革管理团队**　为明确变革的目标,并使变革朝着既定的方向发展,必须有专门的变革管理团队。从广义上讲变革管理团队可能包括:

(1)高层变革委员会:负责全面监管变革过程,确定方向,并起到领导作用。它确保变革过程与组织的战略方向相一致,以及变革效益的实现。

(2)变革发起人:往往是组织的高层领导,具有足够权力和影响力,为变革提供资源,并对变革项目承担最终责任。

(3)变革项目组:在变革项目组长的带领下,变革项目组负责变革分析、变革管理的准备和实施、变革成果的巩固等。

（4）变革承受者：变革承受者是直接或者间接受变革影响的人。变革发起人和项目组应通过各种积极且有效的沟通以获得他们的支持，这是变革管理的重要工作，也是影响变革成败的关键之一。

4. 变革的内容　变革的内容可能是以下七个方面：

（1）战略：即改变组织的使命、业务范围、发展战略、竞争优势、资源布局、协作关系等。

（2）结构：即改变组织的治理、组织架构、部门设置、岗位设置、职权关系等。

（3）运营系统：即改变组织的运营流程、管理制度、信息系统、绩效管理等。

（4）共享价值观：即改变组织的核心价值观以及其外化层。

（5）风格：即改变领导方式、团队文化等。

（6）员工：即改变人力资源管理、员工职业生涯规划等。

（7）技能：即改变技术、能力或知识管理等。

5. 变革的时机　变革时机的选择会严重影响到变革的效果。变革开始得太早，往往难以推动；变革开始的太晚，就错过了发展的良机。尽管组织变革通常来自外部驱动力，但最具成效的变革都来自内部驱动力。组织管理者无法改变外部驱动力，但可以影响内部驱动力。因此，在洞察外部驱动力的基础上，通过分析、规划并推动内部驱动力成熟之后，再开始实施变革，才会取得良好的实效。

（二）变革的类型

1. 按照变革的速度分　可以分为渐变式和突变式。渐变式变革是对上述部分变革内容实施逐步的改变，过程一般都比较平稳。突变式变革是针对上述部分关键变革内容实施快速的改变，其过程往往会造成一定的震荡。

2. 按照变革的原因分　可以分为预防性和反应性。预防性变革是预测到环境即将发生的变化，提前作出的变革活动。反应性变革是环境变化后被迫作出的变革活动。

3. 按照变革的程度分　可以分为三层：

（1）第一层变革是在组织的现行系统内做的局部调整，其变革往往是可逆的，这一层可以称为"改进"或"改善"。例如改变现有过程和程序执行方式，调整了某项临床检查科目的绩效计算系数。这一层次的变革通常不会对人们的基本能力构成挑战，所以不会对员工造成威胁，因而容易推进，通常不需要进行系统的变革管理。

（2）第二层变革是重新定义开展工作的方法或者引进新的理念，其原因通常是战略变更或者组织受到生存危机而引发，这一层可以称为"改革"。例如组织引入项目制管理实施重大项目，解决部门间配合不佳的问题。这一层次的变革会对员工带来新的挑战，包括工作胜任力和工作结果评价等，从而会对员工造成威胁，因此员工必须要学习和适应新的方法和理念，推进有一定难度，需要进行系统的变革管理。

（3）第三层变革是修改组织的基本原则、价值观，其原因通常是外部环境急剧变化促使组织必须实施战略转型，建立新的组织哲学，这一层可以称为"革命"。例如公立医院因社会资本进入而改制。这一层次的变革会造成某些人很难适应新的价值观而可能选择离开，因此最难推进，需要在充分了解人们的行为、思想和感情的基础上，进行系统的变革管理。

（三）变革管理的过程

1. 五阶段模型　为了方便管理，可以把变革管理过程分为变革分析、变革规划、变革实施、变革过渡、变革成效巩固五个阶段（表11-1）。

表11-1 变革管理的五个阶段

变革分析	变革规划	变革实施	变革过渡	变革成效巩固
1. 变革目的分析	1. 变革准备情况评估	1. 做好组织工作准备	1. 变革试点	1. 制造和维护积极的变革氛围
2. 变革内容分析	2. 取得高层共识	2. 开展干系人动员	2. 测量评价变革试点	2. 测量评价绩效改革成效
3. 变革阻力分析	3. 创建变革管理项目组	3. 持续变革管理沟通	3. 调整改革计划	3. 持续变革
4. 变革动力分析	4. 规划变革项目计划	4. 变革的学习与训练	4. 全面实施变革	
	5. 规划变革过渡	5. 改革成果的持续交付		

从变革分析到变革过渡全面实施变革,具有创新性,对一个组织而言可能是"从0到1"的过程——提高绩效管理水平,变革项目可能就此结束,但高绩效的运营状态才刚刚开始,因而变革成效巩固是可以被看成是"从1到N"——高绩效水平下持续创造价值的过程。

2. "目睹—感受—变革"八步骤模型 美国管理专家科特与科恩认为变革一般有两种方式:"分析—思考—变革"和"目睹—感受—变革"。他们通过对美国、欧洲、澳大利亚和南非90多家组织的200多位工作人员的访谈得出结论,认为:"目睹—感受—变革"的方式是更加有效的变革方式。他们认为人们的行为之所以改变,是因为所看到的事实影响了感受,而较少是因为分析而改变想法。这种方式应该贯彻到8个主要步骤中去:①增强紧迫感;②组建一支指导团队;③为组织变革确立明确的愿景和战略;④将愿景和战略有效地传达给组织中的其他成员;⑤授权以清除采取行动过程中的障碍;⑥取得短期成效;⑦保持组织内部的这股变革浪潮,直到工作全部完成;⑧建立一种新型企业文化,将组织中新的行为习惯固定沉淀下来。

(四)变革管理的意义

变革管理是组织借以应对复杂、波动、竞争、高风险环境的一种工具。变革管理有助于组织:采用更加有创造性的思维方式;加强沟通,确保对发展战略的共同认识和理解;迅速作出调整,实施变革,推动战略目标的实现。

三、医院绩效管理改革项目与常规工作

医院绩效管理改革是医院为提高员工和医院绩效,针对医院绩效管理系统进行的第二层次变革活动。其目的是通过一个或者一系列医院绩效管理变革项目的计划和实施来改革医院绩效管理系统,以提高医院绩效管理水平,从而达到适应环境、实现医院战略及竞争力目标的目的。

绩效管理改革项目可能包括建立新的绩效管理制度、机制、流程、技术,建立更加严格的绩效考核评价以及奖惩制度等。例如,采用信息化手段记录、统计和分析医护人员的工作数量和工作质量等。医院绩效管理改革项目遵循变革管理的方法和思路,同时又有其行业领域的独特性。正如第三章第一节中所述,医院绩效管理改革的外部驱动力可能是政策导向、

竞争激励或监管调控,内部驱动力可能是目标导向、激励机制或约束措施。

　　医院的绩效管理改革尽管对医院来说是项长期性工作,但是也要考虑到改革项目(即改革过程)本身不但不直接创造价值,反而会带来很多临时性工作和很多投入,不仅如此,还会给人员的思想造成冲击,影响常规工作绩效的发挥。而医院常规工作才是医院创造价值的源泉。但是,若通过一段时间的绩效管理改革项目,实现了更高水平的绩效管理,那接下来的医院常规工作的绩效也就会上升到更高层次,从而医院可以创造更大价值。因此,我们要规划好绩效管理改革的持续时间以及周期:在系统分析计划的基础上,每次绩效改革的持续时间要尽可能缩短;下一次绩效改革的启动时间要恰当;两次绩效管理改革中间留出足够的时间给常规工作以创造价值,这期间可以通过进行绩效管理的第一层次变革(即"改进"或"改善"),来实现医院绩效管理的持续改进。

第二节　医院绩效管理改革的过程及实施策略

　　基于上述变革管理的理论和方法,医院绩效管理改革可以分为五个阶段:改革分析阶段、改革规划阶段、改革实施阶段、改革过渡阶段、改革成效巩固阶段。

一、改革分析阶段

　　医院绩效管理改革的目标必须切合医院的战略规划或计划,并且符合利益相关者的需求和期望,这就要经过系统的分析。否则,单方面或者凭"感觉"发布绩效管理改革目标,是大量改革失败的根源。

(一)识别/明确绩效管理改革的需求和总体目标

　　通过对内外绩效管理改革驱动力的分析,确立对医院绩效管理改革的需求,明确总体目标。通常改革总体目标可能是:满足政策/上级要求,例如取消药品加成后的绩效管理改革;建立可持续的学科特色优势;调动人员积极性;提高医护服务质量满意度等。

　　由于改革的不可逆性,医院要充分论证实现绩效管理改革目标的必要性,回答以下几个问题:

　　1. 什么驱使我们必须进行绩效管理改革? 有什么证据?

　　2. 不进行绩效管理改革会有什么后果?

　　3. 实施绩效管理改革后会有什么变化?

　　4. 是否还有其他可能?

　　分析必要性时,应注意:实施绩效改革必须要有充分的理由且要公之于众,否则改革就难以推动甚至变得更糟;不能把改革的理由集中在对过去和现在的批判,否则可能会遭到排斥。

　　有必要的进行改革的未必可行,因此还要基于现状调查进行改革目标的可行性分析,回答如下问题:

　　1. 医院是否有能力达到既定的改革目标? 医院现有的人员能力、资源和技能条件是否达到想要实现改革目标的要求?

　　2. 员工是否看得见改革将给他们带来什么,并大多数赞同改革?

3. 员工是否真心支持改革目标的实现？了解他们可以对实现目标作哪些贡献。

（二）改革利益相关者分析

尽管说医院绩效管理改革是涉及全体员工的事件，但是具体到每项改革中，不同利益相关者的利益相关程度、影响力以及管理策略都不尽相同。主要利益关系者有推动者、发起人、高层领导、改革项目组、改革承受者（改革对象）、顾问、反对者等角色之分。利益相关者决定改革项目的成败，主要体现在：

1. 绩效管理改革的具体目标是主要利益相关者利益需求均衡的结果；

2. 利益相关者会影响到改革项目的进展；

3. 绩效管理改革的结果必须得到主要利益相关者的认可。

另外，利益相关者的影响力在改革过程中会发生变化。例如，某次绩效改革中要改革影像技师的绩效考评办法，在制定办法过程中缺乏与他们的沟通，最后办法出台后遭到抵制而不得不重新修订。

因此，利益相关者管理贯穿整个改革项目，在改革项目初期要特别做好利益相关者识别与分析。在具体操作中，开始尽可能多地识别出利益相关者，通过调查、分析他们各自在改革项目中的利益相关程度、对项目影响力大小、需求和期望以及对他们的管理策略。找出最重要的几个利益相关者（利益相关程度或影响力大），根据医院绩效改革相关的战略目标，均衡他们的需求和期望往往就可以得到设定改革项目具体目标的思路。

（三）改革内容/范围调查与分析

调查、分析和评价医院现阶段绩效管理系统的价值导向、管理机制、制度、流程和技术等情况，以及员工绩效现状，发现与绩效管理改革目标不相适应的内容，确定绩效改革的内容范围。

调查的方法有资料法、问卷法和访谈法三种：

1. **资料法** 查阅绩效管理系统相关的资料，内部包括医院发展规划、组织结构图、岗位说明书、绩效管理相关制度、工作流程、绩效考评历史数据、部门信息、人员信息等；外部包括绩效管理相关上级政策、规划、制度文件，行业规范、标准，标杆医院相关数据等。

2. **问卷法** 问卷调查的主要对象是普通管理人员和普通员工，可以采用抽样调查（比例一般为总人数的5%~20%），也可采用普查。进行问卷调查需要有科学的问卷设计、严格的调查实施和科学的结果分析。

3. **访谈法** 访谈法的主要调查对象是高层管理人员以及科室专家。一般采用个别面谈或者小型座谈会形式。访谈法有利于深入了解情况。

在调查的基础上，可以从以下两个角度确立绩效管理改革的范围：

1. 从绩效管理系统的内涵看，围绕价值评价和价值分配的核心，改革内容可以是"四个支柱"（制度、机制、流程、技术）、"四大机制"（牵引机制、激励机制、约束机制、竞争与淘汰机制）、"六个环节"（见本书第三章）的全部，也可能是其中某几部分。

2. 从绩效管理体系的建设范围看，可以分为不同的层级、专业和要素领域，改革可能涉及全部也可能是部分。层级包括：医院、科室、个人。专业领域包括：医疗、护理、后勤、管理。要素领域包括：效益、效果、效率、效能、经济性、技术水平、服务质量等。

医院在实现全面绩效管理之前，绩效管理系统的建设范围往往在某些层级或领域逐步展开，是个分期实施、逐步完善的过程。医院在实施绩效管理的初级阶段可能仅对科室层面的个别要素领域进行考核，例如按照科室考核质量、安全、经济收益指标。一般医院在实施绩效管理改革时会按照不同的专业领域展开,例如根据后勤、管理、护理、医疗专业不同特点制定不同的绩效评价与考核方案。

(四)改革阻力分析

任何组织的改革,人们可能都会有三种态度:抗拒、支持、不表态。如果对改革的阻力认识不足或处理不当,都有可能造成改革的失败。因此医院高层领导和改革小组必须要对改革的阻力加以分析和控制。改革阻力分析需要系统思考,通常从以下几方面考虑:

1. 改革可能出现哪些阻力?

2. 来自人、制度、历史的阻力有哪些?

3. 哪些改革可能会直接遭到抵触?

4. 哪些改革可能会间接引发抵触?

5. 怎样及时发现阻力? 如何消除或减轻负面影响?

6. 怎样解除或消弱产生抵触的根源?

改革最大的阻力可能是来自医院文化,主要有以下四个方面:

1. **惰性**　一种情况是,医院领导者看到了改革绩效管理的需求,但是员工担心利益受损而阻碍变革。另一种情况是,领导者脱离群众,包括缺乏与员工的坦诚沟通、缺乏患者满意度真实数据,那么他们就可能最后才看到改革的需求。

2. **信任**　若管理者或者改革小组对员工缺乏信任,可能就不容易收到员工提出的意见和建议,也会影响员工对绩效管理实施改革方案的积极性。

3. **能力**　许多医院缺乏改革的能力,是因为管理层不掌握变革管理的方法。医院个别管理者熟悉变革管理也是远远不够的。只有在整个医院,尤其是各级管理者中分层次普及变革管理相关知识,是医院取得改革成功的关键。还要让每名员工了解医院的绩效管理改革路径,从而使全院都能朝着一个改革目标前行。

4. **官僚**　即所有决策都由高层制定,这是医院发展到一定阶段的一种自然趋势。但这种缺乏中层和一线人员参与的决策过程往往会脱离实际,从而不能支持医院发展和对新环境的适应。科学的绩效管理改革决策结构应当有全员参与:高层制定长期策略,中层参与制定实施策略,一线人员参与操作相关决定。

(五)改革动力分析

改革动力的来源包括:政策形势和舆论、改革推动着、改革受益者、改革参与者、建设性研讨以及改革中阶段成果等。改革动力分析也需要系统思考,通常从以下几方面考虑:

1. 改革中可能出现哪些动力?

2. 来自人、制度、形势的动力有哪些?

3. 哪些改革可能会促进动力加强?

4. 怎样及时发现动力? 如何扩大其正面影响力?

5. 能否在一定程度上化阻力为动力?

二、改革规划阶段

通过调查,取得绩效管理改革分析成果后,就进入改革规划阶段。在这一阶段要完成:评估改革准备情况、取得高层共识、创建改革项目组、规划目标状态、规划改革项目、规划改革过渡。

（一）评估改革准备情况

正如上一节所述，改革具有创新性，同时具有风险性，因此在规划阶段的开始需要对绩效管理改革的准备情况进行评估。评估的具体目的是：取得该医院文化中和绩效管理改革相关的特质量化信息，使医院管理层和改革项目小组了解医院管理改革的现状，为下一步改革方案设计做好准备。

绩效管理改革准备情况评估的内容主要有：

1. 医院内部的工作氛围和团队精神；
2. 员工对医院的满意度（认同感和归属感等）；
3. 医院内部沟通状况；
4. 员工培训和职业发展规划状况；
5. 医院决策的员工参与度；
6. 医院各级部门以往变革活动状况；
7. 医院领导层参与既往改革项目工作的程度；
8. 员工对目前绩效管理的满意度及改进期望。

以上评估调查，可以按照员工年龄、来院工作时间、所属部门科室、岗位类型等分类分析评估。评估分析报告可以用于与高层的沟通、改革目标设计、制定利益相关者管理计划、制定风险应对计划、制定改革项目范围管理计划等改革方案设计与实现的许多方面。

（二）取得高层共识

医院绩效管理改革，高层管理者是最重要的利益相关者之一，如果没有高层管理者的支持几乎不可能成功。因此，必须要通过访谈的形式，首先掌握高层管理者对当前环境的认知以及开展绩效管理改革的需求和期望。

在上述不同利益相关者识别、分析的基础上，进一步调查评估他们提出的问题、需求和期望，发现主要意见分歧，为达成共识制定沟通计划并实施。在此过程中，举办绩效管理改革管理者研讨会是最有效的沟通方式之一。在会议中，主要研讨改革准备情况评估结果、风险分析、利益相关者分析、改革目标分析等。

（三）创建改革项目组

改革项目组是改革的关键推动者。由于绩效管理改革的范围通常涉及多个部门，因此项目组成员应当由相关职能管理部门有一定经验的人员组成，而项目组组长通常由副院长甚至院长兼任。项目组名单要由医院最高权力机构任命并正式发布。改革项目组人数以改革的规模而定，通常核心人员3~7人为佳，其下可再细分为几个小组。

（四）规划目标状态

绩效管理改革的目标状态可以分为两个方面：一是组织目标状态——在既定时间、层次、范围内建成既定的绩效管理体系并正常运转；二是人员目标状态——让利益相关者/员工熟悉并适应新的管理体系。

在本书第三章第二节中描述了绩效管理系统及其组成，在第三节中描述了绩效管理体系在一个评估周期的实施环节。医院在发展过程中，绩效管理体系是随着医院管理水平的提高逐步完善的。设立绩效管理目标，即绩效管理定位是合理化体系设计与有效推行的关键。正如本书第三章第三节所述，医院在不同的文化背景以及不同发展阶段，绩效管理的定位也各有不同，当医院处于初创阶段，规模较小的时候，考核方式应尽量简单、易操作，可采用直接业绩评价或只针对部分核心岗位展开评价；发展阶段的医院内部绩效管理的重点在于关键业绩结果以及工作过程的考核,考核对象也逐步面向全员;而对于成熟期的医院来说,绩效管理更强调系统性,更强调考核体系本身的战略导向作用。总的来说,应充分考虑自身的发展阶段,确定绩效管理目标,综合权衡考核收益与管理成本,明确在一定时期内,绩效管理体系建立与实施的范围、达到的质量水平,使得绩效管理体系得以顺利实施。

(五)规划改革项目

为顺利实施绩效管理改革项目以实现既定目标状态,必须规划制定相应的改革项目计划。改革项目计划是对改革未来实施过程的全面预演,它系统性地描述了改革项目实施的各个阶段以及相应的目标及工作内容。

1. **绩效管理改革项目计划**　在绩效管理改革框架的基础上,参照项目管理知识体系,可以制订改革项目集计划或者项目计划。较大的改革通常采用项目集管理的方法,即把改革分为若干个项目或项目集管理;较小的改革可以直接按照单个项目管理。改革项目集计划的主要内容有:绩效管理改革的背景、预期收益计划、利益相关者管理计划、治理计划、范围管理计划、进度管理计划、沟通管理计划、资源管理计划、风险管理计划等,其中要有对绩效改革成效的测量指标、测量方法以及对完成改革的明确定义。项目集中各项目或单个项目计划的内容主要有:项目背景(内外环境、问题、机会)、项目目标(时间、范围、成本、质量)、交付成果及验收标准(绩效管理体系方案、利益相关者满意度等)、利益相关者分析、项目组结构及人员分工、范围计划、进度计划、成本计划、沟通计划、假设及限制条件、风险应对计划、过程监管机制等。

为了实现目标状态,在该计划要面向最终交付成果(新的绩效管理体系正常运营)同步考虑组织和人员两方面转变。为了方便管理可以将转变分为若干管理阶段。组织转变可以分为:改革启动、绩效管理体系设计和论证、试运行、改进与正式运行四个阶段。人员转变可以按照"八步骤"模型展开,也可简化为结束、探讨、开始三个阶段:在结束阶段,主要完成理解改革的必然性、改革方案以及对个人造成的影响,总结经验,为潜在的损失做好准备;在探讨阶段,帮助员工克服恐惧和抗拒心理,尝试转变并确认新的角色;在开始阶段,帮助员工建立新的价值观和态度,了解改革所带来的益处,投入正常工作。组织和人员两方面的转变是同步进行的,在组织转变的改革启动、绩效管理体系设计和论证阶段,往往就是人员转变的结束阶段;在组织转变的绩效管理体系设计和论证、试运行阶段,也是人员转变的探讨阶段;在组织转变的试运行、改进与正式运行阶段,是人员转变的开始阶段。

2. **规划过渡**　把绩效管理改革成果融入医院日常运营往往需要一个过程,尤其是涉及范围和层次广的改革。为确保改革获得成功,通常在改革成果全面展开前都需要经过一段时间的试运行或局部试点,以发现问题并及时修正;再修正方案后,进入正式实施前也需要一个过渡。这一过渡过程也需要提前设计,在改革实施前就要形成试运行/试点以及切换方案,以便对这一过程进行管理。

三、改革实施阶段

从参与人员数量以及付出时间和精力总和看,绩效改革项目的实施需要耗费的总工作量远远大于规划阶段,其中不可控因素还非常多,因而这一阶段会是最艰难的阶段。但这一点往往被管理者所忽视,他们用了80%甚至更多的时间在办公室研究制订计划和改革方案,这也是很多改革不成功的根本原因。绩效改革的实施不仅仅是方案的制订和发布,更重要的是让相关员工理解、支持并执行。因而,在实施阶段的主要工作有:

(一)发布绩效管理改革项目计划与动员

绩效改革进入实施的第一步就是要将绩效改革管理项目计划和改革思路让全体成员知晓、理解和拥护,获取有利的、压倒性的舆论将至关重要。通过向整个医院宣传改革方案的结构与目标,确保员工正确地理解改革方案对他们的影响和期望,也促使员工讨论方案中他们所关心的问题以及建议意见,缓解组织与员工中存在的抵制情绪,获取员工对改革方案的拥护。动员形式可以是大型会议、分层分类传达、公开信、舆论宣传或其他富有创造性的活动。

(二)持续改革管理沟通

在改革管理实施中,无论多么高地估计沟通的作用都不过分,从某种意义上而言,沟通决定执行。正如上一小节所述,在改革项目集或项目计划中都应制定持续性沟通计划:一方面根据项目不同阶段制定阶段性重点沟通计划(表11-2);另一方面,在每一阶段内还要制定更为详细的具体沟通计划。最重要的是在实施过程中,按照计划持续沟通。

表11-2　改革实施过程中的沟通策略

	方案设计	实施规划	实施试点	完成改革
沟通目的	收集反馈,建立共识	明确改革目标,营造改革气氛	汇报改革具体进度,巩固改革成果	庆祝成功
沟通对象	医院高中层管理人员	全体员工	• 院长 • 实施人员 • 全体员工	全体员工
沟通方式	• 个别讨论 • 讨论会 • 培训(变革管理、项目管理)	• 动员大会 • 项目启动会 • 上下级交流 • 医院内部报道 • 培训(团队精神)	• 汇报会 • 医院内部报道 • 培训(绩效方案)	汇报会
沟通内容	• 改革的必要性 • 改革的范围及原则 • 改革的方法	• 改革的目标 • 改革总体实施计划及个人角色	改革的进度与成果	• 改革完成总结及具体效果

(三)变革的学习与训练

尽管从广义的角度而言,学习与训练也属于沟通范畴,但是它更为集中和正式。不同时期、对象的培训内容如表11-2。对医院领导者和改革项目组的培训主要集中在绩效管理、变革管理和项目管理等顶层设计与改革执行方法方面。对于员工的培训主要集中在团队精神、环境与改革分析、绩效改革方案等方面。

(四)改革成果的持续交付

绩效改革的成果分为最终成果和中间成果,最终成果的收益是中间成果收益的综合。绩效改革的最终成果是新的绩效管理体系建成并顺利投入运转。中间交付成果可能包括某个项目集中某个项目完成,或是绩效管理体系中新的制度、机制、流程、技术的文档建立,或是某个层级、专业和要素领域试点取得成效、经验和教训等。这些中间交付成果一方面要按照计划的进度、范围、质量交付,另一方面在交付后还都要在整个改革项目过程中进行相应的评价和改进。在大多数情况下,只有在中间成果被整合进绩效管理体系并投入试运行的时候才能进行全面的测量和评价。各利益相关者对绩效管理改革成效的满意度,是在新的绩效管理体系建立起来后测量的。对于医院来说,重要的并不是绩效管理改革本身,也不是新绩效管理体系,而是新的绩效管理体系建立起来之后带来的医院员工和病人满意度、运营效率和效益的提高。

四、改革过渡阶段

没有过渡阶段,改革不可能成功。过渡阶段是改革与日常医院运营之间的联系环节。这一阶段的目的是让新的绩效管理方案顺利投入运营并保持相应的效果,它关注改革成果与医院其他运营活动之间的依赖关系,促使医院在新的绩效管理体系下产生更大的实际效益。

(一)绩效改革方案试运行

把绩效管理改革方案实施后产生的中间成果逐步或局部整合到医院的日常运营工作中,评估实际效益和价值的实现情况,并进行必要的修正和再校准,这是试运行的主要内容。试运行的主要目的包括:

1. 检验改革方案的可行性;
2. 验证改革优于不改革;
3. 处理改革中出现的抵制力量;
4. 获取局部成效,增加员工士气;
5. 使员工获取宝贵的锻炼机会;
6. 为未来的全面实施摸索经验。

试运行需要在对已交付成果完善分析的基础上,制订试点方案,在得到批准与支持后,实施试点并测量、评估和修正。试运行过程需要有灵活性,在其过程中持续交付成果、征求利益相关者意见,并开展必要的重新调整。

(二)评价试运行成效并调整改革方案

应该从医院运营效率和效益视角,而不是从绩效管理改革本身的视角,来测量和评价试运行成效。例如,对一个旨在提高门诊量的门诊出诊医生绩效管理改革,就不能用出诊医生对出诊补贴的满意度来作为最终测量结果,而是:

短期:应当测量门诊医生对新的出诊工作纪律和奖惩办法的知晓程度。

中期:测量门诊医生考勤情况、出诊医生数量。

长期:测量此项绩效管理改革的最终指标是门诊量以及患者满意度的提升。

以上的举例说明了确定在改革过程中不同阶段使用不同的成功测量指标的重要性,只有确定了切合医院战略和改革根本目标的指标,才能使改革朝着既定的目标前进。因而,上述例子中的指标都不是评估改革本身的,都是测量改革成果融入医院运营后的成效。

若试运行的测量结果未达到预期,则应当分析、发现存在问题的根本原因,并对改革方案进行调整,可能是修正一些中间成果,也可能是增加、取消或者重新协调项目集内的项目或相关要素,还可能是调整改革的进程。

若是运行的测量结果达到预期目标,则可以进入全面实施阶段。

(三)全面实施改革

借鉴试运行中的经验教训,进一步完善绩效管理体系设计以及完善改革管理方法,全方位地推进改革在既定组织和人员中的部署。试点成功并不意味着全面实施也会成功,全面实施中可能会遇到更多的问题。全面实施改革的注意事项:

1. 改革的目标需要根据新获得的信息进行调整和修改。因此,如何保证改革中的各种信息正确、及时、有效地转递,如何及时对各种反馈信息进行处理和回应,如何评估实施进展状态,如何根据实际情况调整和及时修改和调整改革的目标和范围、实施的方法和节奏,是改革实施的首要问题。

2. 应付失败和挫折。怎样在这种情况发生时给员工输血打气,给他们的心灵加油,为他们提供必要的支持,帮助他们获得必要的知识和技能,也是改革领导人在实施阶段需要面对的问题。

3. 巩固成果,不仅要考虑如何夺取短期胜利、如何宣传短期胜利,而且还要考虑如何巩固和扩大短期胜利的成果。

五、巩固改革成效阶段

让新的绩效管理体系保持持续产出较高的运营效益,就需要保持其在下一轮改革前的相对稳定,尤其是在全面实施新的绩效管理体系的一段时期内,若没有做好保持和巩固工作,很有可能造成改革的倒退,旧的惯性做法和氛围重新浮现。

(一)制造和维护积极的变革氛围

意义构建是变革管理中的一个重要概念。其目的是使员工对改革有统一的理解,都同意改革过程的战略模型,都对变革结果有共同的期望。意义构建是改革过程中非常重要的组成部分,通常在明确改革需求之时就开始。而用于意义构建的时间不足,往往是引起对变革抵制和改革成果难以保持的重要原因。制造和维护积极的变革氛围是意义构建的主要内容。

制造积极改革氛围的工作要点:澄清愿景和战略;员工切实的参与和支持,并形成共同的"愿景";医院领导经常的主动指导和支持;改革中合理的权责分配;持续、各层面、全方位充分的沟通;接受创新主意;开发社交网络;强调对培训和教育的重视。

维护积极改革氛围的工作要点:医院相关业务效益取得进步;优化的解决方案;准备充分、有知识的员工队伍;改革后产生更高的生产能力;协作良好、士气高昂的团队。

具体的意义构建活动包括:人际交往、个别访谈、团队会议、信息会议、决策会议、引导式研讨会、教练与辅导、培训等。

(二)测量评价绩效管理改革成效

绩效管理改革的最终目的是促进医院业务的持续增长,保持医院的竞争优势。只能以效益的实现情况来测量改革的成功程度,也就是要评估改革被成功整合进医院日常运营的情况。其中的每一个预期效益都要符合愿景,都要对医院层面的改革目的有所贡献。应该在改革启动阶段预期效益和成功的测量指标,并使之符合改革愿景。

正如在上述改革过渡一小节中讲到的,应该在整个改革期间逐渐测量效益实现情况。

因为,改革不同的阶段以及相应的中间成果都会有相应的效益产生。当改革项目集内的项目全部完成、改革方案全面实施后,改革项目集本身可以关闭。但运营测量与评价可能在其后相当长的一段时间内开展。

(三)持续变革

以上这些步骤并不是单向行动的,而是符合PDCA的原则,一方面内部会有些小循环,另一方面,医院绩效管理改革是个持续改进的过程,需要一次次地进行以上步骤的大循环改进。一个良好的改革可能会随着时势的变化重新需要"二次革命",持续变革,医院发展才能与时俱进。

第三节 医院绩效管理改革的关键影响因素

一、关键成功因素

关键成功因素是绩效管理改革实践的基础。虽然各医院情况不同,改革的方法和路径也不尽相同,但是掌握这些因素,可以提高改革的成功率。

(一)高管理层的支持

高管理层为改革措施提供领导力、资源和支持,帮助确立和描述改革机会和远景,是改革的发言人,负责向医院所有管理层宣传改革的重要性。高层管理者也要与各级员工一起努力,协助改革项目组推进改革。高层管理者的亲自宣传和参与就向利益相关者传达了一个重要信息:组织非常重视这次改革。

(二)改革工作小组的胜任

绩效改革工作小组负责人除了通晓医院绩效管理之外,更应当懂得变革管理、项目管理的知识与方法。改革工作小组成员也应当经过相应的培训,在组织内建立通用的改革管理术语和方法论,进而提高在改革计划制定、实施、测量评价等过程中的工作效率和效果。

(三)各级员工的参与

"和员工一起"改革,而不是"对员工"改革。一些早期的变革管理理论都提倡自上而下的方法,即领导者说要改革,就授权管理者去实施改革,并不给员工机会提出对改革的意见,也不认为是什么障碍。事实上,如果没有员工的参与研究和选择,方案就有可能遭到抵制,导致无法实施。

(四)普遍认同的愿景

在改革开始,就应当能够清晰、简洁地描述未来绩效管理改革成功后的状况,在改革早期就得到理解和认同,人们就更容易适应改革。从而为改革奠定坚实基础,并能用于指导改革决策制定和项目计划。

(五)持续一致的沟通

沟通是改革中的关键因素,是引导员工参与改革的关键。改革的成功取决于参与者的态度,从改革宣布之日起,利益相关者就想要得到更多的信息,如果沟通不充分,就会导致改革延缓。只有通过有效沟通来建立员工对改革的意识和理解,以便他们采取相应的支持行动。开展有效的沟通,就必须在改革方案设计中包括沟通计划,确定沟通的内容、缘由、时间、方式等,并确保所有沟通信息发布的一致性和经常性。

（六）利益相关者的疏导

在制订改革方案的过程中，就要做好利益相关者分析，明确其在改革中的利益、影响程度以及管理策略。在改革实施过程中，除了按照沟通计划发布相应信息外，还要给利益相关者对话和参与的机会，监督和测量沟通的效果，了解利益相关者对沟通的反应，从而有助于发现误解并处理问题。例如，在改革实施期间的一些关键点，针对所有利益相关者开展调查，了解其对改革必要性的态度、对目标的了解、对方案的意见、对效果的评价、对管理者的看法等。

（七）坚定的推动与贯彻

在确保大多数利益相关者都认可绩效管理改革的基础上，通常还会遇到一些不同的声音，尤其是可能通过非正常沟通渠道达到医院管理高层。这时医院高层应当具有理性的判别力和定力，在布置分析处理异议的同时，还要坚定地推动改革远景的实现。

（八）适可监控和灵活调整

改革过程具有很多不确定性，因此要建立监控机制，及时发现可能的问题线索，尽早作出相应处理。在制订计划时，要充分考虑这些不确定性，给改革项目进度计划的关键阶段预留一定的时间，给预算预留一定储备金，以确保可以从容应对。

二、可能导致改革失败的主要因素

导致绩效改革失败的因素可能有很多，主要有：

（一）改革目标不切合实际

一些医院在绩效管理体系改革设计初期往往期望很高，体系设计得也尽量完善，但是在实际实施时却又觉得太复杂，带来考核成本的增加以及实际考核效果的降低。最后，人力资源部和各部门信心丧失，考核变成了一种形式，甚至在医院内部实施很短一段时间后就退出历史的舞台，被束之高阁成为一纸空文。这种现实与预期的差距使不少医院对绩效考核产生了迷茫和困惑。

（二）高层管理者决心不大

高层管理者或许看到了改革的需求，也启动了改革，但在改革过程中缺乏亲自的动员和参与推动，对改革的承诺不足，例如不能保障改革相关人力、财力、物力和时间资源的投入支持，改革就很难成功。

（三）改革团队缺乏能力

由于缺乏变革管理知识，改革小组很难设计出科学、合理、可行的改革路径以及实施方案，在执行过程中也可能出现顾此失彼、缺乏沟通等情况。

（四）缺乏或不良的改革绩效测量指标

成功的改革要求医院在改革之前、之中和之后，都要有有效的测量和评价。如果没有确定有效的测量指标，改革举措就可能偏移甚至失败，甚至把失败的改革当做成功。

（五）缺乏主要利益相关者的支持

由于对利益相关者识别和分析不足，或是改革过程中沟通不足，都会造成利益相关者对抗改革计划、改革过程乃至改革成果，从而造成失败。

本章小结：

　　医院绩效管理体系的建立和完善需要一个过程，这一过程可以采用变革管理和项目管理的方法提高实施效率。变革驱动因素来自内部或者外部、或者内外部。变革按照程度可以分为"改进""改革"和"革命"。变革管理是应用管理工具、方法和技术以最小代价实现变革最大收益的管理过程。变革通常采用项目或项目集的形式实施，因此项目管理相关知识体系也可用于提高变革管理的效益。医院绩效管理体系改革过程包括改革形势的分析判断、改革方案的规划、改革措施的实施、改革过程的控制以及改革成效的巩固等五个阶段。高层管理者的支持、改革工作小组的胜任情况、各级员工参与、普遍认同的愿景、持续一致的沟通、利益相关者的疏导、坚定的推动与贯彻、适可监控和灵活调整等因素是医院绩效管理改革成功的关键因素。可能导致医院绩效管理改革失败的因素有：改革目标不切合实际、高层管理者决心不大、改革团队缺乏能力、缺乏或不良的改革绩效测量指标、缺乏主要利益相关者的支持。

✔ 思考题：

　　1. 变革的要素和类型有哪些？

　　2. 医院绩效管理改革主要分哪些阶段？每个阶段的主要过程是什么？

　　3. 导致医院绩效管理改革成功和失败的因素分别有哪些？

【案例分析与讨论】

某医院采用项目管理的方法实施护理岗位管理改革

　　某医院是具有50多年历史的省属公立三级甲等综合医院，床位2000张，年门诊量和出院量位居省内前列，在省内和地区一直具有较高的知名度。

　　2012年，该医院有卫生技术人员3000多人，其中护理人员1500多人。在之前的几年里，尽管该医院护理人员数紧张，护士平均收入也位居全省医院前列，但护理人员流失率较高，离职率超过10%。医院不得不每年大量招聘新护士，而流失的护士又大都是年资长、有经验的护士。临床护理满意度、医生对护理的满意度、病房管理满意度都有所下降。为此，护理部相继采取加强了护理人员的专业培训和考核、加强日常护理督导和检查、加强绩效考核与奖惩等措施。尤其是在2010年推行了优质护理服务，在护理规范标准制定、护理查访、质量控制、培训以及文化方面做了大量改进工作。一年后，优质护理服务取得佳绩，获得全国优质护理考核优秀医院、2个优质护理集体、7个先进个人，获省优质护理集体5个、先进个人5个，获得全国优质护理示范病区1个。从指标来看，护士专业知识技能考核成绩、临床护理满意度、医生对护理的满意度、病房管理满意度等都有所提升，然而护理人员满意度有所下降，离职率反而略有提高。医院护理部发现，经过一年的护理优质服务活动，护理人员普遍感到有些疲惫，工作热情减退，优质服务的理念与行动还存在差距，一些护理骨干的流失影响了某些科室优质护理服务的深入推进。

在当时,医院对护理队伍的管理模式一直沿用按科室管理的模式,绩效考核和奖金发放也主要由科室决定。而科室的奖金总额是按照科室总收入的一定比例来分配的。由于科室总收入的不同,就会造成在相近工作内容和工作量的情况下,不同科室的护士收入大不相同。甚至有些科室的护士工作要求、工作强度和工作量更高,但收入却很低,例如儿科。奖金的分配一般是按照职称和职务确定的,职称越高,奖金则越高。一些科室上夜班,而另一些科室不上夜班。在这种情况下,护士们都向往奖金高的科室,都想去不上夜班的科室。院领导、人事处以及护理部负责人经常都会接到来自各方的关系,要求调换护士所在科室。个别护士如愿以偿调换了科室,但造成了其他护士的不满情绪,一些护士选择离开。

如何保持优质护理活动已取得的成效?如何进一步深化专业内涵?如何促进护理人员水平的提高?如实调动护理人员的积极性等一系列问题摆在医院领导和管理人员面前,他们都感到了改革护理绩效管理的急迫性,但是一直难以下定决心。

2012年,原卫生部出台《推广优质护理服务工作方案》(卫办医政发[2012]47号)鼓励医院参照《卫生部关于实施医院护士岗位管理的指导意见》(卫办医政发[2012]30号)开展护士岗位管理改革,并在国家和省内开展相关试点。此项改革的主要内容和目的是:以实施护士岗位管理为切入点,从护理岗位设置、护士配置、绩效考核、职称晋升、岗位培训等方面制定和完善制度框架,建立和完善调动护士积极性、激励护士服务临床一线、有利于护理职业生涯发展的制度,努力为人民群众提供更加安全、优质、满意的护理服务。

看到这个文件后,院领导和护理部、人事处负责人一拍即合,决定启动护士岗位管理改革,并申报省级和国家示范医院。此项改革涉及全院护理人员,和医疗、人事、经济、信息管理以及病人紧密相关。因此医院成立了由人事处、护理部、医务处、信息科、经济管理科、宣传处等相关部门负责人和骨干组成的项目组,组长由分管人事和护理的副院长担任。项目组首先学习了政策文件,查阅了资料,又开展了一系列外部和内部调研工作,梳理了当前护理管理中影响护士绩效发挥的问题,尤其对全院护士满意度等方面进行了深入调查和分析。其中一个对全院护士的调查是"你最想去的5个科室"和"你最不想去的5个科室",让大家提出改进的办法。在此基础上,项目组起草了护士岗位管理改革实施方案,设定改革目标为:在一年的时间内,完成对全院护士岗位的梳理、设置和人员配置,完善相关绩效考核、职称晋升、岗位培训等方面的制度,建立起新的护理绩效管理体系;改革后1年内,临床护理满意度等指标有所提升,全院护士满意度提升,护士流失率降至5%以内。该方案经过医院院长办公会一致通过。随后医院召开了全体管理人员、科室主任、护士长、护理组长参加的启动大会,院长亲自对该项工作做了动员和部署。会后,宣传部门对护士岗位改革政策、知识以及启动大会精神进行了系列报道,项目组又制订了更为详细的实施计划。具体完成以下几方面改革工作:

1. 设置护理岗位 对现有护理人员所在岗位进行梳理和分类,通过与个人沟通,对岗位职责和性质进行认定。首先按需设岗分为15个护理管理岗位、92种临床护理岗位和4种其他护理岗位。临床护理岗位是直接服务于病人的护理工作岗位,大约占到95%以上;其他护理岗位为间接服务病人的护理工作岗位。除从事护理管理岗位人员外,一律取消护士的一岗双职;从事非护理工作性质的护士所在岗位一律不纳入护理岗位设置。

2. 明确岗位职责和任职条件 岗位职责设置要求任务具体化,体现优质护理、责任制整体护理以及专科化特色。任职条件按照岗位职责要求,结合工作性质、任务、责任轻重和技术难度等要素提出对职业素质、工作经验和经历、临床处置能力、沟通能力、教育能力、组织能力、研究能力以及特殊技能方面的要求。所有这些都以《岗位说明书》的形式呈现。

3. 完成人员配备 在明确岗位职责、任职条件以及绩效考评办法后,对全院2000多名护士重新进行岗位配置,配置的人员要求与岗位任职条件相匹配。其间允许个人申请调动岗位;如果没有合适人员,则需要明确培训对象和培训计划。为应对突发事件、夜间或节假日特殊情况,医院还专门建立了特殊情况备用团队。岗位护士数量配置也是考虑了国家标准、等级护理要求、工作量等综合因素。

4. 建立岗位护士管理体系 建立岗位责任制度;建立护理质量标准;建立基于岗位的绩效考核制度,重点考核工作业绩、职业道德和业务水平,实施360度全方位考核,取消了按科室发放护士奖金的模式,实现全院护士奖金按照考核结果统一分配,对全院护士最不想去5个科室的岗位进行倾斜;允许高职称的护士从事低要求的工作岗位,但绩效薪酬标准按照工作岗位设置;根据不同专科特点、护理工作量改进了排班制度;制定了护理人力资源紧急调配预案,建立机动护士人力资源库。

5. 建立护士职业发展与岗位培训制度 建立层级培训重点;建立年度岗位培训计划;建立培训激励机制,支持业绩优异者外出进修学习;建立新护士规范化、专科护理、护理管理培训体系。

经过1年的改革,医院护理工作取得了很大成效,护理工作相关满意度指标均有上升,护士离职率降至3%。医院在护士岗位管理改革总结中提到:护士岗位管理是推进优质护理的抓手,是合理配置、充分利用人力资源的依据,是调动护士积极性的关键举措,是培养护士岗位性能力的有效方法,为护士的职业发展指明了方向。

讨论:

1. 该院启动护士岗位管理改革的驱动力是什么?
2. 识别和分析上述案例中护士岗位管理改革的主要利益相关者。
3. 分析上述案例中护士岗位管理改革成功的测量和评价指标。
4. 分析上述案例中护士岗位管理改革在各阶段所开展的相关工作。
5. 在分析案例中护士岗位管理改革的中间成果、最终成果基础上,尝试梳理该改革项目集的项目组成,并尝试画出改革项目实施的线路图(项目实施顺序)。

(王志远)

第十二章

医院精细化管理

所谓"差之毫厘,谬以千里",但是就有人不这么认为。

你知道中国最有名的人是谁?

提起此人,人人皆晓,处处闻名。他姓差,名不多,是各省各县各村人氏。你一定见过他,一定听过别人谈起他。差不多先生的名字天天挂在大家的口头,因为他是中国全国人的代表。

差不多先生的相貌和你和我都差不多。他有一双眼睛,但看得不很清楚;有两只耳朵,但听得不很分明;有鼻子和嘴,但他对于气味和口味都不很讲究。他的脑子也不小,但他的记性却不很精明,他的思想也不很细密。

他常说:"凡事只要差不多,就好了。何必太精明呢?"

他小的时候,他妈叫他去买红糖,他买了白糖回来。他妈骂他,他摇摇头说:"红糖白糖不是差不多吗?"

他在学堂的时候,先生问他:"直隶省的西边是哪一省?"他说是陕西。先生说:"错了。是山西,不是陕西。"他说:"陕西同山西,不是差不多吗?"

后来他在一个钱铺里做伙计;他也会写,也会算,只是总不会精细。十字常常写成千字,千字常常写成十字。掌柜的生气了,常常骂他。他只是笑嘻嘻地赔礼道歉:"千字比十字只多一小撇,不是差不多吗?"

有一天,他为了一件要紧的事,要搭火车到上海去。他从从容容地走到火车站,迟了两分钟,火车已开走了。他白瞪着眼,望着远远的火车上的煤烟,摇摇头道:"只好明天再走了,今天走同明天走,也还差不多。可是火车公司未免太认真了。八点三十分开,同八点三十二分开,不是差不多吗?"他一面说,一面慢慢地走回家,心里总不明白为什么火车不肯等他两分钟。

有一天,他忽然得了急病,赶快叫家人去请东街的汪医生。那家人急急忙忙地跑去,一时寻不着东街的汪大夫,却把西街牛医王大夫请来了。差不多先生病在床上,知道寻错了人;但病急了,身上痛苦,心里焦急,等不得了,心里想道:"好在王大夫同汪大夫也差不多,让他试试看罢。"于是这位牛医王大夫走近床前,用医牛的法子给差不多先生治病。不上一点钟,差不多先生就一命呜呼了。差不多先生差不多要死的时候,一口气断断续续地说道:"活人同死人也差……差……差不多,……凡事只要……差……差……不多……就……好了,何……何……必……太……太认真呢?"他说完了这句话,方才绝气了。

他死后,大家都称赞差不多先生样样事情看得破,想得通;大家都说他一生不肯认真,不肯算账,不肯计较,真是一位有德行的人。于是大家给他取个死后的法号,叫他做圆通大师。

他的名誉越传越远,越久越大。无数无数的人都学他的榜样。于是人人都成了一个差不多先生——然而中国从此就成为一个懒人国了。

——摘自胡适《差不多先生传》，全文原载于1919年出版的新生活杂志第二期

【本章学习目标】

1. 了解精细化管理理念的形成及其发展。
2. 掌握精细化管理的理论框架。
3. 掌握医院精细化管理的内涵。
4. 掌握医院实施和推进精细化管理的策略。

第一节　精细化管理概述

一、精细化管理的起源

精细化管理作为一种达到更好管理效果的管理理念，古已有之，但作为现代管理科学体系中的一种管理方式，精细化管理起源于"科学管理之父"——美国著名的管理学家、经济学家弗雷德里克·温斯洛·泰勒（Frederick Winslow Taylor，1856—1915）和他的《科学管理原理》（*The Principles of Scientific Management*）。

19世纪上半叶，美国北部和中部各州已经完成了第一次工业革命；而在南方种植园实施的黑人奴隶制度严重地窒息着北方工商业的发展，南北矛盾自19世纪初起日趋激烈。终于发展成为一场大规模的战争——南北战争。南北战争最终消灭了奴隶制，确立了北方资本主义工业在全国的统治地位，从而为工业革命在美国的迅速发展扫清了道路，极大地促进了美国农业资本主义的发展，开创了一条工农业资本主义化的美国式道路。然而，进入19世纪末和20世纪初，与当时的科学技术及国内外所提供的资本要求相比，美国工农业企业的劳动生产率水平还很低，这种情况首先引起了一批工程技术人员和生产管理人员的注意，他们进行各种实验，努力把当时科学技术的最新成就应用于企业的生产和管理中，以便大幅度地提高劳动生产率，从而逐步形成了一套科学管理的理论和方法，泰勒的《科学管理原理》就是其中最突出的代表。

被誉为科学管理之父的泰勒，早年做过学徒，后来从杂工、技工、技师、维修工长一路成长为总工程师。1881年，25岁的泰勒在钢铁工厂工作期间，通过对工人操作动作的研究和分析，泰勒提出了一套提高工作效率的办法：分析某一特定工作，找10或者15个特别擅长这一工作的人；研究每个人的一系列精确的基本操作动作、所使用的工具、每个基本活动所需要的时间等，然后选择完成那一工作每一部分的最快方式；去掉所有错误的、缓慢的、无用的动作；把最快最好的动作和最好的工具收集成一个系列，从而总结出了一套合理的操作方法和工具，并使用它对工人进行培训，使大多数工人都能达到超过定额任务的生产目标，极大地提高了生产的绩效水平。1911年，泰勒出版了《科学管理原理》一书，泰勒和他的这部著作，被公认为开创了一个管理的新时代，后来，人们也把它视为世界上第一本精细化管理著作。

二、精细化管理的发展

起源于美国的科学管理思想从其诞生之初,就完全突破了传统经验管理粗放和随机的管理思维逻辑,并一路秉承严谨、精细、不断创新的科学管理理念,密切结合社会经济的发展,创新管理理念和管理方法,及时地将最新的科学发明和发现应用到管理实践中,成为推进西方工业国家近100多年经济飞速发展的动力来源。尤其是在第二次世界大战后,企业规模的扩大,生产技术日趋复杂,产品生命周期缩短,生产协作要求越来越高。在这种情况下,对企业经营者管理提出了更加严峻挑战。于是,包括规划理论、存储理论、预测理论、流程再造等一系列决策、运筹以及系统控制工程在内的很多理论被引用入经济管理领域。这些理论和方法以管理决策的科学性和准确性为着眼点,特别注重定量分析、数学方法的应用,追求工作系统结构的协调与组织整体绩效目标的实现。在这一过程中,全面质量管理、丰田生产方式被认为是精细化管理实践过程中最重要的里程碑。

(一)全面质量管理

全面质量管理(total quality management, TQM)是以产品和服务质量为核心,建立起的一套科学、严密、高效的绩效管理体系,包括所有以提供满足客户需要的产品或服务的活动。TQM是以全员参与为基础的质量管理体系,这一管理体系通过让顾客满意,让员工和社会受益的管理路径,实现组织的可持续发展和长期成功。

TQM的形成和推广过程,可分为以下几个阶段:

1. TQM的萌芽——"为质量而管理"运动 1947年,为解决驻日美军后勤军需问题,就近在日本下订单,采购军需品,应麦克阿瑟将军的邀请,美国人口统计学家、管理顾问W.爱德华兹·戴明(W. Edwards Deming)(1900—1993)访问了日本,对日本工业企业进行了考察。1950年,朝鲜战争爆发,从朝鲜前线反馈回来的信息表明,从日本采购的电话机质量不稳定,问题较多。戴明在企业考察的基础上,对日本的工业企业家做了一系列有关"质量控制"的讲座,提出了"为质量而管理"的管理理念,他认为,管理层要对企业运营中出现的问题负90%的责任。戴明有关企业管理的讲座在日本企业界引起了极大的轰动,日本科学家与工程师联合会则于1951年设立了年度"戴明奖",用以激励那些在管理实践中取得突出成就的企业家。

2. TQM的提出和完善——"全面质量管理" 20世纪50年代末,美国通用电气公司的费根堡姆和质量管理专家朱兰提出了"全面质量管理"的概念,认为"TQM是在充分满足客户要求的条件下,在最经济的水平上进行生产和服务的提供,把企业各部门研制质量、维持质量和提高质量的活动构成为一体的一种有效体系"。根据这一体系,20世纪60年代初,美国一些企业根据行为管理科学的理论,在企业的质量管理活动中开展了员工"自我控制"的"无缺陷运动"(zero defects),日本在工业企业中开展质量管理小组(quality control circle, QCC,品管圈)活动,使TQM活动在管理实践中迅速发展起来。

在丰富的管理实践活动基础上,逐步形成了TQM的基本方法:即,一个过程,四个阶段,八个步骤,数理统计。

一个过程,即管理是一个过程。组织在不同时间内,应完成不同的工作任务。每项经营活动,都有一个产生、形成、实施和验证的过程。

四个阶段,戴明把管理过程运用到质量管理中,总结出了"计划(plan)—执行(do)—

检查（check）—处理（act）"四阶段的循环方式,简称PDCA循环,又称"戴明循环"。

八个步骤,为了解决和改进质量问题,在实际应用中,PDCA循环中的四个阶段被具体划分为八个步骤: 计划阶段: ①分析现状,找出存在的质量问题;②分析产生质量问题的各种原因或影响因素;③找出影响质量的主要因素;④针对影响质量的主要因素,提出计划,制定措施。执行阶段: ⑤执行计划,落实措施。检查阶段: ⑥检查计划的实施情况。处理阶段: ⑦总结经验,巩固成绩,工作结果标准化;⑧提出尚未解决的问题,转入下一个循环。

在应用PDCA循环的八个步骤解决质量问题时,需要收集和整理大量的数据资料,并用科学的方法进行系统的分析。最常用的统计分析方法包括排列图、因果图、直方图、分层法、相关图、控制图及统计分析表。这套方法是以数理统计为理论基础,不仅科学可靠,而且比较直观。

3. TQM的推广和应用　当代相当一部分著名的管理理论往往是在美国人研究日本企业的管理实践基础上提出的。TQM也是如此。1980年,美国国家广播公司就日本作为经济强国的崛起制作了一出题为"如果日本能,我们为什么不能?"的电视节目,戴明早期的活动被重新发现。1982年,戴明出版了他的代表作《转危为安》(*Out of the Crisis*,又译为: 冲出危机),提出了著名的14个管理要点:

（1）创造产品与服务改善的恒久目标;

（2）采用新的(管理)哲学;

（3）不要依靠检验去保证产品质量;

（4）不要只以价格高低来决定采购对象,相反,要与单个供应商合作,以最大限度地降低总成本;

（5）持续不断地改善计划、生产和服务的每一个环节;

（6）实行岗位培训;

（7）运用并构建领导艺术;

（8）驱走恐惧心理;

（9）消除员工之间的隔阂;

（10）不能只对员工喊口号、下指标来提高质量;

（11）不要对员工和管理人员设定量化的任务和管理目标;

（12）要使员工都能感到他们的技艺和本领受到尊重,取消年度评比或评优机制;

（13）要有一个强而有效的教育培训计划,以使每个员工得到自我提高;

（14）使每个员工在自己的工作岗位上为实现公司的转型各尽其职。

产品和服务的质量是满足顾客需要的程度,是绩效的核心内容。质量保证是对于产品和服务的承诺,需要通过一整套政策制度和技术工艺系统来实现和维护,其中,政策制度是对产品和服务质量问题进行处理和评判的依据,而公益技术是为保证产品和服务的质量而设计的一系列工程技术流程。质量管理的目的就是发现影响质量差异的因素,通过预防性的活动和修正措施达到和维护质量标准。

TQM通过及时全面的质量管理活动,极大地促进了工作的团队协作,促使传统的管理模式向精细化管理模式转变,对于消除生产管理实践中无处不在的生产过剩、零件不必要的移动、操作工多余的动作、待工、质量不合格或返工、库存、其他各种不能增加价值的活动等发挥出强大的威力,使生产和服务的成本能够及时而全面地得到有效控制。同时,TQM的持续改善,营造出一种全新的组织文化,使持续改进成为日常工作中自动化的工作行为。

（二）丰田生产方式

丰田生产方式（toyota production system，TPS，或称丰田式生产体系）是由日本丰田汽车公司的副社长大野耐一创建的一种独具特色的现代化生产方式。它顺应时代的发展和市场的变化，经历了20多年的探索和完善，逐渐形成和发展成为包括经营理念、生产组织、物流控制、质量管理、成本控制、库存管理、现场管理和现场改善等在内的完整的生产管理技术与方法体系，成为精细化管理的典范。

1. 丰田生产方式的起源 追根溯源，从理论渊源上看，它是美国企业管理理论与日本本土企业实践"嫁接"的产物。麦克阿瑟将军朝鲜战争爆发后在对日本企业考察的过程中，发现日本企业完全是手工作坊式的装配，没有明确的分工和作业流程，更别提流水生产线作业了。于是，麦克阿瑟将军请美国国防部的军需官，为日本企业起草了中级和一线生产管理人员的管理技术训练（management training program，MTP）教材，日本企业开始了从模仿外国产品到学习外国管理的转型过程。

20世纪后半期，世界汽车工业进入了一个市场需求多样化的新阶段，而对质量的要求也越来越高，这就给制造业提出了多品种、小批量生产组织的课题。如何避免生产过剩所引起的设备、人员、库存、资金等一系列资源浪费，以保持企业竞争能力。在这种历史背景下，从丰田相佐诘开始，经丰田喜一郎及大野耐一等人的共同努力，综合了单件生产和批量生产的特点和优点，创造出了一种多品种、小批量混合生产条件下高质量、低消耗的生产方式，美式的管理技术同日本的企业文化结合，从而诞生了TPS。

2. 丰田生产方式的基本架构 TPS的基本框架包括一个目标、两大支柱和一大基础。一个目标是低成本、高效率、高质量地进行生产，最大限度地满足客户。两大支柱是准时化与人员自觉化。一大基础是持续改进（improvement）。

生产准时化（just in time，JIT），即以市场需求为依据，在合适的时间、生产合适的数量和高质量的产品。JIT以市场需求拉动生产为基础，以看板管理为手段，以平准化（leveling system）为原则，采用"取料制"，即最后一道工序根据"市场"需要定量，前道工序在制品数量根据本道工序的需求决定，从而形成全过程的产品数量拉动控制系统，绝不多生产一件产品。平准化原则接到生产任务后，按照加工时间、数量、品种进行的生产任务的合理搭配和排序，保证均衡生产，减少机器空转的能耗浪费，同时起到对市场多品种、小批量需要的快速反应和满足。

人员自主化是人员与机械设备的有机配合行为。生产线上产生质量、数量、品种上的问题机械设备自动停机，并有指示显示，而任何人发现故障问题都有权立即停止生产线，主动排除故障，解决问题。同时将质量管理融入生产过程，变为每一个员工的自主行为，将所有员工的一切工作变为有效劳动，因而全员参与是TPS的保证。

改善是TPS的基础，它包含了三层含义，其一是从局部到整体的工作方式、操作方法、质量、生产结构和管理方式的不断改进与提高；其二是不断消除在生产过剩、库存、等待时间、往返搬运、加工中的多余动作、不良品的返工等环节中存在的时间、能源、人工等的浪费；其三是持续改进（continuous improvement），对生产与管理中存在的问题，采用由易到难的原则和不断地改善、巩固，改善、提高的方法，经过不懈的努力，以求长期的积累，获得显著效果。

精细化是TPS的精髓，《丰田生产方式》一书于1978年出版，早在1996年，英美学者就将其诠释为"唤醒仍然坚持旧式大量生产方式的各种机构、管理者、职工和投资者"的"精细化制造"理念。

三、精细化管理的内涵

由以上精细化管理起源和发展的进程不难看出，所谓精细化，就是坚持以细化、量化、流程化、标准化、协同化和实证化为关键特征的生产和服务理念与实践，精细化管理就是管理实践中对精细化的不断追求。

首先，精细化管理是一种管理理念，它是适应现代生产和服务分工协作的要求，以增加客户收益和价值为导向，以产品和服务质量的持续改善为目标，以减少生产和服务中的浪费为手段的一种管理思想和管理模式。精细化管理没有高深的理论体系，其内容架构也非常浅显易懂，但却包含了贯穿性的管理哲学理念，可应用于所有的组织。

其次，精细化管理是一种基于生产和服务实践，针对具体问题的系统性解决方案。从科学管理到全面质量管理，再到丰田生产方式，这些集精细化管理精髓的管理模式创造都是源于生产和服务管理实践的操作性很强的管理方案。几乎任何组织都可以在其常规管理的基础上，针对生产经营中存在的问题逐步导入精细化管理的模式。如对内部控制流程做出调整；对排队方式做出改进；对工作任务重新分配等。

第三，精细是相对而言的，没有绝对的"不精细"，也没有绝对的"精细"。因此，精细化管理就是在管理实践中追求更优的过程，不是一时的管理运动，而是持久的精进过程。随着环境的逐渐变化和人们认识水平的不断提升，现行的一些精细管理做法，也许不再适用、不再精细，这就需要对现行管理做法及时做出改进。精细化管理通过建立和落实明确的责任体系，强调全员化、系统化的问题发现与处理，营造了一个及时响应且有弹性的问题解决平台，是提高管理执行力的有效方式。

第二节　医院精细化管理

在我国当前的医院管理实践中，100多年前泰勒所指出的管理问题依然大量存在，科学管理、TQM以及TPS所总结的管理分析逻辑和管理经验同样非常适用；在当前我国医疗卫生服务供需矛盾和医院成本快速增加的情况下，推行精细化管理的理念和方法显得尤为重要。

一、医院精细化管理的必要性

改革开放以来，我国医院经营管理的政策和市场环境持续变化，国家医药卫生体制改革的政策对医院管理的要求越来越高。政府财政补偿、医保支付方式逐步转向以医院绩效产出为依据；居民健康需求水平越来越高，对医院的医疗技术水平、就医环境、就医流程、服务的人性化等方面提出的要求也越来越多；而医疗技术水平的飞速发展和医院运行要素资源成本的增长，给医院带来了越来越多的成本压力。

由于医保覆盖率的提高和医疗服务需求的快速增长，近年来我国医院的业务数量迅速增加，医院总体维持着业务和收益的增长态势。而就医院的管理水平和运营状态而言，由于体制和机制的历史原因，我国医院管理实践尚存在诸多的不足和缺陷，大多数医院的医院管理层缺乏必要的管理知识储备和技能训练，在医院管理方面投入的时间和经历不够充分；部分医院领导对医院经营管理重视不够,存在重业务技术、轻管理的倾向,导致医院采购成本非正常增加、人力效率较低、成本耗费失控、服务质量不高、运行成本居高不下等绩效缺陷。而这种比较普遍的现象在医院运营实践中往往被业务增长所产生的收益掩盖。

医院是一个十分复杂的工作系统,有数目众多的临床科室和辅助诊疗科室、职能科室以及强大的行政和后勤支持系统。每一位病人的就诊过程,都需要这些工作单元的紧密协作。任一环节、任何细节的缺漏都可能影响到医院整体服务效率,影响到医疗品质和患者满意度。如何将医院的各项业务从粗放散乱的经验管理中规范起来? 如何提高医院自身的管理能力,充分调动和激发员工的积极性、能动性和创造性,给病人带来更加满意的服务? 随着医药卫生体制改革的推进和群众就医意识的变化,探索和引入以精细化管理为核心的管理思想和方法,对于医院克服上述运行缺陷,提高医疗服务的绩效有着非常重要的现实意义。

二、医院精细化管理的内涵

医院实施精细化管理是医疗服务工作的特殊性决定的,精细化是实现医疗卫生事业和医院可持续发展的必然选择。医院精细化管理是将精细化管理的思想和作风贯彻到医院所有管理环节,将管理工作做细、做精,全面提高管理水平。医院精细化管理的直接目标是打造医护服务的内涵与品质,长远目标在于通过加强医院的管理基础建设,完善医院各项工作的制度,形成医院内部优质高效运行的机制,从而提高医院的绩效水平,实现医疗服务的可持续发展。为此,医院实施精细化管理改革,需要抓住以下要点:

(一)注重能力建设,关注服务细节

与其他商品相比,医疗服务的特殊性在于: 首先,医疗服务显然是属于马斯洛需求层次理论中的生理需求,即基本需求层次,病人在接受医疗服务时,需要感受到其身体健康状况发生的改变; 其次,因其与生命和健康密切相关,所以医疗服务给病人所带来的价值往往超越其他任何产品和服务的消费; 第三,医疗服务的质量因其价值而显得尤为重要,而且医疗服务的质量往往需要通过病人及其对服务内容、服务过程和结果的感受表现出来; 第四,在疾病的诊治过程中,医患双方都存在信息的不完整性。上述特殊性的存在,决定了医疗服务过程必然会伴随着各种风险、不确定性和矛盾。解决这一系列矛盾,需要夯实医院的管理基础,尤其需要关注每个细节。

精细化管理强调将管理工作做细、做精。在医疗服务过程中,所谓"精细",应该称为所有工作人员的一种意识,一种态度,一种理念,成为医院开展所有工作的一种文化。同时,精细化管理不拘于一般意义上的"细节",而是建立在系统化、理论化的"细节"分析之上,将医院基础管理的各个环节进行梳理和规范,建立标准化、信息化、定额化、数量化的医院管理工作基础,并通过相应规章制度的建立、执行以及员工的培训等措施扎实有效地贯彻落实。在此基础上,形成相辅相成、互为基础、循环递进发展的医院管理运行模式,建立整个医院各类业务活动科学有序运行的专业化支撑。

(二)注重成本节约,关注资源浪费

管理的有效性主要体现在成本的消耗水平和效率的提升上。因此,消除浪费,提高效率是管理工作追求的永恒目标。无益的人力、物力、财力和时间消耗即是浪费。由于各种因素的影响,医院管理实践中,对浪费的理解常常是很不系统的,甚至是表面的、肤浅的,直接影响实际工作各个环节中对浪费的克服和消除,影响到医院的运行成本。

在医疗服务过程中,排队等待、物资搬运、诊断差错、治疗不当、空间闲置、库存积压、延期出院等,都可能造成医院成本的增加,从而形成浪费。依照精细化的管理理念,因仓库的布局不当而产生不必要的搬运、堆积、放置、防护处理、找寻等;因订货周期计算不周造成库房占用、仓库建设投资、利息损失及管理费用以及物品损坏、维护、保管乃至成为呆滞品等,这类细微的环节都会给医院带来一定的成本压力;而且,由于这类细节所造成的影响,往往延及后续医护作业,使管理的紧张感丧失,从而阻碍了整个医院工作系统的改进。这类细节方面的瑕疵,还可能造成医院决策者对设备能力及人员需求的误判,从而形成更严重的浪费。在我国的公立医院管理实践中,最严重的浪费是人员的积极性未被调动起来而造成的。劳动时间的无谓消耗,使大量的劳动成为无效劳动。

(三)注重服务品质,关注服务流程

医疗服务质量关系到病人的健康和生命安全,也是医院生存和发展的生命线,是病人的根本需求,也是医护人员的神圣责任。从医疗服务流程来看,医疗服务的流程复杂多变,涉及多学科、多部门,分工细密,需要医疗机构内部各个方面的广泛配合与协作才能共同完成任务。如一例外科手术,术前需要医生诊断,需要医疗设备检查配合,才能提出合理的手术治疗方案;术中需要主刀医生、助手、麻醉医生、器械护士、巡回护士等共同协作方能顺利完成;术后还需要医生和护理人员的通力配合才能使病人得以康复。因此,医院管理必须以精确、细致、深入、规范为原则,从根本上确立以医疗服务品质为核心的医院管理系统,建立医院管理实践中的各关键环节的主要控制点及其相互之间的关联关系,对每一个岗位、每一项具体的营业业务进行细化和量化,形成一个以病人需求为基础,以服务品质为核心,业务流程和规范为主线,以制度措施为手段,以组织结构和资源配置为保障的医院管理主流程,并通过流程运行记录,以"精、准、细、严"为基本原则,校正错漏,优化不足,使各项业务能力得以不断提高,医疗服务品质得以持续改进。

(四)注重服务需求,关注病人收益

医疗服务是一种服务技术专业化、服务对象个性化、服务项目风险程度高、服务费用多方支付,由服务提供方主导的特殊类型的服务。这一服务系统的构成中,医护人员是核心,医疗设备设施和医学技术是关键,病人的理解和配合是基础,医院的各项制度措施及其所塑造的就医环境是重要的保障。

对医疗服务系统而言,医院的环境、各种医疗设施、服务的流程以及人员时刻都处于高频度的接触状态中,病人高度参与医疗服务的全过程,决定了医疗服务系统必须同步响应病人的需求。而医疗服务专业性强的特点又会给医患双方的有效沟通带来障碍,需要医疗服务人员不仅要具备专业的医疗技术,而且为了取得就医者的理解和配合,还必须具备向病人解释专业知识的能力。上述分析表明,病人的需求不仅仅是祛除病痛,还包括了尊重、信任以及安全等附加的需求,这些需求往往被忽视,然而往往是病人及其家属的重要"收益",往往成为造成医患纠纷的重要因素。因此,医院精细化管理的特殊内涵在于:关注病人的需求,在技术操作、服务流程和环境设计中,需要处处体现"以病人为中心"的宗旨,贯彻"以人为本"的服务理念。

医院管理精细化是对医院各项医疗服务业务及其支持系统的优化,对于提升医院的绩效,降低医院的成本具有非常显著的作用。结合医院的业务特征、经营管理环要求和精细化管理理念,提升医院医疗服务的绩效水平是医院精细化管理的核心目标,医院精细化管理的关键在于制定和实施包括经济运行、员工培训、医疗质量监控、后勤改造以及服务流程等主

要领域的精细化管理制度措施;建立上述各领域和环节的核心指标;建立以提升岗位胜任力为目标的医护人员精细化培训和开发体系;引入TPS、QCC等精细化管理工具,通过建立医疗质量管理组织体系和信息化监控网络,有效地防范医疗差错,避免医疗风险,提高医疗品质;实施医院门诊和住院服务流程优化措施;并通过硬件改造和人员培训,改善医院的就医环境和后勤服务能力。

三、医院精细化管理的能力

医疗服务的特征决定了医院必须摒弃传统的粗放的经验管理模式,夯实各项业务的管理基础,形成注重细节的精细化管理模式,将精细化管理的思想和作风贯彻到医院所有管理环节,将管理工作做精、做细,全面提高管理水平,实现医院的可持续发展。医院精细化管理能力的提高首先体现为医院各项管理制度措施的精准性,在精准实施有效的制度措施的基础上,在医院的所有作业中逐步全程引入精细化的管理模式,提高对各项医疗资源的控制能力和管理水平。医院精细化管理能力主要体现在以下五个方面:

(一)业务规划能力

医院管理层在医院发展规模、重点技术、管理模式和价值实现方式的决策过程中,以合理、规范、可行和可检查为原则,避免低水平的决策和无效的业务规划可能带来的资源浪费,制定和实施精准的医院业务发展规划的能力。

(二)问题分析能力

医院管理层运用科学的、量化的分析方法的能力。表现为从多个角度、多个层次展现和跟踪医院运营中存在的问题,进一步研究制定多角度、多层次、广泛调动员工积极性的解决问题的方法,在问题的解决过程中,形成医院运行缺陷的自动免疫功能。

(三)管理控制能力

在医院运行机制中,建立起一个计划、执行、考核和反馈的管理控制体系和流程,医院的每一位员工都是这一管控体系和流程中的一个组成,既是管控的对象,又是管控的主体。管控流程旨在不断增强每一位员工的责任感,提高医院的管控能力。

(四)操作能力

表现为制定医院所有作业操作的书面手册,并以此为依据,实施员工的行为和态度培训,力求减少偏差,降低偏离度,促进医院临床服务、科室管理业务、行政后勤支持作业的规范化水平。

(五)核算能力

表现为医院能够对所开展的每一项业务,每一次活动的医疗资源的投入进行精确核算的水平。提高医院核算的精细化,准确反映医院运行过程中的成本消耗状况,是保证医院的财务运行维持在良好状态的关键。

医院管理精细化是现代医院医护服务分工精细化、医疗品质精细化以及医疗服务人性化的必然要求;是在医院的日常管理工作中,将精细化的理念和行事作风贯彻到医院工作的每个环节、将管理工作做细、做精,以全面提高医院的管理水平和医疗服务质量的管理模式;精细化管理也推进公立医院改革管理体制和运行机制改革,推动医院不断超越自我,实现持续发展的重要管理举措。医院只有不断地深化医疗服务的精细化水平,提高医院响应病人服务需求的能力,规划利用好每一种医疗资源、每一个医疗设备、每一分医疗经费、每一个医护人员,医院才能健康稳定的为病人提供医疗服务。

四、医院精细化管理的要求

医院精细化管理是一种全面的、系统化的管理模式。全面系统化的管理模式是指精细化管理的思想和作风要贯彻到整个医院的所有管理活动中。主要包含以下几个方面的要求:

(一)精细化的操作

是指医院的各项业务活动中的每一个行为都要有一定的规范和要求。每一位员工都应遵守这种规范,从而使整个医院所有业务的运作建立在规范化、标准化和可控的轨道上。

(二)精细化的控制

有效控制是精细化管理的一个重要方面,实施精细化管理的目的之一就是提高管理的可控性、易控性。它要求医院的各项业务的运作要有一个流程,要有计划、审核、执行和回顾的过程。控制好了这个过程,就可以大大减少失误,逐步消灭管理漏洞,增强流程参与人员的责任感。

(三)精细化的核算

医院管理者需要清楚认识到医院的运营状况,精细化的核算是了解掌握医院运营状况的必要条件和主要的手段。这就要求医院的经营活动都要有准确的财务记录,并进入医院运营的核算流程。精细化的核算能够帮助发现医院经营管理中的漏洞和污点,减少医疗资源的流失和过度医疗行为的发生。

(四)精细化的分析

是医院赢得可持续发展机会的有力手段,是进行精细化规划的依据和前提。精细化分析主要是通过科学的、全面的分析手段,将医院经营中的问题从多个角度去展现,从多个层次去跟踪。同时,精细化的分析还要求通过分析,研究提高医院的服务能力和医疗技术水平,降低医院运营成本的方法。

(五)精细化的规划

规划往往是容易被管理者忽视的一个问题,但精细化规划是推动医院发展的至关重要的环节。医院的发展规划包含有两个方面:一方面是医院管理层根据国家医疗卫生政策的要求和所在地医疗服务体系的布局情况,结合医院自身的运营情况而制定的中远期发展目标,这个目标包括了医院的发展规模、服务定位、医院文化、管理模式和经营理念等;另一方面是医院为实现发展目标而制定的具体工作计划。所谓精细化的规划,要求医院所制定的目标和计划都是有依据、可操作、合理而且可检查的。

五、医院精细化管理的内容和方法

1. 建立基于业务需求量化信息的工作系统,实施医院资源的有效配置　精细化要求从根本上解决医院管理体系中存在的各种问题,不能采取头痛医头、脚痛医脚的个案式解决方法。首先应该依据量化管理理论,从医院整体的目标出发,确定主要工作项目,按照项目的特性,对项目归类,从而确定部门设置。再按照项目管理理论,将项目分解形成具体工作任务,再参照任务的特性,对工作任务再进行归类,进而确定部门岗位设置。并且通过对完成任务所需工作时间的计算,确定岗位编制,进而确定部门的人员和资源编制,最终决定医院的组织规模。

2. 建立和完善相应的议事规则与工作制度,实施有管理的计划 一般而言,规则是执行程序中对每一步骤工作所规定的应当遵循的原则和程式。有管理的计划就是在计划的制订与执行过程中,有关管理人员必须遵循相应的管理原则、议事规则、会议制度、请示报告制度,以及调整纠偏等工作制度,这样可以有效避免计划的主观性和随意性。

3. 重视决策的科学性,实现决策的程序化 在医院的各项业务的大大小小的决策过程中,应当按照规定程序,在广泛调查、分析研究、编制讨论和上下结合、内外结合反复论证的基础上,组织召开相关人员参加的会议,对决策进行研究。尤其是医院战略发展决策层面,管理者(董事长、院长)负有对所提交会议的发展战略蓝本进行相关情况(编制发展战略的背景、目的、依据、方向、目标及要点内容等)说明解释的义务和责任,同时充分听取与会人员的意见,尤其是不同意见,进一步修改完善发展战略规划内容,最后做出正式决策,并将会议情况记录备案,形成决策文件印发执行。

4. 强化医院管理制度的执行力,实现管理制度化 在制度执行方面:一是讲究平等,即在规章制度面前人人平等,一视同仁。制度固然重要,制度的执行更加重要,有了制度不执行或执行起来因人而异,制度就会遭到严重破坏。尤其是医院领导和管理干部,必须带头执行制度。二是加强监督。任何一个规范管理的组织都会有一大堆制度,几百条甚至几千条。看一个医院管理好不好,既要看它有没有一套完整的制度,更要看实施过程中是否真正长期坚持按制度办事。如果一个医院的制度只是拿来做做表面文章或执行不到位,这样的制度本身就是浪费,是管理的巨大漏洞,从这个角度说,医院精细化管理就是通过制度的制定和执行堵上管理的漏洞。医院应当定期完善制度,使其与时俱进,具有可操作性。同时要积极引入"用制度规范行为,靠制度管人,按制度办事"的机制。

5. 严格按标准化体系进行管理,实现岗位作业的标准化 首先,要不遗余力地扎实推进以岗位工作规范和作业标准为核心内容的员工教育培训;其次,要建立和健全与医院各项业务工作开展相适应的标准化管理体系,明确其职责与权限;再次,要尽快培养和造就一支推进和实施医院精细化管理工作的骨干队伍,使其充分发挥模范作用。

第三节 医院精细化管理的实施

精细化管理的理念看似简单,但在针对管理实践中具体的问题时,往往不容易做到。由于医疗卫生体制和医院业务的复杂性,先进的管理思想和管理技术在医院的应用往往会比较迟滞,而管理方式的变革往往意味着对传统工作系统的重新设计和工作行为的改变,势必涉及部门和人员利益的调整。因此,必将面对相关利益主体的抵触,甚至反对,在缺乏必要支持的情况下,直接造成相关管理措施、管理手段、管理行为无法实施的局面。为此,在医院推行以细节意识、服务意识、规则意识、系统意识为核心理念的精细化管理模式过程中,需要认真考虑实施路径。

一、注重精细化管理实施过程中人的作用

医院实施精细化管理的过程中,人的作用主要体现在以下两个方面:

其一,医院服务的主体是医护人员,作为知识型、技能性的员工,医护人员代表着先进的医护技术,同时,他们在传统的医院运营模式中也养成了各自的执业习惯,在医院从传统管理向现代管理变革、从粗放式经营向精细化管理转变的过程中,医护人员执业理念、临床决策行为、习惯、方法的转变是医院实现精细化管理模式的基础和关键,这些因素直接影响到病人诊断治疗过程的组织、治疗方案的制订和实施、治疗过程中医患双方权利和义务的体现。因此,一方面,需要通过利益分配制度的变革、调整,另一方面,需要那些追求学习进步、坚持与时俱进、勇于开拓创新的科室、医务人员来引领。

其二,医院精细化管理的基本原则是以病人需求为导向,医院管理工作的核心业务围绕医护人员对病人服务展开,医护人员直接接触病人及其家属,对病人的健康状况及相关的生活状态最为了解,以临床服务为基础的医患之间的互动是医院实施精细化管理的关键点。因此,树立以医护人员为医院精细化管理实施的主力军,鼓励和引导医护人员在临床服务工作中探索提升工作效率、改善服务质量、提高患者满意度水平、节约医疗资源、减少医疗差错等的方法和措施,是影响医院精细化管理战略成败的关键。医院需要鼓励和支持医护人员、行政后勤系统改进和提高业务绩效的观念和行为,通过制订和出台由医护人员和一线工作人员广泛参与的作业流程、作业标准、操作方法等,促进他们主动地学习、理解、掌握和推进精细化的工作理念和方法,并且在实践中不断积累、总结,提出进一步改进、完善的建议。

"精细化"在很大的程度上,是人的严谨的工作意识、认真的工作态度和求真务实的工作理念,精细化在医院全面广泛的实施,会促成一种精益求精的医院文化。可见,医院实施精细化管理最重要的因素是人,忽视医护人员和一线员工的主体地位,通过制定和颁布红头文件实施医院管理的精细化的做法,注定只是停留在纸上的幻想。

二、医院实施精细化管理的路径

精细化管理最终要落实在行动上,并通过实施精细化管理给医院所带来的绩效变化来体现其效果。

(一)医院精细化管理的实施要点

1. 立足于医院疾病救治能力和水平的提高,强调医院行政、后勤、基建、环境等相关作业与医院疾病救治能力与水平的相关性,强调上述作业向医院的核心能力靠拢,资源围绕核心能力集中。

2. 立足于医疗服务流程优化,通过清晰的岗位责任说明和岗位作业规范、操作手册实现医院各项业务工作规则的整合。

3. 立足于医疗资源的有效利用和成本控制,突出从个人到科室、从科室到医院整体绩效的关联度,促进医院内部目标导向机制的形成。

4. 立足于满足信息化管理的总体量化指标控制,努力实现各项业务的投入、过程、产出管理流程的信息化。

5. 立足于员工业务技能训练,通过系统的、务实的、符合岗位工作能力和素质要求的培训,开发员工的潜在能力,提升全员的工作素质。

(二)医院精细化管理的常用工具

1. 平衡计分卡(balanced score card, BSC)是一种绩效管理工具,源于1990年美国哈佛大学,最初的目的是想找出超越传统的以财务量度为主的绩效评价模式,以使组织的"策略"能够转变为"行动",其关键思想是,通过财务、客户、流程、学习与成长四个角度,将组织的战略落实为可操作的衡量指标和目标值。经过将近20年的发展,平衡计分卡已经发展为集团战略管理的工具,在集团战略规划与执行管理方面发挥非常重要的作用。

从1997年开始,美国的管理型医疗组织将BSC移植于医院的绩效管理,并逐渐在发达国家和地区推广并取得明显成效,应用范围从绩效管理、质量评价,逐步发展到医院战略管理、国家和区域性医疗卫生机构的宏观管理。

BSC应用于医疗卫生机构可有以下作用:①将以市场为中心的战略和以病人为中心的战略紧密结合;②便于持续地监督、评价组织战略的实施情况;③为组织成员提供有效的沟通、合作机制;④明确了整个组织的绩效任务;⑤通过组织战略实施的持续反馈,提升了组织对市场、规则变化的适应能力。

2. 全面质量管理 详见本章第一节。

3. 丰田生产方式 详见本章第一节。

4. 品管圈 品管圈(quality control circle,QCC)是指工作性质相近、相关或互补的人自发自愿组合,按照一定的活动程序,运用统计和品管方法,达到解决问题、改进质量、提升绩效的目的的活动。品管圈思想源于1950年美国Deming教授的统计方法课程以及1954年Juran教授的质量管理课程,后由日本石川馨博士创立为品管圈活动,1962年开始在日本推行,现在中国台湾、日本、新加坡和澳大利亚等地医院中广泛开展,并取得显著效果。20世纪末叶被引入我国医疗界后,逐渐受到欢迎,成为重要的绩效管理方法之一。

品管圈活动的基本步骤:①主题选定,包括主题、选题理由;②活动计划拟订;③现状把握;④目标设定;⑤要因解析(一般用鱼骨图);⑥对策拟订;⑦对策实施与检讨;⑧效果确认(一般用柏拉图作前后对比);⑨标准化;⑩总结与改进。

5. 5S 5S管理,又称5S现场管理法、五常法则,是一种生产现场对人员、机器、材料、方法等进行有效管理的方法。5S管理起源于日本,因表达其五项内容的整理(SEIRI)、整顿(SEITON)、清扫(SEISOU)、清洁(SEIKETSU)、素养(SHITSUKE)五个词的日语、罗马拼音首字母均为"S",故简称之。

5S起自20世纪50年代,至80年代在日本企业中掀起热潮,轰轰烈烈的5S运动很大程度上改变了日企的现场管理模式。以5S运动为管理工作基础,日企推行各种绩效和质量管理方法,令产品品质迅速提升,经济大国优势逐步显现。由于5S管理在打造企业形象、提升工作效率、推进标准化、创造令人心情愉悦的工作场所诸方面的突出功效,被各国企业界广为应用,广泛应用于制造业、服务业等现场环境要求较高的行业。此后,一些企业在5S的基础上作了适合自己要求的改进,形成了6S甚至12S,但多数只是5S的细化。

5S管理也逐渐被引入医疗行业,广泛应用于医院药房、手术室、供应室、病区、门诊等场所的现场管理,使医疗环境显著改善,工作效率大幅提高。

(三)医院实施精细化管理的步骤

精细化管理不可能在短时期就能达到很好的效果,往往需要几年甚至几十年的不懈努力,通过有针对性的具体管理改进项目的开展,逐步实现医院整体管理的精细化。具体到精细化管理项目的实施,需要遵循一定的方法原则,按照步骤逐步推进。精细化管理活动的开展可以分为3个基本阶段:

1. 评估现状,找准切入点 实施精细化管理不是漫无边际,全面开花,而是要对现有管理内容做出评估,查找管理薄弱的环节与方面,有选择、有针对性、有重点地实施。如果是制度问题就从完善制度入手,是责任问题就从明晰责任入手,是组织问题就从调整组织结构入手,是员工问题就从提高队伍素质、加强队伍建设入手等。

2. **组织实施**　针对查找出来的问题,制定出相应的措施。如哪些问题可以通过对指标的进一步细化、量化,或通过流程的梳理更加合理;哪些环节需要遵循标准或使标准更科学、事项衔接更合理、行为更经济、安排更务实等。同时,将改进措施落实到每个部门、岗位、工种、每道工序、每项作业、每个具体的操作动作之中。

3. **再评估**　精细化管理具体做法实施一段时间后,需要再次做出评估,分析成效得失。对不完善的地方再加以改进,做到循环递进、螺旋上升,最终形成持续改进、不断创新的工作机制。

精细化管理项目的推进可以由简入繁、逐渐完善直至稳固实施。对于需要推进精细化管理项目的领域,在起初拟订的规章条款、操作策略不要太复杂,否则不易于员工把握和操作,由此影响精细化管理的实施效果;在初步实施取得一定效果的基础上,可以逐渐完善规章条款、操作策略,这样员工接受起来就比较容易,比较自觉。在员工逐渐接受的基础上,再设法将精细化管理具体做法植入员工心目中,成为员工自觉的行为习惯。

三、医院精细化管理的实施保障

精细化管理的灵魂是持续改进,因此,建立和不断完善保障医院实施精细化管理变革的条件,是保证精细化管理长期而有效的实施至关重要的因素,可以概括为思想文化、组织和机制三个方面。

首先是思想文化保障。要营造适应精细化管理的医院管理思想和文化氛围。很多医院管理者都试图建立以“精”和“细”为特征的医院管理模式,但有些可能是自觉的以精细化管理理念为指导有意识地开展的,而有些则是从加强管理或者使资源得到充分运用等角度出发的。对于无意识中以精细化管理理念开展工作的情况,就需要重新以精细化管理理念审视以往的工作,将一切工作自觉纳入精细化管理的视野。要达到这一要求,需要建立实施精细化管理的思想文化基础,尤其要建立适应精细化的医院文化。医院精细化管理就是将精细化的思想和作风贯穿于医院各个工作环节的一种理念、一种认真负责的态度、一种精益求精的文化。精细化管理最根本的一点在于人们思维模式的转变。医院要推行精细化管理,首要的就是要向员工灌输精细化的意识,从思想源头培养员工追求精细化的文化氛围。通过医院文化建设,逐步改进员工的心智模式,转变医护人员的工作态度和工作方法,使精细化成为医院全体成员的自觉行为。

其次是组织保障。精细化管理是一项庞大的、持续不断的工程。为了扎实推进精细化管理工作的开展,医院需要成立专门的实施精细化管理的推进机构,培训或聘请专业人员,负责指导、推动、协调、督促精细化管理工作的开展。为了加强领导,医院主要负责人应成为实施精细化管理的第一责任人。

最后是机制保障。这里的机制保障主要是建立推行精细化管理的激励与约束机制。对开展精细化管理取得成效的做法和经验及时进行总结、交流、表彰、奖励,及时加以推广;对各部门、各岗位存在的问题,及时提出解决的建议或办法;对工作开展不力的部门、岗位实行相应的惩罚措施。

综上所述,精细化管理作为一种科学的管理理念,需要做出准确地把握,并对其实施问题做出系统的思考与安排,才能保证精细化管理活动的开展取得积极的效果。

本章小结:

医院管理是医院将有限的医疗资源发挥最大效能的过程。医院精细化管理,是将精细化管理的思想、方法、工具围绕以人为本的核心理念贯穿于医院的整个医疗体系之中的管理过程。要实现精细化管理,必须建立科学量化的标准和可操作、易执行的操作流程,以及基于操作流程的管理工具;用精细化的管理,可以降低医疗风险、减少医疗差错的发生概率,提升病人安全。精细化管理体现了医院领导对管理的完美追求,是医院管理严谨、认真、精益求精思想的具体实施过程;精细化体现了医院组织内部管理的文化氛围和理念体系。精细化管理的实现非常依赖于医疗服务各部门、各流程、各环节的沟通、协调和衔接,因此,医院精细化管理不仅仅是一种管理方法,更是一个系统化的管理思想和管理哲学。

✔ **思考题:**

1. 什么是精细化管理?
2. 简述精细化管理模式形成和发展的过程。
3. 医院为什么要推进精细化管理?精细化管理与医院绩效有什么关系?
4. 论述医院如何实施精细化管理。

【案例分析与讨论】

浙江省东阳市人民医院自2003年开始逐步引入精细化管理理念以来,通过长期的实践,总结出以下实施精细化管理措施,概括为"八化"。①细化。所谓大功成于精细。医院是一个复杂的工作系统,必须通过抓核心、管重要、控差错、放次要、略无关紧要等方法,对各项管理制度和措施进行横向、纵向、衔接、责任等方面的梳理和细化。②量化。没有量化就没有精细化。量化的前提是责任感、务实,强调应用管理工具、积累原始凭据,建立统计分析模型。③流程化。高效来自流程改造。引入TPS,PDCA等管理工具,精确描述医院各项业务流程,分析存在的问题,制定改进的措施,设计实施新的流程。④标准化。有标准才能执行到位。制定各项业务的评价标准,实现日常管理工作的格式化、规则化、统一化。⑤系统化。医院各服务单元的紧密衔接和配合协作是提高医院整体绩效的前提。⑥经济化。以精细化的理念,重新定义医院运行各个环节的浪费,向节约成本要利润,把内控作为低成本优势的关键策略。⑦实证化。求真务实。注重事实,尊重客观规律,实事求是,追求事实真相,即求真;实用,实践,实效,脚踏实地,工作落到实处,即务实。切实避免走形式,走过场。⑧精益化。优势源于求精。以满足病人的服务需求为目标,牢固树立精品意识,把平凡的工作做精,才能赢得优势。

十多年以来,医院在政府没有任何投入的情况下,基础设施建设、医疗设备条件均实现了跨越式发展,人才队伍和学科建设也取得了显著的进展。近年来,医院服务综合满意度水平连年达到95%以上,先后荣获中国医院协会等机构授予的"诚信医院""全国百姓放心示范医院"等称号。

讨论:

1. 请针对案例进行系统的思考,并请结合实际,分析医院管理工作中由于不够精细所可能导致的后果。

2. 结合您的工作实际,思考精细化管理能够为病人、医务人员带来的收益有哪些?

(应争先)

第十三章

信息技术与医院绩效

信息化作为未来社会发展的必然趋势,已经为很多行业带来了革命性的变化,对于医院也是如此。时至今日,医院信息系统不只是一个计算机技术系统,更是一个医学社会系统,凝聚着医院管理的思想、医学服务的精神和促进医学科学发展的力量。它的功能和作用不仅仅在于提升医院运行的效率,而且还在于对医患关系、临床诊断治疗方案、医院服务单元布局、医疗资源配置乃至医学教学和科研工作的深刻影响。事实上,互联网时代的信息科技已经成为各国医改的重要工具。信息科技与医疗设备、医学人才、病人服务、医院管理的有机结合,已经并将继续持续改变医疗卫生服务的模式。

【本章学习目标】

1. 掌握信息及其管理的重要意义;
2. 学习信息的存储与传播对于医院绩效的影响;
3. 掌握医院信息管理系统的主要环节与各环节的主要功能;
4. 掌握医院绩效信息系统的基本构成;
5. 掌握医院绩效信息系统的设计理念。

第一节　信息和信息管理

近年来,在我国医疗卫生体制改革的大背景下,信息技术作为一种强大的工具,为医院管理者们提供了广阔而丰富的创新空间,利用信息技术不但提高了医院运行的效率,而且在减少医疗差错,改进医疗服务质量,降低医院运行成本、加强医疗服务的监管等方面也发挥出了强大的作用。然而,信息技术所可能产生的各种效益取决于它的使用者,它可以被用于促进医疗改革,也可能固化为落后的管理模式。在我国医疗体制改革的大背景下,决策者们如何合理运用信息技术,应对医疗行业的挑战与机遇,为国家、社会做贡献是值得重视的关键课题。

一、信息与信息技术

(一)信息

信息是客观事物现象及其属性标识的集合。客观世界中大量地存在、产生和传递着各种各样事物运动状态和过程的现象及其属性,信息是事物的运动状态和过程以及关于这种状态和过程的知识。信息是有价值的,就像不能没有空气和水一样,人类也离不开信息。因此人们常说,物质、能量和信息是构成世界的三大要素。所以,信息的传播对于人类是具有非常重要的意义和作用的。它的作用主要在于消除人们在相应认识上的不确定性,它的数值则以消除不确定性的大小,或等效地以新增知识的多少来度量。虽然有着各式各样的传播活动,但所有的社会传播活动的内容从本质上说都是信息。

信息的存在和传播形式也是多种多样的,现代科学信息通常以文字或声音、图像的形式来表现,是数据按有意义的关联排列的结果。信息具有时效性、传递性、共享性、依附性、可处理性、价值的相对性和真伪性等特征。

(二)信息技术

广义而言,信息技术是指能充分利用与扩展人类信息器官功能的各种方法、工具与技能的总和。该定义强调信息技术与人的本质关系。狭义的信息技术是指利用计算机、网络、广播电视等各种硬件设备及软件工具与科学方法,对文图声像各种信息进行获取、加工、存储、传输与使用的技术之和。狭义的信息定义强调的是信息技术的现代化与高科技含量。可以笼统地说,凡是能扩展人的信息功能的技术,都是信息技术。现代信息技术主要是指利用电子计算机和现代通信手段实现获取信息、传递信息、存储信息、处理信息、显示信息、分配信息等的相关技术。

具体来讲,信息技术主要包括感测与识别技术、信息传递技术、信息处理与再生技术以及信息施用技术。感测与识别技术包括信息识别、信息提取、信息检测等技术。这类技术的总称是"传感技术"。它几乎可以扩展人类所有感觉器官的传感功能。它的作用是扩展人类获取信息的感觉器官功能。信息传递技术是实现信息快速、可靠、安全的转移的技术,各种通信技术都属于这个范畴。广播技术也是一种传递信息的技术。由于存储、记录可以看成是从"现在"向"未来"或从"过去"向"现在"传递信息的一种活动,因而也可将它看作是信息传递技术的一种。信息处理与再生技术信息处理包括对信息的编码、压缩、加密等。在对信息进行处理的基础上,还可形成一些新的更深层次的决策信息,这称为信息的"再生"。信息的处理与再生都有赖于现代电子计算机的超凡功能。信息施用技术是信息过程的最后环节。它包括控制技术、显示技术等。

由上可见,传感技术、通信技术、计算机技术和控制技术是信息技术的四大基本技术,其中现代计算机技术和通信技术是信息技术的两大支柱。

二、信息的管理

信息管理是人类为了有效地开发和利用信息资源,以现代信息技术为手段,对信息资源进行计划、组织、领导和控制的社会活动。简单地说,信息管理就是人类对信息资源和信息活动的管理。

(一)信息管理的对象

信息管理的对象是信息资源和信息活动。

1. **信息资源** 它是信息生产者、信息、信息技术的有机体。信息管理的根本目的是控制信息流向,实现信息的效用与价值。但是,信息并不都是资源,要使其成为资源并实现其效用和价值,就必须借助"人"的智力和信息技术等手段。因此,"人"是控制信息资源、协调信息活动的主体,是主体要素,而信息的收集、存储、传递、处理和利用等信息活动过程都离不开信息技术的支持。没有信息技术的强有力作用,要实现有效的信息管理是不可能的。由于信息活动本质上是为了生产、传递和利用信息资源,信息资源是信息活动的对象与结果之一。信息生产者、信息、信息技术三个要素形成一个有机整体——信息资源,是构成任何一个信息系统的基本要素,是信息管理的研究对象之一。

2. 信息活动 是指人类社会围绕信息资源的形成、传递和利用而开展的管理活动与服务活动。信息资源的形成阶段以信息的产生、记录、收集、传递、存储、处理等活动为特征,目的是形成可以利用的信息资源。信息资源的开发利用阶段以信息资源的传递、检索、分析、选择、吸收、评价、利用等活动为特征,目的是实现信息资源的价值,达到信息管理的目的。单纯地对信息资源进行管理而忽略与信息资源紧密联系的信息活动,信息管理的研究对象是不全面的。

(二)信息的管理方式

1. 信息获取。信息的获取主要有信息的收集、汇总和整理等环节。

(1)信息的收集:信息收集是指通过各种方式获取所需要的信息。信息收集是信息得以利用的第一步,也是关键的一步。信息收集工作的好坏,直接关系到整个信息管理工作的质量。

为了保证信息收集的质量,应坚持以下原则:

①准确性原则:该原则要求所收集到的信息要真实,可靠。当然,这个原则是信息收集工作的最基本的要求。为达到这样的要求,信息收集者就必须对收集到的信息反复核实,不断检验,力求把误差减少到最低限度。

②全面性原则:该原则要求所搜集到的信息要广泛,全面完整。只有广泛、全面地搜集信息,才能完整地反映管理活动和决策对象发展的全貌,为决策的科学性提供保障。当然,实际所收集到的信息不可能做到绝对的全面完整,因此,如何在不完整、不完备的信息下做出科学的决策就是一个非常值得探讨的问题。

③时效性原则:信息的利用价值取决于该信息是否能及时地提供,即它的时效性。信息只有及时、迅速地提供给它的使用者才能有效地发挥作用。特别是决策对信息的要求是"事前"的消息和情报,而不是"马后炮"。所以,只有信息是"事前"的,对决策才是有效的。

(2)汇总和整理:在进行信息的汇总和整理时,要注意剔除其中的虚假成分和偶然性因素,对信息进行归类,进行由此及彼、由表及里,去粗取精,去伪存真地分析,以便提高信息质量,抓住事物本质。

2. 信息的加工 信息加工是在原始信息的基础上,生产出价值含量高、方便用户利用的再生信息的活动过程。这一过程将使信息增值。只有在对信息进行适当处理的基础上,才能产生新的、用以指导决策的有效信息或知识。

一般来说,信息加工的内容包括以下三个方面:

①信息的筛选和判别:在大量的原始信息中,不可避免地存在一些假信息和伪信息,只有通过认真地筛选和判别,才能防止鱼目混珠、真假混杂。

②信息的分类和排序:收集来的信息是一种初始的、零乱的和孤立的信息,只有把这些信息进行分类和排序,才能存储、检索、传递和使用。

③信息的分析和研究:对分类排序后的信息进行分析比较、研究计算,可以使信息更具有使用价值乃至形成新信息。

3. 信息的储存 信息储存是将获得的或加工后的信息保存起来,以备将来应用。信息储存和数据储存应用的设备是相同的,但信息储存要考虑储存的思路,即为什么要储存这些数据,以什么方式储存这些数据,存在什么介质上,将来有什么用处,对决策可能产生的效果是什么等。

4. 信息传递　信息传递是指人们通过声音、文字或图像相互沟通消息的意思。信息传递研究的是什么人向谁说什么,用什么方式说,通过什么途径说,达到什么目的。主要途径有书面、口头、网络等。

第二节　医疗卫生信息化概述

随着信息技术的推广,医院信息系统已经成为现代医院重要的基础设施。目前,建立和完善医院信息化标准和法规体系,在医院临床信息系统的基础上,研究并实现医疗机构之间信息系统的集成,进一步形成区域医疗信息化的架构和模式,为居民提供覆盖整个生命过程的医疗卫生服务信息化支持,为区域医疗卫生资源的配置优化提供数字化信息服务已成为互联网时代医疗卫生信息化工程的重点领域。

一、医院信息化及其发展历程

医院信息,即医院及其所属各部门的人流、物流、资金流以及在医疗、诊断活动各阶段产生的各种业务活动的过程和结果资料。医院信息系统(hospital information system, HIS)是利用计算机软硬件技术、网络通信技术等现代化手段管理医院的医疗信息、业务信息,帮助医院管理者和医务人员做出决策的信息支持系统。一个完整的医院信息系统应该包括医院管理信息系统和临床医疗信息系统。医院信息系统是医学信息学(medical informatics, MI)的重要组成部分,同时也是信息技术重要的应用领域。当前,在全世界的范围内,已经形成了一个专门服务于医疗卫生机构的庞大的卫生信息化产业(health information technology industry, HIT)。

医院信息系统在短短30多年的发展历史上,大体经历了以下四个阶段:

第一阶段,单机单用户阶段:计算机在医院中的应用始于20世纪70年代末80年代初,最初以小型计算机为主,且只有少数大型综合医院和教学医院才拥有。80年代初期,随着个人计算机的出现和BASIC语言的普及,一些医院开始开发小型的管理程序,如工资管理、门诊收费、住院病人费用管理、药库管理等应用程序。这一时期计算机的应用和推广工作异常艰苦,操作人员往往需要掌握大量的命令编码,对于医护人员来说显然是非常困难的事情。

第二阶段,部门系统阶段:20世纪80年代中期,随着计算机软硬件技术的发展,如DBASE Ⅲ(早期的数据库操作语言环境)和UNIX(网络编程语言环境)网络操作系统的出现,一些医院开始建立小型的局域网络,并开发出了基于部门管理的小型网络管理系统,如住院管理、药房管理、门诊计价及收费发药系统等。

第三阶段,医院系统阶段:进入20世纪90年代,互联网技术和大型关系型数据库的迅速发展,使HIS的网络化成为可能,一些拥有信息技术人才的医院开始开发出适合自身医院运营特征的HIS,一些软件公司也加入到HIS的开发队伍中来,推出自己的HIS系统。这一阶段的HIS在设计理念上以病人诊断治疗为中心,注重医疗、经济和物资的管理,强调管理和临床应用,试图覆盖医院各个部门。目前,完整的HIS系统已基本实现了门诊、住院、药品、耗材、固定资产的数据化管理,其中,LIS(laboratory information system,实验室(检验科)信息系统)、PACS(picture archiving and communication systems,影像数据档案和通信系统)等通用系统已经基本实现了数据处理的国际标准化和设备的数字化。

第四阶段,区域系统阶段: 当前,在互联网应用技术的支持下,区域一体化成为医疗卫生信息化的热点,通过跨医院的信息交换平台,实现一定区域内医疗卫生机构间信息的交换和共享,成为全方位提高医院运行绩效、优化区域医疗卫生服务布局的又一关键环节。依赖于高速无线互联网传输技术及各种智能化的终端设备,基于云服务、大数据的架构,正在逐步改变传统的医院信息孤岛模式,在一定区域范围内构建起支撑实现医学检查诊断信息的共享、远程问诊、双向转诊、分级医疗、远程协同会诊以及远程临床教育、医学科学研究等功能的网络信息平台,为医疗服务提供强大的信息技术支撑,促进医院服务的标准化、规范化、提高医疗服务质量、优化服务流程、降低成本投入、提高设备利用率的同时,为医护人员搭起了新的职业舞台,使医疗卫生技术人员的有效流动、多点执业成为可能。

第五阶段,互联网+阶段: 随着互联网+、大数据、云计算、移动医疗等技术与医疗领域的结合,新兴技术与新服务模式快速渗透到包括预防、诊断、治疗等在内的医疗各个环节,并为人们就医习惯、就医方式等带来重大变化。

互联网+时代将推动医疗模式从“治疗为主”转向“预防为主”。可穿戴设备使病人可以便捷进行自我健康管理,并将在正常医疗流程无法获取的数据转换为实时动态数据流,为及时筛查、预防疾病奠定基础,同时可及时享受专业医护人员的各种健康咨询、筛查、预防、监护和干预服务,促进人们的健康需求由传统、单一的医疗治疗型,向疾病预防型、保健型和健康促进型转变。其次是移动互联网重塑了医院流程,起到优化医院资源配置的作用。一方面,医院通过移动应用增强与病人的实时互动,完善医疗服务环节,改善医患关系。例如医院通过开发手机App软件,把预约诊疗、候诊提醒、划价缴费、诊疗报告查询等传统服务全部在移动互联网实现。病人通过移动应用可以实现自助挂号、门诊和住院缴费、检查和化验报告查询、专家排班等信息查询及满意度评价等,不仅解决了挂号、候诊、缴费时间长和就诊时间短等问题,也增强了病人获取服务的便利性,促进信息透明,改善医患关系,提升了病人满意度。另一方面,在线咨询和远程医疗借助互联网实现有限医疗资源的跨时空配置,提高病人和医生之间的沟通能力,突破传统的现场服务模式,缓解医疗资源匮乏的现状。通过建立疾病数据库和整合医生资源,为用户提供自查或在线健康咨询服务,在院前通过导诊合理分配医生资源,将需要到医院就诊的病人导诊到相应的部门。在远程医疗方面,较先进的医院在信息化应用方面发展较快,通过计算机技术、通信技术、多媒体技术与医疗技术相结合,可在医院内部和医院之间联网实时共享相关信息,提高诊断与医疗水平,降低医疗开支,有望改善中国医疗资源配置不合理的困局,让稀缺的医疗资源利用效率更高(中国信息通信研究院技术与标准研究所,逄淑宁、韩涵)。

进入21世纪以来,大数据助推了医院信息化向更为纵深的方向发展。大数据,一个用来描述和定义信息爆炸时代产生海量数据的概念,已经受到人们越来越多的关注。它带来的信息风暴正在变革我们的生活、工作和思维,开启了人类发展史上又一次重大的时代转型。海量数据和非结构化数据也给医疗行业提出了强烈的挑战。有资料显示,到2020年,医疗数据将急剧增长到35ZB,相当于2009年数据量的44倍。一连串的数据问题拷问着整个医疗行业,给医院信息储存乃至整个医疗行业发展带来了极大的压力。

大数据目前已经在工业制造、金融、保险、媒体等行业得到广泛应用;而在医疗领域,海量数据和非结构化数据的挑战由来已久,近年来国家在积极推进医疗信息化发展与医疗大数据的应用(习近平总书记关于大数据技术融合、业务融合与数据融合的讲话;〈国务院办公厅关于促进和规范健康医疗大数据应用发展的指导意见〉国办发[2016]47号等)。在互联网+、大数据、云计算、物联网风起云涌的今天,如何利用大数据探索未来医学科学、如何利用大数据快速有效获取信息、如何利用大数据提升人类医疗集体经验,是亟待探讨的现实问题。针对大数据的智能分析是建设智慧医院的关键。我们需要改变传统管理模式,以大数据挖掘技术、云计算技术为平台,让大数据充分发挥作用,为医院管理决策提供预测和指导,促进医院综合管理能力的全面提升。高达25%的医疗保健预算用于管理成本,而使用大数据分析可以来帮助减少管理成本;另一方面,大数据将改进临床决策支持系统,改善临床医生对病人做出决策的方式,同时降低组织的成本,减少欺诈、滥用和过度医疗。使用大数据可以实现更好的多系统协调统一;使用大数据可以改善病人健康、实现和谐医患沟通。

二、国际医疗卫生信息化建设概览

随着医学技术的进步和信息技术的发展,各种研究成果,尤其是基因工程逐步进入临床应用,医疗卫生对信息技术的依赖程度在某种程度上已经超过了电信、银行、航空等行业;互联网信息技术日新月异的发展正在引发医学科学技术的应用、疾病监测与控制、健康促进与自我保健、预防、诊断、治疗、卫生管理与改革等领域划时代的革命;信息化、数字化技术是当前生物技术革命的战略制高点,发达国家都在试图占领这一高地,各国政府、软件厂商、网络公司、生物科技公司围绕生物基因信息技术、大数据、云服务等领域的竞争序幕已经拉开。

早在1987年,在美国宾夕法尼亚州大学医院主持召开的一次会议上,就促成了对"健康信息传输标准"组织(Health Level Seven, HL7)和通信标准的诞生,启动了这一战略技术的开发和推广。从克林顿政府时代开始,美国就展开了一系列的立法活动,包括"健康保险可携带性与责任法案"(推进医保支付处理方式数字化和患者隐私保护)、"健康保险改革:电子交流标准""健康保险改革:安全标准最终规则""个人可识别健康信息的隐私标准""药品和血液制品的条形码要求"等一系列法律法规的颁布,促使医疗机构尽快进入了数字化时代。2004年,布什总统在众议院的年度国情咨文中指出:"将医疗保健记录计算机化,我们可以避免严重的医疗差错,降低医疗成本,并提高医疗水平。"专门强调医院信息化系统的建设,要求在10年内,确保绝大多数美国人拥有共享的电子健康档案记录,并专门设立了一个新的、级别仅低于内阁部长的卫生信息技术协调职位。到2010年,美国绝大部分医疗机构已经基本实现了通过信息化平台开展预约、与医师交流、健康评估、医保制度与程序支持、医学记录查询等服务。当前,美国联邦政府仍然在继续推动医疗信息化建设,力促全美6000多家医院和上万家诊所实现诊疗过程的网络交流和病人医疗信息的分享。

早在20世纪90年代,加拿大政府就开始酝酿为每一位公民建立电子健康档案的巨大工程。2000年,加拿大成立了以联邦政府机构和各省卫生行政长官构成的居民健康信息网络体系,其主要任务就是发展和实施健康电子信息工程,采取政府和私人资本共同投入的机制。2005年,加拿大政府投入1.4亿美元,用于电子健康档案系统中药物信息系统和诊断影像系统这两个基础系统的建设。

美国医护医疗救助服务中心(简称CMS)与国家卫生信息技术协调办公室(the Office of the National Coordinator for Health Information Technology, ONC)共同印发了《健康信息技术手册》(Health IT Playbook),一方面可使医生获取信息技术上的帮助,另一方面也便于他们了解电子病历市场。此外,CMS和ONC还发布了《电子病历合约指南》(EHR contracting guide),方便医院和医护人员就电子病历系统的具体功能、服务条款等进行协商。CMS代理行政人员安迪·斯拉维特和ONC主任文戴尔·华盛顿表示,这两项资源不仅能确保健康信息更有效共享,还将帮助奥巴马政府达成提升健康卫生系统效率的目标。"很显然,如果让信息在病人和医院以及各医院之间简便、有效地共享,那么电子病历在医疗保健体系就无法发挥其作用"。斯拉维特和华盛顿还表示,对医院和医疗机构来说,没有相关信息指导他们挑选合适的电子病历系统,而因此出现的合同问题可能造成数据被屏蔽或使用受限等问题。此次发布的合约指南可以帮助医护人员在挑选电子病历时,明白应该提些什么问题以及如何提出具体需求。同时,《电子病历合约指南》也探讨了数据屏蔽的技术点,比如连接费用、数据交换及共享限制等。在商讨服务条款和系统功效最大化方面,该指南也给出了专业建议。《健康信息技术手册》和《电子病历合约指南》一起使用,有助于医护人员与供应商更顺畅地沟通,也能改善医生在使用电子病历的体验,提升满意度。

由于记录保存,合规性和监管要求,以及患者-护理驱动的医疗保健行业历史上已经产生了大量的数据。虽然大多数数据以硬拷贝形式存储,但当前的趋势是快速数字化这些大量数据。在强制性要求和提高医疗服务质量的同时降低成本的潜力的推动下,这些大量数据(被为"大数据")支持广泛的医疗和医疗保健功能,包括临床决策支持,疾病监测和人口健康管理。有报告称,仅美国医疗系统的数据在2011年达到了150艾字节。在这种增长速度下,美国医疗保健的大数据将很快达到1021艾字节的规模,Kaiser Permanenteg一家总部位于加利福尼亚的健康网络,拥有超过900万名成员,26.5PB至44PB的潜在丰富的数据,包括图像和注释。

根据定义,医疗保健中的大数据是指如此庞大和复杂的电子健康数据集,它们难以(或不可能)用传统软件和(或)硬件管理;也不能使用传统或通用的数据管理工具和方法轻松管理。医疗保健中的大数据不仅是因为其数量庞大,而且还因为数据类型的多样性和必须管理的速度。与病人医疗保健和福利有关的全部数据构成了医疗保健行业的"大数据"。它包括来自CPOE和临床决策支持系统(医生的书面笔记和处方,医学影像,实验室,药学,保险和其他行政数据)的临床数据;电子病人记录(EPR)中的病人数据;机器生成的传感器数据,例如来自监测生命体征;社交媒体帖子,包括Twitter馈送,博客,Facebook和其他平台上的状态更新和网页;还有较少的病人特异性信息,包括紧急护理数据,新闻馈送和医学期刊中的文章。

对于大数据科学家来说,在这庞大的数据和数据阵列中,通过发现数据中的关联、理解模式和趋势,大数据分析有可能改善护理,挽救生命和降低成本。因此,医疗保健中的大数据分析应用程序利用数据的爆炸式提取以做出更明智的决策。当大数据被合成用于分析上述的关联性模式和趋势时,医疗保健提供者和医疗保健提供系统中的其他利益相关者可以开发更彻底和更有见地的诊断和治疗系统并取得更好的效果。医疗保健领域的大数据分析潜力巨大,例如:通过分析病人特征以及护理的成本和结果,以确定最具临床和成本效益的治疗,并提供分析和工具,从而影响提供者行为;将高级分析应用于病人概况(例如,分割和预测模型)以主动识别将从预防性护理或生活方式改变中受益的个人。还有广泛的疾病谱分析以识别预测事件和支持预防举措;收集和公布医疗程序数据,从而帮助病人确定提供最佳价值的护理方案;通过实施用于欺诈检测和检查索赔的准确性和一致性的高级分析系统来识别、预测和最小化欺诈。此外,通过聚合和合成病人临床记录和权利要求数据集以向第三方提供数据和服务来创建新的收入流,例如许可数据以帮助制药公司识别病人。许多医院正在开发和部署移动应用程序以帮助病人管理他们的护理、定位提供商和改善他们的健康。通过分析病人行为能够监测对药物和治疗方案的依从性,并检测导致个人和人群健康益处的趋势。

除上述欧美国家之外,日本、韩国以及东南亚各国、印度等国家和地区都已经在医疗服务信息化系统建设方面取得了长足进展。

在东南亚国家,电子健康服务具有显著增强病人诊断和改善的潜力可及性和治疗质量。虽然现实情况尚未与医院部署的潜力相匹配,特别是为农村和偏远社区提供医疗服务。许多发展中国家,如孟加拉国有很大农村人口,但缺乏相当比例的专业医疗机构。孟加拉国每1700名病人只有一名医生,联合国千年发展目标每1000人中要求至少有2.5名医生。但该国已开始在农村和偏远社区采用基于在线ICT(information communication technology)技术的服务创新(如远程医疗,在线健康记录和基于移动的健康应用程序)解决方案,ICT技术的有效使用,对弥合因医生短缺而造成的医疗服务在不同区域人群中的差距将发挥积极的作用。目前,国家特定的ICT已成为农村成功提供业务性卫生保健服务的重要组成部分。此外,在农村和偏远地区建立充分的公共卫生系统仍然很少,严重影响人们生病时的生活质量。因此,在大城市,一些大型私立医院试图开发电子卫生和远程医疗服务,但仅面向他们注册的病人并且仅限于专业服务。由国际和私营企业资助的各种非政府组织尝试的小范围举措,如农村保健营、流动诊所,以及来自较大医院的医生的有组织的访问。由此表明,通过电子卫生解决方案的早期识别、记录、诊断和治疗疾病可以指导改善预防和管理战略。基于虚拟和网络的医疗顾问可以有效地提供和传达这样的服务存储个人数据、测试结果、诊断和咨询详细信息等。如果复制或集中存储,允许应用汇总和分析,以便流行病学家和决策者方便使用。

智利的研究人员利用云计算服务于慢性呼吸系统疾病的健康护理。治疗慢性呼吸系统疾病经常发生在家里,而在医院、医疗专家的持续护理经常超出了病人的经济能力,因此不得不依赖非正式的护理者,如家人或朋友等。不幸的是,这些治疗需要医护人员的深入参与,尤其是加重护理人员日常的工作负担,使他们的生活质量恶化。近年来,移动和无线通信技术的创新,已经成功地实现了对病人部分体征状况的自动监测,一定程度上突破了护理人员、医疗专家和病人之间因空间距离所产生的一些治疗和护理限制,极大地提高了服务的效率,减轻了医护人员的工作负担。

欧盟各国的医疗数字化技术水平虽然落后于北美,但是其应用的普及程度却远远优于美国和加拿大。欧洲主要国家的数字化医疗系统已经非常完善,瑞典、芬兰、英国等国家已经基本和部分实现了全国范围的医疗系统数字化。其中,英国政府于2005年就启动了一项为期十年的医疗卫生信息化工程,总计预算投入64亿英镑,重点发展电子病历、网络预约、网络处方以及数字影像;欧盟也正在着手准备建立覆盖各成员国的数字化医疗体系。

三、我国医院信息系统的建设和发展

医院信息系统的建设在我国起步较晚,但发展很快,特别是近十年以来,随着医院医疗体制改革的深入,信息化在医院之间的竞争中发挥着重要的作用,以病人为中心、提高医院的管理水平和服务质量,成为促使医院加快建设和开发HIS的强大推动力。

我国医院信息化系统是在以下医疗卫生政策和实践的促使下发展起来的:首先,1998年启动的城镇职工医疗保险改革是对医院信息化影响最为深刻的医改政策,尽管这一医疗保险品种的人群覆盖率不高(只包括城镇企事业单位职工,不包括公务员、家属、儿童和农民),但为了能获得医疗保险补偿(报销),向医保机构报送电子化的医疗费用报销申请单成了各医疗机构进入医保体系的准入条件之一。其次,对病人知情权的强调,尤其是政府卫生主管部门出台的要医院为住院病人提供每天的医疗服务项目与收费清单的政策,直接推动了医院护士工作站、医生工作站系统的研发和推广。第三,2004年SARS的暴发导致了一次全国突发的严重公共卫生事件,其直接后果是促使政府大规模投入,建成了世界规模最大的传染病直报网络系统,也促进了各省市突发公共卫生应急系统和各医院信息系统的建设。第四,2009年正式启动的新一轮医疗卫生改革和近年来国家产业结构的调整,尤其是"互联网+医疗"的行业发展新模式,正在引导我国医疗卫生体制与服务模式发生深刻的变革,数字化、信息化俨然已成为新时期医院乃至医疗卫生行业改革的核心概念。

目前,腾讯互联网+医疗战略布局正在提速。仅在四川,6月,腾讯与四川省卫计委达成互联网+医疗战略合作;8月,又与四川大学华西第二医院落地建设互联网+智慧医院,另外,腾讯与四川省卫计委还将在医疗大数据应用方面进行深入合作。

目前国内从事互联网医疗的机构,普遍需要一站式的技术、产品、营销服务。而腾讯将利用自身能力,做好中间服务。比如利用微信进行诊间支付,目前80%的三甲医院都在尝试用微信公众号进行个人自费部分的缴费。不仅如此,腾讯还将进一步实现微信支付和医保账户的打通。我国有5亿多人的医保用户,大部分病人都用医保账户中的钱支付医疗费用。目前,在深圳,腾讯已与当地人社部门对接,病人可以直接利用微信支付医保账户资金。腾讯公司的在线挂号平台和医保支付方案已在全国各地落地。同时,通过与卓健、微医、医联、丁香园、众安保险、京东医药等合作伙伴的合作,逐步为病人实现分诊转诊、挂号、在线问诊、商保支付、药物购买等环节。加入糖大夫血糖仪的慢病管理,以及腾爱医生实现的医生与病人交流,腾讯公司的互联网+医疗战略正逐步实现服务病人就医全流程的医疗分发平台。

截至目前,有数据显示微信公众平台上完成认证的医院公众号接近2万个,近1亿病人通过微信公众号获取专业的医疗服务和资讯;国内超过1200家的三甲医院中,超过80%都开通了微信公众号,60%更开通了就诊服务;通过微信支付,全国数千家医院每天为接近50万的病人提供便捷的支付服务,节约排队等候时间;腾讯在线挂号服务平台已覆盖了全国156个城市的1443家医院。

虽然我国医疗卫生信息系统建设起步较晚,但是,近几年随着个人智能终端设备的迅速普及,医疗卫生信息化的普及率迅速提高。当前,绝大部分城市医院已实现了信息系统对医院各个部门的信息收集、传输、加工、保存和维护。可以对大量的医院业务层的工作信息进行有效的处理。完成日常基本的医疗信息、经济信息和物资信息的统计和分析,并能够提供

迅速变化的信息,为医院管理层提供及时的辅助决策信息。医院信息系统的运用,是医院科学管理和医疗服务现代化的重要标志。

第三节 医院信息系统与医疗服务绩效

实施医院信息化战略有着多方面的意义。从医院管理方面看,医院信息系统用于医疗收费和财务数据处理等工作,可以极大地提高医院经济管理的效率和活力;可以为医院管理人员提供管理和决策信息,为决策者及时调整各种人员和物资的安排提供了可靠的依据;优化医院的管理流程、工作流程和工作权限管理,帮助医院解决挂号时间长、交费时间长、取药时间长、看病时间短的"三长一短"的问题;同时,医院信息化管理有助于增加对病人的信息透明度,方便病人就诊、提高服务水平;还能够帮助医院加强药品和物资管理,堵住资产流失,减少乃至杜绝偷、漏费现象。

一、医院信息系统构成

当代医院信息系统的基础是硬件、软件、人员。在硬件方面,要有高性能的中心电子计算机和服务器设备、大容量的存贮装置、遍布医院各部门的用户终端设备以及数据通信线路和无线网络架构等。在软件方面,需要具有面向多用户和多种功能的计算机软件系统,包括系统软件、应用软件和软件开发工具等,要有各种医院信息数据库及数据库管理系统。在人员方面,不仅需要专业的信息技术人员,还需要医院的所有员工懂得在各自工作岗位上使用信息化技术,掌握信息系统的操作,提高工作效率和工作质量。

由于医院组织的复杂性,一个完善的医院信息系统一般由很多不同的子系统构成,以下分别简要概述。

(一)门诊医生工作站子系统

门诊医生工作站是协助门诊医生完成日常医疗工作的计算机应用程序。其主要任务是处理门诊记录、诊断、处方、检查、检验、治疗处置、手术和卫生材料等信息。门诊医生工作站子系统基本功能有:

1. **自动读取或提供如下信息** ①病人基本信息:就诊卡号、病案号、姓名、性别、年龄、医保费用类别等;②诊疗相关信息:病史资料、主诉、现病史、既往史等;③医生信息:科室、姓名、职称、诊疗时间等;④费用信息:项目名称、规格、价格、医保费用类别、数量等;⑤合理用药信息、常规用法及剂量、费用、功能及适应证、不良反应及禁忌证等。

2. 支持医生处理门诊记录、检查、检验、诊断、处方、治疗处置、卫生材料、手术、收入院等诊疗活动。

3. **提供处方的自动监测和咨询功能** 药品剂量、药品相互作用、配伍禁忌、适应证等。

4. 提供医院、科室、医生常用临床项目字典、医嘱模板及相应编辑功能。

5. 自动审核录入医嘱的完整性,记录医生姓名及时间,一经确认不得更改,同时提供医嘱作废功能。

6. 所有医嘱均提供备注功能,医师可以输入相关注意事项。

7. **支持医生查询相关资料** 历次就诊信息、检验检查结果,并提供比较功能。

8. 自动核算就诊费用,支持医保费用管理。

9. 提供打印功能,如处方、检查检验申请单等,打印结果由相关医师签字生效。

10. 提供医生权限管理,如部门、等级、功能等。

11. 自动向有关部门传送检查、检验、诊断、处方、治疗处置、手术、收住院等诊疗信息,以及相关的费用信息,保证医嘱指令顺利执行。

(二)住院医生工作站子系统

住院医生工作站是协助医生完成病房日常医疗工作的计算机应用程序。其主要任务是处理诊断、处方、检查、检验、治疗、处置、手术、护理、卫生材料以及会诊、转科、出院等信息。住院医生工作站子系统基本功能:

1. **自动获取或提供信息**　①医生主管范围内病人基本信息: 姓名、性别、年龄、住院病历号、病区、床号、入院诊断、病情状态、护理等级、费用情况等。②诊疗相关信息: 病史资料、主诉、现病史、诊疗史、体格检查等。③医生信息: 科室、姓名、职称、诊疗时间等。④费用信息: 项目名称、规格、价格、医保费用类别、数量等。⑤合理用药信息: 常规用法及剂量、费用、功能及适应证、不良反应及禁忌证等。

2. **支持医生处理医嘱**　检查、检验、处方、治疗处置、卫生材料、手术、护理、会诊、转科、出院等。检验医嘱须注明检体,检查医嘱须注明检查部位。

3. 提供医院、科室、医生常用临床项目字典,医嘱组套、模板及相应编辑功能。

4. **提供处方的自动监测和咨询功能**　药品剂量、药品相互作用、配伍禁忌、适应证等。

5. 提供长期和临时医嘱处理功能,包括医嘱的开立、停止和作废。

6. **支持医生查询相关资料**　历次门诊、住院信息,检验检查结果,并提供比较功能。提供医嘱执行情况、病床使用情况、处方、病人费用明细等查询功能。

7. 支持医生按照国际疾病分类标准下达诊断结果(入院、出院、术前、术后、转入、转出等);支持疾病编码、拼音、汉字等多重检索。

8. 自动审核录入医嘱的完整性,提供对所有医嘱进行审核确认功能,根据确认后的医嘱自动定时产生用药信息和医嘱执行单,记录医生姓名及时间,一经确认不得更改。

9. 所有医嘱均提供备注功能,医师可以输入相关注意事项。

10. 支持所有医嘱和申请单打印功能,符合有关医疗文件的格式要求,必须提供医生、操作员签字栏,打印结果由处方医师签字生效。

11. 提供医生权限管理,如部门、等级、功能等。

12. 自动核算各项费用,支持医保费用管理。

13. 自动向有关部门传送检查、检验、诊断、处方、治疗处置、手术、转科、出院等诊疗信息,以及相关的费用信息,保证医嘱指令顺利执行。

(三)护士工作站子系统

护士工作站是协助病房护士对住院病人完成日常的护理工作的计算机应用程序。其主要任务是协助护士核对并处理医生下达的长期和临时医嘱,对医嘱执行情况进行管理。同时协助护士完成护理及病区床位管理等日常工作。护士工作站系统基本功能:

1. **床位管理**　①病区床位使用情况一览表(显示床号、病历号、姓名、性别、年龄、诊断、病情、护理等级、陪护、饮食情况)。②病区一次性卫生材料消耗量查询,卫生材料申请单打印。

2. **医嘱处理**　①医嘱录入。②审核医嘱(新开立、停止、作费),查询、打印病区医嘱审核处理情况。③记录病人生命体征及相关项目。④打印长期及临时医嘱单(具备续打功能),重整长期医嘱。⑤打印、查询病区对药单(领药单),支持对药单分类维护。⑥打印、查询病区长期、临时医嘱治疗单(口服、注射、输液、辅助治疗等),支持治疗单分类维护。打印、查询输液记录卡及瓶签。⑦长期及临时医嘱执行确认。⑧填写药品皮试结果。⑨打印检查化验申请单。⑩打印病案首页。⑪医嘱记录查询。

3. 护理管理　护理记录;护理计划;护理评价单;护士排班;护理质量控制。

4. 费用管理　①护士站收费(一次性材料、治疗费等),具备模板功能。②停止及作废医嘱退费申请。③病区(病人)退费情况一览表。④住院费用清单(含每日费用清单)查询打印。⑤查询病区欠费病人清单,打印催缴通知单。

(四)临床检验子系统

临床检验子系统是协助检验科完成日常检验工作的计算机应用程序。其主要任务是协助检验师对检验申请单及标本进行预处理,检验数据的自动采集或直接录入,检验数据处理、检验报告的审核,检验报告的查询、打印等。系统应包括检验仪器、检验项目维护等功能。实验室信息系统可减轻检验人员的工作强度,提高工作效率,并使检验信息存储和管理更加简捷、完善。临床检验子系统基本功能:

1. 预约管理　①预约处理:预约时间,打印预约单(准备、注意事项)。②预约浏览:查询预约情况。

2. 检验单信息　①病人基本信息:科室、姓名、性别、年龄、病历号、病区、入院诊断、送检日期等。②检验相关信息:种类、项目、检体、结果、日期。

3. 登录功能　①病人基本信息。②检验相关信息:种类、项目、检体、结果、日期。③医生相关信息:申请医生姓名、科室;检验科医生姓名,检验师姓名,一经确认,不得更改。

4. 提示查对　①采取标本时:科别、床号、姓名、项目、检体。②收集标本时:科别、姓名、性别、标本数量和质量。③检验时:查对试剂和项目。④检验后:查对目的和结果。⑤发报告时:查对科别、化验单完整。

5. 检验业务执行　①镜检业务。②仪检业务。③结果录入。④检验单生成、核准、打印。

6. 报告处理功能　①生成检验结果报告。②向临床反馈信息。③既往检验结果查询,提供比较功能。

7. 检验管理功能　①检验仪器录入。②检验类型录入。③镜检标准提示。④正常值范围提示。

8. 检验质量控制功能　①定期调试制度。②发现问题及时调整。

9. 统计功能　①工作量:检验报告数量、时间。②特殊疾病及时提示、规范统计功能。③费用提示。④打印功能。

(五)输血管理子系统

输血管理系统是对医院的特殊资源——血液进行管理的计算机程序。包括血液的入库、储存、供应以及输血科(血库)等方面的管理。其主要目的是,为医院有关工作人员提供准确、方便的工作手段和环境,以便保质、保量的满足医院各部门对血液的需求,保证病人用血安全。输血管理子系统基本功能:

1. 入库管理　录入血液制品入库信息,包括:储血号、品名(如:全血、成分血等)、血型、来源、采血日期、采血单位、献血者、包装、数量等。

2. 配血管理　自动获得临床输血申请单并完成配血信息处理,并提供备血信息提示。

3. **发血管理**　根据临床输血申请单和配血信息进行核实,按照《临床输血技术规范》的附录八打印输血记录单,完成发血操作。

4. **报废管理**　提供报废血液制品名称、数量、经手人、审批人、报废原因、报废日期等信息。

5. **自备血管理**　自备血入库、发血、查询,打印袋签等。

6. **有效期管理**　根据《临床输血技术规范》第五章第二十二条的规定提供有效期报警,并有库存量提示。

7. **费用管理**　完成入库、血化验(定血型、Rho检验、配血型等)、发血等过程中的费用记录,并与住院处联机自动计费。

8. **查询与统计**　入、出库情况查询、科室用血情况查询;费用情况查询;科室工作量统计与查询等。打印日报、月报、年报及上级所需报表等。

(六)医学影像子系统

医学影像子系统是处理各种医学影像信息的采集、存储、报告、输出、管理、查询的计算机应用程序。医学影像子系统基本功能:

1. **影像处理部分**　①数据接收功能:接收、获取影像设备的DICOM 3.0和非DICOM 3.0格式的影像数据,支持非DICOM影像设备的影像转化为DICOM 3.0标准的数据。②图像处理功能:自定义显示图像的相关信息,如姓名、年龄、设备型号等参数。提供缩放、移动、镜像、反相、旋转、滤波、锐化、伪彩、播放、窗宽窗位调节等功能。③测量功能:提供ROI值、长度、角度、面积等数据的测量;以及标注注释功能。④保存功能:支持JPG、BMP、TIFF等多种格式存储,以及转化成DIDICOM 3.0格式功能。⑤管理功能:支持设备间影像的传递,提供同时调阅病人不同时期、不同影像设备的影像及报告功能。支持DICOM 3.0的打印输出,支持海量数据存储、迁移管理。⑥远程医疗功能:支持影像数据的远程发送和接收。⑦系统参数设置功能:支持用户自定义窗宽窗位值、显示文字的大小、放大镜的放大比例等参数。

2. **报告管理部分**　①预约登记功能。②分诊功能:病人基本信息、检查设备、检查部位、检查方法、划价收费。③诊断报告功能:生成检查报告,支持二级医生审核。支持典型病例管理。④模板功能;用户可以方便灵活的定义模板,提高报告生成速度。⑤查询功能:支持姓名、影像号等多种形式的组合查询。⑥统计功能:可以统计用户工作量、门诊量、胶片量以及费用信息。

(七)手术、麻醉管理子系统

手术、麻醉管理子系统是专用于住院病人手术与麻醉的申请、审批、安排以及术后有关信息的记录和跟踪等功能的计算机应用程序。医院手术、麻醉的安排是一个复杂的过程,合理、有效、安全的手术、麻醉管理能有效保证医院手术的正常进行。

1. **手术前**　①手术、麻醉申请与审批:根据有关规定完成手术、麻醉的申请和审批信息。②提供病人基本信息:姓名、性别、年龄、住院病例号;病区、床号、入院诊断、病情状态、护理等级、费用情况等。③术前准备完毕信息:各项检查完成;诊断明确;符合手术指征;手术同意书已签好;麻醉签字单已签好。④术前讨论和术前总结信息:书面记录。⑤记录按规定标准安排手术者和第一助手。⑥麻醉科会诊记录:术前一天进行并填好,麻醉前签字。⑦记录确认麻醉方案:术前科内讨论确定。⑧记录手术前用药:麻醉科医生会诊决定。⑨记录手术医嘱。⑩记录手术通知单:术前一日上午送交麻醉科;急诊手术随时送交。⑪术前护理工作落实信息。⑫病人方面准备信息。⑬手术器械准备记录:手术器械、麻醉器械、药品准备等。

2. 手术 ①提供病人基本信息：姓名、性别、年龄、住院病例号、病区、床号、入院诊断、病情状态、护理等级等。②提供手术相关信息：手术编号、日期、时间、手术室及手术台；手术分类、规模、部位、切口类型等。③提供医生信息：手术医生和助手姓名、科室、职称；麻醉师姓名、职称。④提供护士信息：洗手护士、巡回护士，器械师姓名。⑤提供麻醉信息：麻醉方法、用药名称、剂量、给药途径。⑥核查手术名称及配血报告、术前用药、药敏试验结果。⑦核查无菌包内灭菌指示剂，以及手术器械是否齐全，并予记录。⑧以上信息术前录入，术后进行修改；急诊手术术后及时录入，并记入医生及操作员姓名、代号。⑨核对纱垫、纱布、缝针器械数目。⑩填写麻醉记录单。⑪记录麻醉器械数量。

3. 手术后 ①提供手术情况：手术记录、麻醉记录。②提供病人情况：血压、脉搏、呼吸等。③随访信息：一般手术随访一天，全麻及重患者随访三天，随访结果记录，有关并发症记录。④提供全部打印功能。⑤提供汇总功能。⑥提供费用信息。

（八）药品管理子系统

药品管理子系统是用于协助整个医院完成对药品管理的计算机应用程序，其主要任务是对药库、制剂、门诊药房、住院药房、药品价格、药品会计核算等信息的管理以及辅助临床合理用药，包括处方或医嘱的合理用药审查、药物信息咨询、用药咨询等。药品管理子系统基本功能：

1. 药品库房管理功能 ①录入或自动获取药品名称、规格、批号、价格、生产厂家、供货商、包装单位、发药单位等药品信息以及医疗保险信息中的医疗保险类别和处方药标志等。②具有自动生成采购计划及采购单功能。③提供药品入库、出库、调价、调拨、盘点、报损丢失、退药等功能。④提供特殊药品入库、出库管理功能（如：赠送、实验药品等）。⑤提供药品库存的日结、月结、年结功能，并能校对账目及库存的平衡关系。⑥可随时生成各种药品的入库明细、出库明细、盘点明细、调价明细、调拨明细、报损明细、退药明细以及上面各项的汇总数据。⑦可追踪各个药品的明细流水账，可随时查验任一品种的库存变化，入、出、存明细信息。⑧自动接收科室领药单功能。⑨提供药品的核算功能，可统计分析各药房的消耗、库存。⑩可自动调整各种单据的输出内容和格式，并有操作员签字栏。⑪提供药品字典库维护功能（如品种、价格、单位、计量、特殊标志等），支持一药多名操作，判断识别，实现统一规范药品名称。⑫提供药品的有效期管理、可自动报警和统计过期药品的品种数和金额，并有库存量提示功能。⑬对毒麻药品、精神药品的种类、贵重药品、院内制剂、进口药品、自费药等均有特定的判断识别处理。⑭支持药品批次管理。⑮支持药品的多级管理。

2. 门诊药房管理功能 ①可自动获取药品名称、规格、批号、价格、生产厂家、药品来源、药品剂型、药品属性、药品类别、医保编码、领药人、开方医生和门诊病人等药品基本信息。②提供对门诊病人的处方执行划价功能。③提供对门诊收费的药品明细，执行发药核对确认，消减库存的功能，并统计日处方量和各类别的处方量。④可实现为住院病人划价、记账和按医嘱执行发药。⑤为门诊收费设置包装数、低限报警值、控制药品以及药品别名等功能。⑥门诊收费的药品金额和药房的发药金额执行对账。⑦可自动生成药品进药计划申请单，并发往药库。⑧提供对药库发到本药房的药品的出库单进行入库确认。⑨提供本药房药品的调拨、盘点、报损、调换和退药功能。⑩具有药房药品的日结、月结和年结算功能，并自动比较会计账及实物账的平衡关系。⑪可随时查询某日和任意时间段的入库药品消耗，以及任意某一药品的入、出、存明细账。⑫药品有效期管理及毒麻药品等的管理同药品库房管理中的第12、13条。⑬支持多个门诊药房管理。⑭同药品库房管理第14条。⑮支持二级审核发药。

3. 住院药房管理功能 ①可自动获取药品名称、规格、批号、价格、生产厂家、药品来源、药品剂型、属性、类别和住院病人等药品基本信息。②具有分别按病人的临时医嘱和长期医嘱执行确认上账功能，并自动生成针剂、片剂、输液、毒麻和其他等类型的摆药单和统领单，同时追踪各药品的库存及病人的押金等，打印中草药处方单，并实现对特殊医嘱、隔日医嘱等的处理。③提供科室、病房基数药管理与核算统计分析功能。④提供查询和打印药品的出库明细功能。⑤本药房管理中的库存管理同门诊药房管理中的第7、8、9、10条。⑥药品有效期管理及毒麻药品等的管理同药品库房管理中的第12、13条。⑦支持多个住院药房管理。⑧同药品库房管理第14条。

4. 药品会计核算及药品价格管理功能 ①药品从采购到发放给病人有进价、零售价以及设置扣率和加成率参数，这两种价格应由专人负责，根据物价部门的现行调价文件实现全院统一调价，提供自动调价确认和手动调价确认两种方式。②要记录调价的明细、时间及调价原因，并记录调价的盈亏等信息，传送到药品会计和财务会计。③提供药品会计账目、药品库管账目及与财务系统的接口，实现数据共享。按会计制度规定，提供自动报账和手工报账核算功能。④药品会计账务处理须实现计算进出药品库房和药房处方等的销售额与药品的收款额核对，做到账物相符，并统计全院库房和药房的合计库存金额、消耗金额以及购入成本等信息，计算出各月的实际综合加成率。⑤药品会计统计分析报表应实现对月、季、年进行准确可靠的统计，为"定额管理、加速周转、保证供应"提供依据。⑥提供医院各科室药品消耗统计核算功能。⑦打印功能：对药品会计处理需要的账簿、报表按统一规定的格式和内容进行打印和输出。

5. 制剂管理基本功能 ①制剂库房管理，包括原辅料、包装材料的入库、出库、盘点、领用、报废、消耗、销售等的管理。②制剂的半成品、成品管理，包括半成品、成品的入库、出库、销售、报废、盘点等的管理。③制剂的财务账目及报表分析，包括月收支报表、月发出成品统计表、原辅料出入库明细表、原辅料、卫生材料及包装材料月消耗统计表、部门领用清单等。④提供制剂的成本核算，并能自动生成记账凭证。⑤提供各种单据和报表的打印功能，如入出库单等。⑥提供各种质控信息管理功能：包括原辅料入库质量检查、制剂产品(外用，内服)卫生学检验、成品检验等。⑦提供计划、采购、应付款和付款的管理。⑧提供各种标准定额的管理：包括工时定额、产量定额、水电气的消耗定额等。⑨提供制剂生产过程、生产工序的管理。

6. 合理用药咨询功能 ①提供处方或医嘱潜在的不合理用药审查和警告功能：a)药物过敏史审查：审查处方或医嘱中是否有病人曾经过敏的药物或同类药物。b)药物相互作用审查：审查处方或医嘱中两种或两种以上药物的配伍禁忌。c)药物剂量提示：对处方或医嘱中的药物进行剂量分析，给出标准剂量范围，提示低于或超过有效剂量的情况。d)禁忌证提示：提示处方或医嘱中的药物对各种病症的禁忌。e)适应证提示：提示处方或医嘱中的药物是否符合适应证。f)重复用药提示：对处方或医嘱中可能存在的同物异名药物或不同药物中可能含有的相同成分进行审查。②药物信息查询功能：用药指南；最新不良反应信息，单一药品对其他药品的相互作用信息，正确用药信息等。③简要用药提示功能：提供药品最主要的用法、用量和其他注意事项。

（九）门急诊挂号子系统

门急诊挂号子系统是用于医院门急诊挂号处工作的计算机应用程序，包括预约挂号、窗口挂号、处理号表、统计和门诊病历处理等基本功能。门急诊挂号系统是直接为门急诊病人服务的，建立病人标识码，减少病人排队时间，提高挂号工作效率和服务质量是其主要目标。急诊挂号子系统基本功能：

1. **初始化功能**　包括建立医院工作环境参数、诊别、时间、科室名称及代号、号别、号类字典、专家名单、合同单位和医疗保障机构等名称。

2. **号表处理功能**　号表建立、录入、修改和查询等功能。

3. **挂号处理功能**　①支持医保、公费、自费等多种身份的病人挂号；②支持现金、刷卡等多种收费方式；③支持窗口挂号、预约挂号、电话挂号、自动挂号功能。挂号员根据病人请求快速选择诊别、科室、号别、医生，生成挂号信息，打印挂号单，并产生就诊病人基本信息等功能。

4. **退号处理功能**　能完成病人退号，并正确处理病人看病日期、午别、诊别、类别、号别以及应退费用和相关统计等。

5. **查询功能**　能完成预约号、退号、病人、科室、医师的挂号状况、医师出诊时间、科室挂号现状等查询。

6. **门诊病案管理功能**　①门诊病案申请功能：根据门诊病人信息，申请提取病案；②反映提供病案信息功能；③回收、注销病案功能。

7. **门急诊挂号收费核算功能**　能即时完成会计科目、收费项目和科室核算等。

8. **门急诊病人统计功能**　能实现提供按科室、门诊工作量统计的功能。

9. **系统维护功能**　能实现病人基本信息、挂号费用等维护。

（十）门急诊划价收费子系统

门急诊划价收费子系统是用于处理医院门急诊划价和收费的计算机应用程序，包括门急诊划价、收费、退费、打印报销凭证、结账、统计等功能。医院门诊划价、收费系统是直接为门急诊病人服务的，减少病人排队时间，提高划价、收费工作的效率和服务质量，减轻工作强度，优化执行财务监督制度的流程是该系统的主要目标。门急诊划价收费子系统基本功能：

1. **初始化功能**　包括医院科室代码字典、医生名表、收费科目字典、药品名称、规格、收费类别、病人交费类别等有关字典。

2. **划价功能**　支持划价收费一体化或分别处理功能，推荐有条件的医院使用划价收费一体化方案，可以方便病人。

3. **收费处理功能**　①支持从网络系统中自动获取或直接录入病人收费信息：包括病人姓名、病历号、结算类别、医疗类别、临床诊断、医生编码，开处方科室名称、药品/诊疗项目名称、数量等收费有关信息，系统自动划价，输入所收费用，系统自动找零，支持手工收费和医保思考通过读卡收费；②处理退款功能：必须按现行会计制度和有关规定严格管理退款过程，程序必须使用冲账方式退款，保留操作全过程的记录，大型医院应使用执行科室确认监督机制强化管理。严格发票号管理，建立完善的登记制度，建议同时使用发票号和机器生成号管理发票。

4. **门急诊收费报销凭证打印功能**　必须按财政和卫生行政部门规定格式打印报销凭证，要求打印并保留存根，计算机生成的凭证序号必须连续，不得出现重号。

5. **结算功能**　①日结功能：必须完成日收费科目汇总，科目明细汇总，科室核算统计汇总;②月结处理功能:必须完成全院月收费科目汇总,科室核算统计汇总;③全院门诊收费月、季、年报表处理功能。

6. 统计查询功能 ①病人费用查询;②收费员工作量统计;③病人基本信息维护;④收款员发票查询;⑤作废发票查询。

7. 报表打印输出功能 ①打印日汇总表:按收费贷方科目汇总和合计,以便收费员结账。②打印日收费明细表:按收费借方和贷方科目打印,以便会计进行日记账。③打印日收费存根:按收费凭证内容打印,以便会计存档。④打印日科室核算表:包括一级科室和检查治疗科室工作量统计。⑤打印全院月收入汇总表:包括医疗门诊收入和药品门诊收入统计汇总。⑥打印全院月科室核算表:包括一级科室和检查治疗科室工作量统计汇总。⑦打印合同医疗单位月费用统计汇总表:按治疗费用和药品费用科目进行统计汇总。⑧打印全院门诊月、季、年收费核算分析报表。⑨门诊发票重打。

(十一)住院病人入、出、转院管理子系统

住院病人入、出、转院管理子系统是用于医院住院病人登记管理的计算机应用程序,包括入院登记、床位管理、住院预交金管理、住院病历管理等功能。方便病人办理住院手续,严格住院预交金管理制度,支持医保病人就医,促进医院合理使用床位,提高床位周转率是该系统的主要任务。住院病人入、出、转院管理子系统基本功能:

1. 入院管理 ①预约入院登记;②建病案首页;③病案首页录入;④打印病案首页;⑤支持医保病人按医保规定程序办理入院登记。

2. 预交金管理 ①交纳预交金管理,打印预交金收据凭证;②预交金日结并打印清单;③按照不同方式统计预交金并打印清单;④按照不同方式查询须交金并打印清单。

3. 住院病历管理功能 ①为首次住院病人建立住院病历;②病历号维护功能;③检索病历号。

4. 出院管理 ①出院登记;②出院招回;③出入院统计。

5. 查询统计 ①空床查询、统计:对各部门的空床信息进行查询统计,打印清单。②病人查询:查询病人的住院信息、打印清单。

6. 床位管理功能 ①具有增加、删除、定义床位属性功能;②处理病人选床、转床、转科功能;③打印床位日报表。

(十二)住院收费子系统

住院收费子系统是用于住院病人费用管理的计算机应用程序,包括住院病人结算、费用录入、打印收费细目和发票、住院预交金管理、欠款管理等功能。住院收费管理系统的设计应能够及时准确地为病人和临床医护人员提供费用信息,及时准确地为病人办理出院手续,支持医院经济核算、提供信息共享和减轻工作人员的劳动强度。住院收费子系统基本功能:

1. 病人费用管理 ①读取医嘱并计算费用;②病人费用录入:具有单项费用录入和全项费用录入功能选择,可以从检查、诊察、治疗、药房、病房费用发生处录入或集中费用单据由收费处录入;③病人结账:具备病人住院期间的结算和出院总结算,以及病人出院后再召回病人功能;④住院病人预交金使用最低限额警告功能;⑤病人费用查询:提供病人/家属查询自己的各种费用使用情况;⑥病人欠费和退费管理功能。

2. 划价收费功能 包括对药品和诊疗项目自动划价收费。

3. 住院财务管理 ①日结账:包括当日病人预交金、入院病人预交费、在院病人各项费用、出院病人结账和退款等统计汇总;②旬、月、季、年结账:包括住院病人预交金、出院病人

结账等账务处理；③住院财务分析：应具有住院收费财务管理的月、季、年度和不同年、季、月度的收费经济分析评价功能。

4. 住院收费科室工作量统计　①月科室工作量统计：完成月科室、病房、药房、检查治疗科室工作量统计和费用汇总工作；②年科室工作量统计：完成年度全院、科室、病房、药房、检查治疗科室工作量统计、费用汇总功能。

5. 查询统计功能　包括药品、诊疗项目（名称、用量、使用者名称、单价等相关信息）查询、科室收入统计、病人住院信息查询、病人查询、结算查询和住院发票查询。

6. 打印输出功能　①打印各种统计查询内容；②打印病人报销凭证和住院费用清单：凭证格式必须符合财政和卫生行政部门的统一要求或承认的凭证格式和报销收费科目，符合会计制度的规定，住院费用清单需要满足有关部门的要求；③打印日结账汇总表；④打印日结账明细表；⑤打印月、旬结账报表；⑥打印科室核算月统计报表；⑦打印病人预交金清单；⑧打印病人欠款清单；⑨打印月、季、年收费统计报表。

（十三）物资管理子系统

物资管理子系统是指用于医院后勤物资管理的计算机应用程序，包括各种低值易耗品、办公用品、被服衣物等非固定资产物品的管理，主要以库存管理的形式进行管理，也包括为医院进行科室成本核算和管理决策提供基础数据的功能。物资管理子系统基本功能：

1. 采购计划单自动获取或录入、采购计划单编辑查询功能；
2. 专购品请购单自动获取或录入、专购品请购单编辑查询功能；
3. 入库单自动获取或录入、入库单编辑查询功能；
4. 出库单自动获取或录入、出库单编辑查询功能；
5. 调拨单自动获取或录入、调拨单编辑查询功能；
6. 库存量查询打印功能；
7. 移库功能；
8. 库存管理舍入误差处理功能；
9. 库存分类汇总打印功能；
10. 科室领用汇总打印功能；
11. 出入库情况汇总打印功能；
12. 采购结算统计打印功能；
13. 物资管理月报、年报报表打印功能；
14. 物资管理字典维护功能；
15. 系统初始化管理功能；
16. 用户权限管理功能。

（十四）设备管理子系统

设备管理子系统是指用于医院设备管理的计算机应用程序，包括医院大型设备库存管理、设备折旧管理、设备使用和维护管理等功能。医院其他固定资产管理系统可参照本规范。设备管理子系统基本功能：

1. 主设备购增录入、编辑、查询功能；
2. 主设备增值情况录入、编辑、查询功能；
3. 附件购置录入、编辑、查询功能；
4. 设备入库批量处理功能；

5. 分期付款情况录入、编辑、查询功能；

6. 进口设备购入有关资料录入编辑、查询功能；

7. 设备出库单录入、编辑、查询功能；

8. 设备调配单录入、编辑、查询功能；

9. 设备销减管理功能；

10. 设备增值管理功能；

11. 附件耗用管理功能；

12. 库存盘亏处理功能；

13. 设备维修情况记录和维修费用管理功能；

14. 设备完好情况和使用情况登记管理功能；

15. 设备入出总账检索查询和打印功能；

16. 固定资产明细账检索查询和打印功能；

17. 设备折旧汇总统计打印功能；

18. 设备购置分类检索查询、统计、汇总打印功能；

19. 设备附件购置分类检索查询、统计、汇总打印功能；

20. 卫生部、地方卫生行政部门统一报表汇总打印功能；

21. 设备管理字典维护功能；

22. 系统初始化管理功能；

23. 用户权限管理功能。

（十五）病案管理子系统

病案管理子系统是医院用于病案管理的计算机应用程序。该系统主要指对病案首页和相关内容及病案室（科）工作进行管理的系统。病案是医院医、教、研的重要数据源，向医务工作者提供方便灵活的检索方式和准确可靠的统计结果、减少病案管理人员的工作量是系统的主要任务。它的管理范畴包括，病案首页管理；姓名索引管理；病案的借阅；病案的追踪；病案质量控制和病人随诊管理。病案管理子系统基本功能：

1. **病案首页管理所包含的基本内容** 病人基本信息、住院信息、诊断信息、手术信息、过敏信息、患者费用、治疗结果、院内感染和病案质量等。①必须有灵活多样的检索方式，包括首页内容的查询、病案号查询、未归档病案的查询。对病案号查询要支持病人姓名的模糊查询。②对检索结果要有多种形式的显示或输出形式，包括病案首页、病人姓名索引卡片、疾病索引卡片、手术索引卡片、入院病人登记簿、出院病人登记簿、死亡病人登记簿、传染病登记簿和肿瘤登记簿。③依据标准的疾病分类、手术分类代码处理一病多名问题。④具有基本的统计功能，包括疾病的统计分析、科室统计、医生（主治医师、住院医师、手术师、麻醉师）统计、病人情况分析（如职业、来源地）和单病种分析等。

2. **病案的借阅** 病案的借阅是病案管理的重要组成部分，基本功能包括：借阅登记、预约登记、出库处理、在借查询、打印应还者名单和借阅情况分析。

3. **病案的追踪** ①出库登记，包括门诊出库登记、住院出库登记、科研出库登记。②能够处理门诊、住院病案分开的情况。

4. **病案质量控制** ①打印错误修改通知单；②质量分析；③打印按医生、科室的统计报表。

5. **病人随诊管理** ①随诊病人设定。②随诊信件管理。③打印随诊卡片。④问卷管理，包括打印、回收确定、存档。

(十六)医疗统计子系统

医疗统计子系统是用于医院医疗统计分析工作的计算机应用程序。该子系统的主要功能是对医院发展情况、资源利用、医疗护理质量、医技科室工作效率、全院社会效益和经济效益等方面的数据进行收集、储存、统计分析并提供准确、可靠的统计数据,为医院和各级卫生管理部门提供所需要的各种报表。医疗统计子系统基本功能:

1. 数据收集应包括 门诊病人统计数据(包括社区服务活动);急诊医疗统计数据;住院病人统计数据;医技科室工作量统计数据。

2. 提供门诊、急诊统计报表 门、急诊日报表、月报表、季报表、半年报表和年报表。

3. 病房统计报表 病房日报表、月报表、季报表、半年报表和年报表。

4. 门诊挂号统计。

5. 病人分类统计报表。

6. 对卫生主管部门的报表 ①医院医疗工作月报表。②医院住院病人疾病分类报表。③损伤和中毒小计的外部原因分类表。④卫生行政主管部门规定的其他法定报表。

7. 统计综合分析 ①门诊工作情况。②病房(病区)工作情况(含病房床位周转情况)。③出院病人分病种统计。④手术与麻醉情况。⑤医技科室工作量统计。⑥医院工作指标。⑦医院的社会、经济效益统计。

(十七)院长综合查询与分析子系统

院长综合查询与分析子系统是指为医院领导掌握医院运行状况而提供数据查询、分析的计算机应用程序。该子系统从医院信息系统中加工处理出有关医院管理的医、教、研和人、财、物分析决策信息,以便为院长及各级管理者决策提供依据。院长综合查询与分析子系统基本功能:

1. 临床医疗统计分析信息。

2. 医院财务管理分析、统计、收支执行情况和科室核算分配信息。

3. 医院药品进出库额管理,药品会计核算和统计分析。

4. 重要仪器设备使用效率和完好率信息。

5. 后勤保障物资供应情况和经济核算。

6. 医务、护理管理质量和分析信息。

7. 教学、科研管理有关决策分析信息。

8. 人事管理 各级各类卫生技术人员和其他技术人员总额、比例、分布、相点、使用情况。

9. 科室设置、重点学科、医疗水平有关决策信息。

10. 学术交流、国际交往有关信息。

11. 门诊挂号统计、收费分项结算、科室核算信息及门诊月报。

12. 住院收费分项核算、各科月核算、患者费用查询、病人分类统计信息。

13. 医院社会及经济效益年报信息。

14. 医技情况报表、医院工作指标、医保费用统计信息。

(十八)病人咨询服务子系统

病人咨询服务子系统是为病人提供咨询服务的计算机应用程序。以电话、互联网、触摸屏等方式为病人提供就医指导和多方面咨询服务,展示医院医疗水平和医德医风,充分体现"以病人为中心"的服务宗旨是该系统的主要任务。病人咨询服务子系统基本功能:

1. **医院简介** 介绍医院历史、组织机构、医院级别、医疗水平、诊疗科目、诊断设备与技术、医疗科别、人员组成、特色门诊、医院布局等。

2. **名医介绍** 主要专家特长、照片和出诊时间。

3. **就诊指南** 医生出诊时间,提供检查、检验、划价、收费、取药、导医等信息。

4. **收费查询** 提供各项收费标准,查询病人的缴费信息。

5. **药理信息** 药品种类和价格以及药品的主要功效,简要的用药提示。

6. **检查项目** 主要检查项目简介、检查须知、检查地点、出结果时间。

7. **检验项目** 主要检验项目简介,检验须知,检验地点,出结果时间,正常值范围。

8. **保险费用咨询** 病人能够根据自己的密码查询有关医保数据。

9. 保健知识查询。

10. 地理位置图。

(十九)医疗保险接口

医疗保险接口是用于协助整个医院,按照国家医疗保险政策对医疗保险病人进行各种费用结算处理的计算机应用程序,其主要任务是完成医院信息系统与上级医保部门进行信息交换的功能,包括下载、上传、处理医保病人在医院中发生的各种与医疗保险有关的费用,并做到及时结算。医疗保险接口基本功能:

1. **下载内容及处理** 实时或定时的从上级医保部门下载更新的药品目录、诊疗目录、服务设施目录、黑名单、各种政策参数、政策审核函数、医疗保险结算表、医疗保险拒付明细、对账单等,并根据政策要求对药品目录、诊疗目录、服务设施目录、黑名单进行维护。

2. **上传内容及处理** 实时或定时向上级医保部门上传。包括: ①门诊挂号信息、门诊处方详细信息、门诊诊疗详细信息、门诊个人账户、支付明细等信息。②住院医嘱、住院首页信息、住院个人账户支付明细、基金支付明细、现金支付明细等信息。③退费信息: 包括本次退费信息,原费用信息、退费金额等信息。④结算汇总信息:按医疗保险政策规定的分类标准进行分类汇总。

3. **医疗保险病人费用处理** ①根据下载的政策参数、政策审核函数对医保病人进行身份确认,医保待遇资格判断。②对医疗费用进行费用划分,个人账户支付、基金支付、现金支付确认,扣减个人账户,打印结算单据。③按医疗保险指定格式完成对上述信息的上传。④在医院信息系统中保存各医疗保险病人划分并支付后的费用明细清单和结算汇总清单。

4. **医疗保险接口系统维护** ①对下载的药品目录与医院信息系统中的药品字典的对照维护。②对下载的诊疗目录与医院信息系统各有关项目的对照维护。③对下载的医疗服务设施与医院信息系统中各有关项目的对照维护。④对医疗保险费用汇总类别与医院信息系统中费用汇总类别的对照维护。⑤对疾病分类代码的对照维护。

(二十)社区卫生服务接口

社区卫生服务接口是协助医院与下级社区卫生服务单位进行信息交换的计算机应用程序。其主要任务是跟踪病人,提高出院后服务质量,为社区病人转上级医院提供快速、方便的服务,以及为各种医疗统计分析提供基础数据。社区卫生服务接口基本功能:

1. 接收社区中病人基本情况、健康档案、病案、疾病情况、家庭遗传病史,过敏药物等信息。

2. 接收社区中病人就诊时的门诊登记,住院病历和治疗记录等信息。

3. 接收社区中各种疾病的分布情况、流行周期、人口结构和死亡情况等与流行病学等有关的信息。

4. 提供病人在医院中完成诊疗后回到社区继续就诊、康复、用药等基本信息。

(二十一)远程医疗咨询系统接口

远程医疗咨询系统接口是指医院信息系统与远程医疗咨询系统本地端的接口程序。其主要任务是保证远程医疗咨询系统所需的信息能及时、迅速的从医院信息系统中直接产生并读取,最大限度地避免信息的二次录入,使对方医院能够调阅到原始的没有因各种处理带来误差的真实数据与信息。远程医疗咨询系统接口基本功能:

1. 提供会诊咨询时,医院信息系统应能向远程医疗咨询系统实时提供病人的基本信息,医嘱和检验、检查治疗报告单,医学影像资料等诊疗相关信息。

2. 接受会诊咨询时,医院信息系统接收远程医疗咨询系统传送的会诊病人所需的基本信息、各种诊疗信息。

3. 医院信息系统能将接收并贮存对方会诊病人的各种诊疗信息,还原并满足临床诊断所需的精度要求。

4. 动态查询、立即响应远程会诊病人所需的请求,并及时整理准备发送的信息。

5. 对会诊的结果数据能够接收、整理和归档,并提供医院内部系统的医生工作站调用和作为病案资料保存的功能。

二、医院信息系统的建设与医院绩效管理

(一)医院信息系统的建设

医院信息系统的建设不但要适应临床医疗服务的需要,更要适应医疗卫生改革的形势。医院信息系统是全国或区域医疗卫生信息系统构架的基础和核心,它以提高临床医护质量与效率为目的,因其涉及的知识面广泛,信息量大,信息的种类与表达十分复杂,因此,是国家医疗卫生信息系统建设过程中结构最复杂、任务最繁重、需要投入的人力物力最大的项目。

医院信息系统的建设关键,其一在于信息表达的标准化、信息流程的标准化、信息交换的标准化、信息处理过程的标准化,需要政府部门的组织建立统一的标准,也需要软件开发商与医院的积极参与与支持。其二是医学知识表达与医学知识库的建设。没有简单,准确,易用的医学知识表达方法,没有丰富的医学知识库的建设,就难以开发出对临床服务真正有用的信息系统。例如临床药物咨询系统,临床提示系统,临床警告系统以及临床专家咨询系统等。这些知识库的建设也是远程医疗、医学教育、区域医疗保健信息系统的基础。其三是临床诊疗信息记录,即电子病历。电子病历是实现临床医疗记录(包括图形与影像)保存的无纸化、查询的便捷化和居民健康档案的基础,还能够为医学教育和科研提供一手的数据信息,大样本的电子病历是医学临床诊断治疗的重要决策依据,也是促进医学科学研究的重要因素。

(二)医院信息系统的建设对于提高医疗服务绩效的作用

各国医疗卫生政策的改革正在把"病人—医院"的二元关系转变为"病人—医院—保险机构—政府监管部门"的多元关系。有关病人的诊断、治疗、用药、资源消耗的大量信息不仅在院内,而且要在医保、政府监管部门及其他医疗机构之间传输、共享、处理、利用。医院信息系统正在成为全国或地区性医疗卫生信息系统构架的基础。国家卫生计生委"国家公

共卫生信息系统建设方案"提出了明确的总体建设目标:综合运用计算机技术、网络技术和通讯技术;构建覆盖各级卫生行政部门,疾病预防控制机构,卫生监督机构,各级各类医疗卫生机构的高效、快速、通畅的信息网络系统,网络触角延伸到城市社区和农村卫生室;规范和完善公共卫生信息的收集、整理分析工作,提高信息质量;建立中央、省、市三级突发公共卫生事件预警和应急指挥系统平台,提高公共卫生管理、科学决策以及突发公共卫生事件和医疗救治的应急指挥能力。

葡萄牙杜罗大学将医院信息系统延伸用于风险管理。风险管理有一个重要的作用是尽量减少不良事件的可能性,从而有助于提供高质量卫生保健。由于医院必须解决的问题的数量以及问题的复杂性相当高,如何使用信息系统收集的数据和如何监测医院数据成为关键内容。该大学研究人员通过建立一种新的系统支持风险指标并成功用于葡萄牙中心医院。

希腊马其顿大学研究人员通过以员工为中心的方法,采用基于社会和经济交流理论,审查了高绩效工作制度(HPWS)对员工的工作相关幸福,如情绪疲惫,工作接触和因此他们的工作满意度的影响。利用部分最小二乘法(PLS)的结构方程模型(SEM)用于七个希腊地区医院的297名临床医生(医生和护士)的样本研究,结果表明HPWS对员工成果的影响可能受到他们与雇主的交换关系的感知性质的影响。具体来说,如果员工认为他们与医院的关系是一个社会交流,情绪疲劳往往会减少。另一方面,经济交换关系降低了HPWS导致工作参与的可能性。员工的工作满意度与情绪疲劳负相关,并与工作参与的积极性正相关。这种利用医疗管理数据及社会数据对医院绩效管理的信息化方面具有十分重要的意义。

台湾中山大学利用医院信息系统研究如何改善医疗组织绩效,集中于对医疗保健绩效的因素进行研究。随着这些组织投资于信息技术和开发所需的能力(包括电子卫生兼容性,电子卫生协同和集成),结果表明证据通过增强电子卫生兼容性能促进更大的电子卫生协同。反过来,这些IT支持的资源增强了医疗组织的绩效。此外,整合努力可以通过增强电子卫生兼容性和电子卫生协同作用来推动医院绩效。这种研究结果突出了电子卫生兼容性和电子卫生能力在调解整合努力对医院绩效的影响中的重要作用。这些发现对于那些关注协同化电子卫生和医疗保健管理人员的人来说尤其有价值。医疗保健组织可以开发诸如E-Health兼容性和电子卫生协同能力,并致力于根据组织环境整合IT资产和组织资源的整合努力。这将有助于医疗机构准备必要的改变,通过利用电子卫生技术确保更好的医院绩效。

可见,作为医疗卫生系统最重要的环节,医院的信息化建设不管对医院自身运营,还是对整个医疗卫生系统的绩效水平的提高,都有着非常重要的意义。主要概括为以下几个方面:

1. 优化就医环境,提高服务效率 医院信息系统的应用,提高了医护人员的工作效率,节约了病人的就医时间,大量基础信息的处理通过计算机自动完成,节约了不必要的人员开支,也保证了医务人员为病人提供更多医疗照顾和交流的时间。同时,使医疗服务更为规范,提高了服务质量,保证了医疗安全。

2. 加强成本管理,提高经济效益 医院医疗经费和物资管理,涉及部门和人员广、流通环节多,是一个十分复杂的问题,而在医院信息系统管理模式下,可实现医疗经费、药品和物资的更有效管理,降低成本,减少浪费,节约和利用卫生资源。在医院信息系统中,由于病人的医嘱与后台自动划价系统直接相连,所有医疗活动都自动记录经费消耗而很少人工干预,每个病人的检查与治疗申请都在网上传递,并经各执行科室确认,一旦确认就自动记录成本消耗,这就最大限度地减少了各种原因引起的漏费、错费和多记费等人为误差。这种严格的医疗经费管理机制减少了医院医疗经费管理的漏洞,有力地保护了医患双方的经济利益。在药品和物资材料管理子系统中,使用计算机严格记录出库和入库数量,并由此随时计算出库存数量,结合管理中的盘存等工作,控制住物资部门、药房部门等各个部门物品的进、出、库存数据,防止物资在各个供应环节内流失。从而获得物资和经费的最大使用效益。同时通过计算机随时动态地掌握每种物资和药品的库存和使用情况,通过对每种物资和药品消耗规律的计算和分析,实现物资和药品库存管理的最优化,为医院节约大量的流动资金成本,减少因过期、失效等带来的成本损失和库存管理成本。

3. 提高管理效率,节约运营成本　通过在医院实施大规模信息化建设,充分利用计算机网络存储数据及信息的功能,将原来手工环节中的检查单、注射卡、纸张处方、门诊日志等,通过网络传递来解决,大大节省了日常开支。通过检验科信息系统与医院管理信息系统的无缝对接,对同一时间、同一仪器上可以检验的标本进行计算,自动合并检验项目,只需一管标本,机器通过条码,调入合并后的检验项目,既减少了试管成本,又减少了工作量。另外信息化建设还是一个品牌工程,不仅方便了病人,控制了成本,还可以带来很好的社会效益,为医院的持续发展打下了基础。

4. 提高员工素质,增强服务能力　计算机技术在医院各个层次、各个方面、各个部门广泛而深入的应用,增强和调动了医院各级各类人员学习高科技、运用计算机的主动性和积极性。医院工作人员的信息化系统的培训,使他们掌握计算机应用知识水平的同时,对于本科室、本部门及自身工作岗位的认识更为全面深刻,促使人员工作素养更加适应医院现代化建设与发展的要求。另外,信息化条件下医院收费透明合理、管理正规有序、看病方便快捷,在同等的医疗技术水平条件下,信息化的服务流程更能赢得病人的信赖,这种良好的医院形象成为医院可持续发展的重要因素。

5. 积累医学信息,完善医疗保障体系　医院信息化的主要作用表现在收集并永久存贮医院各项业务的数据。能快速、准确地随时提供医院工作所需要的各种数据,支持医院运行中的各项基本活动;确保数据的准确、可靠、保密、安全,辅助进行事务处理和决策;保证医疗活动和医院动作不间断地运转。对于区域医疗卫生系统而言,建立起完善的信息系统,有助于对各类传染病及其他基本的发病率和相关数据的统计分析,帮助医生快速地制定正确的临床应对方案和处置措施,提高医院的响应能力。医疗卫生信息化发展的最高阶段是建立以人为本的生命健康档案,因此,加强社区卫生服务层面(包括诊所、门诊部、乡镇卫生院及社区卫生服务机构)系统的开发与应用,普及电子健康档案,并实现与医院临床诊疗信息的同步,是全面提升医疗卫生系统响应能力,提高医院医疗服务绩效水平,进一步完善国民健康保障体系的重大战略。

本章小结:

本章结合医院信息化,系统讲述了医院信息系统的构成要件和功能,完整论述了医院绩效管理信息系统的设计理念。建立起完善的医院信息系统,有助于对各类传染病及其他基本的发病率和相关数据的统计分析,帮助决策和制订应急措施。从医院管理方面看,医院信息系统用于医疗收费和财务数据处理等工作,可以极大地提高医院经济管理的效率和活力;可以为医院管理人员提供管理和决策信息,为决策者及时调整各种人员和物资的安排提供了可靠的依据；优化医院的管理流程、工作流程和工作权限管理，帮助医院解决服务流程的很多问题。医院信息化管理有助于增加对病人的信息透明度，方便病人就诊、提高服务水平；还能够帮助医院加强药品和物资管理，堵住资产流失，减少乃至杜绝偷、漏费现象。医院信息化的主要作用表现在收集并永久存贮医院各项业务的数据。能快速、准确地随时提供医院工作所需要的各种数据，支持医院运行中的各项基本活动。确保数据的准确、可靠、保密、安全，辅助进行事务处理和决策；保证医疗活动和医院动作不间断地运转。

✔ 思考题:

1. 为什么国家把医疗卫生信息化确定为所谓的"金卫工程"？
2. 请描述医院信息系统的主要构成和功能化。
3. 医院绩效管理信息系统如何帮助医院提升绩效水平？
4. 医院绩效管理信息化实施方案的制订。

【案例分析与讨论】

温州医科大学附属第一医院信息化工程

温州医科大学附属第一医院（又名浙江省立温州第一医院）是浙江省属三级甲等综合性医院，系温州医科大学第一临床医学院，创建于1919年，前身是温州市首家由国人创办的瓯海医院。经过近一个世纪几代人的不懈努力，现已发展成为一所集医疗、教学、科研、预防保健为一体的综合性医院，担负着浙南闽东北地区近三千万人口的医疗保健及危重疑难病症救治任务。在四川大学中国公立医院社会贡献度研究所公布的《2012年中国公立综合性医院社会贡献度前50位排行榜》中，医院名列全国第34位。

医院拥有辉煌的历史。1953年，成功施行浙江首例开颅取子弹手术；1960年，成功救治一名75%烧伤，Ⅲ度烧伤42%的工人；1963年，在省内首次施行断肢再植成功；70年代，肺叶切除、喉癌切除、心脏手术等相继开展；1973年，钱礼教授编写的《腹部外科学》出版发行；1978年，发明对数视力表获国家科学大会奖；1985年，开展首例肾脏移植手术成功；90年代，开展异基因骨髓移植；2001年，生殖医学中心成为首批国家原卫生部批准实施人类辅助生殖技术准入机构；2008年"外科学"成为浙江省重中之重学科；2010年成立中加联合心脏中心，开展国际先进的心脏外科技术，高难度心脏手术以每年100例的速度递增；2011年肾移植例数位居全国第五。

近百年的历史积淀为医院的建设奠定了坚实的基础。上世纪90年代，台胞何朝育、黄美英伉俪捐资建造育英门诊大楼、育英病房大楼，为医院发展创造新的条件。目前医院总占地面积530多亩，南白象新院区建筑面积35.5万平方米，公园路院区建筑面积7万平方米，医院核定床位3380张，开放床位4200多张，设有56个临床科室和学科中心，10个医技科室，72个病区，79个护理单元，拥有浙南地区最大的医疗保健中心。医院现有在岗职工4425人，其中正高职称193人，副高职称309人，博士生导师15人，硕士生导师156人。医疗设备固定资产总值

4.2亿元,拥有浙南首台PET-CT、640层螺旋CT、VMAT功能直线加速器、3.0T MRI等先进设备。

医院重视管理,注重医疗安全和服务水平,积极探索信息化建设新途径。全面开展预约、预存诊疗服务,自主开发多功能自助服务机,积极改进流程便民惠民;在全市率先开放双休日门诊、夜间延长辅助检查服务,有效缓解群众看病难问题;推行科主任年度目标责任考核制、项目管理制等,引进我国台湾先进医疗管理模式,创建质量监管信息实时监控平台,实行临床路径管理,全面开展优质护理服务示范工程。

一、信息化工程背景

温医大附一院在门诊量370多万的情况下,基本实现了病人就诊"零排队"。然而在2010年,在医院老院区的门诊大厅,病人挂号排队挤满了整个大厅。刚从附二院调入附一院的陈肖鸣院长甚至还带着各科主任亲自出动,拿着大喇叭在当时一医老院的大厅里指挥挂号的病人。在陈肖鸣院长看来,不解决这个问题就是不作为。为了减少挂号的等待时间,该医院与中国电信114、中国移动12580合作,开设24小时电话挂号预约服务专线,病人可以通过电话、网络、手机APP、支付宝、自助机等渠道预约科室、医生以及就诊时间。为了减少缴费的等待时间,医院创新地开展了预存款与诊间结算系统,病人可以在省内建设银行的各个网点进行医院就诊卡充值,也可以通过院内自助机在医院就诊卡里预存费用,然后通过护士站进行出入院结算,大大减少了排队现象。通过这一系列措施,一直被人们诟病的"三长一短",即挂号排长队、就诊排长队、缴费排长队,看病时间短的问题在温医大附一院被逐一化解。关于信息化的应用,该院不立足于技术研发,更为重要的是勇于创新,推出了"院外关怀系统",这个系统是医院诸多信息技术应用中的典范工程。陈肖鸣院长将这套系统定义为实时互动医护关系——受互联网思维影响,对病人进行从入院前到出院后的健康管理。这套全国首创的服务系统分为"医患沟通""分级诊疗""院外医疗"三部分,不仅能够记录病人就诊前的病情,确保方便查看,提高门诊就诊效率;同时,还能够帮助病人实现快速转诊,减少办手续的繁琐,并且病人出院后还可以与医生进行实时沟通。

二、总体规划与目标

对于信息化建设目标首先需要全面实现预约功能,包括电话预约、网络预约以及现场预约。预约需要精确到几点几分,这样可以解决病人预约的问题。其次该医院信息系统需要解决病人的收费问题,如把住院收费处和门诊收费处进行了合并,实现多渠道充值;病人不仅可以通过整个地区的银行网点、柜台进行充值,也可以通过手机银行、网络银行、支付宝、微信充值,医院自助的机器,医院人工的窗口,在病人需要的时候同样可以去充值。充值的过程中还要解决一个问题是病人的身份确认,病人在医院预存款,会产生一个身份识别的问题,所以医院信息系统需要支持身份证挂号,就是病人所有的医疗记录都保存在身份证下面,也就是一个主索引,这样就能把病人的门诊病历、住院病历和在这个医院的所有活动记录下来,病人再也不用带一大堆化验单到医院来,身份证挂号保证了预约的成功,也保证了资金的安全。最后医保卡、新农合、市民卡与身份证和医院的账户需要进行链接以方便病人医保报销。目前,该医院已全面实现了上述目标。

三、系统实施

温医大附一院信息系统通过七大系统来实现优化服务流程,包括实名制预约预存系统、多功能自动服务系统、门诊自动发药及预配候取系统、手机门诊系统、门诊候诊系统、电子导航系统、输液中心管理系统；通过十大系统来实现提升医疗质量，包括结构化电子病历、生殖中心管理系统、临床路径系统、手术准入管理系统、影像归档和通讯系统、感染管理系统、移动医疗系统、门诊处方点评系统、实验室信息系统、供应中心质控追溯系统；通过十大系统来实现医院管理的加强，包括阳光用药系统、智能一卡通系统、手术智能更衣系统、OA协同办公系统、物资管理系统、安防系统、手术示教及视频会诊系统、智能楼宇系统、继续医学教育和科研经费管理系统、后勤服务管理系统。这些系统在温医大附一院的信息化实施过程中都得到了充分整合。

四、成果总结

经过就诊流程的信息化再造，目前在这所拥有5000职工、年门诊数量405万的公立三甲医院，已经实现了100%预约就诊，取消了传统的挂号、交费等非医流程，人工服务窗口几乎零排队。陈竺委员长来医院视察对此感到非常震撼，表示这个预约达到70%，院外的预约达到50%（即就没有在医院预约50%）这种情况大概是我国做得最好的医院。曾有美国的医生到温医大附一院做学术交流，他们把该医院的流程总结起来发表到美国的杂志上，认为温州医科大学附属第一医院颠覆性的创举是国内外都可以借鉴的，医疗服务的流程改变属于中国，也属于世界。温医大附一院信息化工程与流程再造管理理念获得了亚洲医院管理金奖，这个奖项的评选是采取双盲法即由第三方来评审的，评审委员包括了美国霍普金斯大学、美国医疗评鉴机构、澳大利亚医疗的评审委员会和国际医院的评审委员会等知名专家，这是对该院医院信息化的最高褒奖。

讨论：

阅读案例，您认为该医院的信息化工程对于医院运行、区域医疗卫生服务体系发挥了哪些方面的作用？

（陈肖鸣　鲍　勇）

第五部分　发　展　篇

第十四章 医院的未来与发展战略

医院是治病防病、保障人民健康的机构。医院集中了大量的医疗卫生技术人员,拥有大量的医疗器械和物资,支配着大量的医疗卫生费用。以精湛的技术为病人诊治疾病,担负预防保健工作,并结合医疗预防开展医学科学研究和卫生专业人员培训工作是医院的基本职责。医院的发展是国家卫生事业发展的关键。

医院管理是一种组织行为,是为了实现医院的组织目标所进行的一系列活动,包括计划、组织、协调、控制和激励等基本环节。医院管理活动是在一定的政治、经济、文化和技术环境中进行的。医院所处的政治、经济和技术环境的演变影响着医院的目标,也决定着医院的管理活动。

在新的医疗卫生体制改革政策的框架下,医院管理的目标将不仅要从扩大医院规模、增加医院收入向鼓励设法减少医院费用方向发展,也要向机构联合、控制成本的目标转化。

【本章学习目标】

1. 学习掌握当前和今后一段时间,医院所面临的主要环境变化;
2. 掌握影响医院发展的主要因素;
3. 应因环境变化,制定正确的医院战略与策略,保持医院的可持续发展。

第一节 医院所面临的挑战

一、人口的老龄化

随着医药卫生知识和科技的发展,世界各国政府对于公共卫生的重视,使得急性传染病获得有效的控制,人类的死亡率因此大幅下降,同时,人类寿命也得到了相当程度的延长。随着新中国成立以后出生的婴儿即将迈入老年期,以及我国人均寿命的不断延长,人口的老化现象已经成为长期的、复杂的社会结构问题。这一社会结构问题表现在医疗卫生服务方面,是对医疗服务的需求无可避免的增加,老龄化的社会对医疗的支出必然产生相当大的冲击。欧美发达国家人口老化的趋势已经非常明显,2010年,欧洲超过60岁以上的人口将占全部人口的22%,美国则是18%,日本则高达27%左右。

平均一个人一生所支出的医疗费用,80%以上是在老年阶段开支的,如何照顾好老年人口的身心健康,不但是现代政府所必须面对的严肃议题,也是医院或医疗机构所必须面对的挑战。

人口结构的快速变迁，已经产生了许多国家与社会所必须正视的重大问题，例如发达国家大都面临了生育率快速下降的问题，在欧州与日本等国家其生育率已经下降到不足以补充人口的程度（生育年龄的妇女，每对夫妻生育率低于2.1个小孩；在西欧与北欧，生育率已经降到1.5人以下，而日本则仅有1.3人）。

我国是世界上老年人口最多的国家。目前，我国60岁以上老年人口达1.43亿人，占总人口11%。到2020年，60岁以上老年人口将达到2.34亿人，比重从2000年的9.9%增到16.0%；65岁以上老年人口将达1.64亿人，比重从2000年的6.7%增长到11.2%。预计21世纪40年代后期形成老龄人口高峰平台。届时每3~4人中就有1名老年人。2020年、2050年80岁以上高龄老年人口将分别达2200万人、8300万人。人口老龄化对社会保障体系和公共服务体系的压力加大，并影响到社会代际关系的和谐。

虽然人口老化的问题还称不上危机，但许多国家已经开始未雨绸缪，筹划解决这一未来所必须面对的社会难题。很显然，人口老龄化将使得未来的年轻人背负极重的税负压力，因此，医疗的财务资源很可能会引起代际的冲突。在财务来源有限的情况之下，未来庞大的老人急性医疗与长期服务的费用，应该如何来筹措？如何分担？将是一项重大的社会冲击与考验，而医疗服务体系也将无疑地受到相当程度的冲击。或许在未来医疗体系的各个部门，包括医疗服务的提供者、医疗费用的支付者以及病人，将会把焦点放在疾病预防与健康促进上，并且提供适当的诱因与动机，使他们能为自己的健康负起相当的责任，因此医院所扮演的角色，将会从目前的"疾病机构"转变成为"健康机构"。

当前，面对老龄人口长期医疗护理的大量需求，许多嗅到机会的医院已经开始投资在长期医护服务的项目上面，例如老年痴呆的医护、疗养等服务产业，促使医院可以往提供多元化医疗服务的方向发展。

面对人口老化的趋势，不管是急性医疗或长期医护，都会呈现出与过去不同的医疗护理模式与需求，因此医院管理者面对这种人口发展的趋势，应该为医院制定一套妥善的策略，以应对环境的变迁，使医院可以不断地跟随时代的演变，并能很好地适应环境，持续发展下去。

二、医疗消费者主义兴起

近年来，互联网技术迅猛发展，获取世界各地的资料与信息的成本迅速下降，互联网世界里蕴藏着大量的信息，过去存在的医患之间信息不对等的关系已经开始慢慢平衡。人们已经可以从更多的渠道取得其所想要的医疗信息，同时许多医疗网站也提供病人医疗咨询服务，因此，病人对自己的病情也可以掌握更多的信息。可以预期，未来的病人到医院来就医将不只是来"看医生"，单向接受医师对于自己疾病治疗的建议，而是已经具备了丰富的医疗知识，对自身疾病和健康情况有了一定的掌握，来与医师讨论应该如何治疗疾病对自己最有利。因此，不管是医师或医院，所面对的将是一位拥有相当多医疗信息的消费者，对于自己疾病的治疗方式与意见，有一定的参与权与决定权，医师在医疗过程中的绝对权威地位开始动摇，医师要学会接受来自病人对于医疗先进知识与发展的质疑与挑战。

除了互联网给医疗环境带来的改变之外，消费者主义的兴起也扮演了改变医疗环境生态的重要因素。到底谁是医疗体系中的顾客？医院的顾客是医师？是病人吗？还是医疗保险机构？过去，医院中医师的地位是绝对的，因为医师不但是医疗服务的提供者，也是病人医疗服务需求的决定者,病人所扮演的只是一个被动接受医疗服务的角色而已。而在新型的医疗体系中,病人是由其家庭医师(或专科医师)转诊到医院接受住院医疗服务的,该转诊医师在住院医疗期间仍是该病人的主治医师,因此对医院来说,医师比病人更像是医院的顾客;而医保机构则是扮演医疗服务付费者的角色,医院必须向它申请住院病人的医疗费用,受制于医保机构的医疗审核与费用支付,所谓"有钱就是老大",医院也必须相当重视与医保机构之间的关系。

随着时代与社会的进步,消费者愿意在健康与医疗方面开支更多的资金,同时,对于他们所接受的医疗服务也拥有了更多的决策权。毋庸置疑,病人在21世纪的医疗体系中将扮演越来越重要的角色,因为现代的个人都受到比以前更好的教育(包括医疗健康知识),通过网络也可以更容易、更迅捷地获得相关的医疗信息。现在的消费者希望医师与医院能够聆听他们的想法,并且参与决定自己所接受医疗服务的方式,同时也无法再忍受医师或医院漠视他们的意见。有些国家(例如美国)也已经开始降低药品直接广告处方药的门槛,以便病人根据其所接受到的药品广告信息,要求医师开立药品处方。而看病难、看病贵问题,则是促成医疗消费者主义兴起的直接导火索。

三、医院功能的变迁

医疗科技的进步,人们对于医疗服务需求的增加与人口老化等各项因素,促使各国的医疗费用迅速增加,而医疗卫生的支出占GDP的比率也越来越大,让各国的政府与人民倍感医疗费用庞大支出的压力,因此控制医疗费用,就成为各级政府机构的施政所重视与关心的议题。

医院是医疗费用控制的主要对象,未来的医院经营管理环境复杂而多变,且面临激烈的竞争。除了要适应整体医疗环境的变化之外,医院本身也正悄悄地进行各种转型与改变,以期在未来能提供更符合人们实际需求的医疗服务。

有些人认为医院是一个社会公益机构,为社会服务而存在;有些人认为医院就如同一般的企业机构一样,是为了经济利润而存在的。或许医院就是这样具备了多种面貌的机构,然而毋庸讳言,随着社会的不断进步,在大部分人们的心目中,医院已经从一个救死扶伤的场所,变成一个提供优质且有效的健康服务的机构,并且成为区域的生命健康维护中心。有些医院扩大功能,成为一个医学教育机构,提供住院医师与实习医师的训练服务。除了教学功能之外,许多医院也开始扩充更多的床位和更多元化的服务项目,以提供完整而持续的医疗服务。许多医学观察家也认为,现代的医院应该更加重视预防医学、健康教育、门诊医疗,居家医疗,康复保健医疗等服务的提供,这是21世纪医院所应具备的完整功能。

四、医疗科技的革命

毫无疑问,新的医疗科技是驱动医疗卫生品质提升的最重要力量。人类早期的医疗服务是缺乏科学根据的,直到十九世纪初期,医学才开始运用科学的发现或理论作为基础,例如细菌理论、无菌的外科手术操作技术、抗生素的发现、麻醉技术的进步,身体内部器官的造影等。医疗科技的快速进步,对于人类的生命与生活是有巨大影响的,包括:公共卫生的改善、延长人类的寿命、拯救人类生命、增进生活品质等。所以,医学科技的进步为人类带来莫大的好处。人们对于新的科学技术总是展开双臂欢迎,然而相对的医疗费用的快速增加,也让我们伤透了脑筋,对我们生活的影响也是同样相当大的。

虽然每一个医疗新科技或新技术从发现、发展、验证到实用,往往需要花费多年的时间,而且新科技在医疗界的扩散和广泛的运用,同样地也要花费数年之久才有可能。但是以整体的观点来看,医学新知识与科技的产生数量和速度都是相当惊人的,每年发表在学术刊物的医学论文达数万篇之多,而且医疗设备的推陈出新也令人目不暇接。医疗界的专业人员或管理人员,对于未来哪些新的医疗科技将会对医疗体系与医院产生深远的影响必须要有所了解,如此才能规划机构未来应走的方向,例如受到热烈讨论的生物科技与基因治疗等议题,就是相当典型的例子。

生物科技产业号称是21世纪最具发展潜力的高科技产业,对于人类健康也将产生极为深远的影响。尤其是在2000年6月由国际联盟 "人类基因体项目(human genome project; HGP)" 研究团队与美国赛雷拉(Celera)公司共同宣布完成人类基因图谱排序草图之后,医学与生物科学领域,无论是学术上的研究或是产业的型态,都产生了相当惊人的变化。人类基因体(genome)是所有染色体的集结,简单地说就是每一人的设计蓝图,基因体由将近14万个基因与40亿个单位的脱氧核糖核酸(DNA)所组成,在人体所发现的基因当中,99.9%在每个人中是相同的,只有0.1%的不同,但是这0.1%就能表现每一个人的不同点。因此,如果能够完全掌握基因体的生命控制机制,无疑地就掌握了改变人类的能力。基于这样的认知,全世界先进的国家莫不在基因体的研究方面争相投入庞大的资金,这不仅是一种趋势,更重要的是其为人类所带来的生命与生活的效益与巨大的经济利益是难以估计的。

基因科技的发展对于医疗和医院的影响,至少包括以下几个方面:
1. 促使个性化医疗的普及;
2. 利用基因体来开发新药;
3. 再生医疗的研究(如干细胞、伤口愈合等);
4. 健康寿命的延长等。

毋庸置疑,人类基因组研究将会改变未来医疗服务的方式,例如人类可运用生物晶片来快速检测个人的健康风险,并知道自己的基因缺陷,换句话说,医院过去赖以生存的医疗服务(如手术、慢性病防治等)项目会减少,因为基因筛选将使人类维持非常良好的健康状态,这是超乎目前大部分医疗专业人员或医疗政策可以想象的。果真有这样一天的到来,医疗的提供将会有极大的不同,因此医院也将面对重大的变革,包括工作人员及专业人员的组成与运用、机构运作的方式及医疗设备和物资等。

目前,一些基因科技已经运用到医疗领域了,例如某些基因检测可以得知为什么某类人容易得某种传染病、心脏血管疾病、高血压或各类癌症等;将来,人类对于自己个人的基因档案,会因为基因检测技术的进步,而有更清楚的了解,这将促使个性化的医疗开始慢慢变成现实,或许在那个时候医师与医院会依个人的健康与疾病状况,来量身定做个性化的医疗服务方式。当人们开始能够了解自己的基因图谱和可能易患某些疾病之后,虽然无法改变这天生就已经决定的事情,但是自己的行为或生活形态,将会影响这些疾病的发病或甚至疾病的严重程度,因此我们相信基因学与生物技术的进步,将会导致医疗体系从强调疾病的治疗转为疾病的预防,那么医院的面貌、角色与功能势必与现在的医院有很大的不同了。

五、医疗体系的整合，医院需重新定位

世界先进医疗服务体系的发展潮流，正从高度细分走向逐步整合，过去由于医疗专业专科化、细分化的结果，不但病人没有办法接受到连续性与完整性的医疗服务，同时医疗专业过度细分化，也是造成医疗费用快速上涨的重要原因。

为了有效降低医疗费用开支，整合性的医疗服务体系将会逐渐形成，以促使医疗服务的提供者愿意主动管理与节约医疗资源，避免浪费，同时注重预防保健的工作，从疾病的治疗服务慢慢转向健康的维护与促进。许多的专家学者指出，以整合的医疗服务模式来提供病人完整的医疗服务，不但可以提高医疗服务的品质，并且可获得较好的临床结果。医疗服务体系的整合，使得不同层级的医院必须从新定位，例如三级医院负责三级医疗与急重症医疗，地区医院负责初级与二级医疗等，而某些特殊的疾病或医疗专科则集中于专科医院，以发挥规模效应与效率效应。医院之间的关系也逐渐开始从互相竞争转向互相合作，只有这样，才能提供病人整合性、有效率的医疗服务。

整合性医疗体系的医疗服务观念，是将病人置于适当的医疗机构做适当治疗，例如有些慢性病的病人并不一定需要在三甲医院接受昂贵的住院医疗，所以会将这些病人转移至较低成本的医疗机构去接受医疗服务。但是较低成本的医疗机构并不是意味着所提供的医疗服务质量较低，而是这些医疗机构专长于某类病人的医疗服务，不但医护人员的医疗技术能力无疑，同时在病人的护理上也比较有效率与经验。整合性的医疗服务体系应该是一个垂直整合的网络系统，包括有医师、各类医疗人员与医疗服务提供商等。

从病人的管理与医疗服务连续性的角度来看，整合性医疗服务体系就是单一的医疗服务体系，就可以提供全面且连续性的医疗服务，可以满足民众所有健康与医疗服务的需求。因此整合性医疗服务体系所提供的医疗服务是依照病人个人的临床医疗与健康需要而设计的，绝非是拼凑型的医疗服务，而是真正以患者为中心，整合过的医疗服务体系，在整合性医疗服务体系中，不同功能层级的医疗服务机构，必须要整合成一个完整的网络服务体系，而且这一服务体系内的各医疗服务功能、医疗服务部门或医疗服务机构，彼此具有互补性或互惠性，以提供连续的医疗服务。这种整合的网络服务体系的建立，可以是由同一个组织所完全拥有，或者是以各医疗机构之间使用策略联盟的方式来建构。

医疗机构发展到整合性医疗体系，主要是经济成本方面的考虑，同时，也能发挥整体医疗体系的集体力量，产生更多的附加价值，提供病人完整且连续性的医疗服务，不但病人可以获得较佳的医疗服务质量与临床结果，且所花费的医疗成本也较未整合的医疗体系低。整合性医疗体系要充分发挥其整合的绩效效应，必须借助信息系统的技术与工具，才能达到信息分享而节约资源的目的。

第二节　影响医院发展的力量

早期医院的功能，是提供基层民众疾病救治的一个场所，因为当时医学知识的缺乏，限制了医疗服务的能力。一直到20世纪初期，富有的人患病时，仍然是在家里接受治疗。然而，随着现代医学知识的积累与医疗机构的发展，社会经济状况的改善，医院的功能也在发生变

化,医院首先是一个医疗专业人员工作场所,绝大部分疾病与伤害,都可以在医院得到有效的诊断与治疗。在某种程度上,可以毫不夸张地说,医院是人民群众在面临疾病危险时的希望所在。

现代医院(尤其是大型综合性医院)可以说是一个集医疗专业人力与大量的资金于一体,配备昂贵的医疗仪器与现代化的科技设备的机构。在人们的观念中,医疗专业人员具有权威性,医疗服务费用高昂(尤其是没有医疗保险时),疾病种类复杂,病人众多。医院演化到今天的样子,可以说是受了以下力量的影响:

一、医学科学的进步

毫无疑问,医学科学的进步,是促使医院现代化最重要的力量。医疗科技在增加医疗的安全性,增加病人的安全感的同时,也提高了医院的效率性。使病人可以获得更好更完善的医疗服务。例如麻醉技术的发明与开刀技术的发展,挽救了无数人的生命;病菌理论的发展与抗生素的发现,对人类传染性疾病的治疗与寿命的延长做出了无法抹灭的贡献;杀菌与消毒技术也减少了人们在手术过程中受到病菌感染的机会;诸多发现或发明,都让医院成为一个更安全、更有效的治疗疾病的地方。

医学技术的蓬勃发展,是18世纪末期才开始的。第一个医院实验室是在1889年成立的,而X线用于医学诊断则始于1896年。这些诊断技术的发明,使医院对于疾病的治疗更为有效;血型的检验技术与心电图的发明,也增加了医院疾病诊断与治疗的能力。这些医学技术或设备的发明,使医生必须借助这些设备才有可能将病人治疗得更好,因此医疗资源开始集中于医院这样的机构,而医师开始让病人住进医院,并大量使用医院的设备与资源来治疗病人,使得医院逐渐建立了专业性与权威性的地位。

医疗知识与技术的广泛应用,各种特殊医疗设备的发明,使得医学科学的领域迅速地扩大,没有一位医师精通各个医学领域,因此医学专业化与细分化,就成为一条必然的发展途径。医学专科化,医学知识才有可能往更深的领域钻研,这就促使了新的医学专业与知识不断地发展出来,而医学专业技术的职业,也不断地被创造出来,例如现代不孕症技术的发展,就创造了不孕症的治疗专家,在这样的背景之下,医院就成为医师与其他医疗专业人员团队合作、共同为病人进行医疗服务的地方,医院也建立起其他机构无法取代的社会地位。

二、专业护理的发展

护理人员的数量约占医院所有人员的一半左右,由此可见,在医疗服务中护理专业人员的重要性。早期的医院,都是聘用非技术性的人员来提供病人服务,而宗教性的医院则是依赖宗教人员或修女来提供病人服务。护理之母——南丁格尔可说是现代专业护理的发起者,在1854年英国政府派遣她赴战地服务受伤士兵,在其服务士兵的经验中,发现消毒对受伤与生病士兵的身体恢复有很大的帮助,死亡率也因此大为降低,从此病人服务转型为由专业护理人员负责的新领域。

专业护理的好处,可以在提供病人服务方面充分显现出来,不但增加了治疗的效益性,使病人的病痛可以迅速获得解除,而且专业的护理服务,也让一般人开始接受去医院治疗疾病,恢复健康,医院也因此开始获得人们的信任与尊敬,这也是造成医院蓬勃发展的重要因素之一。

三、医疗保险的推动

医疗的高度专业性,造成医患之间的信息高度不对称性,医疗成本缺乏合理的衡量标准,导致第三方医疗保险的介入。医疗保险对医院的发展,将是极为重要的影响力量。在我国,随着全民医保政策逐步推进,具有医疗保险的人口越来越多,医疗保险所承保的范围越来越大,医疗保险影响医院发展的力量也越来愈大了。老百姓因为拥有医疗保险的缘故,对医疗服务的价格便会变得较不敏感,因为被保险人接受医疗服务所发生的费用,大部分是由医疗保险所承担,而支付制度的设计诱导往往会增加医疗服务的使用,这会刺激医院愿意投入更多的资金与设备,以回应民众对于医疗服务的需求。从理论上说,如此会造成医疗费用永远持续的攀升,而医保将因财务压力而改变支付制度。

国家医保制度对医院发展的好处在于确保了医院财务的稳定性,而充足的资金来源,是医院扩充设备与规模的基础,因此医院愿意引进新的医疗科技与服务,来满足民众的医疗需求。可以想象,大部分的医院都会因为医保制度的推广而扩充医疗设备,扩大医院经营规模,进而使医疗服务的竞争更为激烈。

四、医学教育的改革

19世纪末20世纪初,欧洲医学中心转移到德国。相对于欧洲医学教育的快速发展,美国的医学教育水平非常落后。在1900年以前,美国大部分的医学院大都为私人所拥有,并不隶属于大学,因此规模小、人员不足与设备不良是其普遍的特征,对医师的学术训练没有标准,也不以科学作为授课基础,所以可以想象当时各医学院医学教育质量的差异一定很大。在这种情况下,美国医学教育委员会和卡内基基金会联合对美国医学教育展开了综合调查,并试图在此基础上提出更为合理的改革举措。

弗莱克斯纳(Flexner)接受卡内基教学促进基金会的委托调查美国医学教育现状。1910年他发表了《美国和加拿大的医学教育:致卡内基基金会关于教育改革的报告》(*Medical Education in the United States and Canada*),即著名的《弗莱克斯纳报告》(*Flexner Report*)。弗莱克斯纳提出针对性改革意见,弗莱克斯纳的调查建议医学教育必须进行全面彻底的改革,医学教育也应该纳为大学教育的一环,并以严谨的科学作为基础,才能提升整体的医学教育水平。首先是医学院校和综合性大学相结合,学生入学前要学习物理学、化学、生物学,要完成两年的入学前的大学教育;其次是师资质量要高,教师要有进行科学研究的能力;最后是教学设备要优良等。

弗莱克斯纳调查报告发表之后,在美国医学协会、洛克菲勒基金会(Rochefeller Foundation)等机构支持下,北美医学教育的改革列车正式开动,在全国范围内掀起了提高医学教学质量改革的高潮。美国医学协会考察了各医学院,并制定了划分学校等级的十条标准,并按此标准将各医学院校分为A、B、C三个等级,许多小型的医学院关闭,而剩下的医学院大部分加入了大学。使美国医学校从1907年的160所降至1914年的100所。到1920年,美国的医学院校降至85所,其中70所为A级,7所为B级,8所为C级。许多院校采用该报告中的建议提高了学生的入学标准,努力提高医学教育标准与质量。

20世纪初美国医学教育改革的成功,离不开弗莱克斯纳现代医科大学理念的重要作用,他在医学教育改革所秉承的思路是其大学理念发展过程中的重要组成部分,在当今世界的研究型大学中仍有重大影响。

弗莱克斯纳报告,不但改变了医学教育的方式,同时对医院的发展带来重大的影响。正是弗莱克斯纳报告所倡导的教育改革开始让医学教育成为科学家与医学执业家的教育。

然而,现今我国各医学院所采用的医学教学方式,大多数都仍然沿袭传统的授课方式,其特征是基础医学和临床医学分开,以班级授课为主,注重医学知识的传授。同时,不同的课程由各学科各自负责安排教学,课堂教学是学生主要知识的来源。医学生在接受了"填鸭式"的教学后,通常也只为通过考试,以取得学位为目标,自我思考与探讨问题的能力非常欠缺。而这种医学教育方式,自二十世纪初一直延续至今。

耐心和恒心,是成为一个好医生所必须具备的先决条件,如果学生在医学教育训练过程中,不能启发学生形成耐心与恒心的心智模式,则医学教育将失去其真正的意义。执美国医学教育界之牛耳的哈佛医学院(Harvard Medical School)有鉴于此,自1987年起全面采用新的医学教育模式,称之为一般医学教育的新路径(new pathway in general medical education),将医学院的医学教育推向新的里程。

1984年美国医学教育委员会(The Association of American Medical Colleges)对于医师的一般专业教育的报告中,开宗明义地指出:"虽然时常宣称医学生的一般医学专业教育,是医学院的基本任务,但在医学院教师们的心目中是微不足道,教师们在这方面所花的时间最少,也较少注意医学生的需要。唯对病人的服务,研究与住院医师的训练才有较重要的优先性。"哈佛医学院的新教育制,就是要突破这种医学教育的局限,发展出新的课程使学生能够为应付21世纪的医疗执业环境做准备。

哈佛新医学教育模式是以学社(academic society)作为实施的单位,将全部一至四年级的学生(四年制医学教育)分成五个学社,每一个学社都有一位大家长"master"来统筹管理,并有数位资深社员(senior fellow)负责协调课程。新制医学教育的规划方向,是以改变过去各种科系单独授课,造成课程内容不连贯的弊病为目的的。其方式是在第一、二年的讲解课程中,分成七个连续的教学板块(teaching block)负责教授,课程一气呵成,不容间断。各种科系之间相互合作,内容相关的课目可由不止一个科系来教授。同时在一、二年级的课程中将基础、临床医学课程混合安排,以临床案例讨论为主,基础医学授课为辅,避免过去先教基础医学再教临床医学,人为隔离了理论与实践,造成学生的学习效率低下。

为加强医师和病人之间的互动关系,哈佛新医学教育模式四年内在每周的一个下午特别安排医师与病人实习课,让学生直接接触病人,学习沟通技巧,增进医患关系,了解自己对社会的责任,并练习记录诊断结果。而新式医学教育最重要的目标,是希望以小组案例讨论的方式,让学生主动参与,主动地了解问题,培养独立思考与解决问题的能力。

五、政府的角色

健康权是人民的基本权利之一,因此政府必然介入医疗服务产业的发展,制定政策措施,保障人民的健康权益。国家的医疗卫生政策,对医院的生存发展具有相当大的影响力,医疗费用支付政策与标准的变化,就可能会影响到一个医院与医疗专科的兴衰。这样的例子不胜枚举。

政府服务国民健康是责无旁贷的。世界上经济发达的国家,莫不重视其国家医疗服务体系的发展,而一个国家的医疗服务体系,也是它的综合国力的重要载体。由于经济状况的改善,老百姓对生命价值的观念也随着经济发展而改变。政府当局需要满足民众对于医疗服务需求,提升国民健康福祉,一般是以健康保险或福利制度作为手段,以促进整体医疗体系的发展,提升医疗服务水平。

不同的国家有各不相同的政策与社会发展背景,有些国家是以社会化的观念与模式来建构其医疗体系,政府力量的介入与干预程度较大;有些国家注重市场机制,以市场竞争的机制来构建其医疗体系,政府力量的介入与干预程度较小;有些国家则采取半社会,半市场的手段,政府力量适度的介入。世界各国的医疗体系,都有其自己国家独特的特性,因此也影响到医院与医生的组织结构与关系。不管是哪一种医疗体系,都与国家的医疗政策及其经济社会背景有密切的关系。

在供不应求,医疗资源不足,无法满足人民群众需求的年代里,政府往往扮演直接投资兴办医院的角色,这是大部分国家医疗产业发展的一个必经过程。在欧洲各国的医院产业发展过程中,政府一直扮演着最重要的角色,欧洲国家的医院系统仍以公立医院为最主要的形式。而美国医院的起源与发展是以社区非营利医院(community voluntary hospital)为主,但在经济萧条与战争期间,全美仅有极少数的医院兴建,战后的医疗资源不足,医院数量也严重短缺,无法满足人口大量成长与分布之医疗需求。因此在1946年美国联邦政府通过希尔博顿法案(Hill-Burton act),也叫医院调查与建设(hospital survey and construction)法案,联邦政府开始投注大量资金帮助各州或地方创建新医院,同时也提供资金让医院做设备的更新与现代化。单单在希尔博顿法案的体系下,就扩充了全美约40%的综合医院病床数,希尔博顿法案是美国20世纪50年代至60年代病床数增加的最重要因素。但是在医院床数供需平衡及供过于求之时期,政府的角色则以补不足为原则,仅建构偏远地区或特殊疾病等较为紧缺的医疗机构。

六、民众的意识

随着社会与经济的快速发展,民众的知识与思想水平大幅提高,同时在信息科技推波助澜式的强大力量下,民众的消费主义意识抬头,并且日益高涨。我国频繁发生的医闹事件不能排除这方面因素的影响。民众希望以更低的成本,得到更高品质的医疗服务。而医院作为医疗体系内最主要的医疗卫生服务提供者,当然也必须根据民众的需求,提供物超所值的医疗服务,这样才能让民众对医院所提供的服务感到满意。虽然医院与民众之间仍然存在着信息不对称的情况,但其间的差距已经快速地逐渐缩小,在消费者的自主意识不断提高、价值观也不断改变的情境下,民众对医院的期望,也由被动转变为主动,所以医院必须认清医疗消费环境已经改变的事实,不能再有唯我独尊的心态,保持谦卑与学习的心理,才能不断地改造自己,提供优质的医疗服务,满足民众的需求,创造更多的社会价值。

第三节　现代医院的特征与发展趋势

医院作为社会组织,在整个医疗服务体系中占有极为重要的地位。根据医院所服务病人疾病的性质,医院可分为很多种类,内部又分为不同的科室,不同的科室有不同的病人,不同的病人服务的方式各不相同。现代化的医院(尤其是大型的综合教学医院)可以说是集合了绝大部分的医疗资源与专业人力,不但是提供病人医疗服务的中心,也是训练各类医疗专业人员的主要机构,同时更是执行各项医疗相关研究与临床试验的地方,从二十世纪开始,随着医学知识与技术的快速发展,医院已经慢慢成为医学业务的经济与专业核心,而且所扮演的角色也越来越重要。从这个角度来看,医院这个机构对于整个医疗服务体系或整个社会安全体系的重要性不言而喻。

一、现代医院的特征

世界卫生组织指出:医院是为人们提供完善的健康服务(包括医疗和预防两个方面)的服务型组织。中华人民共和国卫生部颁发的《全国医院工作条例》第一条指出:"医院是治病防治、保障人民健康的社会主义卫生事业单位,必须贯彻党和国家的卫生工作方针政策,遵守政府法令,为社会主义现代化建设服务。"我国公立医院的性质是"政府实行一定福利政策的公益性事业单位"。

在人们的心目中,医院普遍具有相当的社会公益色彩,是提供人们因为身体疾病或伤害的急需而设立的机构,当人们有患病需求时,第一个想到的寻求支援或服务的地方是医院。因此一家医院应该提供公平的医疗服务,不可因病人个人的社会地位、财富或声望而给予差别待遇,否则不但违反社会期望,也是不合乎道德的行为。

随着医学知识与技术的进步,时至今日,医院已经演变成为一个功能极为复杂的社会机构,医院的日常运作能否顺利,不但需要高度专业的医疗人员的团队合作,也需要非医学专业人员在行政支援上的配合,例如清洁人员、物料供应人员、财务人员等。所以医院的工作必须通过有效的专业管理配合,才能使整个医院的运作有条不紊,如此方可提供高品质的医疗服务。现代化的医院可以说是今日社会上资本最为密集的组织之一,医院必须投入大量资金购买最新的医疗仪器设备,例如超音波仪器、全身电脑断层扫描仪、磁共振造影、血液和组织分析仪、无尘消毒室等,当然还有许多最新的技术,这些仪器设备都需要额外聘用昂贵的专业人员来操作。

医院不但劳力密集、资本密集,同时也是专业密集的场所,从管理学的角度来看,只有大幅提升医院的生产力及绩效,这样组织才能维持下去。从服务角度看,医院是一个人类服务机构,人类的生命循环过程——生、老、病、死,每一个过程都与医院有着深刻的关系,而生命的悲、欢、离、合,在医院不断地重复着,因此,医院就是社会的缩影,是一个小型的社会。

从国家的经济层面看,医院无疑是相当重要的产业之一,提供较为稳定的就业岗位(由于医疗行业的特殊性,医疗专业人员就业不随经济的好坏而上下波动),对于社会的安定而言,发挥着相当大的影响力。随着社会经济的发展与生命科学及医疗信息科技的进步,医院的任务与功能也不断地在演变,预期在可见的未来,医院将逐渐从疾病治疗机构蜕变为健康维护机构,疾病的预防与健康的促进将成为医院重要的功能。

二、当前医院发展的趋势

当今医疗服务的状况,正在进行着根本的改变,生物医学与其他科技的进步,持续创造并扩大了医学知识的基础范畴,未来这些知识都将被运用来增进人类的健康。或许不久的未来,我们对于医学、医疗服务与预防医学的观念,将会从新定义。人类医疗的需求重点,已经从急性疾病的治疗,转换到慢性疾病与其相关并发症的管理,而这些慢性病就是今日疾病、残障与死亡的主要原因,也是占据了最大部分的医疗资源,而与日精进的知识与技术,也提供了医疗体系一个机会,来达到更高品质与更安全的目标。

(一)医学观念的更新

医学观念对办医院的宗旨和医疗服务起着重要的导向作用。医学观念的更新着重体现在如何看待疾病与健康和如何确认医学的目的的问题上。关于医学目的,传统的观念认为,医学的目的就是治疗疾病,追求治愈和根治,把防止死亡当做神圣的目的。但是,面对大量慢性非传染性疾病时,这一认识日益显示出其局限性。不少慢性病是很难根治或治愈的,即使把耗资较大的高新医学技术手段用于慢性衰迈病人的临终抢救,也难以奏效。而且,由于卫生资源的不合理应用,还会引发所谓的"医疗危机"。因此必须从医学发展的根本走向上,亦即医学的目的这一问题加以检讨和认识,从而对医疗服务进行正确的导向。

循证医学为医疗工作的开展提供了很好的思维模式。循证医学就是要遵循证据进行医疗。任何医疗决策都应基于客观可靠的临床科学依据,要对服务对象深入了解,对有关文献资料和实验数据(包括医学技术的先进性、安全性、有效性和社会影响等)作充分收集,并做出科学分析和判断,在此基础上做出科学决策。它与主观臆断、经验主义的决策相对立,尤其适用于疑难重症诊疗方案的抉择和高新技术的开发应用、推广或淘汰,更适用于卫生行政管理工作者对医疗卫生政策的制订。

(二)高度细分的专业化基础上进行新型医疗技术的整合

随着现代医学的发展,医院的专科分科越来越细,一些新的专科形成了各自的特色。如急救医学、临床遗传学、老年医学、社会医学等,这为疾病作细致地观察和深入研究提供了有利条件。但由于医院诊断的对象是人,而人是由各种组织器官系统构成的有机整体,人的整体性要求各个专科间必须相互配合、协同防治,才能对整体的人进行全面有效的治疗。在客观上要求医院要构建成新型的医疗技术结构,即在高度专业化的基础上趋向整体化,实行多种综合,加强横向联系,建立各种诊治中心,如癌症治疗中心、心血管疾病治疗中心、器官移植中心等。

(三)广泛应用现代科学技术的成就

现代科学技术的成就对临床医学的渗透,促使了临床医学与实验医学研究的结合,要求医务人员要越来越多地运用现代科学技术新成就,来进行诊断和治疗。因此,医院不仅要加强临床研究,还要建立实验室及实验学科,配备实验人员,对医生则要求要有一定比例的时间从事临床实验工作。

(四)培养和造就掌握现代科学技术的专业队伍

医院的发展与高质量的医疗水平关键在人才。因此,现代化医院的医疗水平取决于医院对科学技术人才的培养。当今时代科学技术日新月异,电子计算机的广泛运用,生物遗传工程、分子生物学蓬勃兴起,正有力地带动着整个医学向前发展。

在知识结构上,医务人员不仅要掌握现代医学技术,而且要具备现代科学技术。因此,医院要统筹安排、合理规划,注重医护人员的基本功训练与专业训练,一般培养与重点培养,当前需要与长远需要三结合的原则,培养一支适应现代医学技术发展的开拓型、智力型的科技队伍。

(五)医院管理科学化、系统化、信息化

医院科学管理首先应强调标准化管理,强化医院质量评估和医院规章制度、技术质量标准。在工作中严格按标准程序办事,强调医院整体功能,达到医院的整体功能与系统层次的优化组合,以提高工作效率与效能,并要在医院建立信息系统,及时准确地收集分析处理各种信息,保持医院内外环境信息的畅通。

(六)医院从医疗型逐步向医疗、预防、保健型转化

随着现代化医学发展的整体化趋势,现代医院中医疗、教学、科研、预防四项任务相辅相成,成为医院生存和自身发展不可分割的整体。疾病的发生、发展和治疗,仅依靠控制生物因素、物理和化学因素是远远不够的,还要控制遗传因素、行为、心理因素和生活方式、社会环境因素的影响。因此,医院必须在治疗疾病的同时,重视预防医学、社会医学对这些疾病作出"社会诊断",开具"社会处方",制订社会防治措施。以便使医院从治疗服务扩大到预防服务,从技术服务扩大到社会服务,从生理服务扩大到心理服务,从院内服务扩大到院外服务(包括家庭医疗服务、临终服务等)。可以说,现代社会向医院提出了更新更高的要求。

(七)医院的社会化程度越来越高

现代医院除了治疗病人这一中心任务外,还要与社会上的医疗点形成多渠道的医疗预防网络,使医院由社会的医疗中心向社会保障中心方向发展。又由于社会分工越来越细,医院的生活服务和物资设备供应也将实现社会化。

三、强化内部管理,实现医院可持续发展

医院发展离不开良好的外部环境,但起决定作用的还是内因,即医院的内部管理。实践证明,管理出质量,管理出效益,管理出人才,管理出成果。强化科学管理是医院内涵建设的重要手段。

(一)医院管理不能局限于注重实际操作的技术管理,要逐步扩展到对整个医疗服务过程的全程管理,医院院长要从繁重的事务性工作中解脱出来,要走出经验管理的误区,建立现代医院科学管理制度,从微观管理向宏观管理转变,从事务型管理向政务型管理转变,努力做到"管理思想现代化、管理体制系统化、管理方式科学化、管理效能高效化、管理行为法制化,以获得社会效益与经济效益的最佳结合"

(二)建立目标管理岗位责任制

医院把目标管理的总目标分解,做到横向到位,纵向到底。全院上下都有具体的工作标准和明确的工作目标。同时制定具体的落实措施,使每个工作人员工作的数量、质量、经济指标、人员素质等指标具体化、定量化、可操作化。全院上下以多层次工作岗位目标为目的,以规章制度为行为准则,通过自我控制,检查评估,定期总结,努力达到预期目标,提高医院的绩效水平。

（三）根据精简统一、效能的原则，调整机构，理顺关系，实行定岗、定编、减员增效

对医疗资源进行重组，对富余人员实行转岗、待岗、下岗。切实引入竞争机制，做到机构精干，办事高效、人尽其才、才尽其用。后勤必须强化服务意识，增强保障功能，搞好增收节支，逐步向企业化管理、社会化服务过渡。

（四）建设医院文化，大力开展文明医院活动

医院是救死扶伤、保障人民生命健康的重要行业，医院精神文明建设关系到医务人员能否从心理、治疗等多个层次为病人提供优质服务。要深入持久开展"以病人为中心"的活动，坚持不懈地进行职业道德、职业理想、职业纪律教育，把医德医风建设作为精神文明建设的核心，努力建设一支医德好、医风正、医术高的专业技术队伍，从而提高整体职业道德水平，为社会主义现代化建设服务。

✔ **思考题：**

1. 当前医院所面临的主要挑战有哪些？

2. 影响医院发展的主要力量都来自哪里？

3. 面对未来医院环境的变化，医院应该如何应对？

（魏晋才）

参考文献

[1] 胡善联. 卫生经济学. 上海: 复旦大学出版社, 2003.

[2] 斯蒂芬·J·威廉斯. 卫生服务导论. 6版. 刘建平译. 北京: 北京大学医学出版社, 2004.

[3] 舍曼·富兰德. 卫生经济学. 北京: 中国人民大学出版社, 2004.

[4] 顾海. 现代医院管理学. 北京: 中国医药科技出版社, 2004.

[5] 石金涛, 魏晋才. 绩效管理. 北京: 北京师范大学出版社, 2008.

[6] 方振邦. 战略与战略性绩效管理. 北京: 经济科学出版社, 2005.

[7] 付亚和, 许玉林. 绩效管理. 2版. 上海: 复旦大学出版社, 2008.

[8] 唐维新. 现代医院绩效与薪酬管理. 北京: 人民卫生出版社, 2006.

[9] 莊逸洲, 黄崇哲. 医院功能与管理. 台北: 华杏出版股份有限公司, 2005.

[10] 胡君辰, 宋源. 绩效管理. 成都: 四川人民出版社, 2008.

[11] 杜映梅. 绩效管理. 北京: 中国发展出版社, 2006.

[12] 顾琴轩. 绩效管理. 上海: 上海交通大学出版社, 2006.

[13] 赵曙明. 绩效管理与评估. 北京: 高等教育出版社, 2004.

[14] 陈洁. 医院管理学: 经营管理分册. 北京: 人民卫生出版社, 2005.

[15] 董恒进. 医院管理学. 上海: 上海医科大学出版社, 2000.

[16] 薛迪. 卫生管理运筹学. 2版. 上海: 复旦大学出版社, 2008.7

[17] 傅夏仙. 人力资源管理. 杭州: 浙江大学出版社, 2003.

[18] John Bratton, Jeffrey Gold. Human resource management: theory and practice. 3rd ed. New York: Palgrave Macmillan, 2003.

[19] 姚阿庆. 医院管理大全. 北京: 科学技术文献出版社, 1996.

[20] 乔淮颖. 医疗物资管理的现状与对策. 医疗装备, 2005, 18(5): 36-37.

[21] 唐俐, 刘霞. 探析ABC分类法, 加强企业物资管理. 企业经济, 2004, (3): 33-36, 39.

[22] 李建宏. 医院物资网络化管理的设计与应用. 中国医院统计, 2004, 11(2): 175-176.

[23] 刘旻, 陈巍. 医院物资管理与计算机网络. 医疗设备信息, 2000, 15(4): 36-37.

[24] 钟红英. ERP发展的六大趋势. 信息系统工程, 2001, (10): 37.

[25] 柳继. 客户服务与交流在供应室物资管理中应用效果分析. 护理学报, 2008, 15(2): 46-47.

[26] 徐安娜. 医院绩效考评和绩效管理研究. 经济师, 2007, (08): 2-3.

[27] 张英, 董春艳. 论医院绩效考评. 中国医院管理, 2003, (12): 34-35.

[28] 胡晓君, 邱敏芬. 医院绩效考核的实践与思考. 卫生经济研究, 2007, (06): 34-35.

[29] 张英. 如何提高医院绩效考评质量. 中国卫生质量管理, 2004, (02): 42-43.

[30] 张新建. 医院绩效考核值得注意的问题. 医院管理论坛, 2007, (04): 29-31.

[31] 张国荣, 王莉娟. 医院绩效管理的实践与成效. 中国医院, 2007, 11(9): 53-55.

[32] 张玉韩. 医院绩效考评的应用及应注意的问题. 中国卫生质量管理,2004,(1):36-37.

[33] 张英. 医院绩效考核常用方法的应用. 中国卫生质量管理,2004,(05):36-38.

[34] 段华汛,胡毅,李志明,等. 浅谈医院绩效考评. 中医药管理杂志,2002,(06):16-17.

[35] 金昌晓,刁华冉,赵亮. 医院绩效考核电子化的构建与应用. 中国医疗前沿,2008,(06):38-40.

[36] 刘灿均,王维红. 医院绩效考核体系的现状分析与对策. 现代医院,2006,(11):84-86.

[37] 张英,余健儿. 医院管理咨询实务. 广州:世界图书出版公司,2005.

[38] 张泽洪. 系统思维在医院考核指标设计中的应用. 医学与社会,2006,19(11):53-54,59.

[39] 牛立新,李西卿,刘国斌. 目标管理和KPI法在设计绩效考评内容中的应用. 人才资源开发,2005,(7):14-16.

[40] 林钟雄. 浅谈企业绩效管理中存在的主要问题及对策. 大众科技,2005,(12):148,150.

[41] 任益炯,金永春,张录法. 国有医院绩效评价的现状分析. 中国医院管理,2005,25(4):15-17.

[42] 王淑琴. 基于KPI思想的员工绩效考核体系研究. 商场现代化,2007,(26):306-307.

[43] 赵玉亭. 医院人员绩效考核制度的改进研究. 中国医院管理,2006,26(7):49-52.

[44] 张英. 医院绩效考核指标的设计. 中国卫生质量管理,2004,11(4):38-41.

[45] 毛羽,张岩,邢红娟,等. 医院个人绩效评价指标体系建设研究. 医院管理论坛,2008,25(7):32-36.

[46] 郭京生,袁家海,刘博. 绩效管理制度设计与运作—绩效管理实务丛书. 北京:中国劳动社会保障出版社,2007.

[47] 王芳,王云霞,卢祖洵,等. 平衡计分卡与妇幼保健机构绩效评价和绩效管理. 中国妇幼保健,2008,23(19):2631-2634

[48] 王国安,魏仁敏,田立启,等. 战略性医院绩效评价体系的构建. 齐鲁医学杂志,2008,23(3):277-279.

[49] 冯芸,刘彦,徐剑诚,等. 战略导向的军队医院绩效评价体系的构建. 中国药业,2008,17(10):13.

[50] 李毅萍. 建立公立医院绩效考核评价体系的探讨. 中国卫生经济,2008,27(7):71-73.

[51] 何惠宇,陈校云,董立友,等. 建立医院绩效评价系统的理论与实践. 中华医院管理杂志,2003,19(6):331-333.

[52] 赵军,尹远芳,郭永谨,等. 公立医院绩效评价体系结构设计研究. 解放军医院管理杂志,2006,13(5):414-416.

[53] 吕建昆. 平衡计分卡法在医院绩效评价中应用的思考. 医学与社会,2007,20(10):44,47.

[54] 王志刚,潘莉,蔡静,等. RBRVS和DRGs与医院常用绩效评价方法的比较研究. 中国医疗管理科学,2016,6(1):14-22.

[55] 王辉,林琦远,谢钢. 公立医院绩效评价体系的研究. 中国卫生事业管理,2008,25(8):510-511,515.

[56] 唐月红,薛茜,姜小明,等. 构建公立医院绩效评价的平衡计分卡指标体系. 中国卫生经济,2007,26(11):37-39.

[57] WHO. 2000年世界卫生报告概要. 国外医学情报,2000(06):2-9.

[58] 常文虎,张正华. 2000年世界卫生报告给我们的启示. 中华医院管理杂志,2001,17(5):262-264.

[59] World Health Organization. Monitoring the Building Blocks of Health Systems. Geneva: World Health Organization,2010.

[60] World Health Organization. Everybody's business: strengthening health systems to improve health outcomes: WHO's framework for action. Geneva: World Health Organization,2007.

[61] Hsiao W C. What Is A Health System? Why Should We Care? Cambridge, Massachussetts: Harvard School of Public Health,2003.

[62] 苏海军. 我国公共卫生服务体系绩效评价指标体系研究. 华中科技大学,2010.

[63] 刘驰. 世界银行绩效评价经验对我国公共支出项目评价的启示. 科技创业家,2013(6): 229.

[64] Sheikh K, Gilson L, Agyepong IA, et al. Building the field of health policy and systems research: framing the questions. PLoS Med,2011,8(8): e1001073.

[65] 王亚冰,雷海潮,林金银. 北京市三级综合医院评价研究: 基于公众视角. 中国医院,2015,19(5): 25-27.

[66] 刘智勇,姚岚,徐玲,等. 中国卫生系统绩效评价指标体系构建. 中华医院管理杂志,2016,32(5): 339-342.

[67] Kieran Walsh. Regulation Health Care: A prescription for improvement? Maiden head, United Kingdom: Open University Press,2003.

[68] Arrow KJ. Uncertainty and the welfare economics of medical care. AmEconRev,1963,53(5): 941-973.

[69] Sherman Folland, Allen C Goodman, Miron Stano. The Economics of Health and Health Care. 7th ed. Upper Saddle River, NJ. USA: Prentice Hall,2012.

[70] 魏晋才,周时更,黄俊奕,等. 整合型医疗卫生服务体系中城市公立医院定位与服务革新. 中华医院管理杂志,2017,33(2): 88-91.

[71] 朱士俊. 医院管理学: 质量管理分册. 2版. 北京: 人民卫生出版社,2011.

[72] 林建华. 医院安全与风险管理. 北京: 高等教育出版社,2012.

[73] 李元峰. 医疗质量评价体系与考核标准. 北京: 人民卫生出版社,2011.

[74] 邓小虹. 北京DRGs系统的研究与应用. 北京: 北京大学医学出版社,2015.

[75] 北京市医院管理研究所,国家卫生和计划生育委员会医政医管局. CN-DRGs分组方案(2014版). 北京: 中国医药科技出版社,2015.

[76] 王兴鹏. 医院全质量管理: 理论与实践. 上海: 上海交通大学出版社,2016.

[77] 张亮,胡志. 卫生事业管理学. 北京: 人民卫生出版社,2013.

[78] Joint Commission International. 美国医疗机构评审委员会国际部(JCI)医院评审-应审指南. 4版. 张俊,译. 北京: 北京大学医学出版社,2013.

[79] 方振邦,孙一平. 绩效管理. 北京: 科学出版社,2010.

[80] 赫尔曼·阿吉斯. 绩效管理. 3版. 刘昕,柴茂昌,孙瑶,译. 北京: 中国人民大学出版社,2013.

[81] 张鹭鹭,王羽. 医院管理学. 2版. 北京: 人民卫生出版社,2014.

[82] Project Management Institute. 组织变革管理实践指南. 北京: 中国电力出版社,2014.

[83] Project Management Institute. 项目集管理标准. 3版. 林勇,傅永康,苏金艺,等译. 北京: 电子工业出版社,2014.

[84] 约翰P. 科特,丹S. 科恩. 变革之心. 刘祥亚,译. 北京: 机械工业出版社,2013.

[85] Fábio C, Patrícia S, João V, et al. Proposal of an information system to support risk management-the case of the Portuguese hospital center CHTMAD. Procedia Technology,2012(5): 951-958.

[86] Dimitrios M M, Panagiotis V. K. The effects of high-performance work systems on hospital employees'work-related well-being: Evidence from Greece. European Management Journal,2016(34): 424-438.

[87] Wu J H, Kao H Y, Vallabh S. The integration effort and E-health compatibility effect and the mediating role of E-health synergy on hospital performance. International Journal of Information Management,2016(36): 1288-1300.

[88] Shah J M, Jahidul H, John G G, et al. On-Cloud Healthcare Clinic: An e-health consultancy approach for remote communities in a developing country. Telematics and Informatics,2017,34(1): 311-322.

[89] Risso N A, Neyem A, Benedetto J I, et al. A cloud-based mobile system to improve respiratory therapy services at home. Journal of Biomedical Informatics, 2016, 63: 45-53.

[90] Englebright J. The Role of the Chief Nurse Executive in the Big Data Revolution. Nurse Leader, 2016, 280-284.

[91] Prasad C, Anup M, Ronny B A, et al. Synchronous Big Data analytics for personalized and remote physical therapy. Pervasive and Mobile Computing, 2016, (28): 3-20.

[92] Srivathsan M., Yogesh A K. Health Monitoring System by Prognotive Computing using Big Data Analytics, Procedia Computer Science, 2015(50): 602-609.

[93] Sonia B, Emanuele C, Michelangelo C. Big Data Research in Italy: A Perspective. Engineering, 2016(2): 163-170.

[94] Raghupathi W, Raghupathi V. Big data analytics in healthcare: promise and potential. Health Information Science and Systems, 2014, 2(3): 1-10.

[95] 罗伟. 医疗大数据助力智慧医院管理的SWOT分析. 医学与社会, 2016, 29(7): 107-110.

[96] 陈郁韩. 数据挖掘技术在医院管理中的应用. 中国医学装备, 2014, 11(1): 62-65.

[97] 潘云鹤, 田沄, 刘晓龙, 等. 城市大数据与智慧城市发展. Engineering, 2016(2): 53-68.

[98] Vaibhav T, Gauri K. Role of Emerging Technology for Building Smart Hospital Information System. Procedia Economics and Finance, 2014(11): 583-588.

[99] Feras A B, Eyad A. Assessing the Quality of Service Using Big Data Analytics With Application to Healthcare. Big Data Research, 2016(4): 13-24.

[100] Leyla Z, Evelyn T, Scarlett M, et al. The next wave of innovation-Review of smart cities intelligent operation systems. Computers in Human Behavior, 2017(66): 273-281.